精神医学選書●第10巻

障害乳幼児の発達研究

J.ヘルムート 編　岩本 憲 監訳

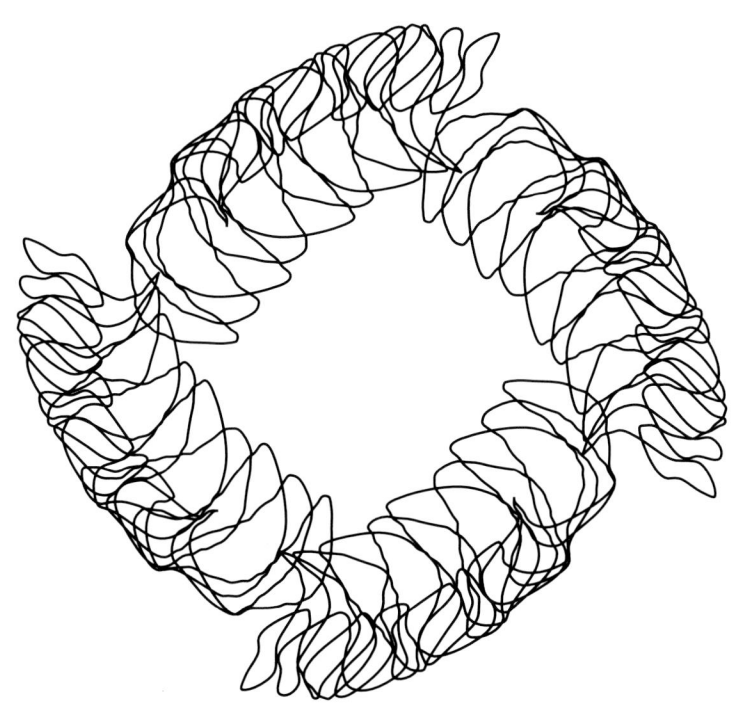

黎明書房

EXCEPTIONAL INFANT
Studies in Abnormalities

Edited
by
Jerome Hellmuth

Copyright © 1971 by BRUNNER / MAZEL, Inc.
Japanese translation rights arranged with BRUNNER / MAZEL, Inc.,
New York through Tuttle-Mori Agency Inc., Tokyo

REIMEI SHOBO

精神医学選書版への序

　本書は新生児・幼児期における発達の重要性が再認識され，その知見が急速に増大しつつあった 1971 年に出版された図書の翻訳である．翻訳版の初版は 1975 年に出版されたが，このたび「精神医学選書」の第 10 巻として改めて出版されることになった．寄稿者は心理学，神経学，精神病理学，疫学などその他多様な領域にわたる人びとである．米国人がほとんどであるが，ドイツ，英国，ハンガリーから稿を寄せた人びともいる．

　序論を執筆した国立児童保健・人間発達研究所の所長ラヴェックは，誕生後の数年間が身体的・社会的・認知的発達にとって決定的な意義をもっていること，また，その発達は早期から多様であることを指摘している．そしてこの本は通常の発達から逸脱している存在に力点を置き，危険度が高いとみなされる乳幼児の鑑別，各種障害の診断，予防，治療に焦点を当てているものであることを明記している．

　監訳者の岩本憲（故人）は原著を通読し，各論の多くはそれぞれの専門的研究領域において従来の定説を越える成果を上げており，全体として高い学問的水準に位置していること，単なる論文集ではなく，総合的な体系をもつものであることなどから，ぜひ日本の関係者に内容を知ってほしいと判断し，訳出を決めたという．

　第 1 部の「検査と観察」では，発達の要因，発達連関，発達の可塑性，発達遅滞などの問題が取り上げられている．発達診断とりわけ神経心理学的検査や神経学的補助検査について現状が分析され，種々のデータの提示，考察さらには提言がなされている．そこでは新生児の個人差，異常反応の症候群などが明らかにされ，さらに概念や用語にあいまいさが存在して無用の混乱が生じていることなどが指摘され，それらの整理の必要性・緊急性に対して警鐘が鳴らされている．プレヒトルが本書にも引用されている『新生児の神経発達』をまとめたのが 1977 年のことだが，それらの知見の一部はここに生かされている．すなわち，新生児・幼児の姿勢，運動性，刺激に対する反応，病的運動，異常筋緊張，泣き声などである．新生児期にすでに広範な個人差のあることが，文献的に，また観察記録をもとに論じられているのである．

ハンガリーからの報告は，1947年から1964年にかけ通常幼児の運動発達を調べたもので，722名の運動発達段階の評価，ビューラー，ヘッツァー，ゲゼル，イリングワースらの発達尺度との比較を豊富な写真や資料と共に論じた異色のものである。また，盲乳幼児の微笑反応とその分化，人見知り反応を1963年以来，家庭訪問調査した結果などは，きわめて興味深いものといえよう。さらに母親パーソナリティ・インヴェントリーの開発をめざす研究なども，今なおその成果に期待がもたれるものであろう。

第2部の「学習と言語」は，言語，認知，行為，記憶，学習を扱っている。まず学習障害の器質的徴候や妊娠期間中の母親の問題，学習に影響を及ぼす周生期の障害などが文献的に考察され，討議がなされている。また，個人差とりわけ注意に関する研究を詳細に論じた論文がある。さらに，話しことばと言語について，これから必要とされる研究をまとめたもの，聞き取り，言語，聴覚的環境の研究上のニードについて論じ，録音による調査とその結果を報告したもの，未熟児の発達加速をめざしたパイロット研究を論じたもの，精神遅滞の発生率や有病率の時代的変化を英国やスウェーデンのデータをもとに，さらに193に及ぶ文献を参照しながら取り上げたものなど，貴重な報告が並んでいる。

第3部の「行動異常と精神病理」には8つの報告が収載されている。多動性と先天性要因との関連，大脳の病理学と反社会的行動との関係，通常の幼児と異常行動を示す幼児の母子相互作用に関する比較研究，母親の服薬とそれが新生児に及ぼす影響を調べたもの，施設入所の影響をダウン症児について調べた研究，小児期分裂病児の追跡調査とその意義を論じたものなどが続いている。

最後に報告されているのが，赤毛ザルの子の愛情の発達に関する研究で高名なハーロウたちの研究である。ここでは彼の考案したサル用弁別学習装置をはじめいくつもの装置なども紹介され，社会的ディプリベーション環境下での養育から生じる異常行動や実験的に惹起された子ザルの抑うつ反応や母子分離の問題などが論じられている。赤毛ザルは生まれた時から非学習性の優性行動がみられることが確認されているという。この研究は連名者のスウオミらと1970年代に着手されたものである。

なお，本書の原本は，岐阜大学障害児教育教室の創設時の責任者であった監訳者の停年退官を記念して出版されたものである。

中　野　善　達

序　　論

　子どもの発達にとって，誕生後最初の数年間が極めて重要な意味をもつことが最近10年の間にますます明らかになってきた。精神医学的にみて最初の2〜3年間が重要であることはすでに長い間強調されていたが，近年またこの時期の出来事が身体的，社会的，認知的発達にとって決定的な意義をもつことが明らかになったのである。新生児の時期におこった出来事は永続的な恐らくは生涯に亘る影響をその発達に及ぼすことになるのである。

　子どもの出生時およびその直後の様々な条件を診断および矯正の立場から次第に数多く取り扱うことができるようになったというのが今日の1つの有望な特徴なのである。このようにいうことはけっして楽観的すぎるものではない。出生時における多くの奇形はその予後について大いに改良するところがあった訳ではない。しかしながら精神遅滞や認知発達の領域においては一般的にその取り扱いと治療において著しい進歩がみられ，損傷や異常を識別するための様様な進歩した診断法，行動法が利用しうるようになってきた。つまり新生児を評定して種々なる状況において治療を行なう能力は大いに高められたのである。本書が読者に酬いようとするものは，このような最近の進歩についての明瞭な論述であって，もとよりいまその完璧を期するものではない。

　ここに興味深く感ぜられる点は次の事実である。すなわち乳幼児期および児童期の初めについての近年の研究上の強調は正常発達に興味をもつ人々と，異常児の発見と矯正に興味をもつ人々との間の輻輳をつくりだしたということである。これらの研究は行動実験研究者，臨床治療家（医者であると否とを問わない），学習の科学的進歩や，教育者の仕事に関心を寄せる者等，大凡これらの人々が相互に関連する努力を生みだしてきたということである。これらの貢献は必ずしも同じ1つの実験室や診療所でなされた訳ではないが，研究のパタンは正に相対応して補完的である。本書はそれぞれ異種の偉大な専門的および科学的研究者を類別して一書に集めたものである。ただしその章構成は体系的に一貫し，有望な診断と予防と治療の指導についての新鮮且つ包括的な見解

を読者に与えるであろう。今までであれば，本書は恐らく極めて医学的，生物学的なものになっていたかもしれない。事実は最大の入力は行動的，教育的，言語的領域の中からもちこまれたのであるが，各章の題目を熟読すれば，これらの諸貢献が様々に集められて実験的に定位されたものであることが明らかであろう。医学の進歩もまた十分に明らかにされている。ここにまた満足すべきことは，これら研究業績の報告が特異幼児の問題についても堪えうるものであること，また諸領域間のコミュニケーションにおいて実際上ギャップが存在していないということである。

しかしながら本書が手始めの研究であるとともにまた精深な研究を内容としているということは注意されなければならない。本書が新生児の神経学的研究から新生児の行動についての報告をも含んでいるということは精細な，価値ある包括的研究の叙述として示されているのである。損傷の行動指数，行動矯正的アプローチ，人間の複雑な言語の新しい型の規定を使用している章は，児童発達の新しい理解の端緒となっている。しかしそれらは診断や治療の工夫についての単なる理論的，学術的関心を越えたものである。

本書の全内容をこの序論の中で総括することはできないが，児童の発達については尚，研究を必要とする多くの論点があり，それらについて今十分に詳述することができていない。またあらゆる場合，学問間の密接な統合が必要なのであって，本書はその点について多くを論じている。生物学的，医学的，行動的関心が輻輳する重要な例が栄養失調の問題領域とその知的発達に対する関係の中に存在しているし，動物研究は，ひどい栄養失調と身体発達の衰弱，脳の大きさ，変形された行動様式および学習能力の間の関係を明らかに示している。人間においては，たん白質カロリーの栄養失調が生後2年の間に頭脳と身体の成長に対して不幸な影響を与えるのであって，学習能力と行動様式はひどいたん白質栄養失調から回復した子どもにおいても損われるのである。このような変化をひきおこす程にひどいものは合衆国にはあまりみられない。国民栄養調査に一般的に記されている栄養失調の型や程度が知能に影響を及ぼしているかどうかは不明である。

栄養失調は他の多くの環境上の要因と随伴しているが，その各々はまた知的な発達に対して不利な影響を与えているかもしれないのである。合衆国住民の

身体的，生物学的，文化社会学的環境から栄養失調の影響をきりはなして研究することが必要である。このことは種々なる学問の立場からの科学者の参加を要求すべき研究の好個の実例である。

　幼少時の発達は成人になってからの人間的成就にとって決定的な意味をもっている。行動的にみても生物学的にみても，望ましからざる出来事が幼児期におこれば，それを後になって矯正することは極めて困難であるか，あるいはほとんど不可能である。われわれは皆，このような望ましからざる出来事の前に立ちふさがり，これを防止する必要を感じている。しかしながらこのような干渉は益よりもむしろ多くの害を伴うことがある。したがって，このような干渉は幼児期の発達についての科学的知識に基づくべきこと，またこの知識を特権的な者であろうとなかろうと社会，健康，教育の計画に応用するについては，この干渉の目的が達成されることを目指して，継続的反省と発展と評価が行なわれることが重要である。

　「国民児童衛生・人間発達研究所」はこれらの問題領域について絶えざる関心をもってきた。1969年，「人間の剝奪についての展望（生物学的，心理学的，社会学的）」と題する論文を公刊した*。剝奪の衝撃を評定するために，本研究所は科学者の団体に依頼したが，50人を越える科学者が心理的剝奪の現象について様々な観点から寄稿したのである。この評論を準備した科学者は皆一様に幼児期における生物学的，心理学的衝撃についての研究が優先すべきであるとの結論に達している。特に詳しい研究を必要とする領域としては栄養の問題，生後3年間の幼児の年齢に伴う神経学的，内分泌的変化，認知，言語，人格，社会的役割の発達についての多面的，学問的研究等の重要な領域がある。また新生児，乳児，幼児，就学前の子どもたちの分化した発達の要求に基づいた幼児期の取り扱い上の配慮について，また，学習，行動についての生物学的，発生学的基礎について，依存と剝奪を決定しまた維持するところの施設および社会的構造上の要因について，また両親の代理者の役割についての特殊な関心を伴う人格の発達と動機付けの問題について考察されたのである。本研究所の刊行物は若干の資料を提供したし，また利用しうべき知識をあつめたが，そのい

---

* 合衆国政府印刷局 Washington, D.C., 1969.

っそうの進歩を必要とすることを明らかにすることが重要なのである。本書はこれらの要求にある程度応えるものであり，まさにそれゆえに重要な貢献をなすものである。

　「障害乳幼児の発達研究第1巻」は，正常乳幼児を問題としている。第2巻は正常の発達からの逸脱に力点を置き「危険度の高い」乳幼児の鑑別，各種障害の診断，予防，治療に焦点をあてている。本書は実践家と理論家の様々な学問に訴えるところがあるであろう。

　Luther Burbank は数年前に次のように言っている。「もしもわれわれが子どもに対して注意を払ってこなかったと同じように植物に対して注意を払ってこなかったとするならば，われわれはいま雑草のジャングルの中に住んでいることであろう」と。本書は障害を背負った特殊児童のためにわれわれの社会に現われてきた科学的，専門的努力にかかわるものなのである。

Gerald D. LaVeck

目　次

序　論　　　　　　　　　　　　ジェラルド D.ラヴェック ……　1

第 1 部　検査と観察

1　新生児の神経学的診察　　　A. H. パーマリ　　……　12
　　　　　　　　　　　　　　　R. ミカイーリス
　　新生児神経学的評価の手引き　　　　　　　　　……　13
　　新生児の神経学的診断に対する提案　　　　　　……　16
　　考　察　　　　　　　　　　　　　　　　　　　……　26

2　新生児の神経行動の体制化　　G. ターケヴィッチ　……　35
　　　　　　　　　　　　　　　ハーバート G. バーチ

3　幼児における神経心理学的検査　ヘンリー J. マーク　……　52
　　　　　　　　　　　　　　　シャーリー アルパン
　　　　　　　　　　　　　　　　　　　　　マーク
　　神経心理学的検査　　　　　　　　　　　　　　……　54
　　診断的プロフィールを治療的処方箋に変換すること　……　63
　　実例対組織的な広範な調査　　　　　　　　　　……　66

4　自己誘導的動作に基づく運動技能　エミ ピクラー　……　69
　　の学習
　　幼児の教育的条件　　　　　　　　　　　　　　……　71
　　保育幼児の一般的発達　　　　　　　　　　　　……　75
　　調査資料　　　　　　　　　　　　　　　　　　……　76
　　観察した幼児の運動発達と 4 種の標準発達尺度の比較　……　84
　　自己誘導的動作に基づく運動発達の特色　　　　……　87
　　要約と結論　　　　　　　　　　　　　　　　　……　96
　　写真について　　　　　　　　　　　　　　　　……　97

5 乳児期からその後の年齢段階にわたる心理・行動的脆弱性の要因　グレイス M. ハイダー ……109

6 盲乳幼児の微笑反応と人見知り反応　セルマ フレイベルク ……132
   I ……132
   II ……133
   微笑反応 ……135
   人見知り反応 ……142

7 母性パーソナリティ・インヴェントリー　ナーマン H. グリーンベルグ　ジェシー ハーレー ……154
   I 序 ……154
   II パーソナリティ,母性行動,ならびに幼児の非定型行動：批判と文献の再検討 ……154
   III これまでの研究 ……160
   IV 母性パーソナリティ・インヴェントリー（MPI）の作成 ……165
   V 改訂母性パーソナリティ・インヴェントリー・プロフィールと幼児の非定型行動 ……173
   VI 結論 ……177

第 2 部　学 習 と 言 語

8 学習を障害する出産前と周生期の要因　マレー M. カップルマン ……182
   器質的徴候の記録 ……184
   学習に影響する出産前の要因 ……185
   学習に影響する周生期要因 ……190
   討論 ……194

9 早期認知成長の測定における個人差　マイクル リュイス …… 200

　注意の研究 …… 200
　外的事象の内的表象：注意を向けることのモデル …… 208
　学習測度としての反応減退：内的表象の獲得における個人差 …… 220
　反応減退と中枢神経系機能不全：皮質機能化における個人差の研究への適用 …… 231
　要　約 …… 236

10 話しことばと言語の発生と病因　ジェームズ F. カヴァナ …… 245

　序 …… 245
　定　義 …… 246
　素　質 …… 248
　胎生期 …… 253
　新生児 …… 254
　乳・幼児 …… 264
　言語発達の理論 …… 271
　研究の成果 …… 275
　必要とされる研究のまとめ …… 279

11 聞き取り，言語，聴覚的環境　バーナード Z. フリードランダー …… 286

　Ⅰ　幼児の言語の聞き取り …… 290
　Ⅱ　幼児の言語環境 …… 302

12 未熟児の早期刺激看護と訓練計画のための理論的，研究的基礎　ローガン ライト …… 316

　序 …… 316
　未熟乳児 …… 317

発達加速の一手段としての早期刺激 …… 321
　　　早期刺激の効果に関する研究の成果 …… 325
　　　研究―序論 …… 332
　　　研究計画 …… 333
　　　パイロット研究 …… 339
　　　要約と結論 …… 341

13　精神薄弱の発生率と有病率の時代的変化　ジーナ A. シュタイン　マーヴィン W. サッサー …… 347

　　　傾向分析 …… 347
　　　発生率の変化 …… 353
　　　有病率の変化 …… 375
　　　何をなすことが必要か …… 381

第 3 部　行動異常と精神病理

14　幼児における身体小奇形と多動性行動　メリー フォード ウォルドロップ　チャールズ F. ハルファーソン …… 394

　　　行動に寄与する先天的因子の存在 …… 394
　　　奇形：点数と記述 …… 395
　　　5つの完成された研究 …… 407
　　　現在途上の研究 …… 423
　　　奇形の頻度 …… 426
　　　結論 …… 429

15　大脳の病理学と反社会的行動異常　フィリップ J. グレイアム …… 432

　　　はじめに …… 432
　　　結論 …… 441

16 正常幼児と異常行動をもつ幼児の母―子相互関係行動の比較　ナーマン H. グリーンベルグ……443

 Ⅰ はじめに ……443
 Ⅱ 初期の発達についてのいくつかの一般的概念 ……443
 Ⅲ 親子関係に関する批判と幼児―母親相互交渉の研究 ……446
 Ⅳ 方　法 ……450
 Ⅴ 母親の態度 ……455
 Ⅵ 母親の行動と幼児―母親の相互交渉 ……457
 Ⅶ 幼児―母親の相互交渉の型と刺激の特性 ……464
 Ⅷ 討　議 ……473

17 周生期の薬物の新生児の行動への影響　T. ベリー ブレイゼルトン……477

 遺伝子型と子宮内での影響 ……477
 周生期の投薬 ……481

18 初産児に対する母親の認知についての考察　エルシ R. ブルサード／ミリアム セアゲイ／スタージョン ハートナー……493

 総　論 ……501
 付　録　Ⅰ ……504
 付　録　Ⅱ ……510

19 施設養育児の発達に及ぼす環境要因　ナンシー ベイリー／レイン ロウズ／ビル グーチ／マリリン マーカス……512

 被験児 ……513
 方　法 ……514
 結　果 ……516
 運動能尺度 ……522
 社会成熟尺度 ……523

考　察　……531

20　分裂病論に対する発達的研究の貢献　バーバラ フィシュ　……536

　要　約　……536
　資料と研究方法の概観　……537
　結　果　……539
　結　論　……544

21　子ザルの異常な社会的行動　スティーヴン J. スウオミ　ハリー F. ハーロウ　……548

　序　……548
　Ⅰ　優生行動と"正常な"社会的発達　……553
　Ⅱ　社会的ディプリベーション環境下の養育から生まれてくる異常行動　……562
　Ⅲ　実験的にひきおこされた子ザルの抑うつ反応　……574
　Ⅳ　異常なサルの社会的行動のリハビリテーション　……586
　結　論　……594

あとがき　岩本　憲　……599

各章の原著表題，原著者（所属）訳者（所属）　……603

第 1 部

検査と観察

1

新生児の神経学的診察

　過去においては，神経科医および小児科医は，新生児が神経系の脳幹水準でのみ機能を有しているという概念を抱いていたので，新生児を予測的に評価することをあえてしなかった (Peiper 1928, 1963)。この概念は無脳児や脳幹のみをもつ水頭性無脳症児の研究によってさらに強くなっている (Gamper 1926, Andre-Thomas と Saint-Anne Dargassies 1952)。このような患児はモロー反射，口唇追いかけ反射，吸啜反射などのよく知られた反射反応をもつことが認められている。しかしながら，これらの患児の反射反応は，正常児に比べ質的に異なっている。すなわち，患児の反応は部分的に発現し，しかも誇張されそして常同的な形をとっている (Robinson と Tizard 1966)。正常新生児の大脳皮質および他の高位脳中枢の機能は，部分的に抑制したり促進することにより種々の反応要素を調節することである。このように新生児における反射反応の質的評価は，反射の存否を決定するより重要である。最近の神経学的診察はほとんど質的差異を等級づけるための得点方式をとっている。

　小児科医は臨床的経験から，新生児の神経系を評価できないものとして思いとどまった。生後間もなく，恐らく吸啜やモロー反射の出ない半昏睡状態であっても数年経って全く正常になったものや，また神経学的に正常とみなされた新生児が小児期に明らかに脳性麻痺であったり，精神発達遅滞をきたすことを小児科医は誰でもみているところである。

　この逆説的現象はいく通りかに説明できる。たとえば急性の分娩時ストレスは脳損傷をきたすが，永久的な障害を伴わないことがある。しかしこのような乳児は環境にすぐには適応しにくい。このような児はアプガー得点が低く，呼吸不安定で，哺乳が悪く，数時間ないし数日間無反応であっても完全に回復す

るという場合が多い。生存を当面脅かすものは絶大なものであるが，かりに乳児が生きのびるとすれば長期的な予後は非常によいことがある。そのような場合，長期的予後の的確な指標となるのは生後数日ないしは数週のうちに回復する速さである（Amiel-Tison 1969, Drillien 1968）。その反面胎児または胎盤ないしはその両者をおかす慢性の出生前合併症は中枢神経系に対しより恒久的な障害を招来する。胎児が生存する場合には，生下時の心拍数，呼吸，色調が全く正常であり得るように子宮内で機能的適応を作る期間がある。乳児がかなりよく飲み，眠り，泣き，しかも明らかに運動障害がないときは正常と判定される。しかし後になって明らかに脳性麻痺や知能障害が認められることもある（Amiel-Tison 1969, Drillien 1968）。こういう子ども達は新生児期に長期にわたって継続する反射に質的な違いがあるように考えるものであるが，この恒久的な相違は診断上の意義を有するものであり，このような子どもは行動反応を質的に新生児期に神経学的に評価することにより，判定しうるものと思われる。

新生児神経学的評価の手引き

多年にわたって神経学者および小児科医は，色々な個別の反射（そのうちのあるものには彼らの名前をつけたのだが）に興味をもっていた。これらは Taft (1967) によって最近ふたたび注目されてきた。Albrecht Peiper (1928, 1963) は新生児および小児の行動をあらゆる面で洞察し，機能化した図式を概念づけた最初の人であった。彼にとって姿勢反射や，起立反射はすべての新生児行動の根底的な形成体であった。この考えは驚くにあたらないものである，というのは彼の業績は Magnus の動物の姿勢反射についての古典的研究と同時期のものであり，しかもこれによって強く影響を受けていたからである（Magnus 1924）。新生児の観察や Magnus の動物の研究により，新生児の中枢神経系支配の最高部位は淡蒼球であると Peiper は結論を下した。彼は新生児に関する体系的な神経学上の診察法を構成したり，定義づけたのではなく，これに対する基礎的な業績をあらわしたのである。

Andre-Thomas もまた，特に筋緊張度の意義づけに重点をおいて新生児を詳細に神経学的に観察した。成人の神経学者としての生涯の業績の中でも Andre-Thomas は特に筋緊張に興味をもっていた。彼は筋緊張の評価を3つの範疇に分けた。すなわち，1)すべての随意ないしは自発運動の際にみられる自動的な緊張度，2)各関節で肢を極度に伸ばしてためす他動的緊張度，3)各関節で四肢を振ってためす他動的緊張度（根本的には伸展反射の試験である）。普通は筋緊張の3つの型を同一の型にまとめようと期待するものである。しかしながら，ある神経学的状態においてはこれらの3つのテストに対する反応に不一致が認められ，そしてこの不一致に重要な臨床的意義づけを行なった (Andre-Thomas と Ajuriaguerra 1949, Andre-Thomas と Saint-Anne Dargassies 1952)。

　Saint-Anne Dargassies は Andre-Thomas の意見と手技とを新生児の体系的な観察法に編成した (Saint-Anne Dargassies 1954, 1955, 1966, Andre-Thomas ら 1960)。彼女はまた彼女の検査を未熟児に応用したが，これは未熟児に特に適当な検査であった。成熟にともなう筋緊張の変化は未熟児において特に劇的であり，神経学的問題があるとただちに筋緊張のこれらの変化の進展を阻害するものであるので，神経学的問題はこの手技で見分けることができる。

　Graham はこの国で初めて新生児神経学的診察法を体系的に編成し，発展させた。彼女は各項目に信頼できる点数方式をつくるのに非常な努力を払い，またできるだけ短時間のうちに乳児をなるべくわずらわせず，種々の行動を試験する項目を慎重に選択した。すなわちそれらの項目は運動能力および強さ，聴覚，視覚，痛覚反射の試験それに易刺激性と緊張度の尺度である。痛覚閾値試験は電気刺激に対して，特殊な道具を必要とするので，多くの研究者は後になってその試験を行なわなくなった。判定基準として分娩期外傷の既往を用いることにより，Graham は新生児期のこの診察法を確実なものにすることができた (Graham 1956, Graham ら 1956)。

　新生児の神経学的診察は，この分野での最近の研究にかなりの影響を与えている Prechtl によって築きあげられた (Prechtl と Dijkstra 1960, Prechtl と Beintema 1964)。彼らは Graham と同様に行動反射の試験の際，子どもが覚醒していることが重要であると強調した。行動反射の段階づけが，微妙であればあるほど，また行動反射の型が複雑であればあるほど，覚醒の程度の変化によって反応が変ってくるであろう (Prechtl ら 1967)。Prechtl は，左右差を

証明するために，体の両側での反射を比較することにも興味をもったが，Andre-Thomas や Saint-Anne Dargassies も同様興味をもっていた。

　Prechtl の手引きの大きな功績は反射型を診断上の症候群に分類したことであった。すなわち無欲状，過興奮性症候群，半側症候群および昏睡である。判定基準は表 I にあげた。Schulte ら (1965 a,b) ならびに Joppich と Schulte (1968) は Prechtl の診察法を極めて重篤な新生児ばかりでなく，疑わしい乳児に対しても適用し，表 II に示した診断症候群を詳述した。

表 I　Prechtl による症候群の定義

過興奮性症候群
　　低周波数，高振幅の振顫，強度ないし中等度の腱反射，およびモロー反射に対する閾値が低い。動きが多く他動運動に対して抵抗力が増し，なかなか泣き止まないといった状態もみられることもある。

無欲状
　　反射反応の程度が弱く，高閾値であり，多くの反射反応が欠如し，動きが少なく，また受動運動に対して抵抗力が減る。患児はいつまでも静かに覚醒している。

半側症候群
　　少なくとも運動，姿勢，刺激や操作に対する反応の3つにおける左右非対称の所見がある。

昏　睡
　　緩徐または異常な呼吸，前庭刺激を含むいろいろな刺激に対する覚醒が欠如するか減弱する。

　Prechtl, H., and Beintema, D.: The Neurological Examination of the Full-Term Newborn Infant. Little Club Clinics in Developmental Medicine No. 12. London: William Heineman Medical Books による。

表 II　Schulte による症候群の定義

過興奮性症候群
　　四肢のミオクローヌスが簡単に出て，長く続く。
　　眼球振盪が出易く，腱反射，皮膚反射が活発。

無欲状
　　自発運動が緩徐でまれである。
　　腱反射，皮膚反射が緩徐で疲労し易く，頻繁には泣かない。

緊張亢進
　　他動運動に対し抵抗力強く，強直性—筋緊張性反射は強い。腱反射は種々である。
緊張低下
　　他動運動に対し抵抗力が弱い。強直性—筋緊張性反射は弱く，腱反射は微弱ないしは欠如。
半側症候群
　　一側性の緊張低下ないしは緊張亢進および脳神経の弱力または麻痺，および一側性痙攣発作。
痙攣発作
　　強直性または間代性痙攣，しばしば無呼吸や眼球振盪を伴う。
昏　　睡
　　反射消失，眼球運動不全。反射反応欠如，眼球偏位。

　Schulte, F. J., Michaelis, R., und Filipp, E.: Neurologie des Neugeborenen. I. Mitteilung. Ursache und klinische Symptomatologie von Funktionsstörungen des Nervensystems bei Neugeborenen. Zeit. f. Kinderheilk., 93: 242, 1965 による。

新生児の神経学的診断に対する提案

　新生児の神経学的診察は3つの大きな目的にかなうものでなければならないが，ひとつひとつの目的はやや異なった手技および分析の様式を必要とするものである。
　1) 明らかな神経学上の問題，たとえば直ちに，どんな治療を始めるかを決めねばならないような極度の筋緊張低下，痙攣，昏睡もしくは限局性麻痺などである。
　2) 低酸素症のエピソードのような病的経過がどう進展するかを決めたり，あるいは呼吸困難のような全身の疾患の神経症候がどう進展するかを追跡するために既知の神経学的問題の日毎の変化の評価を行なうこと。
　3) ある新生児期神経学上の危機から回復しつつある新生児，あるいは妊娠，分娩，出産時の異常により危篤状態とみなされる新生児の長期予後。
　これら3つの目的にかなう診察が望ましいものである。新生児の最近の診察

法ではほとんどこれらの3項目の必要性を満足させていないので，完全なものとはいえない。

新生児の神経学的評価に対する詳細な手技を論議する前に，所見の評価に影響するいくつかの一般的要因を考慮すべきである。

まず第1に，新生児期に何らかの神経学的所見の意義づけを判定するために小児の妊娠年齢を知る必要がある。満期産で 1500g の児(在胎期間に比べて低体重児)は，この体重で真の未熟児であるものと同程度の筋緊張低下および嗜眠を呈してはいない。同様に35週の 2600g の児(在胎期間に比べて高体重児)は，この体重の満期産児と同様の反応はなく，同様の屈筋の緊張度もない。多くの場合，妊娠の期間を決めるために，母親の最終月経既往を信用することになろう。最近，在胎期間に比べて低体重児および高体重児の性格の理解が深まると共に，我々が以前に考えていたよりも，母の病歴がずっと信頼しうるということが判ってきた。子宮内発育図表は体重，身長，頭囲に対する妊娠月齢との関係を評価するのに役立つ (図1) (Lubchenco ら 1963, 1966, Hoseman 1948, Parmelee ら1964)。妊娠月齢を概算するのに，十分に限定された理学的ないしは神経学的診断基準もまた利用できる (Farr ら 1966, Robinson 1966, Graziani ら 1968, Saint-Anne Dargassies 1955, 1966)。——Michaelis によって見つけられた限界範囲内ではあるが (1970)—— 更に，妊娠月齢の脳波診断基準なるものがある (Dreyfus-Brisac ら 1958, Dreyfus-Brisac 1968, Parmelee ら 1968, そして Graziani ら 1968)。不幸なことに，我々の経験ではともかく，もし乳児が病気であったり，神経学的問題がある場合などは，特にこれらの判定基準はゆがめられてしまうものである。児の健康に最も無関係な妊娠月齢の判定基準は神経伝導速度である (図2)。将来，これは妊娠月齢の根本的な判定基準となるであろう (Schulte ら 1968a, Dubowitz ら 1968, Blom と Finnström 1968)。

新生児の神経学的診察にあたって，第2に重要な一般的考察は，新生児の覚醒状態である。易刺激性のつよい新生児の反射は眠っている場合とは全く異なるが，嗜眠性の児に比べて，起きていて静かな場合との差異はずっと小さいものである。

温度，光，音などのような環境要因は，新生児の覚醒状態に影響するので根本的に重要である。低温環境は新生児を十分刺激して泣かせたり，極めて刺激

図1 コーカサス人種（白人）の生産児（妊娠年齢24〜42週）の体重 百分位（パーセンタイル）で表示

Lubchenco, L. O., Hansman, C., Dressler, M., and Boyd, E.: Intrauterine growth as estimated from liveborn birthweight data at 24 to 42 weeks of gestation. Pediatrics, 32:793, 1963 による。

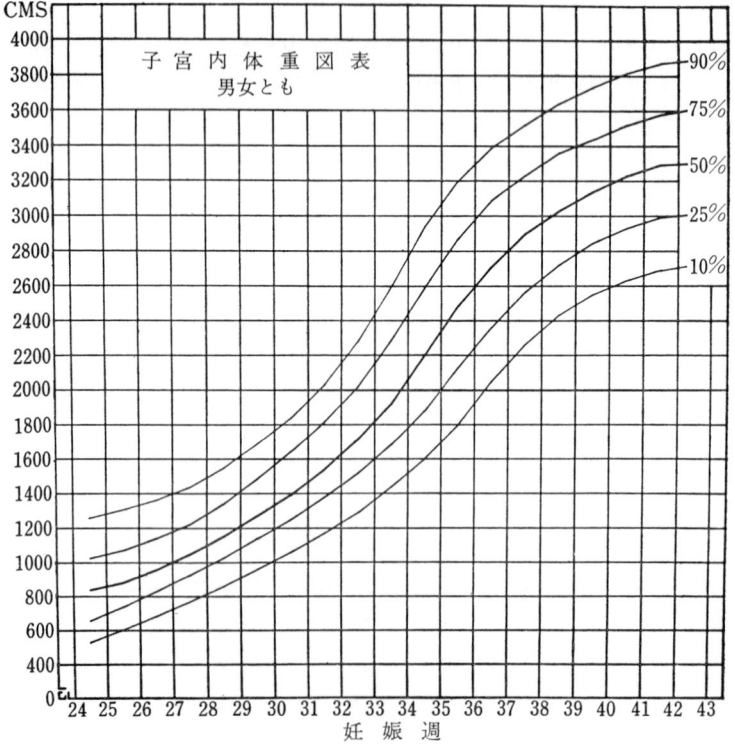

に反応しやすくさせ，緊張状態にさせる。その反面，悪寒を呈している重篤な新生児はより不活発となる。診察は暖かい照明のゆきとどいた静かな環境でなされるべきである。

　第3に考慮すべきことは，特に診察手技および反射の評点が十分に定義されていない場合における診察者の熟練性および経験である。医師は誰でも神経学および医学の一般的知識に基づいて，新生児を神経学的に診察できるが，新生児に関しかなりの経験をもったもののみが成功しているようである。新生児の反

図2 尺骨神経（上図），脛骨神経（下図）の運動神経伝導速度は妊娠月齢と共に増加する（図中の低体重児とは在胎期間に比して小さいものをいう——訳者）
Schulte, F. J., Michaelis, R., Linke, I., and Nolte, R.: Motor nerve conduction velocity in term, preterm, and small-for-dates newborn infants. Pediatrics, 42:17, 1968 による。

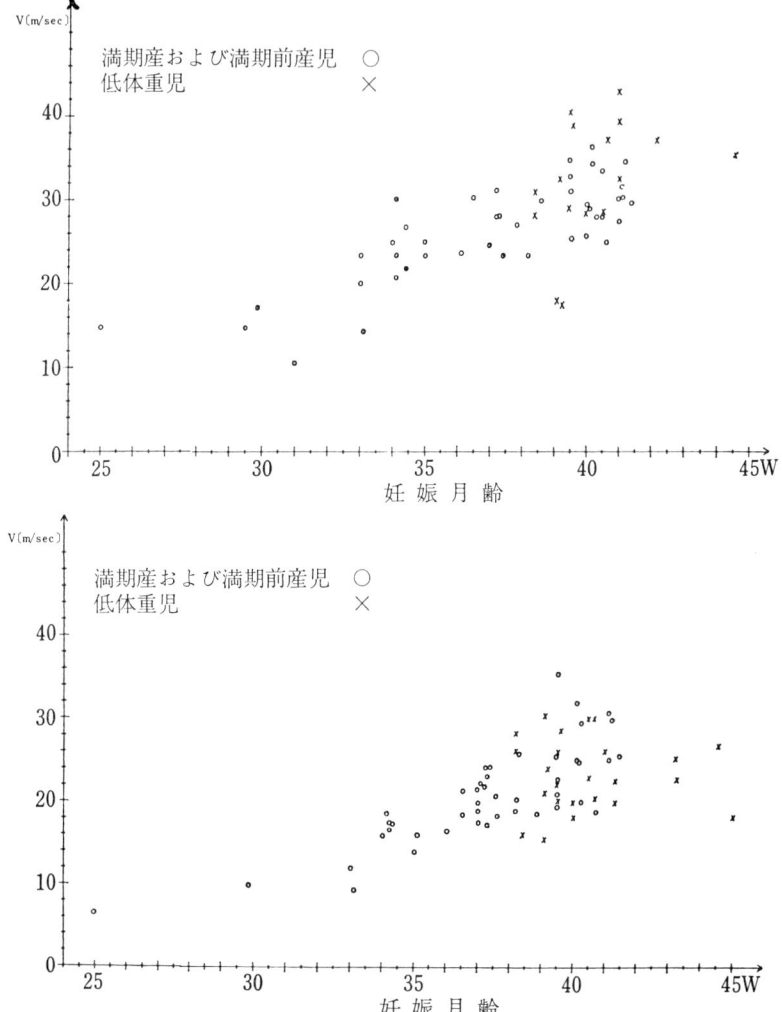

射に関する知識が蓄積して，比較的評価に対する基準ができるようになってきた。理論上，診察および反射評点のやり方はかなり十分に定められているので初心者でもこなすことができる。いいかえると，診察者の経験および手技による結果が，まちまちになるのをできるだけなくそうとしたいものなのである。

結局，どうしても避けられない問題は，極めて重篤な子どもに手間のかかる，複雑な神経学的診察法を行なうことができない事実である。そういうわけで，最もよく情報が得られ，識別でき，しかも重篤な子どもをできるだけわずらわせない診察事項をつくりだそうとするのは重要なことである。

これらの一般的考察は，神経学的評価が望まれる次のような3つの状況においては適用し得るものである。すなわち，即刻の診断，短期および長期間の経過追跡である。

（1） 明白な神経学的問題点

新生児の神経学的問題点のあるものは，正常児には決してみられない症候や症状があるために明白なものである。その問題点というのは，できれば特定の治療が速やかになされるために病因を決定することである。正常な新生児にはない，いくつかの神経症状というのは，たとえば，昏睡，重篤な嗜眠，絶えず泣くこと，痙攣，無呼吸を繰り返す，泉門膨隆，頭囲が急速に増加する，瞳孔不同，角膜反射欠如，四肢のいずれか，あるいは顔面筋や，眼筋が麻痺しているなどである。

新生児が熟睡しているか，重篤な嗜眠または軽度の昏睡であるかは，観察のみで決めることは必ずしも容易なことではないが，診察すれば決めることができる。昏睡状態にある児は，つねったり，ピンでつついてみると足をひっこめめざめない，それに反し，眠っている児はこのようにすると簡単に覚醒する。モロー反射に際し，頭部を落下させて刺激するのは，最もまとめて刺激を与える方法の一つで，普通は静穏な状態から泣き出させることができる。昏睡状態ではモロー反射は出ず，重篤な嗜眠では反応は限られ，繰り返して刺激する必要がある。

常に病的な，しかし評価するのにある程度経験を要するその他の症状には次の2つのものがある。(1)必ず非対称的緊張性頸反射がでる。正常の新生児は非対

称的緊張性頸反射がでることがあるが，決して必発でない（Clark 1964, Critchley 1968）。(2)バビンスキー反射が亢進し，しかも反射部位が広がっている。バビンスキー反射は正常でも新生児にも存在するが，反射部位は限局している。

　症状や症候から臨床的本質や，神経学的障害の重篤さをはっきりと示された後は，障害をきたす病因を決定するという問題が残る。これは一層難しく，神経学的問題に対しての原因の確定診断はなされえないことが多く，治療は対症的となってしまう。残る関心事は，脳が単に一時的に傷害されたか，もしくはある程度永久的損傷をこうむっているかどうかということである。この問題に関しての判定は，かなりの時間的経過を追った上で，適切に受け入れることができる。概して生後2～4週間に速やかに回復した場合は，予後がよい徴候である。

（2）　神経学的進展の追求

　新生児の神経学的状態を日毎評価するのに最も重要なことは，以下の範疇に分けられる。
1）　睡眠および不眠状態
2）　知覚反射
3）　筋緊張度
4）　統合された運動機能

　睡眠や不眠状態に関して通常観察される事項は，どのくらい泣いたか，全身の運動能力および覚醒または睡眠の程度である。眼球運動や，体動，呼吸，心拍数，いくつかの筋を選んで行なう筋電図および脳波などの多面的記録法を用いて，より詳しい評価がなされる（Stern ら 1969, Prechtl ら 1968, Parmelee ら 1967）。

　知覚刺激に対する正常な反射には次のものがある。すなわち，(1)足を軽く触れるとひっこめたり，手を足に触れると力一杯反応する。(2)顔面を刺激すると口唇追いかけ反射を示す。(3)眉間反射。(4)光や音に対する瞬目反射。(5)光や物体を目で追う。光や音，何かに触れたり，体動によって起った脳波をとることによって，一層特殊な評価がなされ得る（Akiyama ら 1969, Ellingson 1967, Hrbek ら 1968a, 1968b）。

自然な姿勢や，四肢を他動的に動かしたり，反射の度をみるために，まっさかさまに落としたりすることによって筋緊張度は評価できる。満期産正常児は屈曲位で，腕や脚をひとりでに抱えこむ。筋緊張低下のある児は通常四肢を伸ばしたまま横たわっている。再び屈曲姿勢をとるのは，正常の緊張度が回復したことを示す。筋緊張亢進の場合は，概して極度に屈曲位でいくつかの伸展運動をする。このように過度な屈曲を弛緩させたり，多くの自発的な伸展運動がみられることは改善を示すものである。腕や脚を他動的に動かすと，自然な姿勢によって生じたという印象を強める。モロー反射もまた，屈曲および伸展の平衡に関する情報を与える。筋緊張低下のある児（たとえば，蒙古症，小さい未熟児）では反応する際，四肢を伸展するだけである。筋緊張亢進のある児は原則として，即座に胸に向かって，または胸をふさぐようにして腕を動かす屈曲モロー反射がでる。通常のモローはまず腕と足が限局的に伸展し，しかもきちんとバランスがとれ，次いで次第に屈曲し，それ以上は屈曲し過ぎない。これは，モロー反射のおきている間，筋電図を記録することによって一層確実に調べられる (Schulte と Schwenzel 1965, Schulte ら 1968b)。

　総合的な運動を活発にやり遂げるのは，恐らく児の回復程度の最良の指標であろう。最も普通に使われ，しかも有用なものとして観察される総合運動能力は，食事に関したもので，それらは次の項目から成る。すなわち，口唇追いかけ反射，乳首を捜し哺えること，吸啜の強さとか持続時間，それに乳を吸引せずに，呼吸しながらうまく乳を飲みこむことなどである。その他の総合的な運動能力というのは，歩行反射，足で直立させた時，背部および頸を真直にすること，把握および腕牽引，坐位で頭が坐る，腹臥位で頭をもち上げる，腹ばいのまま，はいはいすること，それにモロー反射である。

　これらの4つの範疇の事項について，児の行動を毎日注意深く観察することによって，病状軽減の程度をすぐに評価することができる。4つの範疇すべてにおいて，急速に軽快するのは，満足すべき回復を示し，予後について楽観しうる理由にもなる。4つとも，あるいは1つの範疇でも回復が遅れているというのは，考慮すべき問題となる。

(3) 予測的神経学上評価

本質的にはよくみえる新生児が，分娩前，分娩時，もしくは，新生児期の問題のために危篤状態とみなされる場合，その児に対する予測的な神経学的診察の進歩は最も難しく，取り組むべき課題である。この領域における基本的研究としては，Graham (1956)，Saint-Anne Dargassies (1954, 1955, 1966)，Andre-Thomas ら (1960)，Prechtl (1965)，Prechtl と Beintema (1964)，Schulte ら (1965a, b) および Joppich と Schulte (1968) らの研究がある。

Graham ら (1956) は新生児の神経学的診察によって分娩前後に問題のあった児とない児を区別できた（表Ⅲ）。3年の追跡調査で，神経上，知的ないしは行動上の問題の頻度は，分娩前後の既往に関連し，新生児の神経学的診察の際における得点とは関係ないということがわかった。7年の追跡調査で何らの相関が認められなかったが (Graham ら 1962, Corah ら 1965)，それに反し，

表Ⅲ 正常および傷害群の5つの新生児試験に関する比較

試　　験	数	調整変数	平均評点	比較統計	p
〔痛覚閾値〕					
正　　　常	55	年　　齢	165	tテスト	0.01
傷害受けた者	55		270		
〔成熟度〕					
正　　　常	28	年齢，人種	13.0	Fテスト	0.05
傷害受けた者	28		10.6		
〔視覚度〕					
正　　　常	37	年齢，人種	6.8	tテスト	0.01
傷害受けた者	37		4.2		
〔易刺激性〕					
正　　　常	91	──	0.12	Chi方格法	0.01
傷害受けた者	29		0.61		
〔緊張度〕					
正　　　常	103	──	0.08	Chi方格法	0.01
傷害受けた者	29		0.48		

Graham, F. K., Matarazzo, R. G., and Caldwell, B. M.: Behavioral differences between normal and traumatized newborns, Ⅱ. Standardization, reliability, and validity. Psychol. Monogr. 70:17, 1956 による。

Rosenblith (1966) は，Graham 検査の変法と 8 カ月児に行なわれた Bayley の小児発達試験との間に有意義な相関を見出した。

Saint-Anne Dargassies (1955, 1966) は未熟児に対して最適の神経学的診察法を考えた。2 歳から 6 歳までの神経診察の追跡は新生児の診察に有意義な相関を示した（表Ⅳ）(Parmelee ら 1970)。

表Ⅳ 生下時体重 2500g 以下の児

新生児期神経学上		小児期神経学上		
		正　常	疑わしい者	病　的
正　　常	数52	22	27	3
疑わしい者	75	36	33	6
病　　的	32	9	13	10
		—	—	—
		67	73	19

$X^2{}_4 : p<0.01$

Parmelee, A. H., Jr., Minkowski, A., Saint-Anne Dargassies, S., Dreyfus-Brisac, C., Lezine, I., Berges, J., Chervin, G., and Stern, E.: Neurological evaluation of premature infant Biol. Neonat., 15:65, 1970 による。

Prechtl は重篤な児の転帰を予測するのに，特に有効な，精巧で詳細な診察法を考案した。分娩前または分娩後期に合併症を呈し，新生児期に診察された 252例の乳児の追跡調査の結果が表Ⅴにあげてある (Prechtl 1965)。

Donovan ら (1962) は 1 年の追跡調査で，新生児期の診察で正常だった児は

表Ⅴ 神経学的診察

新　生　児		2〜4歳時		
正　常	102	正　常	88	(86%)
		異　常	14	(14%)
異　常	150	正　常	40	(27%)
		異　常	110	(73%)

p=0.001

Prechtl, H. F. R.: Prognostic value of neurological signs in the newborn infant. Proc. Roy. Soc. Med., 58:3, 1965 による。

ずっと正常であるということをつきとめた。しかしながら，神経学的診察上異常のあった児の80％もまた，1歳のときには正常であった。Donovanらは，微細な神経学的症候は1歳では発見されるはずがなく，年長になって発見されるに違いないと示唆した。

前にも述べた通り，これらの研究によって得られた最も有用な概念の1つは，PrechtlとBeintema (1964) によって提案され，Schulteら (1965a) やJoppichとSchulte (1968) によって推奨された新生児の神経学的症候群の概念である。

無欲は重篤な分娩前後の合併症に伴って通常みられる症候である。特に筋緊張低下を伴っているときは（通常そうであるが），すべての症候の予後は最悪となる。小児における異常な神経学的後遺症は，非常にわるいものである。

Prechtlは，分娩前後の合併症の程度がより少ない過興奮性症候群をみつけた。この症候群の患児は予後がよい。通常筋緊張亢進を合併している。彼はまた，この症候群と上腕や手指の舞踏病状の不随意な攣縮および2歳から4歳での多動性行動の問題との重要な関連を証明した。

Schulteら (1965b) は分娩異常や新生児の髄膜炎または脳炎および仮死のあった児に，より頻繁に半側症状があることを見出した。Prechtlは分娩時の低酸素症を有したものにこの症候群の有意の出現率を発見した。新生児期のこの症候群と小児の場合の同一症候群との間に非常に高い相関がある。これは小児の神経学上の問題の型を有意義に予測する唯一の症候群である。

緊張亢進症候群だけは予後がよい。緊張低下症候群のみ，やや予後が悪い。前述したように，通常，これらは他の症候群も伴っている。小児における神経学的異常の危険は，伴っている新生児の症候群の数が多いほど，増加している。図3および4は，Prechtlの研究による追跡所見とこれらの症候群との関係を図示し，表Ⅶは Schulteらによるものを示す。これらの2つの研究は無欲状および過興奮性症候群に対し，やや異なった判定基準を用いているということは心にとめておかなければならない。次の節で論議されるものを加えて，疑いもなく予測するのを一層困難にする数多くの要因がある。そのうちの1つは，神経系の機能的発達や，成熟児にみられる行動上の進歩の神経学的基盤が十分知られていないなどが挙げられる。新生児の狭義の反射と年長児の均等

図3 各新生児期症候群に対する2～4歳以後の神経症状の頻度
Prechtl, H. F. R.: Prognostic value of neurological signs for each neonatal syndrome after 2-4 years. Proc. Roy. Soc. Med., 58:3, 1965 による。

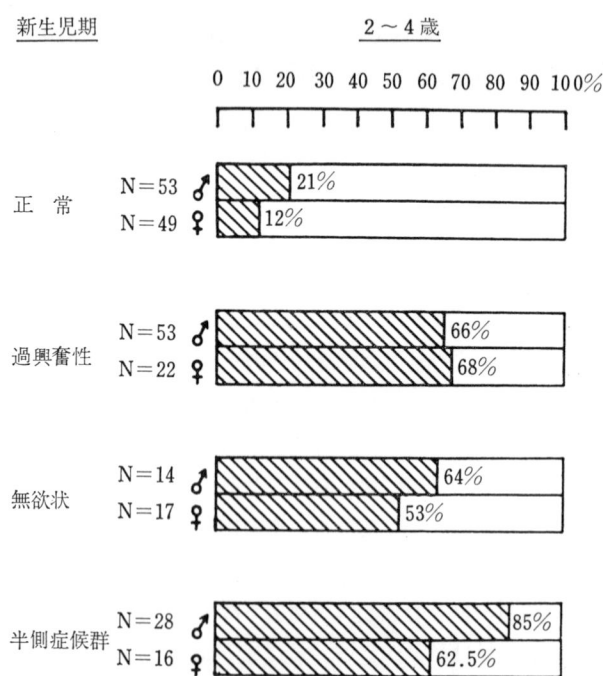

な反射との間に，直接的一致点を見出す試みは失望的な結果をきたしている。Saint-Anne Dargassies, Prechtl と Schulte が幼児期における神経学的転帰を予測するのに成功したという事実は非常にはげましとなっている。

考　察

我々は新生児の神経学的診察の長期的予測の価値についての研究を特に強調してきたが，論ぜられた方法のすべてが，評価が要求される他の場合，すなわち，即時的診断や即時的に経過を決める状況においては利用価値を有している。

図4　2〜4歳以後の半側症候群の頻度

Prechtl, H. F. R.: Prognostic value of neurological signs in the newborn infant. Proc. Roy. Soc. Med., 58:3, 1965 による。

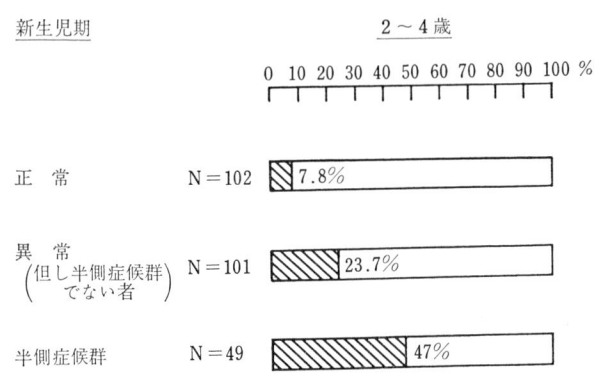

表Ⅵ　神経学的所見の追跡成績

新生児期の症候群	Aグループ				Bグループ				
	数	正常	中等度異常	重度異常	数	正常	中等度異常	重度異常	死亡
正　　　常	39	30	9						
過　興　奮　性	8	1	7		10	1	8		1
無　　　欲	20	9	10		46	11	14	7	14
緊　張　亢　進	3	2	1		17	1	4	6	5
半　側　症　候　群	2				32	1	7	13	11
痙攣および昏睡	6	3		3	29	3	1	8	15
緊　張　低　下	2		1	1	27	1	5	5	16

Aグループ——1つの新生児症候群のみを有した乳児。
Bグループ——多数の新生児症候群を有した乳児。ただし分類はその中で顕著な症候群によった。

Schulte, F. J., Filipp, E., und Michaelis, R.: Neurologie des Neugeborenen. Ⅱ. Mitteilung. Die Prognose von Funktionsstörungen des zentralen Nervensystems beim Neugeborenen. Zeit. f. Kinderheilk. 93:264, 1965 による。

我々はまたそれらの論議の中のごく少数ではあるが，最も系統的で詳述されていると感じられていると強調してきた。新生児の診察を考案するために応用されてきたアプローチにおける相違は，一部はめざしている状況がさまざまである必要条件から生じ，また一部は研究者の背景における相違から生じている。

　Saint-Anne Dargassies は主として，新生児期の疾病の即時診断を確定したり，疾病の経過を追跡するのに有効であったと思われる徹底した臨床神経診断を編成するのに興味をもっていた。筋緊張度の評価は彼女の診察手技の中で重要な一面であり，Andre-Thomas の業績に由来するものである。しかしながら，緊張度の評価が独自の試みであり，かなりの技巧や経験が必要とされるので，他の人々が応用して成功するのが困難である。根本的な欠点は，新生児の筋緊張度の正常範囲に対する適切な基準が未だに不十分だということであろう。Saint-Anne Dargassies は彼女の診察法を未熟児に応用するのに成功している。しかし，ここでまたかなりな技巧と経験が要求される，というのは我我はさまざまの妊娠年齢における正常な反応の変異について少しも知らないからである。

　Graham は新生児の神経診断を発展させるにあたり組織化された研究技法を利用した最初の人であって，慎重に信頼しうる点数評価方式，また得点の日毎の安定性や，新生児期中のそれらの正当性を確立した。彼女は診察の時に覚醒状態であることの重要性を先にたって強調したひとりであった。彼女は，研究器具の発展および診察の予測的方向に一層重きをおき，臨床診断は重視しなかった。

　Prechtl は手技を標準化したり，新生児における妥当性を検査することを Graham と同程度に着手していた。彼はまた，乳児の状態を考慮し，覚醒の評点基準に対する体系を考案した。彼は Graham よりも伝統的な神経診断手技を考慮した。すなわちその手技というのは，単一シナプス性腱反射および多シナプス性の皮膚反射をテストする方法である。しかし彼はそれだけではなくモローや口唇追いかけ反射などの，より複雑な運動反射の重要性を認識していた。複雑な反射は，神経系のより大きな統合を要するため，異常な状態によってずっと容易に損傷され，しかも単純な反射よりも一層明確に識別することができる。Prechtl の共同研究者である Beintema (1968) は，日毎の正常反射

の範囲についての知見を加えた。

　Prechtl は単一の病的所見ないしは互いに無関係な数少ない孤立した所見から診断をつけたり予見するのは，ふつうは有用でないことを知り，群をなす症状，症候の概念を症候群として提案した。Prechtl の診察は臨床目的および研究の両者に有用であるが，ある臨床家たちにとっては非常に詳しすぎる。

　Schulte によって記述された診察法は，Prechtl や，またある程度は Saint-Anne Dargassies のものに由来する。それは有効な短い診察法であるように，またすべての臨床状況に容易に適用され得るように企図された。評点方式ではより綿密さに欠けるが，即時の病変の診断に導くより多くの事項が含まれる。

　Graham を除いて，心理学者やその他の研究者はすべて古典的神経学での訓練を受け，しかも彼らが考えた診察手技は行動観察にかなり重点をおく。これに対する理由の1つとして，新生児の診察に対しての古典的神経学の手段や考えを利用するのが難しいということであろう。中枢神経系の特定部位に対して神経病変が存在する場合，より古典的な神経学的論議を適用するのは成人のようにはうまくゆかない。これらの失敗のために多くの経験ある神経学者や研究者は，新生児に対して満足できる神経診察法というのは決してないと思うようになった。

　もっと行動の面から位置づけられた，新生児の神経学的評価により特異的というより，むしろ一般的な無欲ないしは過興奮性症候群というような診断に帰着するようになったことは事実である。しかも，そのような診断は新生児期に，また後年になっての予後を推測するのに臨床上有用であるのは明らかである。この有用性は発達する脳の特異性に由来するところが多いのである。

　小児の脳に対する傷害や損傷は，子宮内部または分娩あるいは生体の生理学的安定性を危うくする分娩傷害によってしばしばひきおこされる。これらは特異な腱，筋反射の消失よりも，より複雑な完成された行動の機能障害や覚醒状態や全身の筋トーヌスに帰着すると思われる。同時に胎児や新生児に対するこれらの全身的な生理学的障害が，発見されない別個の障害をきたすこともありうる。新生児の脳は特殊機能の局在的支配の見地からみると組織化されていないために，別個の障害があっても，後になってから正常な機能を有するということはありえないことではない。そのように，局在性の脳病変を同定する

古典的な成人の診察法に類似の新生児の神経学的診察法を発展させ得るとすれば，その予後に関する有用性についていくつかの問題点があろう。発達する脳は非常な可塑性と，脳の非損傷部位における再編成機能に対する適応性を有すると思われ，その適応性はもちろん，脳病変の大きさや部位によっていろいろである。

多くの最近の追跡研究は，周生期合併症をもつ新生児のかなりのパーセンテージが，その患児の生後間もなくの幾週以内はそうでなくても，生後1年以内には，正常な機能を有していることを見出した (Graham ら 1962, Thurston ら 1960, Corah ら 1965, Prechtl 1965, Niswander ら 1966a, b, c, d, 1968, Drage 1970)。Graham の資料によれば，多くの子どもたちは，7歳よりも3歳で後遺症をおこしている。これらの子どもたちが，一時的な新生児期の脳損傷から完全に回復したのか，もしくは永久的な脳病変に対し補償されたのかについて我々は知らない。

神経系を再編成することによって，いかに脳が脳の損傷に対し補償するかについて，もっと多くのことが知られるべきである。そのような知識があれば，おそらくこの過程を最大限に小児の環境を調整させることも可能になる。なぜなら周生期に問題のある小児は正常児に比べ，逆境条件の影響で，より傷つき易いということは判っているからである (Drage 1970)。

有効な新生児の神経学的診察を確立する可能性にある程度関連した悲観主義は Clark によってうまく表現されている (1964)。「小児からひきおこされる反射の長い表をつくったり，ひっかいたり，打ったり，なぐったり，さもなければ，個人性を侵害するようなことにより，診察法の詳しい図解を考えるのは，難しいことではない。永続する中枢神経の損傷を確かに予見する症候をみつけるのはずっと困難なことである。」

現在では，新生児の神経学的評価に対して，完全に満足できる方法がないため，我々は確立した手技の論議や，練り直しの新しい概念において，かなりの進歩がなされたと信じている。

それゆえ，現在のところ，顕著な行動上の検討が，新生児期の中枢神経系機能障害の程度に関して最も有用な知見を与えるものであるし，発達に関する問題を指摘するのに役立つものである。

文 献

1. AKIYAMA, Y.. SCHULTE, F. J., SCHULTZ, M. A., and PARMELEE, A. H., JR.,: Acoustically evoked responses in premature and full term newborn infants. *Electroenceph. Clin. Neurophysiol.*, 26:371, 1969.
2. AMIEL-TISON, C.: Cerebral damage in full-term new-born. Aetiological factors, neonatal status and long-term follow-up. *Biol. Neonat.*, 14:234, 1969.
3. ANDRE-THOMAS ET DE AJURIAGUERRA, J.: Étude Sémiologique du Tonus Musculaire. Paris: Éditions Médicales Flammarion, 1949.
4. ANDRE-THOMAS ET SAINT-ANNE DARGASSIES, S.: Études Neurologiques sur le Nouveau-Né et le Jeune Nourrisson. Paris: Masson et Cie., 1952.
5. ANDRE-THOMAS, CHESNI, Y., and SAINT-ANNE DARGASSIES, S.: The Neurological Examination of the Infant. Little Club Clinics in Developmental Medicine No. 1. London: National Spastics Society, 1960.
6. BEINTEMA, D. J.: A Neurological Study of Newborn Infants. Clinics in Developmental Medicine No. 28. London: William Heinemann Medical Books, Ltd., 1968.
7. BLOM, S., and FINNISTROM, O.: Motor conduction velocities in newborn infants of various gestational ages. *Acta Paediat. Scand.*, 57:377, 1968.
8. CLARK, DAVID B.: Abnormal neurological signs in the neonate. In Physical Diagnosis of the Newly Born. Report of the Forty-sixth Ross conference on Pediatric Research. Columbus: Ross Laboratories, 1964. Pp. 65-71.
9. CORAH, N. L., ANTHONY, E. J., PAINTER, P., STERN, J. A., THURSTON, D. L.. Effects of perinatal anoxia after seven years. *Psychol. Monogr.*, 79: Whole No. 596, 1965.
10. CRITCHLEY, E. M. R.: The neurological examination of neonates., *J. Neurol. Sci.*, 7:427, 1968.
11. DONOVAN, D. E., COUES, P., and PAINE, R. S.: The prognostic implications of neurologic abnormalities in the neonatal period. *Neurology*, 12: 910, 1962.
12. DRAGE, J. S., BERENDES, H. W., and FISHER, P. D.: The 5-minute Apgar scores and 4-year psychological examination performance. A report from the collaborative study of cerebral palsy, mental retardation and other neurological and sensory disorders of infancy and childhood. *N.I.N.D.S., N.I.H.* Presented at the Eighth Meeting of the Pan American Health Organization Advisory Committee on Medical Research. Washington, D.C., June, 1969. (Published in the proceedings of the P.A.H.O., W.H.O. Scientific Publication No. 185, Oct. 1969.)
13. DREYFUS-BRISAC, C., SAMSON, D., BLANC, C., and MONOD, N.: L'EEG de l'infant normal avant 3 ans. Aspect bioélectrique fonctionnel de la maturation nerveuse. *Études Neonat.*, 4:143, 1958.
14. DREYFUS-BRISAC, C.: The bioelectric development of the central nervous system during early life. In Human Development, Ed. F. Falkner. Philadelphia and London: W. B. Saunders Co., 1966, pp. 286-305.
15. DRILLIEN, C. M.: Studies in mental handicap. II. Some obstetric factors of possible etiological significance. *Arch. Dis. Childh.*, 43:283, 1968.
16. DUBOWITZ, V., WHITTAKER, G. F., BROWN, B. H., and ROBINSON, A.: Nerve conduction velocity—an index of neurological maturity of the newborn infant. *Develop. Med. Child Neurol.*, 10:741, 1968.
17. ELLINGSON, R. J.: Methods of recording cortical evoked responses in the human infant. In Regional Development of the Brain in Early Life, Ed. A. Minkowski. Oxford and Edinburgh: Blackwell Scientific Publications, 1967.
18. FARR, V., MITCHELL, R. G., NELIGAN, G. A., and PARKIN, J. M.: The definition of

some external characteristics used in the assessment of gestational age in the newborn infant. *Develop. Med. Child. Neurol.,* 8:507, 1966.
19. GAMPER, E.: Bau und Leistungen eines menschlichen Mittelhirnwesen. (Arrinencéphalie und Encéphalocèle) Part II. *Z. ges Neurol. Psychiat.,* 104:49, 1926.
20. GRAHAM, F. K.: Behavioral differences between normal and traumatized newborns: I. The test procedures. *Psychol. Monogr.,* 70:1, 1956.
21. GRAHAM, F. K., MATARAZZO, R. G., and CALDWELL, B. M.: Behavioral differences between normal and traumatized newborns: II. Standardization, reliability, and validity. *Psychol. Monogr.,* 70:17, 1956.
22. GRAHAM, F. K., ERNHART, C. B., THURSTON, D., and CRAFT, M.: Development three years after perinatal anoxia and other potentially damaging newborn experiences. *Psychol. Monogr.,* Vol. 76, 1962.
23. GRAZIANI, L. J., WEITZMAN, E. D., and VELASCO, M. S. A.: Neurologic maturation and auditory evoked responses in low birth weight infants. *Pediatrics,* 41:483, 1968.
24. HOSEMANN, H. A.: Schwangerschaftsdauer und Neugeborenengewicht. *Archiv. f. Gynakologia,* 176:109, 1948.
25. HRBEK, A., PRECHTL, H. F. R., HOBKOVA, M., LENARD, H. G., and GRANT, D. K.: Proprioceptive evoked potentials in newborn infants and adults. *Develop. Med. Child Neurol.,* 10:164, 1968a.
26. HRBEK, A., HOBKOVA, M., and LENARD, H. G.: Somato-sensory evoked responses in newborn infants. *Electroenceph. clin. Neurophysiol.,* 25:433, 1968b.
27. JOPPICH, G., and SCHULTE, F. J.: Neurolgie des Neugeborenen. Berlin, Neidelberg, New York: Springer-Verlag, 1968.
28. LUCHENCO, L. O., HANSMAN, C., DRESSLER, M., and BOYD, E.: Intrauterine growth as estimated from liveborn birth weight data at 24 to 42 weeks of gestation. *Pediatrics,* 32:793, 1963.
29. LUBCHENO, L. O., HANSMAN, C., and BOYDE, E.: Intrauterine growth in length and head circumference as estimated from live births at gestational ages from 26 to 42 weeks. *Pediatrics,* 37:403, 1966.
30. MAGNUS, R.: Körperstellung. Berlin: Julius Springer, 1924.
31. MICHAELIS, R., SCHULTE, F. J., and NOLTE, R.: Motor behavior of small for gestational age newborn infants. *J. Pediat.,* 76:208, 1970.
32. NISWANDER, K. R., FRIEDMAN, E. A., HOOVER, D. B., PIETROUSAI, H., and WESTPHAL, M. C.: Fetal morbidity following potentially anoxigenic obstetric conditions. I. Abruptio placentae. *Amer. J. Obstet. Gynec.,* 95:838, 1966a.
33. NISWANDER, K. R., FRIEDMAN, E. A., HOOVER, D. B., PIETROWSKI, H., and WESTPHAL, M. C.: Fetal morbidity following potentially anoxigenic obstetric conditions. II. Placenta previa. *Amer. J. Obstet. Gynec.,* 95:846, 1966b.
34. NISWANDER, K. R., FRIEDMAN, E. A., HOOVER, D. B., PIETROWSKI, H., and WESTPHAL, M. C.: Fetal morbidity following potentially anoxigenic obstetric conditions. III. Prolapse of the umbilical cord. *Amer. J. Obstet. Gynec.,* 95:853, 1966c.
35. NISWANDER, K. R., FRIEDMAN, E. A., HOOVER, D. B., PIETROWSKI, H., and WESTPHAL, M. C.: Fetal morbidity following potentially anoxigenic obstetric conditions. IV. Occult prolapse of the umbilical cord. *Amer. J. Obstet. Gynec.,* 95:1099, 1966d.
36. NISWANDER, K. R., BERENDES, H. W., DEUTSCHBERGER, J., WEISS, W., LIPKO, N., and KANTOR, A. G.: Fetal morbidity following potentially anoxigenic obstetric conditions. VI. Rupture of the marginal sinus. *Amer. J. Obstet. Gynec.,* 100:862, 1968.

37. PARMELEE, A. H., JR., STERN, E., CHERVIN, G., and MINKOWSKI, A.: Gestational age and the size of premature infants. *Biol. Neonat.*, 6:309, 1964.
38. PARMELEE, A. H., JR., WENNER, W. H., AKIYAMA, Y., STERN, E., and FLESCHER, J.: Electroencephalography and brain maturation. In Regional Development of the Brain in Early Life, Ed. A. Minkowski. Oxford and Edinburgh: Blackwell Scientific Publications, 1967, pp. 459-476.
39. PARMELEE, A. H., JR., SCHULTE, F. J., AKIYAMA, Y., WENNER, W. H., SCHULTZ, M. A., and STERN, E.: Maturation of EEG activity during sleep in premature infants. *Electroenceph. Clin. Neurophysiol.*, 24:319, 1968.
40. PARMELEE, A. H., JR., MINKOWSKI, A., SAINT-ANNE DARGASSIES, S., DREYFUS-BRISAC, C., LEZINE, I., BERGES, J., CHERVIN, G., and STERN, E.: Neurological evaluation of the premature infant. *Biol. Neonat.*, 15:65, 1970.
41. PEIPER, A.: Die Hirntätigkeit des Säuglings. Berlin: Julius Springer, 1928.
42. PEIPER, A.: Cerebral Function in Infancy and Childhood. (Translation of the 3rd revised German edition by B. Nagler and H. Nagler) New York: Consultants Bureau, 1963.
43. PRECHTL, H. F. R., and DIJKSTRA, J.: Neurological diagnosis of cerebral injury in the newborn. In Prenatal Care, Ed. B. S. ten Berge. Groningen: Noordhoff, 1960.
44. PRECHTL, H., and BEINTEMA, D.: The Neurological Examination of the Full-term Newborn Infant. Little Club Clinics in Developmental Medicine No. 12 London: William Heinemann Medical Books Ltd., 1964.
45. PRECHTL, H. F. R.: Prognostic value of neurological signs in the newborn infant. *Proc. Roy. Soc. Med.*, 58:3, 1965.
46. PRECHTL, H. F. R., VLACH, V., LENARD, H. G., and GRANT, D. K.: Exteroceptive and tendon reflexes in various behavioral states in the newborn infant. *Biol. Neonat.*, 11:159, 1967.
47. PRECHTL, H. F. R., AKIYAMA, Y., ZINKIN, P., and GRANT, D. K.: Polygraphic studies of the full-term newborn: I. Technical aspects and qualitative analysis. In Studies in Infancy. Clinics in Developmental Medicine No. 27. London: William Heinemann Medical Books Ltd., 1968, pp. 1-21.
48. ROBINSON, R. J.: Assessment of gestational age by neurological examination. *Arch. Dis. Child.* 41:437, 1966.
49. ROBINSON, R. J., and TIZARD, J. P. M.: The central nervous system in the newborn. *Brit. Med. Bull.*, 22:49, 1966.
50. ROSENBLITH, J. F.: Prognostic value of neonatal assessment. *Child Develop.*, 37:623, 1966.
51. SAINT-ANNE DARGASSIES, S.: Méthode d'examen neurologique du nouveau-né. *Études Neonat.*, 3:101, 1954.
52. SAINT-ANNE DARGASSIES, S.: La maturation neurologique des prématures. *Études Neonat.*, 4:71, 1955.
53. SAINT-ANNE DARGASSIES, S.: Neurological maturation of the premature infant of 28 to 41 weeks' gestational age. In Human Development, Ed. F. Falkner. Philadelphia and London: W. B. Saunders Co., 1966, pp. 306-325.
54. SCHULTE, F. J., MICHAELIS, R., und FILIPP, E.: Neurologie des Neugeborenen. I. Mitteilung Uraschen und klinische Symptomatologie von Funktionsstörungen des Nervensystems bei Neugeborenen. *Zeit. f. Kinderheilk.*, 93:242, 1965a.
55. SCHULTE, F. J., FILIPP, E., und MICHAELIS, R.: Neurologie des Neugeborenen. II. Mitteilung. Die Prognose von Funktionsstörungen des zentralen Nervensystems beim Neugeborenen. *Zeit. f. Kinderheilk.*, 93:264, 1965b.

56. SCHULTE, F. J., and SCHWENZEL, W.: Motor control and muscle tone in the newborn period: electromyographic studies. *Biol. Neonat.*, 8:198, 1965.
57. SCHULTE, F. J., MICHAELIS, R., LINKE, I., and NOLTE, R.: Motor nerve conduction velocity in term, preterm, and small-for-dates newborn infants. *Pediatrics*, 42:17, 1968a.
58. SCHULTE, F. J., LINKE, I., MICHAELIS, R., and NOLTE, R.: Electromyographic evaluation of the Moro reflex in preterm, term, and small-for-dates newborn infants. *Developm. Psychobiol.*, 1:41, 1968b.
59. STERN, E., PARMELEE, A. H., AKIYAMA, Y., SCHULTZ, M. A., and WENNER, W. H.: Sleep cycle characteristics in infants. *Pediatrics*, 43:65, 1969.
60. TAFT, L. T., and COHEN, H. J.: Neonatal and infant reflexology. In Exceptional Infant. Vol. I. The Normal Infant, Ed. J. Hellmuth. New York: Brunner/Mazel, Inc. 1967, pp. 79-120.
61. THURSTON, D., GRAHAM, F. K., ERNHART, C. B., EICHMAN, P. L., and CRAFT, M.: Neurologic status of 3-year-old children originally studied at birth. *Neurology*, 10:680, 1960.

2

新生児の神経行動の体制化

　現在の異常評価技法は，出生直後の機能異常を鑑別するには限界があり，発達を研究している者は誰しもこれに満足してはいない。新生児でも重度の損傷のある場合には鑑別は困難でないが，標準臨床評価法を使っていたのでは，軽度の損傷は見落されてしまう。脳に異常のある嬰児の場合でも，視覚追認反応を除けば反射機構はほぼ正常にみえるということをすでに20年以上も前にMonnier と Willi (1947 a と b) は確証している。したがって，障害の早期発見のための一段と精度の高い技法を生み出すためには，標準検査法をのりこえて，一層複雑な神経行動の体制化の特性に目を向けなくてはならない。本章の目的は，この問題に対する1つのアプローチを示唆し，これによって得られた若干の知見を提示することである。

　診断の精度を高めるために，これまで多数の二者択一戦術が使われてきた。Andre-Thomas とその協力者 (Andre-Thomas, Chesni および Dargassies 1960)，その他，Beintema (1968)，Prechtl と Beintema (1964)，Taft と Cohen (1967) はいずれもみな，小児神経科診断項目表を修正し，筋緊張や左右均整並びに一層多くの標準反射などの要因を幼児検査に含めようと努めてきた。その他の研究者たち，たとえば Dreyfus-Brisac (1957, 1962)，Ellingson (1957, 1967)，Engel (1965)，Harris と Tizard (1960)，Hrbek と Meres (1964)，Parmelee ら (1970) は，睡眠パタンによる脳波から誘発皮質反応にいたるまでの電気生理学的手法を一体化することによって，この問題に迫ってきた。

　非定型嬰児をその学習能力に基づいて鑑別する試みはいまだないが，嬰児に学習をさせる一段と有効な技法の最近の発展とその適用 (Kaye 1965, Lipsitt 1966, Siquiland と Lipsitt 1966) は，遠からずして，このアプローチの探索に行

きつくであろうことは疑いない。

これらのアプローチにはそれぞれ長所があり，したがって，いずれも推進されるべきではあるが，そのいずれにも一定の限界がある。嬰児の反射を調べる際，嬰児に対して高水準の統合的行動が要求されるし，嬰児の筋緊張は，通常，ごく微量であるため，これらの指標では往々にして著しい神経学的欠陥すらも識別することができない。神経電気的反応の検査は，神経統合の体制化の未熟あるいは欠陥のある者を識別する点では有望であるが，こうした神経電気的反応と行動との関係についての理解が，いまだ不十分であるため，これにも限界がある。子犬の脳波の α 波は子犬が生後3週間を経ないと現われないという知見 (Charles と Fuller 1956)，これは Fuller らが生後3週間未満の子犬では学習の証跡を得られなかったという実験 (1950) との関連で吟味されたもので，脳波反応の成熟と学習能力との1つの関係を示すものとして受け取られてきたが，ごく最近の知見，すなわち生後1週間未満の子犬でも脳波パタンはいまだ未成熟でありながら適当な条件の下では学習をひきおこすことができるという知見 (Stanley ら 1970) は，脳波所見と神経統合の体制化との関係の仕方について重大な問題を提起している。同様にまた，早成性の誘発電位パタンを示す子ネズミは生後1週間未満の段階での一定の学習に低下現象を示すという Shapiro らの知見 (1970) は，電気皮質的事象の発現に基づいて神経統合作用の欠陥を評価する手法が，現時点では，根拠不十分であることを示唆している。Shapiro が子ネズミに甲状腺ホルモン（チロキシン）を施したところ，これを施さなかった比較統制群にくらべて早く，誘発皮質電位の成熟パタンを示した。ところが，チロキシン処置を行なった動物は，日数を経た段階で検査したところ，学習能力が劣ることも明らかとなった。結局のところ，生後間もない段階での学習についての研究は，なるほど検査時点での，そしてまたその後の年齢段階での，神経統合能力の異常を識別することを可能にしはするが，嬰児を訓練するに要する時間は，この方法を評価の意図で一般的に使用することを許さないものであることを示している。

これら予想される限界を考慮してわれわれは，(1)比較的高度の統合を要する行動，(2)特別な訓練をしなくても嬰児が示しうる行動，(3)嬰児の将来の発達にとって重要性をもつ行動を，識別するための戦術をとってきた。

話すことや読むことをはじめとして，微妙な協応動作にいたるまで正常行動の多くのパタンは，安定した左右分化パタンを要すると思われるが，したがって生後1カ月間の左右機能分化は，神経行動の体制化の微妙な指標であり，以後の行動の体制化にとって少なからぬ重要性をもった指標と思われる。そこで，われわれは新生児の行動体制化の左右分化面の識別に焦点をおくこととした。

研究上，左右分化の一側面を選び出すにあたっては，発達についての一定の原理を手がかりとした。発達の曲線は脳幹にそって生じ，頭上部の発達は体幹や四肢の発達にくらべて早く進むということが認められている。したがって，新生児の頭上部あるいはその周辺に生ずる反応は，その他の反応にくらべて早いということ，しかもまた高水準の体制化である頭上部の反応は神経統合体制化の最も鋭敏な指標であることが予想される。したがって，頭上部反応，たとえば頭部旋回や眼球運動に焦点をしぼることとした。さらに新生児の行動体制化についてのこの研究の初期段階で，空間的に分散する刺激に対する志向反応が個体発生においては最も早く体制化される行動パタンの1つであることを確認するにいたった。こうしたパタンが早期に生ずるということは，種々の脊椎動物，たとえばサンショウウオ (Coghill 1929)，ネズミ (Anguloy Gonzalez 1932, Crozier と Pincus 1937)，モルモット (Windle 1944)，ネコ (Coronios 1933)，ヒト (Minkowski 1921) などの胎児期および生後1カ月にこれが生ずるということから立証されている。こうしたことがあまねく認められること，しかも早期に現われることを考慮すれば，志向的行動が神経統合的体制化の敏感な指標の1つの有力な手がかりであるように思われる。

そこで，嬰児の頭上部の左右に分化した志向反応のうち，神経統合上の体制化を敏感に示すものをさがし求めることがわれわれの研究のいわば戦術であった。この戦術からわれわれは，口辺部位に左右からあたえた触刺激に対する嬰児の頭部旋回反応の左右差を調べ，生育歴に異常のない嬰児と，神経統合作用の混乱の危惧ある生育歴の嬰児とを比較してみた。

生後24時間から72時間にある正常嬰児の調査の結果は，口辺部に左右からあたえた触刺激に対する頭部旋回反応が，左側から刺激をあたえた場合と右側からあたえた場合とでは等量でないことを示している(Turkewitzら 1965b)。左右

いずれか一方からの刺激によって定型的にひきおこされる反応は刺激の方向と同じ方向への旋回である (Prechtl 1958) にしても，この横向反応をひきおこすには左側からの刺激によるよりも右側からの刺激の方が容易であることがわかった。さらにまた，刺激と反対方向の反応はいずれの位置から刺激をあたえてもひきおこしにくいには相違ないが，どちらかといえば嬰児の左側から刺激をあたえた場合の方が有意に多い。

　正常嬰児に早くあらわれる左右分化のパタンを確認した上で，中枢神経系損傷の後遺症と関連する先行症状を種々の程度に示す嬰児を，この左右分化パタンの面から比較してみた。

　出生時の状態が良好でない嬰児は生後2日目までは往々にして正常にみえるが，こうした嬰児は，幼児後期と児童期に運動，言語，知的機能に異常を示す頻度が比較的高いという証拠がある (Edwards 1967, Graham ら 1962, Klatskin ら 1966)。したがって，出生時の状態が思わしくない場合の影響は決して小さくなく，精度の低い通常の臨床評価法では識別できない場合がありうるように思われた。こうした可能性を調べるために，出生時の状態が思わしくなかったにもかかわらず，通常の臨床評価法によって完全に回復した嬰児の神経統合能力と，出生時並びにその後の状態がいずれも良好であった嬰児の神経統合能力とを比較してみた(Turkewitzら 1968)。出生時の状態の評価はアプガー・スコア (ApgarとJames 1962) によった。また，神経統合能力の評価は，口辺部への触刺激に対する頭部旋回反応における左右差テストによって行なった。このテストは，予め決められたランダム順位による左右刺激30回（左右各15回）の施行からなっている。アプガー・スコア（生後1分以内に採点）に基づき，130名の嬰児（いずれも検査時点では小児科診断により良好な状態にあると判断された）を，高アプガー群 (9～10点)，中アプガー群 (7～8点)，低アプガー群 (1～6点) の3群に分けた。

　このデータは，出生時の状態が思わしくなかった嬰児も正常嬰児も頭部旋回の頻度が同じであることを示している。ところが，この反応の左右組成については差異を示している。中高アプガー群の嬰児は左側からの刺激に対してよりも右側からの刺激に対して有意に多くの反応を示した。これに反して，低アプガー群の嬰児は反応にさしたる左右差を示さず，わずかに左側からの刺激に多

く反応している。図1にみられるように，右側からの刺激に対してはるかに多く反応する嬰児の割合は高アプガー群が最高であり，低アプガー群が最低である。さらに，この図からもわかるように，右側からの刺激に対してよりも左側からの刺激に対して多く反応する嬰児の割合は，高アプガー群にくらべれば低アプガー群に有意に高い。

反応回数の左右差をさらに細かく分析するため，各嬰児について分化点数の算出を行なった。その算出法は，左口辺部の刺激に対する反応回数を，右口辺部の刺激に対する反応回数から引くことである。正数は右反応が多いことを示し，負数は左反応が多いことを示している。図2にみられるように，左右分化平均点はアプガー・スコアが高くなるにつれて高くなっている。左右分化の量は，低アプガー群よりも中高アプガー群の方が有意に高い。

出生時の状態が良好でない嬰児のすべてが非定型的左右分化を示すわけではないが，定型的パタンを示す嬰児の場合でも，そのパタンの示し方は，出生時の状態が正常であった嬰児にくらべて不明瞭であり，アプガー・スコア水準と関連した相当の混乱を伴っている。低アプガー群中，正常嬰児と同じ傾向の左

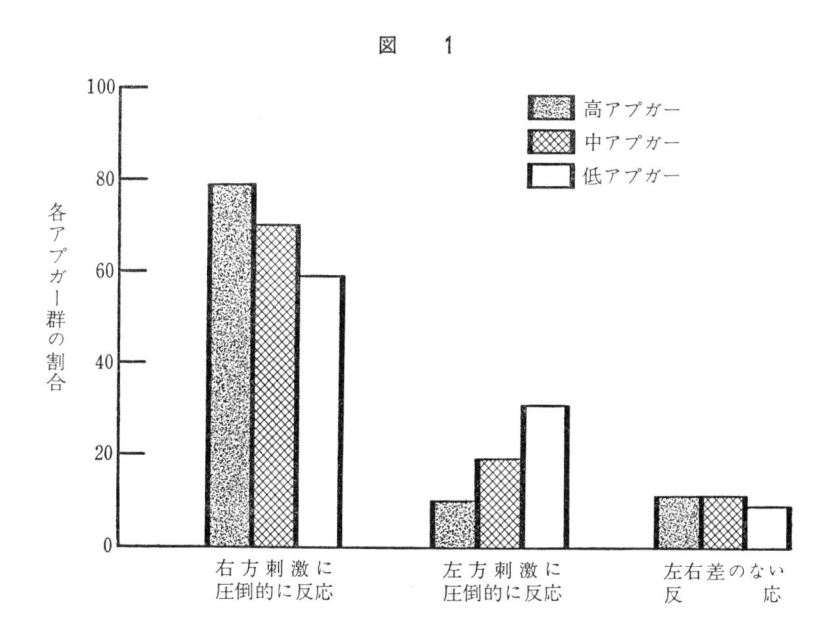

図　　1

図 2

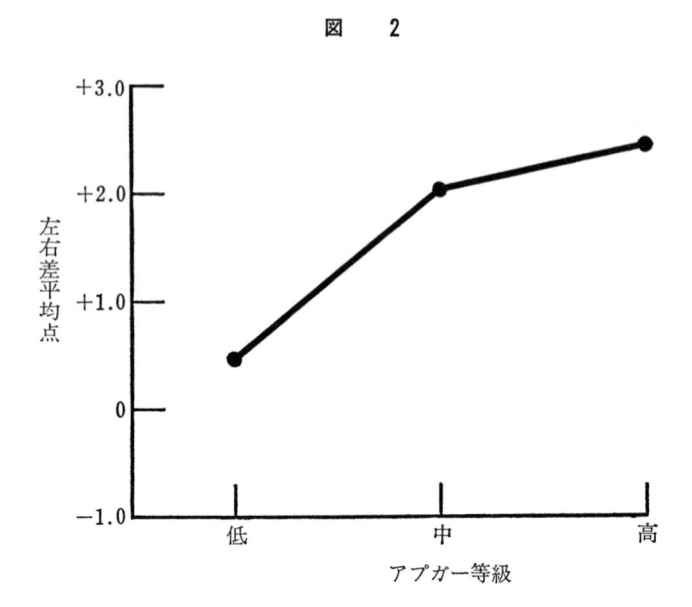

[グラフ: 縦軸「左右差平均点」(-1.0 ～ +3.0)、横軸「アプガー等級」(低・中・高)。低で約+0.5、中で約+2.0、高で約+2.5と上昇する曲線]

右差を示す嬰児も，その左右分化の程度は正常嬰児にくらべて小さい。

　以上の知見は，出生時の状態の思わしくなかった嬰児の回復が事実であるよりも見かけだけのものであったのか，それとも当初の異常が定型的左右差の確立につながらない一連の発達の一因となったかのいずれかであることを示唆している。

　早期左右分化の混乱が発達に及ぼすと思われるいくつかの結果を推測してみたい。早期に現われる行動の左右分化は，その後の一層広範な，そして機能的にはきわめて重要な左右差の発達の基礎をなしていそうである。早期の左右分化は周囲のものを扱う際の優位面の安定につながる場合もあり，直接的にせよあるいは学習によるにせよ，永続的な左右優位につながるとも予想される。このように推測される発達上の結果は，早期に左右分化が生じないために狂わされる可能性があり，そしてまた，出生時の状態が思わしくなかった嬰児には，この種の発達上の危惧がありそうである。

　早期左右分化の検査は神経統合体制化の異常な嬰児を鑑別するための有効な一方法であることは明らかである。出生後の間もない段階で，左右分化が生じ

ているかいないかということはその後の発達を左右する可能性があるにしても，嬰児にみられる左右分化の混乱が，年長児童や成人にみられる種々の機能障害と左右分化の混乱との間にみられる関連性と密接な関係があると想定する前に，先ず早期左右分化とその後の機能分化との関係を吟味しておく必要があることもまた明らかである。

　嬰児の左右分化は，一群の基礎的要因に依存しているであろう。われわれの研究室での一連の研究は，左右差の早期発達に及ぼす重要な一因として，嬰児の頭部姿勢を確認するのに役立った。

　嬰児に最も早期に観察される共通の左右分化現象の1つは頭を右寄りに向ける顕著な傾向である (GesellとAmes 1947, Turkewitzら 1965a)。生後数分から100時間強にまたがる嬰児100名の頭部姿勢について規則正しい標本観察を行なったところ，3,000回以上の観察中，88％があお向きの姿勢で頭を正中線の右側に向けていることがわかった。頭の位置が正中線の位置にあったのは観察回数中の2.8％であり，正中線の左側に向いていたのは観察回数中，わずかに9.2％であった。あお向き姿勢で嬰児が一般にすごす時間のうち，右寄りが左寄りの約10倍であるばかりでなく，ほとんどの嬰児が頭を正中線の位置に置かないで，右寄りに向けてすごす時間は90％をこえていることもわかった。正中線の側に頭を向けている回数よりも左側に向けている回数の方が多い嬰児は全くみられなかった。以上の観察から2種類の嬰児が確認された。すなわち，頭部右方姿勢を顕著に好む嬰児と，画然とした頭部姿勢の好みのない嬰児との2種類である。このような観察結果は，従前の研究からの知見 (Turkewitzら 1965a) とも一致している。従前の研究においても，嬰児は頭部右方姿勢に対するはっきりした好みを示すか，それとも左右頭部姿勢に画然たる好みを示さないかのいずれかであることを知った。従前の研究では，一定時間間隔で継続観察した一群の嬰児のうち約85％が頭を専ら正中線の右側に保持しており，残り15％ははっきりした左右の好みを示していなかった。

　以上の観察報告はいずれも，嬰児をあお向き姿勢においた場合の観察であり，したがって嬰児は自分の頭部姿勢を楽に決めうる姿勢で観察したものであるが，頭部右方姿勢の発現率が不釣合に高いということは，看護婦が嬰児をかごに入れる仕方の人為的偏りからくるものであって，嬰児自身の選択的行動と

はほとんどあるいは全く関係がないということもありえたわけである。この点を吟味するため，生後2，3日の嬰児グループについて，嬰児の頭部を正中位に置き，自由にさせ，15分間隔でその位置を記録することによって，頭部位置の自然な好みを調べてみた。このテスト時間中，約75％の時間を嬰児は頭部右方姿勢ですごしていたということは，規則正しい頭部右方姿勢をつくり出すには，生後2日目までには，すでに左右いずれかに傾けてやる必要性がないということを示している。

　頭部右方姿勢を規則正しくとるということは，新生児期の感覚刺激の受容と密接な関連がある。われわれの他にも新生児が左側からの刺激よりも右側からの聴覚 (Turkewitz ら 1966a)，触覚 (Siqueland と Lipsitt 1966, Turkewitz ら 1965b)，視覚 (Wickelgren 1967) 刺激に多く反応することを見出している。触覚および聴覚刺激の場合，嬰児の頭部右方姿勢の好みが少なくとも部分的には反応の左右差を決定している。これに対して，視覚刺激に対する反応の左右差に及ぼす嬰児の頭部右方姿勢の影響については，これから吟味されなくてはならないところであるが，嬰児の頭部右方姿勢の好みは左右両面から提示される視覚刺激に対する反応にも同様に影響を及ぼすことはありうることである。

　左右から提示された聴覚刺激に対する嬰児の左右眼球運動についての研究 (Turkewitz ら 1966a) が示していることは，左耳にあたえた刺激に対してよりも，右耳にあたえた刺激に対して多く反応するということである。刺激の方向に多くの嬰児を向けさせるにあたって有意な増加をもたらすには，右耳にあたえる場合，66デシベルの白色雑音刺激で十分であるが，同じ刺激を左耳にあたえても何らの効果も得られなかった。右耳にあたえる弱い刺激と同じ効果を，左耳にあたえてひきおこすには，一段と強い刺激 (87デシベル) を必要とし，しかも刺激の方向と逆方向の反応よりも同方向の反応が有意に多い。

　嬰児の聴覚刺激に対する反応の左右差を決める主な要因は，頭部姿勢の非相称であるように見える。嬰児をその特有な姿勢で寝かせた場合，右耳は頭でおおい隠され，したがって右耳の刺激受容水準は左耳のそれよりも低くなると仮定していた。そうした場合，両耳が音刺激を受容する程度の差が，客観的には等量の左右音刺激をあたえた場合，反応の左右差となって現われるはずである。この仮説を検証するために，われわれは1つの実験を行なった (Turkewitz ら

1966b)。一群の嬰児に対しては,両耳が等量の音刺激を受容するように工夫した。すなわち,両耳が均等に周囲の音を受容するように,嬰児の頭部姿勢を正中位に保たせることである。比較統制群に対しては,自然な頭部姿勢をとらせ,あえて等量受容措置を行なわなかった。こうした手続きにしたがって,両群とも聴覚刺激に対する反応についての同一の検査を受けた。統制群の嬰児はこのテスト刺激に対する反応に顕著な左右差を示したにもかかわらず,実験群,つまり両耳が周囲の聴覚刺激を等量に受容するように仕向けられた嬰児群は,顕著な左右差をみせなかった。

　嬰児の頭部姿勢の非相称が触刺激並びに聴覚刺激の受容の非相称を結果としてひきおこしている可能性があり,この頭部姿勢が反応の左右差に及ぼす影響は端部受容器官(聴覚)に限られるのか,それともこの影響はもっと一般的であって,中心部受容器官(体感)にもあてはまるのかどうかを吟味するための研究を行なった。そこで,嬰児が頭部を正中位に保持することが,口辺部の触刺激に対する反応の特有な左右差を少なくするか,あるいはまた全くなくしてしまうかを吟味してみた。この実験(Turkewitzら 1967)では,一群の嬰児に対してその頭部を正中位に保たせ,もう一方の嬰児群に対しては,自由な頭部姿勢をとらせた。この後すぐに,両群に対して同じような仕方で,口辺部の左右にあたえた触刺激に対する頭部旋回反応の左右差を調べてみた。その結果は画然としている。すなわち,自然な頭部姿勢をとった嬰児は刺激と同方向の反応(表Ⅰ)においてもまた反対方向の反応(表Ⅱ)においても特徴的な左右差を示した。これに反して,非相称頭部姿勢をとることを妨げられていた嬰児は全く左右差を示さなかった(表Ⅰおよび表Ⅱ)。実験群に左右差がみられなかったということは,このグループが頭部の非相称姿勢を妨げられていたために音刺激受容が非相称になっていたというよりも,むしろ頭部の運動制限そのものの結果であることもありうるからして,この研究にもう一群の嬰児を含め,このグループに対してはその頭部を正中線の右寄りに保たせた。このグループの結果は,自由な頭部右寄り姿勢を許したグループについて得られた結果とほとんど差異はなかった。したがって,頭部非相称姿勢を許されなかった嬰児群については顕著な左右差がみられないということは,頭部の運動制限そのものの影響というよりも,やはりこのような非相称姿勢がないことに起因していること

表I　左右刺激に対する同方向の頭部旋回を惹起する場合の頭部姿勢の影響

嬰児数群	右方刺激に多く反応	左方刺激に多く反応	X^2*	左右両方の刺激に等しく反応
統制群	19	5	7.04***	2
実験群	8	10	0.06	7
X^2*		3.99**		

* 連続性につき補正
** $p<0.05$
*** $p<0.01$

表II　左右刺激に対する逆方向の頭部旋回を惹起する場合の頭部姿勢の影響

嬰児数群	右方刺激に多く反応	左方刺激に多く反応	X^2*	左右両方の刺激に等しく反応	逆方向反応なし
統制群	5	15	4.04**	2	4
実験群	6	9	0.26	4	6

* 連続性につき補正
** $p<0.05$

を明らかにしている。

　嬰児の非相称頭部姿勢は，周囲の刺激受容差を生じ，そのことによって口辺部の左右刺激に対する反応の左右差をうみ出すこともありうる。あるいはまた，嬰児のこの特徴的な姿勢が筋緊張の左右差を生じ，そのために刺激をあたえなくても右方に向き易い状態を増強していることもありうる。いずれにしても筋緊張差は，その求心的帰結によって，刺激受容量に影響し，反応の左右差につながっている。頭部を正中位に保持することは刺激受容の非相称を少なくするだけでなく，筋緊張の非相称をも少なくするから，実験的につくり出された反応の変化は，刺激受容の非相称の変更によるものなのか，それとも筋緊張の非相称の変化によるものなのか，あるいはその双方の相互作用によるものなのかを判定することは不可能であった。そこで，嬰児の非相称頭部姿勢が反応の左右差につながるのは，刺激受容の左右差のためなのか，それとも筋緊張の

左右差のためなのかを判定する目的で，筋緊張の非相称の影響と刺激受容の非相称の影響とを別々に考えうるような研究を工夫してみた（Turkewitzら1969）。このため，嬰児を無作為に4群に分けた。

　4群のうち2群の嬰児に対しては，触刺激を異にしてあたえ，しかも頭部を正中位に置き，筋緊張の左右差が生じないようにした。第3群の嬰児に対しては，頭部を右寄りに保持させ筋緊張に左右差を生じさせたが，頬が肩にふれないようにし，自刺激を避けさせた上で，触刺激を均等にした。比較統制群の嬰児に対しては，触刺激受容と筋緊張の双方の非相称がおこらないようにし，頭部を正中位に置き，顔がどこにも接触しないようにした。こうしておいて，どの嬰児に対しても，口辺部の左右からあたえる触刺激に対する反応を同じように調べてみた。

　その結果，筋緊張の左右差と顔面の触刺激受容の左右差との双方が，触刺激に対する反応の左右差の一因になっており，頭部右方姿勢と密接な関連のあることがわかった。統制群の被験児は左右両方からの刺激に対して，基本的に同じ回数の左右同方向の反応をしている。これに反して，右側筋緊張群の被験児は，左からの刺激に対するよりも右からの刺激に対して有意に多く反応している。左触刺激群の被験児は，右からの刺激に対してよりも左からの刺激に必ずしも多く反応せず，事実，左からの刺激に対してよりも右からの刺激にやや多く反応している。左右の刺激が等量に影響しないということを考慮すれば，前刺激や筋緊張の他に，もう1つ別の要因が加わり，これが触刺激に対する反応の左右差に影響しているらしく思われる。この附加要因の基盤はどのようなものであるにしろ，嬰児が頭部右方姿勢をとることは嬰児の刺激に対するその後の反応に顕著な結果をもたらすということ，しかもまたこの非相称頭部姿勢の影響は筋緊張の非相称と刺激受容の左右差に媒介されていることも明らかである。

　このような左右差がその後の左右いずれか一方の優位性の発達や大脳半球の発達の一因となるということ，逆にまた生後まもなく正常な左右差があらわれないと，その後の発達に著しい影響があるということもありうる。左右差の定型的パタンをみせない嬰児の場合，どのような要因が欠落しているのか，あるいはどのような機制に混乱が生じているのかを判定するための試みをいまだやってはいないが，正常な左右差につながる要因の識別は，ある種の特異嬰児を

判別しかつ理解するためには，こうした研究をきわめて有望なものにする。

　反応の左右差についての研究は，新生児の神経統合作用の研究にとって有望な領野であるにとどまらない。児童や成人の場合にも正常な働きは，興奮と抑制との特異な関係や刺激受容諸器官の定型的な階層的関係を含んでいるように思われる(Birch 1962)。興奮と抑制との関係はある種の機能不全の場合には混乱しているらしいし (Birch, Belmont および Karp 1967)，刺激受容諸器官の非定型的階層関係は児童の種々の機能不全に基本的であるらしい (Hermelin と O'Connor 1964) から，この領野双方の研究は新生児の機能不良の研究に報いるようである。しかしながら，新生児の興奮—抑制関係あるいは刺激受容諸器官の階層関係については実質上，何もわかってはいないのであるから，これらの関係のいずれか一方について潜在的に逸脱している嬰児を評価しようとする前に，標準的な基準線を確立する必要がある。したがって，左右差の研究と同時に，種々異なる条件の下での刺激相互間の関係ならびに同じ刺激に対する相異なる反応相互間の関係の吟味を焦点とした一連の研究を行なってきた。

　同じ刺激に対する相異なる反応相互間の関係についての特徴を見定めるため，強さの異なる一連の白色雑音刺激を左右からあたえ，これが1つの自律反応（心音加速率）と2つの筋骨反応（眼球の横運動と指の動き）に及ぼす影響を調べる研究を行なった（Turkewitz ら　近刊予定)。この研究結果が示していることは，刺激がこれらの反応のいずれの発現をも増加させ，使われた刺激の強さ（70デシベルから98デシベルまで）の両端にまたがって，それぞれの反応の発現と刺激の強さとの間にはプラスの直線的関係があることである。ところが，それぞれの限度によって示される閾値は同じでなく，一段と重要なのは，1つの反応の発現がその他のどの反応の発現にも関係がないという知見である。仮りに，これらの反応のどれか1つの発現あるいは非発現がこれらの反応のどれにも共通のメカニズムの作動によって決まるものだとしたら，ある反応をひきおこす刺激は同時にまた他の反応を，この反応がひきおこされない場合にくらべてより多く（促進）あるいは少なく（抑制）ひきおこす傾向があるはずである。それがそうではなく，これらの反応があたかもそれぞれ独立のメカニズムによって決定されているかのように，反応は予想したほどには多くも少なくも生じなかったのである。いいかえれば，反応の生ずる頻度は，独立の

発現頻度から予想される同時発現の頻度にくらべて大きくはなかったのである。この知見は、嬰児の行動の事実を説明するための、総合的喚起とか単一志向反応といった概念の妥当性に対して重大な疑義を提起している。というのもこれらの概念はいずれも、種々の行動の発現に同時的に働く1つのメカニズムがあることを要請しているからである (Duffy 1957, Magoun 1964, Anohkin 1958, Sokolov 1958, 1960, VoroninとSokolov 1960)。反応相互が明らかに独立しているということは、神経統合作用の混乱している嬰児の鑑別診断についての興味ある可能性を示唆している。この反応の独立性は、聴覚障害を有する嬰児と何らかの統合作用の障害を有する嬰児とを区別することを可能にする。たとえば、ある嬰児が聾であるかあるいは聴覚欠損を有するとすれば、聴覚刺激に対するあらゆる種類の反応の欠如または減少を人は予想するであろう。一方また、聴覚は完全であるが自律機能に故障があるならば、正常な眼球運動と指運動を予想するにしても心音加速反応については非定型的であるか、全くこの反応がないことを予想してよいであろう。逆に、自律機能は完全であるとしても方位感覚の欠損というものがありうるわけで、この場合は、正常な心臓の反応と非定型的眼球運動によって示される。この種の応用の可能性は明白であるが、これを試みてみる必要がある。

　嬰児が反応する環境の特性についてはいくぶんかわかっているが、種々異なる感覚器官の刺激相互の間にある階層関係についてはほとんどわかっていない。この刺激相互間の関係についての完全な理解は、どの感覚についても有効刺激の閾値、周辺刺激水準に対するこうした閾値の関係、複数感覚刺激受容の条件下での各感覚相互間の階層関係などについての詳細な吟味を要するであろう。こうした感官の相互関係について余すところなく分析することを求めるわけにはいかないが、2つの異なる感官についての刺激の有効性の相対的持続性を調べることによって、こうした研究に着手した。この研究 (Moreau ら 1970) は、1つの異なる感官に当初、等量の刺激を繰り返し提示することを含んでいる。一群の嬰児は左右から白色雑音刺激の継起的提示を受け、もう一群の嬰児は同じ回数の左右触刺激を受けた。当初、すなわち初回の提示においては、聴覚刺激も触刺激も心音の反応を惹起するには等しく有効であった。当初は等しい効果があったにも拘わらず、次回以後の心音反応の惹起には、使われた聴覚

刺激と触刺激は等しい効果を示さなかった。聴覚刺激の方が触刺激にくらべて心臓の反応については一段と永続的効果をもっていた。触刺激は心臓の反応をすぐに惰性化する。いいかえれば，2回目の刺激をあたえると反応が有意に減少する。これに対して，聴覚刺激を反復して受けた嬰児に同じような反応の減少がおこるのは14回目以後である。正常な嬰児の場合，触刺激に対してよりも聴覚刺激に対する反応の方が永続するということは，嬰児がどのような環境の諸側面に反応しつづけるのか，したがってまた，環境のどの側面が嬰児のその後の発達に主役を演じているのかを判断するのにきわめて顕著な帰結をもつと考えられる。そしてまた，定型的な反応パタンが発達しないということは，その嬰児の発達過程に著しい結果をもたらし，種々の機能不全を来たす場合がありうることになる。

　惰性化現象が仮りに，ある反応の惰性化が他の反応の惰性化を自然に伴う遍在的現象であるとすれば，ある嬰児が定型的惰性化を示すかどうかを判定する仕事は，きわめて単純化されるであろう。一方，惰性化というものが一定の刺激反応状態に特有のものであると仮定するならば，ある嬰児をその堕性化の率でもって特徴づけることは一段と込み入ったものになるであろうが，複雑さの代わりに鑑別診断にとっては利点ともなるであろう。

　惰性化が遍在的であるのかどうか，あるいはまた，惰性化の率は反応ごとに異なるのかどうかを判定するために，継起的に聴覚刺激をあたえた場合の嬰児の左右眼球運動を，その心音の変化の測定とともに記録した。初回の刺激提示に対しては，刺激と同方向の眼球運動をする嬰児の割合には差は全くないし，心音加速反応をする割合にも差はないが，2回目以後の刺激提示では，心音加速反応にくらべて眼球運動の方に一段と急速な惰性化がみられた。先にものべたように，心音反応の惰性化は14回目の刺激提示以後に生ずるのに対して，眼球運動では5回目の刺激提示までにすでに有意な減少がみられた。以上の結果は，同じ刺激によって異なった反応を惹起する場合でさえも，種々の反応の惰性化は同じ割合で進行するものでないことを示している。こうした事実は，惰性化特性を異にする嬰児の広範囲にわたる類型論を作り上げることを可能にするかもしれない。

　嬰児について，刺激相互の関係ならびに刺激と反応の関係のいくつかを吟味

しはじめたばかりであるが,すでに明らかなことは,見出された相互関係の複雑さが新生児期にすでに広範な個人差のあることを示しているということである。このことは,さまざまな個々人の機能パタンを判別する可能性を提供しており,これがさらにまた嬰児の行動分析についての従来の方式から得られる以上に十全な新生児理解の機会を提供するであろうし,異常な発達の虞れのある児童を早期に識別する手がかりをも提供するであろう。

文　献

1. ANDRE-THOMAS, CHESNI, Y., and SAINT-ANNE DARGASSIES, S. The neurological examination of the infant. Little Club Clinics in Developmental Medicine No. 1. National Spastics Society, London, 1960.
2. ANGULO Y GONZALEZ, A. W. The prenatal development of behavior in the albino rat. *J. Comp. Neurol.*, 55:395, 1932.
3. ANOHKIN, P. K. The role of the orienting-exploratory reaction in the formation of the conditioned reflex. In L. G. Voronin, A. N. Leontiev, A. R. Luria, E. N. Sokolov and O. S. Vinogradava (Eds.) *Orienting reflex and exploratory behavior.* Moscow: Acad. Ped. Sci., RSFSR, 1958, pp. 3-16.
4. APGAR, V., and JAMES, L. S. Further observations on the newborn scoring system. *Amer. J. Dis. Child.*, 104:419, 1962.
5. BEINTEMA, D. J. A neurological study of newborn infants. Little Club Clinics in Developmental Medicine No. 28. National Spastics Society, London, 1968.
6. BIRCH, H. G. Dyslexia and the maturation of visual function. In J. Money (Ed.) *Reading disability.* Johns Hopkins Press, Baltimore, Maryland, 1962, pp. 161-169.
7. BIRCH, H. G., BELMONT, I., and KARP, E. Delayed information processing and extinction following cerebral damage. *Brain*, 90:113, 1967.
8. CHARLES, M. S., and FULLER, J. L. Developmental study of the electroencephalogram of the dog. *EEG Clin. Neurophysiol.*, 8:645, 1956.
9. COGHILL, G. E. The early development of behavior in Amblystoma and in man. *Arch. Neurol. Psychiat.*, 21:989, 1929.
10. CORONIOS, J. D. Development of behavior in the fetal cat. *Genet. Psychol. Monogr.*, 14:283, 1933.
11. CROZIER, W. J., and PINCUS, G. Photic stimulation of young rats. *J. Genet. Psychol.*, 17:105, 1937.
12. DREYFUS-BRISAC, C. Actvité électrique cérébrale du foetus et du très jeune prématuré. Proc. 4th Int. Congr. Electroencephalog. *Clin. Neurophysiol.*, 163, 1957.
13. DREYFUS-BRISAC, C. The electroencephalogram of the premature infant. *World Neurol.*, 3:5, 1962.
14. DUFFY, E. The psychological significance of the concept of "arousal" or "activation." *Psychol. Rev.*, 64:265, 1957.
15. EDWARDS, N. The relationship between physiological factors immediately after birth and mental and motor performance at four years. Paper read at 38th Annual Meeting of the Eastern Psychological Association, Boston, April 1, 1967.
16. ELLINGSON, R. J. "Arousal" and evoked responses in the EEGs of newborns. *Proc. 1st Int. Congr. Neurol. Sci.*, 3:57, 1957.

17. ELLINGSON, R. J. The study of brain electrical activity in infants. In L. P. Lipsitt and C. C. Spiker (Eds.) *Advances in child development and behavior*, 3:1967, pp. 53-97.
18. ENGEL, R. Maturational changes and abnormalities in the newborn electroencephalogram. *Develpm. Med. Child Neurol.*, 7:498, 1965.
19. FULLER, J. L., EASLER, C. A., and BANKS, E. M. Formation of conditioned avoidance responses in young puppies. *Amer. J. Physiol.*, 160:462, 1950.
20. GESELL, A., and AMES, L. B. The development of handedness. *J. Genet. Psychol.*, 70:155, 1947.
21. GRAHAM, F. K., ERNHART, C. B., THURSTON, D., and CRAFT, M. Development three years after perinatal anoxia and other potentially damaging newborn experiences. *Psychol. Monogr.*, 76: Whole No. 522, 1962.
22. HARRIS, R., and TIZARD, J. P. M. The electroencephalogram in neonatal convulsions. *J. Pediat.*, 57:501, 1960.
23. HERMELIN, B., and O'CONNOR, N. Effects of sensory input and sensory dominance on severely disturbed, autistic children and on subnormal controls. *Brit. J. Psychol.*, 55:201, 1964.
24. HRBEK, A., and MARES, P. Cortical evoked responses to visual stimulation in fullterm and premature newborns. *EEG Clin. Neurophysiol.*, 16:575, 1964.
25. KAYE, H. The conditioned Babkin reflex in human newborns. *Psychon. Sci.*, 2:287, 1965.
26. KLATSKIN, E. H., MCGARRY, M. E., and STEWARD, M. S. Variability in developmental test patterns as a sequel of neonatal stress. *Child Develop.*, 37:819, 1966.
27. LIPSITT, L. P. Learning processes of human newborns. Merrill-Palmer *Quart. Beh. Develp.*, 12:45, 1966.
28. MAGOUN, H. W. *The waking brain.* (2nd Ed.) Charles C. Thomas, Springfield, Ill., 1964.
29. MINKOWSKI, M. Sur les mouvements, les réflexes, et les réactions musculaires du foetus humain de 2 à 5 mois et leurs relations avec le système nerveux foetal. *Rev. neurol.*, 37:1105, 1921.
30. MONNIER, M., and WILLI, H. Die integrative tätigkeit des nervensystems beim normalen säugling und beim bulbospinalen anencephalen (Rautenhirnwesen). *Annales Paediatrici*, 119:289, 1947a.
31. MONNIER, M., and WILLI, H. Die integrative tätigkeit des nervensystems beim mesorhombospinalen ànencephalus (mittel-hirnwesen). I. *Physiologischer Teil. Mschr. Psychiat. Neurol.*, 126:239, 1947b.
32. MOREAU, T., BIRCH, H. G., and TURKEWITZ, G. Ease of habituation to repeated auditory and somesthetic stimulation in the human newborn. *J. Exp. Child Psychol.* 9:193. 1970.
33. PARMELEE, A. H., JR., WENNER, W. H., AKIYAMA, Y., SCHULTZ, M., and STERN, E. Sleep states in premature infants. *Developm. Med. Child Neurol.*, 9:70, 1970.
34. PRECHTL, H. F. R. The directed head turning response and allied movements of the human baby. *Behaviour.*, 13:212, 1958.
35. PRECHTL, H., and BEINTEMA, D. The neurological examination of the full term newborn infant. Little Club Clinics in Developmental Medicine No. 12. National Spastics Society, London, 1964.
36. SHAPIRO, S., SALAS, M., and VUKOVICH, K. Hormonal effects on ontogeny of swimming ability in the rat: Assessment of central nervous system development. *Science*, 168:147, 1970.
37. SIQUELAND, E. R., and LIPSITT, L. P. Conditioned head-turning in human new-

borns. *J. Exp. Child Psychol.*, 3:356, 1966.
38. SOKOLOV, E. N. The orienting reflex its structure and mechanisms. In L. G. Voronin, A. N. Leontiev, A. R. Luria, E. N. Sokolov and O. S. Vinogrodava (Eds.) *Orienting reflex and exploratory behavior.* Moscow: Acad. Ped. Sci., RSFSR, 1958, pp. 141-152.
39. STANLEY, W. C., BACON, W. E., and FEHR, C. Discriminated instrumental learning in neonatal dogs. *J. Comp. Physiol. Psychol.*, 70:335, 1970.
40. TAFT, L. T., and COHEN, H. J. *Neonatal and infant reflexology.* In J. Hellmuth (Ed). Exceptional Infant, Vol. 1. Brunner/Mazel, New York, 1967, pp. 79-120.
41. TURKEWITZ, G., BIRCH, H. G., MOREAU, T., LEVY, L., and CORNWELL, A. C. Effect of intensity of auditory stimulation on directional eye movements in the human neonate. *Anim. Behav.*, 14:93, 1966a.
42. TURKEWITZ, G., GORDON, E. W., and BIRCH, H. G. Head turning in the human neonate: spontaneous patterns. *J. Genet. Psychol.* 107:143, 1965a.
43. TURKEWITZ, G., GORDON, E. W., and BIRCH, H. G. Head turning in the human neonate: effect of prandial condition and lateral preference. *J. Comp. Physiol. Psychol.*, 59:189, 1965b.
44. TURKEWITZ, G., MOREAU. T., and BIRCH, H. G. Head position and receptor organization in the human neonate. *J. Exp. Child Psychol.*, 4:169, 1966b.
45. TURKEWITZ, G., MOREAU, T., and BIRCH, H. G. Relation between birth condition and neuro-behavioral organization in the neonate. *Ped. Res.*, 2:243, 1968.
46. TURKEWITZ, G., MOREAU, T., BIRCH, H. G., and CRYSTAL, D. Relationship between prior head position and lateral differences in responsiveness in the human neonate. *J. Exp. Child Psychol.*, 5:548, 1967.
47. TURKEWITZ, G., MOREAU, T., BIRCH, H. G., and DAVIS, L. Relationships among responses in the human newborn: the non-association and non-equivalence among different indicators of responsiveness. *Psychophysiology*, (in press).
48. TURKEWITZ, G., MOREAU, T., DAVIS, L., and BIRCH, H. G. Factors affecting lateral differentiation in the human newborn. *J. Exp. Child Psychol.*, 8:483, 1969.
49. VORONIN, L. G., and SOKOLOV, E. N. Cortical mechanisms of the orienting reflex and its relation to the conditioned reflex. In H. H. Jasper and G. D. Smirnov (Eds). *Moscow Colloquium on electroencephalography of higher nervous activity.* EEG. Clin. Neurophysiol. Suppl., 13, Serial E, 1960, pp. 335-346.
50. WICKELGREN, L. W. Convergence in the human newborn. *J. Exp. Child Psychol.*, 5:74, 1967.
51. WINDLE, W. F. Genesis of somatic motor function in mammalian embryos: a synthesizing article. *Physiol. Zool.*, 17:247, 1944.

3

幼児における神経心理学的検査

　多くの両親や小児科医は秘かに，幼児や児童の発育について関心はもっていても，形式的な知能測定を施行することについては，気がすすまぬものである。"正確で信頼できる発達検査は一体何歳になったら可能であるのか？"とか，"一体どのくらいそれを繰り返すべきであるのか？"とか，"一体それを誰が施行するのか？"といった一連の疑問が，しばしばおこる。

　このような疑問はその発達検査の目的を熟知していなければ，答えることは不可能である。この目的が，"疑問の余地のない (non-suspect)"正常幼児において，かなり幅のあるＩＱを決めることであるならば，むしろ学童期まで知能検査を延期した方がよいであろう。他方，この目的が正常対異常を確立すること，それともまた，障害と比較的知能の強い所と弱い所を検出するということならば，早期検査がよい。中枢神経系 (CNS) の機能障害が平均以上におこっていると思われるすべての幼児や児童では，恐らく2歳前に1回，できたら2回の包括的な神経心理学的検査をすべきであろう。

　早期の神経心理学的検査は，Gesell (1954)，Cattell (1940)，Bayley (1969)，Binet (Terman と Merrill, 1960) などのような一般的な発達検査の組み合わせを考えることができる。なぜなら，これらは（標準化された尺度と項目をもつ）正常資料の豊富な数値，すなわち臨床家が多くの領域での幼児発達を判断するための比較基準値として使用に耐える値で構成されているからである。しかし，この標準的発達検査バッテリーは動作テストの分析や解釈と同じようにそのテストの適用には両者とも修正をせねばならない。実際的，臨床的価値あらしめるには，幼児や児童によく見つけられ，学習の大きな流れや方向づけに

影響を与える，知的発達におけるよく知られた，"粗大な (grosser)" 障害には敏感で特殊なものでなければならない。

学習経路の障害

中枢神経系の機能障害をもつ児童達では知的発達における異常の大部分のタイプが，単一のそれとも特殊な組み合わせの，それは"平均的にすべてに及んでいる (evenly all across the board)" 全経路に障害を与える組み合わせを含んでいるような学習の重要な伝導路または経路に障害があるであろうことは認めなければならない。幼い子ども達における学習での，しばしば障害のおこる伝導路は，a)感覚運動型とb)言語型とに分類される。主な感覚運動型の中で，よく障害を受けるものは視覚，聴覚，触覚，筋肉運動知覚の"入力 (input)"型と粗大運動，微細運動，発声運動の"出力 (output)"型がある。乳児とそして幼児達の言語型で最もよく障害のおこるものの中には健康人では学習の主要伝導路やコミュニケーションの経路である，より複雑なまたは形通りの"話しことば (spoken language)"と同様の身振りや音認知を含めた"初期 (first)"または原始的言語がある。

中枢神経系の機能障害は，他の少しも障害を受けない領域がある一方で，ある技能領野だけが障害を受ける (Mark 1969, 1970) という明白な確定された事実は，すべての技能領野は個々別々に検査されるべきであることを意味している。たとえば中枢神経系の機能障害をもつ子ども達で完全に健康な視覚と良好な運動能力をもっているのに，全くか，または極めてわずかな身振り言語（たとえば身振りか，またはパントマイムによる相互伝達）しか発達しないものがある。"初期 (first)" または原始的身振り言語におけるこういった主な異常は生後1歳まで，すなわち我々が視覚運動と身振り言語とを識別するためのテストを組み合わせて施行すると容易に検出しうるのである。

中枢神経系の機能障害をもつ他の幼児では正常な視覚や身振り言語能力は発達するけれども，その良好な聴覚感度や音をまねる能力（単語や文章のオウム返し）があるにもかかわらず言葉を了解したり，話したりする能力は全く（かまたは，ほんのわずかしか）発達しないのである。こういった異常は2歳から3歳までに，テストの組み合わせを上手に選ぶことで容易に検出しうるのであ

る。

　国民の関心の流れは，中枢神経系機能障害をもつものの就学年齢児達の主として学問的な言語（難読症など）の発達障害があるものに集中しており，かたや学習（話しことばや機械的能力といったもの）の他の主な伝導路は無傷のままであり，優秀な水準のままでさえある子ども達に関心が集まっていた。ここでもう一度固有なテストの組み合わせをすれば，この学問的な"言語性特殊(language-specific)"異常を検出できることを強調したい。

　そこで，そうと思われる乳児とそして幼児達の早期の神経心理学的検査の最初の目的は，学習経路における異常を処理するための指導要領を発見する目的と同じとみられていることは明らかである。もちろんその目標は"治療する(cure)"ことであり，また，その異常それ自身を最小限にすることであり，できる限り効果の上がった"よりよい(better)"伝導路を隔離することであり，そして，学習やコミュニケーションのすべての経路に最善の開発をすることである。初期の探知が有効な治療期を逸した場合でさえも，その子どもや家族の2次的な情緒的社会的問題が不必要におこってくるのをしばしば予防することになる。

神経心理学的検査

限界テストをすることは心理社会的要因を見つけることになる

　中枢神経系の効果を見極めることの困難性の1つは，文化の剥奪や情緒障害のような心理社会的要因の影響としばしばよく似ているか, それともまた, それがごっちゃになっていることにある。このような中枢神経系の機能障害はちょうどまた教育を受けないことのようにすべての項目にわたってＩＱ値（I.Q.E.）でいえば10低くなってしまう。すなわち発達検査のすべての各項目で，またはＩＱタイプのバッテリーのすべての各項目で，平均的にその発達が遅れているということを示すであろう。同様に中枢神経系機能障害はちょうどまた情緒障害のように"多動(hyperactivity)"や，極端な落ち着きの無さがある。すなわちこのテストの課題にのみ常に注意を集中させようとするので，そのために平均的により低い指数となってしまうようなことがおこるであろう。

たとえば知的にやや劣り，多動な幼い子どもは，普通のテスト状況ではＩＱ値50に当るような積み木テストの結果を示すであろう。このような得点はその課題に対する注意の集中ができないような多動性の反映なのであろう。器質的心理社会的要因の比較的重要な所見を発見するために我々はそのような子どもには何度も何度もその課題に注意を集中するように，また，動機を作るようにいろいろなやり方を試みて，極限テストを行なう。そういった限定テスト状況においては，わずかではあっても無視できぬパーセントの子ども達が10またはそれ以上のＩＱ値に当る得点を加算するのである。ほんのわずかなパーセントの子ども達（１％にも満たないが）はＩＱ値30から40の動作テスト結果を得るものもある。この極限（精一杯にやって）をテストすることや，得点が変化する項目の型を観察することは，その子どもの注意力をまず第１に判断する基礎を与える。得点が精一杯の成績を示す状況での変量のもとでも変化しないならば，暫定的臨床的仮説すなわちその子どもは，a)持続的に注意を払うことや，問題を解決するのに生物学的（器質的）限界をもっている，それともまた，b)問題解決のための細かな注意力に障害があって問題を分析するのに生物学的な限界をもっている子どもという仮説の根拠となるのである。逆に著明に得点が変化したならば，環境要因がその問題に一定の注意を向ける子どもの能力を削減していると仮定することのより一層の根拠を与えるし，さらにそのような要因は他の"２次的な (secondary)"誤りをも ひきおこしてくるし，もしその子どもが注意を集中する機制を訓練することができるならば，他の色々な分野でもより深く問題を分析し，よりうまく現実的に処理することができるようになるであろう。我々はしばしばこのような３～４歳の精神年齢の子ども達を数カ月間よく構成された幼児学校に入れ，その後数年たってから，彼らの能力をより安定した正確な値を得るために再評価を行なう。

　このような限界テストは小型の教授学習計画 または 行動形成の努力でもあり，その中には教育したり，取り扱うために非常にたくさんの常識的手法を前テストとして行なうことができるものである。

　心理社会的要因だけで認知能力や知的発達をどれほど抑止しうるのか，わかっていない，しかも我々は早期刺激を目指したすべてのプログラムを本人に与え，最善の学習の機会を与えるべく個人的に働きかける。しかしながら臨床家

としての我々は，また，多くの子ども達が非常によく知的な発達を促される家庭を極端に取り上げてしまっていることを心に留めておかねばならない。家庭で育っている子ども達との我々の経験では，その環境が大変に変っているというようなこと（たとえば子どもを長い間暗い部屋に閉じこめておくというような）は少ないし，単に心理社会的要因のみが発達指数（DQ）を抑えてしまったり，また，両親のIQ値よりも15点以上も低い値のIQに抑えてしまうようなことはないであろう。だからこの値よりももっと低い値の子ども達，そこにはたとえ情緒的なまたは心理社会的な要素が明瞭に証拠づけられるとしても器質的な中枢神経系を含めた障害があるということが常に高い可能性をもって考えられるべきである。そのような子ども達は常に安定した正誤境界がすべての領域で確立するまで最大限テストがなされるべきである。

　神経学的な子ども達のその限界値をテストすることでの誤りとしては大体においてある結果がかくれてしまうことにある。治療者や処理者の側に大げさな苦情を時にはひき出す。その能力が治療の初期の頃の標準テスト値で決定づけられたり，その治療の終期の限界テスト得点に基礎づけられた能力を報告されることで自分自身や他人をだますことは容易ではない。事実，初めからその能力がずっと"限界値テスト（limits been tested）"されてきたなら"事前事後の差（before and after difference）"はその子どもの長足の進歩や，またはその治療的努力の結果として新しい能力を得たというように見えるにちがいない*。

能力プロフィールは強さと弱さのパタンを見つけることになる

　一度その限界がテストされて，より容易におこる誤りは，その神経心理学的検査はさらにそのまま残っている安定した正誤の型を分類するべきであると考えられてきたことにある。幼児や子どもにおいてその強さと不足とが同一であると見なされている特殊な領域を検出するためのテスト策戦（データを集めること）や，テストデータの分析は，すべての重大な感覚運動やそしてまた言葉の領域（学習伝導路）を体系的包括的にそして必要なら別々に含むべきであ

---

* 神経病患者の臨床検査で最大限テストを行なって得られた得点の分布で，用いられた標準テストをより一層技術的に正当化していることが，アメリカ合衆国保健，教育，福祉省の報告書に掲載されている。

る。組織的な方法でテレビの技術者が働きの悪い真空管を探し出すときに用いるのとちょうど同じように，その診断者は感覚運動形態やまたは言語が障害されているか，それとも比較的うまく働いているかを決定するためにその子どもの正誤の型を分析するのに必要な組織的方法を用意するべきである。こうすればその診断者の報告はその子どもの"プロフィール (profile)"となるはずである。実際上そのプロフィールはさまざまな学習経路において，そしてたくさんのさまざまな次元にそって発達するその割合に従って，たくさんに分割して評価するべく診断者の意欲を反映していなければならない。

　もちろんこれは小児医学では常識的慣習である。小児科医は強直性脳性小児麻痺の子どもを扱う場合，運動障害対知能障害を自動的に区別しようとしている。その子どもの評価と，その子どもの知的発達の予後診断において小児科医は運動を伴うテストを行なうことで，その子どもの知的能力を判断するという誤った評価をしないように注意をするであろう。

　多分多かれ少なかれ診断者は反対の可能性についても同じように敏感でなければならぬという事実はそれほど知られていないだろう。たとえば小頭症の子どもにおいては診断者は比較的よい進行を示す早期感覚運動発達を期待して（ほとんど正常でさえあるか，それに近い割合の），それを示すような評価値のあるセットを作らねばならぬだろう，そして他方ではその子どもの知的な発達がほとんど大部分の，それとも全部に非常に異常進行することを示すような値の第2のセットも作らねばならぬであろう。

　年長の子どもと同じように神経的機能障害を思わせる乳児とそして幼児達の鑑定には強い所と弱い所の分野のプロフィールを与えるべきだろう。感覚運動やまたは高度な言語機能をもつ子ども達の場合にだけ，すなわち中枢神経系機能障害を全くうけていないか，またはその機能が平均的に"抑制 (depressed)"されている子どもの場合だけ，そうした認知技能水準が単なるＩＱ値として報告されうる。すべての範囲にわたって比較的よく発達した，こうした子ども達においてさえも，しかし，"最小の脳機能障害 (minimal cerebral dysfunction)"という比較的高い可能性のある，ある他の医学的症状をもった子ども達があり，診断上の注意が，すべての学問的学習の領野にわたって"期待されたように (as well as expected)"なるまでその子ども達に払われているべきであろう。

このような用心の必要な最も典型的な例は難読症である。"読む能力 (reading skill)" といったような鍵となるべき指標が，以前にでてきた指標の出現率の割合では全く不規則なことがないときでさえも，期待されたようには出現しないかもしれないということは今までによく知られている。

　要するにある子どもに中枢神経系の機能障害があると思われるときには2つの原則を心しなければならない。まず第1に臨床家は技能のプロフィールを考えねばならぬ。知能指数値とか発達指数値といったような単なる発達値は読み誤りをおこすだろう。第2にはすべての学問的技能で"期待されたようにする (does as well as expected)" まで，軽度の難読症や失計算症のような器質的なタイプの学習困難児の出現可能性を除外することはできない。乳児とそして幼児達の場合には，その子の話しことばの理解や使い方に注意し，特に2歳から2歳半の子どもにおける検査は大切である。その検査は（心理）言語機能を評価することを目的としたものでなければならない。特にその検査は理解をしないでのオウム返しと本当に文章を使用する能力（文章理解と文章構成能力）との間の差がはっきりと出てくるようなものでなければならない。心理言語テストがそのような年齢水準でうまく通過すれば，知能とか高い認知機能についての診断的用心は，前読書能力と読書能力の指標が期待されるときには，5歳半から6歳の年齢にまで多少ゆるめてもいい。

最良の認知能力は標準的安定プロフィールを示す

　子どもの最良の知的または認知能力は診断者や教育者のまず興味をひくことは当然であろう，なぜならその子どもの行動の標準となるものだからである。正常の子どもではすべての認知能力がこの標準や最高の能力値の比較的狭い範囲の中に入ることが期待される。しかし中枢神経系の機能障害をもった子ども達では多くの重要な能力がこの最高の能力値やその "障害児内 (intra-patient)" 標準値 (I.P.S.) よりもずっと下を示すだろう。このように神経心理学的検査はその子どもの最良の知的能力を引き出し，確実な最高の能力とか障害児内標準値を得るようにと目指されるべきである。このことの価値は標準をだんだん決めて行き，比較的強い能力（障害児内標準値と矛盾しない）や比較的弱い能力（障害児内標準値と矛盾する）の領域での子どものプロフィールを定着させる

ことにある。

　乳児とそして幼児達ではその子どもの最良の感覚運動能力とは対照的な最良の認知能力に基づいて診断的プロフィールを定着させるような障害児内標準値をうるためには，特殊な注意を払わなければならない。この区別はもっと年長の子ども達でも同じように重要なことではあるが，この認知能力対感覚運動能力との間での混乱の可能性があることは幼い子ども達ではもっと重大なことなのである。実際の臨床目的のために，幼い子ども達における認知対感覚運動との能力の間を最もよく区別する基準には，子どもが認知能力を発揮していると信頼される以前に"互いに意志疎通性 (two-way communication)"がなければならないというテストの特殊性が存在する。この"相互疎通性 (two-way communication)"には最も原始的な身振り言語を喜んでやること以上に上手にできる必要はない，たとえば検査者からの指示を求め，検査者の指示に従ったり，その明細に一致して検査者の是認を待ったりするような。たいていの発達スケール上で7カ月水準に当る"ゲームに合せる (cooperates in games)" のようなテストの項目は，疎通や問題配分とか認知能力の最初期の形式テスト項目の1つである。

　言い換えれば，7カ月以上の子どもの障害児内標準値を考えた場合，オウム返しや手先の器用さなどのような純粋の感覚運動能力は，除外されねばならない。結果的障害児内標準値の値は精神年齢とか知能指数該当値として表現されうる。すべての認知能力が障害児内標準値の値よりも著しく低いパーセント（例 20％）であるものは，特殊な学習困難 (S.L.D.s) として考慮せられる。認知能力指標のこのような使用は合衆国保健，教育，福祉省障害児教育局全国諮問委員会 (the National Advisory Committee on Handicapped Children of the Office of Education in the U.S.A. Dept. of Health, Education and Welfare) によって示されている学習困難の定義にも一致している。

　中枢神経系機能障害を疑われる児童で注意深く行なわれている障害児内標準値は中枢神経系発達のおおよその評価には有効である。たとえば3歳のアテトーゼや運動障害のある子どもが障害児内標準値で100や知能指数ではそれ以上を示すような正常な心理的言語能力を示すかも知れない。その運動障害のために，そういった子どもはしばしば実際のそれよりより一層"未熟な(immature)"

様子を示すものである。それで障害児内標準値は，我々が他の3歳児を検査するにすべての学習の機会を与えねばならないということを示唆しており，そしてそれがその手引きともなっている。粗大なそれともまた微細な運動調整を必要としていることを除いては，すべての領域で我々の要求や期待は3歳児に見られるものと同じものでなければならない。逆に比較的正常な運動能力をもつ3歳児でしかも障害児内標準値50の子どもは社会的情緒的認知機能では1歳半よりもよりよい行動を期待することはできない。——すなわち"課題を果すための訓練をうけて (trained to the task)"きたその特殊な領域を除いても，たとえば排便訓練といったような特殊な訓練をしばしばうけてきても。

　我々の神経心理学的検査による障害児内標準値はいろいろな方法でJastak's (1952) の技法で得られた得点表と比較しうるし，我々はこの2つの指標は一般的知能のG因子と心理学者がしばしば呼んでいるところのものとも関係があることを見出している。多くの子ども達の場合，我々の障害児内標準値は公式の発達テストまたは知能テストで得られたG因子型ＩＱよりもほとんど10点くらい高くでる。このしばしば見られる10点差は我々が示している訓練の努力目標であり，そして我々はそれが顕著なある特殊な学習困難児を上達させようと望んだ"目標（goal）"として，認知能力の配分の最高点として考慮の上報告している事実の表われである。

　IQとかDQの概念は暦年齢に対する精神年齢の割合を意味していることを今一度思い返さねばならない。それゆえに知能指数値 (I.Q.E.) という言葉で表わされている能力はその子どもが学習におけるいろいろな感覚運動や言語伝導路における発達や認知能力の大事な里程標になる値としてその進みぐあいを知らせるものと見てもよい。知能指数値プロフィールはその子どものやり方や言語連合が比較的良好な場合や比較的"学習伝導路 (avenues of learning)"に弱い場合に，その記述者や測定者の観察したものと一致していると思われる，言うなれば，そのプロフィールは受けとられた知識のいろいろな経路と，その子どもが各々の神経経路での学習が期待されうる割合を示している。

学習比に基づいたプロフィールを正しく使用すること

　ＩＱとかＤＱとかＩＱ値という言葉はもはや多くの専門家達の反応では否定

的なものと思われる。専門家達はそういった指数の信頼性と有効性に疑問をもち，すべての形式的な知能検査法の統計的な使用法に反対する意見が一般的である。このような専門家達はIQタイプの得点はしばしば子ども達に"ラベル(label)"を張ったり，類別をするということに使用される根拠となるようなすべての測定法を拒否すると弁明している。そしてそれは，その子どもの発達に予言的な影響を与えて自己充実をひきおこす傾向があるとしている。

　すでに述べたように永久的な分類や子どもへのラベル張りを要求するような神経心理学的検査では初めっから何にも生まれはしない。正当に使用して神経心理学的検査法が子どもの"成功―失敗 (success-failure)"の境界線に焦点を当てることで特殊教育者を助けるべきであり，それによって，教育する努力点を示唆するべきである。子どもの要求に対して教育する方法を探り出そうとして懸命に努力している特殊教育者は，教えながらテストするという"昇降法 (Up-and-down Method)" (Dixon と Massey 1951) と統計学者が呼んでいることから，まず手初めに出発していこうとするであろう。そのような方法には特殊教育の目標に向かって子どもに最善の動機づけを保つことに本質がある。もしその教育者が境界線よりかなり下から出発しようとしたり，ある適当な割合で上昇させることに失敗したりしたならば，その子どもは重大な教育的指標に達することに失敗してしまうのみならず，さらに重大なことは，その子どもはあきあきしてしまうし，"いやになって止めてしまう (turned off)"であろう。反対に，もし教育者が境界線よりかなり上から出発した場合は，子どもは事前に必要な能力を欠いているであろうし，また，"厭にさせてしまう (turn him off)"ような重大な過失を体験するであろう。それで完全には神経心理学者や特殊教育者は協力し合わねばならないし，むしろ子どもの進歩と全く同じように診断的なプロフィールの安定性に基づいて情報の交換をするためにむしろ形式的なスケジュールを開発せねばならない。

　昇降的テスト教育法を用いている教育者は最初の診断プロフィールが安定しているかどうか，また正確であるかどうか，を極めて敏速に決定するであろう。たとえば診断医は10カ月の赤ん坊を検査し，よく聞こえているにもかかわらず，その音の意味を少しも判らない子どもを検出するであろう。診断医は聴覚性失認症と推定する。そしてまた注意深く生育歴をとれば，その子どもは認

知していないのではなく，環境音としては知覚しており——時には小さな音量でも気づいていることが判る。診断医はそれでその子どもが（たとえば聴覚的連合から）音に条件づけられるかどうかを決定するために一般的な"一対になって条件づけられた（paired associative conditioning）"模範例を用いねばならない。そういった条件づけは正常な6カ月の幼児達では何らの道具も用いないで事務的な方法で例示することができるのである。もしも10カ月の幼児で条件づけに失敗するようなら，その診断医はさらに厳密な"末梢性（peripheral）"聴力損失と，より中枢性の異常とを鑑別診断するべく追求をせねばならない。

さらに簡単な事務的な方法で，診断者はしばしば鑑別診断という面から聴覚検査の専門家の結果を待つ必要がないほどに重大なデータを出すことがある。その鍵となる問題は"その子どもが聞きとったモニターを十分にうまく模倣をして発音しているか？"ということである。この答えがもし"イエス(yes)"であるならば，次に条件づけられた反応をひき出すことのできぬほどのもっと大きく違った音（雑音発生器や人の声といった）を用いて条件づけられた症例では，失認症のような中枢性言語障害の特徴的症状なのである。もしその子どもが他の面では正常であるとすると，身振り言語では障害児内標準値100を示すとして，その診断者は"教育者（educator）"（両親，教師など）には暫定的な診断として聴覚性失認症とでもいわねばならない。

教育者が類別を正しく使用するには，対になって組み合っている聴覚的条件づけが，まだ不可能なのかどうかを決定することであり，短い（5分ないし10分くらいの）毎日の"治療とテストする（treatment and testing）"行為を含んでいる。そしてまた周期的に（多分1カ月に1度くらい）より形式化されたより広範囲な実験的"治療的検査をする（treatment-testing）"期間がその診断を"くつがえす（upset）"目的で使用されるべきである。その子どもが1カ月後にさまざまな環境音を確認して，"失認症（agnosia）"の診断がもはや続けられないというようなことがおこることはありうることだ。

失認症が1カ月後もよくならないとしたならおそらくそれはよくない徴候である。そんな場合にはその診断は教育者の目的にとって極めて有効に役立つ。それはその子どもが"聞きとろうとの動機づけがなされるべき（must be motivated to listen）"固有の理論に基づいて他の経路（たとえば視覚的な）よ

り感覚的入力の情報を得ようとするであろうから，すべてのこれらの訓練的行為は逆表示なのである。全く反対に，その診断はその子どもが代償的，代理的に学びとる機会がもし可能ならば視覚的に学んで，その聴覚的失認症の障害をのりこえることを示唆している。聾児の場合には我々の目的は貧しい機能しかない聴覚的疎通性と学習経路に対して最小限の被害でくいとめねばならない。同時に，我々は失認症障害の状態を記載するように助言せねばならない。

診断的プロフィールを治療的処方箋に変換すること

幼い子どもにおける訓練や教育の仕方にと診断的プロフィールを変換する方法を例証するために，ある2歳半の重症な欠陥をもつ"自閉的な子 (autistic-type)"の例を挙げよう。我々の診断プロフィールでは視覚的操作や視覚的弁別問題はよくできることを示している。彼は正常な2歳半の子どもよりも，もっと器用に釘さし板に釘をさし，形板の凹みにはめ板をはめる。しかしその子どもの反応が，他の人（たとえば実験者）と相互疎通性があるかどうかをたしかめようと，より形式的な基準を用いるならば，それはだめだと判る。このようにその子どもは検査者には決して自分の解答を明確に表現することはない。すなわち彼は自分の課題を果した後で報酬や是認や見返りの情報を決して求めはしない。その子どもが，検査者の素振りを受けとめるために十分に視線を合わせない。その子どもが自発的にそのテスト課題を取りあげないときは，注意を集中することは不可能である。彼がテストをうまくやるには，まず対象の物をうまくさばくことに基本的に基づいている。両者の相互疎通性の過程を明らかにする（すなわち7カ月水準の子どもでは"一緒に遊びながら (cooperates in games)"であり，9カ月水準の子どもでは"身振り反応して (responds to gestures)"といったような）特別な計画がなされた低い年齢水準の，より形式的なテストで見られる失敗がこの印象を確証する。そんなテスト資料ではその子どもの反応が9カ月水準（2歳半で大体30ＩＱ値）では十分に信頼できる程の確実性はないと見られる。

同じように話しことばを使っての形式的なテストでは時々そんな子どもの能力はより低くさえ見えてしまう。しばしばその子どもは音声または非音声に異

なった反応をさえしないだろう，たとえその子どもが，たまたまふと何気なくオウム返しに自発的に音声を出すようなことができたとしてもである。そういった所見は生後9カ月や知能指数値で30以下を意味する子どもの話しことばの能力に当るであろう。

　すでに述べたような理由から我々はそのような子どもの最高の言語能力水準を我々の障害児内標準値に基づいていえば，この場合30よりもやや少ない知能指数値の身振り言語領域にあるのである。加えて言えば，我々は比較的よく発達している感覚運動能力，それらのいくらか（視覚運動と機械的な復唱）は全く正常か，ほとんどそれに近いものであっても，これを障害児内標準値の計算からは慎重に除外している。

　我々は色々な能力水準に関係のある精神年齢値をさらに特殊な考察をすることで教育的な場の中にと正しくそのプロフィールを書き換えることができる。テストをしてこの子どもが視覚的な方法でのみ意志のやりとりができたり，このような方法での意志疎通が9カ月の幼児ではなお身振り言語の比較的わずかな量に限られているということを示唆していた。現にそのような障害のある子どもは，いつまでも，あるいは9カ月児と同じくらいにしか普通はできない。そしてこういった子どもへの大きな治療目標の1つはさらに終始一貫した反応をひき出すことにある。聴覚とか音情報を伴った視覚伝導からの入力情報という多元感覚的アプローチは有効であろう，そしてそれはその子どもを音源（空間的定位の方向）にと目覚めさせる助けとなる。そうなると，このような方向づけは視覚的伝達路と身振り疎通に必要な，その子どもの視覚運動の"焦点化と固定化（focus-and-lock）"機能を改善する助けともなる。しかしながらその子どもが人間の声の特殊な性格を認めるまでには話しことばが身振り言葉のやりとりを促進しはしないであろう。その話しことばの伝導それ自身は，その段階での子どもにとって，たしかに有効な学習伝導路ではないのである。

　まず第1の里程標として，その子どもに思った通りに身振りを模倣させるように"パタパタ叩くような学級（pat-a-cake class）"に我々はしばしば入級させる。うまくいけば，これはその子どもの反応する能力や，そして"反応を期待して（response-expected）"間隔をおいて相互の意志疎通路を確立することを学ぶ能力を育てるであろう。第2の里程標は，その子どもが検査者からのだん

だん強まっていく反応を待つといった事実によって証明されるように検査者に特殊な"菓子をパンパン叩くような身振り (pat-a-cake gestures)"を指示するとき，通り過ぎたことになる。これは相互疎通性の初めであろう。もしうまくいくとしたら，我々は反応種目を多くしていくことを試みる。たとえば，我々は検査者の顔，唇，口の動きに注意を向けさせ，その子どもの話しことばの機能の出現をより強化しうるかどうかを決定しうるかも知れない。

　このような子どもと何かをなそうとする者は，その子どもの比較的強い所と弱い所の領域を吟味することが，診断者の最も重大な課題の1つであることは疑いないと思われる。こんな子ども達は時々よい"機械的能力 (mechanical abilities)"をもっていると両親や周囲の他の人達によって述べられることがある。両親には，その子どものよく発達した感覚運動能力がしばしば機械的能力と間違えられ，知的に重症な障害をもっている子ども達にもよく見出されるものだと話してやらねばならない。両親には不幸にして，この子どもの比較的正常な感覚運動能力の発達よりもむしろすべての言語（身振りと話しことば）について発現が遅いということを，今後の知的発達に関しては判断していかねばならないと話すべきである。

　我々は家族に次のような説明もつけ加えねばならない，すなわち子どもが十分な視覚的能力をもっていて身振り言語が憶えられない―言語の中で最も具体的で原始的な―ことはそれ自身重症な知的障害の主なる証拠であると。それは情緒的なそれとも心理社会学的な要因の結果であるというようなものではないらしい。今や器質障害として認められている話しことばを学ぶことが同じようにうまくいかぬ（失語症）者は過去においては，心理社会的要素やまた病気の原因としての意欲の障害と，しばしば誤ってきたものであることを指摘しておこう。我々はこの子どものこの状態についてのもともとの責任が親とは無関係であることを知って"自閉症 (autistic)"として判断された子ども達に多くの自己疑問をもっている親達が安堵の吐息をもらすというのは，強調のし過ぎではない。

　このような例は単に大雑把な単純化した臨床的理論過程を例として挙げたにすぎない。各々の症例は資料の要点のほんのわずかなものを論じたにすぎない。実際には暦年齢10歳以下の子ども達で臨床的神経心理学的検査は30から

100またはそれ以上の指数差が生じてくることが多い。このような測定なしに，我々は単に聴覚的様式の記憶障害とか，単に視覚的様式の記憶障害とか，単に音を創り出す能力（言語失行症）の記憶障害として病気があるなどなどといったような特殊な様式の異常と区別することはできない，そしてまた，我々は渾然とした形での様式—聴覚，視覚，運動など—の組み合わせにしばしば障害がおこっているずっと前のできごととは対照的に最近の記憶障害である"交錯様式 (cross-modality)"的な効果と確認することもできない。

　資料の項目の大部分について"相対的な (relative)"成功—失敗の組み合わせはさらに一層微妙な鑑別プロフィールを生ずる，すなわちそれは次第により一層特殊な処理と長所を教えることへと変換することのできるものである。しかしより一層細かな鑑別プロフィールでさえも，ただ単にどこでなぜといった最初の処理や教育方法と最初にまず何を目標に確立するかといった手引きに役立ちうるだけである。才覚に富む治療者や教師は常に提示する教育方法を修正するであろうし，教師はその子どもがずっと続けてきた努力を基礎として，いろいろな情況や教育の選択に従って学習することと見合って，教師自身の観察結果を使用することであろう。それにもかかわらず，出発点での手引きを導き出すために問題を抹消していくという診断的技術を用いることは，（再）適応と教育においては重大な一過程なのである。そういった技法は基本的には日，月，年によって修正されるべきであるという事実は，形式化された測定をするという過ちを許すはずはない。

実例対組織的な広範な調査

　正常で全く疑問の余地のない子ども達を注意深く発達とサイコメトリーをテストすることは，サンプリングの技法なら十分に信頼できることはいうまでもない。それに比べて，ここで述べている中枢神経系機能障害の性質についての論議は，臨床的に十分に役立つために検査者が学習のすべての大事な伝達路を標本抽出せねばならぬし，各々の経路における鍵となる発達指標の出現率を算出せねばならないということは全く当然である。中枢神経系機能障害の高い蓋然性をもった子ども達の神経心理学的検査において（たとえばサンプルを減ず

るといった）考察をするためのリストからある種の経路や指標やまた要因を除外することは，これらの子ども達の神経心理学的検査において抽出資料を減ずるということよりも，より一層受け入れがたいことであろう。こうしてこの子ども達の眼底を検査することと，彼らの反射を検出することとを選ぶのに，頭部外傷を受けたと思われる子どもの検査をする神経学の専門家に尋ねることはできない。神経学の専門家はきっとこの2つの伝導路を調べる必要があると答えるであろうから。神経心理学では，医学におけると同じように，治療法の選択の増加は診断的抽出における増加を正しく正当化するであろう。

体系的かつ包括的である誤謬は除外した経路における重大な能力を見つけ出すことができないことになるであろうし，そのために患児内標準値を変更することになるし，その子どもの全認知プロフィールを変更するという誤りに導くであろう。障害があるために，すべての経路を探求する誤りや，仮性能力や，仮性誤謬があるので，体系的な包括的な探求をするための誤りはその子どもにとってよくない予想水準となって，神経心理学的基礎をまったく不明確にしてしまうであろう。このような誤謬は不十分な診断による器質的タイプの学習困難児にしばしば2次的におこってくる社会的情緒的行動的な，さけうる諸問題についての病因論や可能な"治療（cure）"を不明にしてしまうだろう。

ほとんどすべての臨床整備には，もちろん，神経心理学的調査に費す時間と努力をできるだけ最小限にするという現実的要請がある。その努力は人手や時間や金の面でも，その検査の費用を節約するという必要性によって動機づけられている。現在では乳児とそして幼児達における体系的な広範囲な神経心理学的検査は完全な標準発達検査とか，サイコメトリック検査よりも，ただ1時間か1時間半長くかかるだけである。我々は他の出版物（Mark 1969, 1970）に述べたように真性のそして仮性の能力と障害の研究は集中式電子計算機（on-line digital paper-and-pencil computer）で技術者が操作することで完全に解析することができる。電子計算機はまたそのデータを分析し，報告書を作るし，広範囲な質的統制的点検で集められた臨床的診断的データの収集分析と報告の経過がそれぞれのケースで"彼自身の専門的な基準に合う（meets his own professional standards）"かどうかをモニターすることができる。それで我々は全部の神経心理学的検査の費用をやすくする技術で，標準発達テストやサイコ

メトリックテストと競い合うようなテストを利用しうるようになったと信ずる。しかしこれらの技術が用いられず，臨床家自身長くかかる神経心理学的検査に，標準サイコメトリックテストを発展展開させねばならぬときでも，費用と努力の増加は十分にそれに値することであると強く確信している。高い蓋然率をもつ子ども達の多くは多年月をかけて，注意深い臨床的な決定作業を必要としていることが判ってくるし，完全な組織的な広範囲な検査によって十分に焦点づけられたスタートをすることができることを忘れるべきではない。

文　献

BAYLEY, N. *Bayley scales of infant development*. New York: The Psychological Corp., 1969.
CATTELL, P. *The measurement of intelligence of infants and young children*. New York: The Psychological Corp., 1940.
DIXON, W. J., & MASSEY, F. J. JR. *Introduction to statistical analysis*. New York: McGraw-Hill, 1951, p. 279.
GESELL, A., & AMATRUDA, C. S. *Developmental diagnosis, Ed. 2*. New York: Paul B. Hoeber, 1954.
JASTAK, J. Psychological tests, intelligence, and feeblemindedness. *Journal of Clinical Psychology*, 1952, 8, 107-112.
MARK, H. J. Psychodiagnostics in patients with suspected minimal cerebral dysfunction(s) (MBD), in *Minimal brain dysfunction in children*. N&SDCP Monograph, U. S. Dept. of Health, Education and Welfare, PHS Publication No. 2015. 1969.
MARK, H. J. Some requirements for translating psychological diagnoses into teaching programs, in Dr. P. Black (Ed.), *Brain damage in children: etiology, diagnosis, management*. Baltimore, Md.: Williams and Wilkins Co., in press. 1970.
TERMAN, L. M., & MERRILL, M. A. *Stanford-Binet intelligence scale*. Cambridge, Mass.: The Riverside Press, 1960.

4

自己誘導的動作に基づく運動技能の学習

　この論文は，ハンガリー，ブダペストの国立幼児保育方法研究所において，特定条件下で保育された722名*の普通幼児の運動発達について述べたものである。この研究の対象となった幼児は，通常の場合とは対照的に，おとなの直接的な助力を受けずに，自立的な遊びの過程で自己誘導的動作をなすことによって，それぞれの新しい運動技能段階に到達したのである。

　幼児がしだいに進んだ静的姿勢をとるようになり，その新しい姿勢で活動するようになったり，いろいろな移動様式を獲得したりする発達の過程については，これまで，多くの研究がなされてきた。しかし，日常生活の遊びの際におこる自己誘導的，能動的な運動の発達範囲や，それにともなうさまざまな様式の自発的運動活動の生起については，これまで組織的研究の対象とされたことはなかった。

　ある種の心的機能の発達において，自己誘導的な運動活動の果す役割の重要性については，ますます注目されてきているにもかかわらず（たとえば5，20，21，22，23，43，47)，幼児の運動発達の研究に取り組む研究者の多くは，日常生活における運動能力の自然な高まりについては軽視している。幼児が新しく獲得した運動能力を自ら進んで独力で訓練するのかどうか，それとも，幼児は，おとなに動かされている間は，単なる受身の対象にすぎないのかどうか，というようなことについても，まだ明確にされてはいないのである。幼児の運動発達のパタンに基づいて収集された一般の資料では，幼児が独力で得た運動技能

---

* 当初は，736名が研究対象とされたが，その中の14名は異常な点のあることが明らかになったので，それら幼児に関する資料は除外された。

を，他に依存して得た運動技能といっしょに記録し，それを発達尺度における通常の発達段階としている。このような発達のとらえ方は，ある種の運動技能の発達を取り扱った特殊な論文（たとえば34, 35），たいがいの小児医学関係の論文（たとえば8, 12, 14, 17, 36）や発達心理学関係の論文（たとえば15, 30, 31, 44），著名な発達尺度（たとえば4, 10, 11, 19），母親向きに書かれた一般書（たとえば6, 13, 24, 45）などにみられる。

一般に，おとなの助力が非常に重要視されているので，施設で保育された幼児の運動発達遅滞の主要な理由の1つとして，おとなの直接的介助の不足が指摘されることがある（たとえば16, 24）。

運動発達の過程に関して，従来一般に言われてきたことを総合すると，幼児がいろいろな発達段階（うつぶせになる，すわる，立つ，歩くなど）に到達する通常の過程は以下のようになる。

第1段階：母親が，育児計画にしたがって，適当な時期と認めたときに，幼児に新しい姿勢をとらせようとする。まだ，バランスよくあお向きに寝て，手足を動かすことしかできない幼児が，うつぶせにさせられる。さらに進んだ段階に到達するようになったとみると，こんどは，すわる姿勢や立つ姿勢をとらせ，やがて，足で身体を支えることができるようになれば，歩くときの練習として，幼児を手で支えて誘導する。（各国で，そのためのいろいろな器具が使用されている。）

第2段階：幼児が新しい姿勢を保ったり，新しい方法で動いたりすることができるように，おとなの手や，特別ないす，ブランコ，幼児用歩行器のような器具を使って訓練される。こうした訓練の初期には，幼児の動作は，多かれ少なかれ，ぎごちなく，断続的で，協応性に欠けるものである。時が経過するにつれて，新しく獲得した姿勢で動いたり，その姿勢を保持することが適切にできるようになる。

この時期には，おとなは手をかして，幼児をすわらせたり，立たせたり，歩かせたりするが，このような訓練は時間的には，だんだんと延長され，訓練時の補助は，しだいに少なくされる。この時期の終りには，幼児は補助なしで新しい姿勢を保つことができるようになり，立たせてもらえば，ひとりで数歩ぐらい歩けるようになる。（すわるようになるまでの発達状況を説明するのに，

必要な補助の方法を例示している研究者もいる〔2, 18, 27, 33〕。)

第3段階：幼児は他の助けを借りずに，自分で新しい様式の動作や姿勢を試みたり，断念したり，練習したりすることを覚える。

以上のように，幼児は「うつぶせになっていること」を学習した「後で」，「うつぶせになったり」，もとにもどったりすることを学習する。「すわっていること」を学習した「後で」，「起きてすわったり」，寝ころんだりすることを学習する。「立っていること」を学習した「後で」，「立ったり」，すわったりすることを学習する。「ひとりでなん歩か歩くこと」を学習した「後で」，「補助なしで立ち上がったり」，歩行を「始めたり」，やめたり，すわりこんだりすることを学習するのである。

結局，幼児は上記のような「姿勢や動作を学習した後にのみ，日常の生活で自発的に，より進んだ運動技能を用いることができるようになるのである。」すなわち，上記の「第3段階の以後にのみ，より進んだ姿勢や動作で，本当に自立的になれるのである。」

幼児の教育的条件

これから述べる722名の幼児の運動発達は，上述のような通常の場合とは全く異なった過程を経ている。おとなの直接的介助や補助器具の援助なしに，幼児の自発性（自己誘導）で，それぞれの運動発達段階に到達したのである。対象幼児は当研究所に寄宿し，保育されたのであるが，当研究所は，収容人員70名で，0歳～2歳半の幼児を対象としており，1946年に創設されている。

運動発達の条件

当研究所では，幼児のために以下の条件を確保するようにしている。

a) **運動を拘束しない衣服**：新生児の当初から，上肢を曲げたり，伸ばしたり，回したりする自由な運動を妨げない衣服が用いられる。それはまた，下肢の特有の体位（股の外転，股や膝の屈曲）にも適するようになっており，さらに，脚を伸ばしたり，回したり，曲げたりする運動や，足首以下の動作をも妨げないように配慮されている。生後間もないときでも，昼夜，屋内外の別なく

睡眠中や休息中は，幅広い睡眠袋が使用される。これは通常のものより長く，幅広いもので，長さは幼児の身長より少なくとも30cm長く，幅は60cm以上になっており，この中で，幼児が足をつっぱったり，その他の各年齢段階特有の動作が自由にできるのである。幼児は，毛布に包まれたり，巻かれたりすることは決してない。頭の自由な運動を制限するような衣類は使用されない。同じ理由で，出生当初から，平らな，たるまない幼児用ベッドの上に，枕なしで寝かされる。

　幼児がからだを横向きにし始める頃から，ころげ回る自由な活動を促すために，ズボンがはかせられる。立ち上がろうとするようになったら，せいぜいくるぶしまでの長さのズボンが与えられる。寒さから足を守らねばならないときは，リンネルかメリヤスでできている柔らかい，軽いはきものが用意される。じょうずに歩けるようになるまでは，決して，こわばった堅い底の靴をはかせない。こういう靴をはかせるのは，後になってからの，雨降りのときなどに限られる。

　幼児が目をさましている間は，気象条件に応じて，できるだけ薄着をさせることにしている。夏期には，全くの裸で戸外に出していることが常である。(冬期の日中の室内温度は，床に近い幼児の遊戯空間で，約18℃である。)

　b)　運動を促すための適当な空間：幼児用ベッドの広さは，生後2年間は60×90cmである。ただし，新生児期は，45×90cmである。あお向きから横向きになれるようになったら（生後3カ月頃までにそうなるが），目をさましている間は，屋内でも屋外でも，遊び枠の中に入れておかれる。疲れたり，眠くなったり，あるいは，その他の理由で遊びたがらなくなったら，ベッドへもどしてやる。

　遊び枠の底部は堅く，床に接しているが，いくぶん床より高くなっている。約50～60cmの，年齢に応じた高さの枠で囲まれており，枠内の広さは少なくとも120×120cmある。枠内でころげ回って位置移動ができるようになったら，2×2mの広さの枠が与えられる。数名をいっしょに1つの大きな枠に入れるときは（そのようにするのが普通なのだが），1名当り少なくとも1m²の広さを用意する。幼児の動きがさらに大きくなったり，大きな玩具で遊ぶようになった場合には，それ以上の広さが与えられる。

生後1年目の終り頃になって，はったり，ころがったりして，容易に移動するようになったら，床を柵で囲んで，その中へ入れ，夏期ならば，庭の草地を柵で囲み，その中で遊ばせる。

　c）**適切な玩具**：生後8～10週目頃から，幼児は各自の発達水準に応じて，おとなの助力なしに自分の意志で，つかんだり，いじったりする玩具が与えられることになっている。当然のことであるが，これらの玩具には，遊びの際に幼児に危害の及ばないようなものが選ばれる。

　d）**おとなによる"指導"（直接的助力）がなされないこと**：いかなる形でも，"教え込む"ということをさしひかえる。"教え込む"という方法をとったのでは，おとなの手や，いろいろな器具などを使って，幼児にある種の姿勢をとらせ，まだ，日常ひとりではできない動作をやらせることになってしまう。そうなれば，われわれが運動技能の系統的訓練を是認することになってしまう。

　たとえば，幼児は常にあお向きに寝かされる。助力を受けることなしに，ひとりで他の姿勢をとれるようになるまでは，睡眠中も目をさましている間も，あお向きのままにしておくのである。この時期には，幼児を腕にあお向きに寝かせて運ぶ。授乳の際は，膝の上にあお向きに寝かせ，上半身を肩の方向に斜めにもたせかける。

　まだ，あお向きから，うつぶせに寝返りできない幼児が，日常，数分間だけ，うつぶせの姿勢にさせられることがあるが，それは入浴後，背中をかわかしたり，医師の診察を受けたりする場合である。あお向きや，うつぶせの姿勢で生活している間は，玩具はすべて幼児のそばの床の上に置かれる。おとなが玩具を取り上げて，幼児の手に握らせるというようなことはしない。玩具を幼児の寝ている頭上につるすということもないし，ベッドや遊び枠の手すりに，しばりつけておくということもない。

　幼児が，まだ，自分ですわる姿勢をとることができない間は，医師の診察時でも，授乳，入浴，着替えなどの世話のときでも，遊びのときでも，すわらせられるということはない。幼児が試行的に試みている活動を，手助けしてなし遂げさせるということも禁止されている。たとえば，起きてすわろうとしているときに，手をかすようなことをしないのである。さらに，幼児を監禁するかのようないす，たとえば，幼児の両足を入れる2つの穴のあるいすのようなも

のは使用しない。また,枠つきベッドの片隅を利用し,枕で支えて,すわらせておくというようなことも決してない。

　まだ,ひとりで立つ姿勢をとれる段階に達していない幼児を,立たせることはない。医師の診察のときや,身のまわりの世話のときでも,立つ姿勢をとらせることはないのである。幼児を立たせておくための補助器具のようなものも,いっさい使用しない。なんとかして数歩ぐらい歩けるようになって,もっと多く歩こうとして助力を求めることがあっても,手をかすことはしない。幼児が手を引いてもらえるのは,すっかりじょうずに歩けるようになってから,おとなとの接触の手段として,それを求めたときである。(おとなが幼児の動作に助力しなかったり,特別な方法で幼児の動作を助長することをさけたりすることは,幼児の運動の試みや進歩を喜こばないということではないし,喜こびの感情を表わすことをさけるということでもない。)

一般的な教育条件

　当然のことではあるが,運動発達に関する働きかけは,当研究所における幼児に対する教育的働きかけの一部である。当研究所の幼児にはホスピタリズムの徴候が見られないが,その決定的な基礎的条件は特別な保育方法にある。幼児と保母の間に適切な人間関係を作り上げることは,幼児の正常な発達にとって欠かすことができない。このことは,われわれの教育的仕事の最も重要な側面である。

　幼児と保母の間の適切な親和関係は,保母が幼児の世話を始めた最初の時期,特に乳児期に形成される (37)。そのため,どんな食物や衣服を必要としているか,いつ,どのくらい戸外で遊ばせたらよいか*,などの日常的問題に適切に対処しようとすることと同じくらいに,世話の仕方の質(幼児の要求が満たされる過程での扱い方)に重点がおかれている。だから,われわれの関心は,どんな食物を幼児に与えるかというだけではなく,「どのように」食物を幼児に与えるか,「それを幼児がどのように受け入れるか」ということに向けられる。

---

　* 生後ごく当初から,幼児をできるだけ長時間,戸外におくよう計画されている。夏期には,日中のほとんどを戸外で過ごし,冬期でも,昼寝は戸外ですることにしている。

さらに，幼児がそれを食べている間に，「幼児と保母の両者がどのように行動しているか」(38)，そして，両者の間に「どのような相互作用（協力や協同）が生起しているか」ということに関心が集中する。同様の注意が，入浴(39)，おむつの取り替え，衣服の着脱などの際の，保母と幼児の協同のあり方に向けられる。当研究所では，新生児の時期から，おとなとの間に，できるかぎり望ましい相互作用が形成されるよう努力がなされている。だから，ごく当初から，「幼児は単なる世話の対象としてではなく」可能なかぎり能動的な協同者とみなされる。

さらに，当研究所は，幼児の保育グループと各グループ担当保母を一定にすることに努めている。（1グループ9名の幼児を，特定の3名の保母が交代で世話することになっている。）

幼児が睡眠中は適当な静穏が保たれるように配慮されている。保母が，われわれの期待する方法で，必要な時間，保育に当ることができるよう計画されている。

保育幼児の一般的発達

過去24年間の保育経験からみて，結果は満足すべきものであった。新生児期から継続して当研究所で保育された幼児は，身体的にも精神的にも，概して，正常な発達を示した。全般的にみて，普通の家庭の幼児の場合より，病気にかかりやすいということもなかった(32)。また，操作能力の発達に関するような特別な調査でも，その発達が一般に認められている基準(3,46)をたどることが明らかになった。その後の再調査の結果でも（まだ，ごくわずかしか行なっていないが），施設で保育された幼児に現われやすいとされている障害（7, 25）のようなものは，なんら見られていない。現在，より広範囲にわたる再調査を，世界保健機構（WHO）医学助成金を得て実施中である。

出生後間もない時期から当研究所で保育された幼児は，一般に，活動的で，環境に強い興味をもった。この幼児たちの発達や行動は，概して，適切な家庭環境で育てられた幼児の場合と類似しており，施設で保育されたことから生ずるとされているマイナス徴候はなんら認められなかった。以上のような事実

（幼児が活動的で好奇的であるということ）を，前述のような条件下で正常な運動発達がなされるための前提条件であると考えている。他方，後述のような運動発達の仕方を，施設で保育された幼児が，能動的，好奇的行動を身につけるための重要な前提条件の1つと考えているのである。

調査資料

観察対象幼児

1947年から1964年までの間に，722名の幼児が当研究所に在所した。一般に，出生後おそくとも3カ月（未熟児の場合は4カ月）までに入所し，少なくとも3カ月以上在所した。722名のうち393名は出生後2週間までに入所しており，歩くようになるまで保育されたのが199名いる。出生時体重が2500g以上が591名，2500g以下が119名（訳者注　原文では131名とあるが，総計数から考えて誤植と思われる。表1を参考にして119名と改める。），不明が12名あった。

記録の方法

誰にでも観察できて，確認できる主要な運動発達段階について記録した。記録は毎日の保育計画の一部としてなされた。記録した運動発達の各段階は，自然な遊び活動の際に現われた自発的，自立的運動の一面である。より詳細な記録，たとえば，すわり方，立ち方，歩き方などについての記録は今回は行なわなかった。反射運動の発達についても記録はしていない。それは，われわれの観察の対象ではなかったからでもあるが，それだけではなく，たとえ実験のためであっても，週ごとに，あるいは月ごとに，繰り返し立たせたり，すわらせたり，からだの向きを変えさせたりすることはしたくなかったからである。

記録は，幼児の世話に当っている保母によってなされた。その記録資料が正確かどうかについては，幼児をよく知っている小児科医や教育者によって確かめられた。この手続によって，事実と相違するとみなされた記録は削除した。しかしながら，いくつかの運動発達段階についての記録では，幼児が実際にその段階に到達したときより遅れて記録されているようである。だから，幼児の実際の発達はこの資料の記録よりいくぶん早いかもしれない。

結　果

　当研究所で保育された幼児は，例外なしに，筆者が過去10年間，小児科医として健康管理をしてきた家庭において，同じような条件で育てられた幼児と同様に，年齢相応の運動技能を獲得した。記録された運動発達段階は，以下の10段階である。

　a)　あお向きから横向きになり，再び，あお向きになる。
　b)　あお向きから，うつぶせになる。
　c)　うつぶせから，あお向きになる。ころげ回る。
　d)　はう（体幹を持ち上げずに）。
　e)　両手両膝，または両手両足で，体幹を水平もしくは尻上がりに持ち上げてはう。
　f)　ひとりで起きてすわる。
　g)　ひとりで，ひざ立ちの姿勢になったり，元通りに，すわる。
　h)　ひとりで立ち上がったり，元通りに，すわる。
　i)　物につかまらずに歩き始める。
　j)　じょうずに歩く。日常生活で，位置移動のために歩く。

　上記各発達段階の順序に関して：a)～c)の「横向きになる」，「うつぶせになる（ころげ回る）」は，他のすべての段階より常に先行する。d)～h)の「体幹を持ち上げずにはう」，「体幹を持ち上げてはう」，「起きてすわる」，「膝立ちする」，「立ち上がる」などの各段階の順序は一定しない。ただし，「膝立ちする」は常に「立ち上がる」よりは早く，「体幹を持ち上げてはう」は「起きてすわる」とほとんど同時に現われる。「起きてすわる」が「立ち上がる」より早かった者が全体の90％を占め，残りの10％は，「立ち上がる」が「起きてすわる」より早いか，または，両方が同時であった。

　表Ｉは，幼児を出生時体重で分類し（体重不明の12名は除外），各発達段階の現われる時期を整理したものである*。

---

　* 入所年齢が相違しても，運動発達に差がなかったので，資料は一括して処理してある。当初はまた，対象をA，Bの2群に分けて資料の検討を行なった。A群は幼児全員であり，B群は歩き始めるまで在所していた幼児の群であったが，B群と（A－B）群の在所中の運動発達には差が認められなかった。そこで，722名の資料を一括して処理した。

表 I 出生時体重別運動発達

運動活動の形態	到達平均年齢(週)			中央値(週)[4]			標準偏差(週)			変異係数 (%)		
	B¹	C²	D³	B¹	C²	D³	B¹	C²	D³	B¹	C²	D³
あお向きから,横向きになる	16.97	19.91	22.85	16.5	20.5	21.5	4.58	5.17	7.12	27.0	26.0	31.2
あお向きから,うつぶせになる	23.88	28.55	31.88	23.5	28.5	30.5	5.01	5.51	6.79	21.0	19.3	21.3
うつぶせから,あお向きになる	28.72	34.67	37.13	28.5	35.5	35.5	6.00	6.72	5.98	20.9	19.4	16.1
体幹を持ち上げずにはう	38.52	43.92	49.66	37.5	42.5	48.5	7.47	8.02	10.83	19.1	18.3	21.8
体幹を持ち上げてはう	44.19	48.51	58.14	43.5	49.5	55.5	7.99	9.13	10.83	18.1	18.8	18.6
起きてすわる	44.39	49.91	58.33	43.5	49.5	58.5	6.46	8.07	10.07	14.6	16.2	17.3
膝立ちする	45.35	50.04	57.89	44.5	50.5	57.5	7.42	8.20	10.44	16.4	16.4	18.0
立ち上がる	48.60	53.56	62.39	47.5	52.5	61.5	7.89	8.98	11.15	16.2	16.8	17.9
歩き始める	66.21	72.32	83.02	65.5	70.5	79.5	11.37	11.63	14.18	17.2	16.1	17.1
じょうずに歩く	72.08	78.15	87.13	69.5	77.5	85.5	11.90	11.72	14.62	16.5	15.0	16.8

B¹—出生時体重2500 g 以上群 591名
C²—出生時体重2001〜2500 g 群 75名
D³—出生時体重2000 g 以下群 44名
[4] 一中央値の週の中間

4 自己誘導的動作に基づく運動技能の学習　79

図1　主要な運動発達段階への到達平均年齢
（出生時体重正常群 591名）

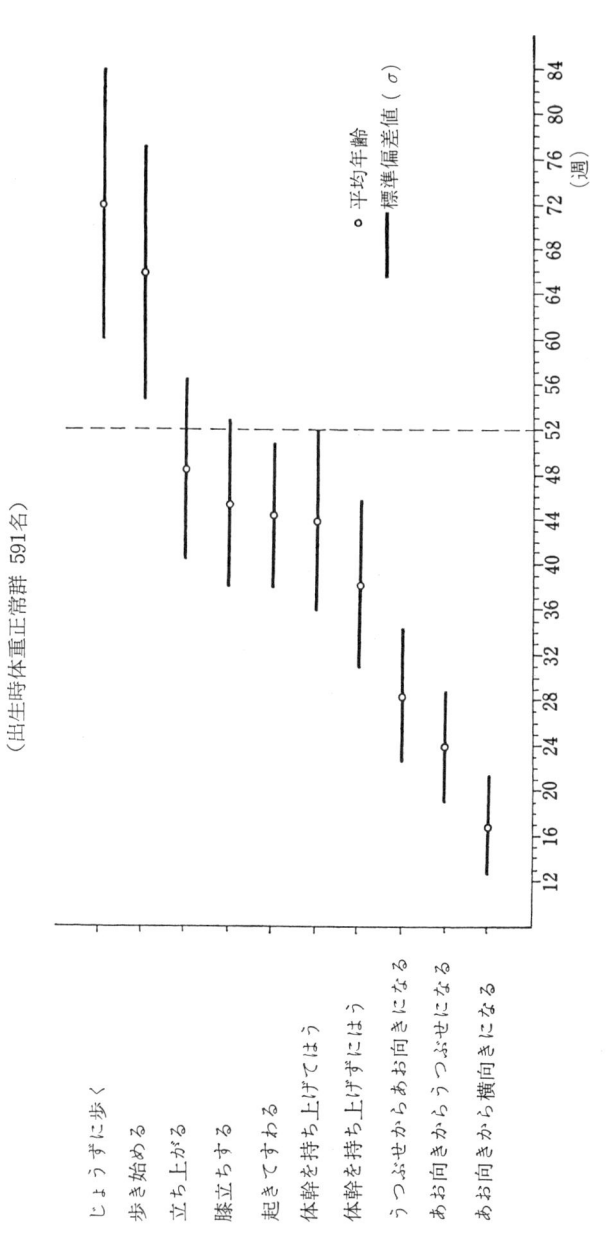

縦軸（上から下）：
じょうずに歩く
歩き始める
立ち上がる
膝立ちする
起きてすわる
体幹を持ち上げてはう
体幹を持ち上げずにはう
うつぶせからあお向きになる
あお向きからうつぶせになる
あお向きから横向きになる

横軸：週（12, 16, 20, 24, 28, 32, 36, 40, 44, 48, 52, 56, 60, 64, 68, 72, 76, 80, 84）

凡例：
○　平均年齢
―　標準偏差値（σ）

出生時体重2500g以上群591名の平均では,「あお向きから横向きになる」が17週,「あお向きから,うつぶせになる」が24週,「うつぶせから,あお向きにもどる」が29週,「体幹を持ち上げずにはう」が39週,「体幹を持ち上げてはう」が44週,「起きてすわる」が同じく44週,「膝立ちする」が45週,「立ち上がる」が49週,「歩き始める」が66週,「じょうずに歩く」が72週(17ヵ月)となっている。以上の数値は,すべて平均であるが,平均値から左右いずれの方向にも,顕著で高頻度の偏差がみられる。年齢が高まるにつれて,分散の度がますます大きくなっている。「うつぶせになる」の標準偏差値が±4½週で,その前後の幅は9週であり,「じょうずに歩く」では,偏差値が±12週で,その前後の幅は24週,すなわち,ほぼ半年である。

図1は,上記の各運動発達段階に到達した平均年齢(週)を図示したものである。各項目に関する度数分布は正規分布に近い。全事例の約70%が,平均から1標準偏差値以内に入っている。したがって,図1の,平均を中心とする左右両側の線の区間が,幼児の多くが(約70%)各運動発達段階に到達する一般的時期を示していることになる。

表IIは,幼児が各運動発達段階に到達するパーセンタイル分布を示している。

表II 各運動活動の出現時期のパーセンタイル区分

(出現時期の数値は週)

	幼児数	10%	25%	50%	75%	90%
あお向きから,横向きになる	487	11.0	14.2	16.7	19.7	22.9
あお向きから,うつぶせになる	471	18.0	20.4	23.6	26.9	30.0
うつぶせから,あお向きになる	327	20.9	24.9	28.0	32.5	36.9
体幹を持ち上げずにはう	252	29.2	33.3	37.9	43.2	46.9
体幹を持ち上げてはう	240	35.2	38.7	43.1	48.6	55.0
起きてすわる	233	35.7	38.7	43.4	49.1	54.4
膝立ちする	227	36.6	40.3	44.8	49.7	54.5
立ち上がる	229	40.0	42.7	47.8	52.8	59.8
歩き始める	144	54.1	59.6	65.4	71.1	79.9
じょうずに歩く	128	59.2	64.3	69.9	78.4	84.2

図2-1 出生時体重別各運動技能出現時期の累積分布

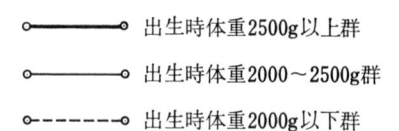

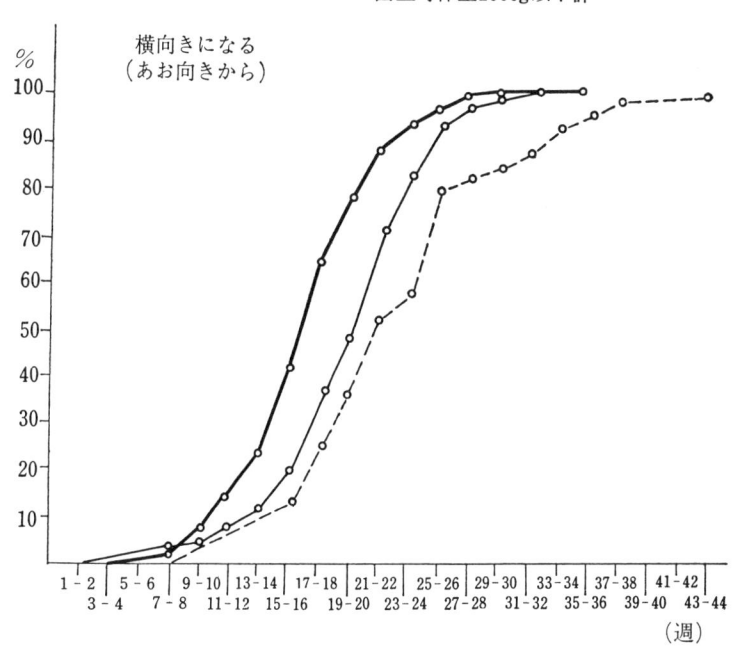

○────○ 出生時体重2500g以上群
○────○ 出生時体重2000〜2500g群
○------○ 出生時体重2000g以下群

横向きになる
（あお向きから）

図2—2

うつぶせになる

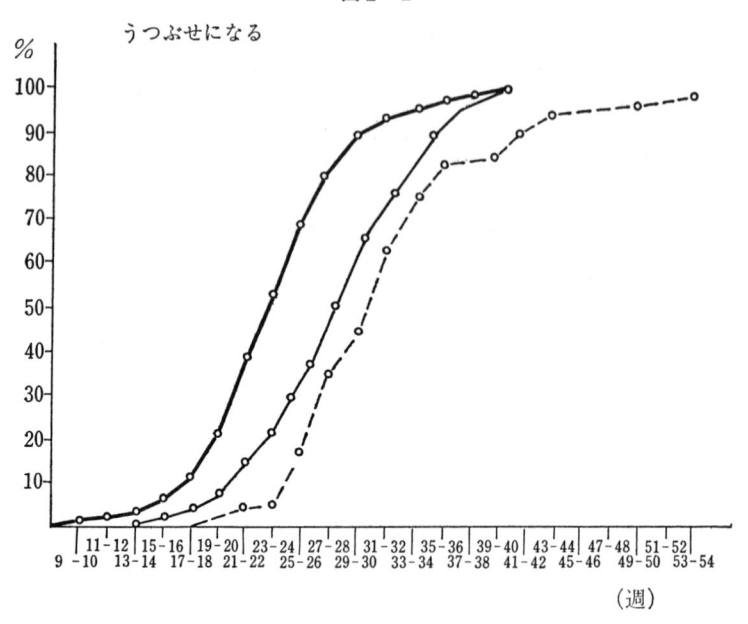

図2—3

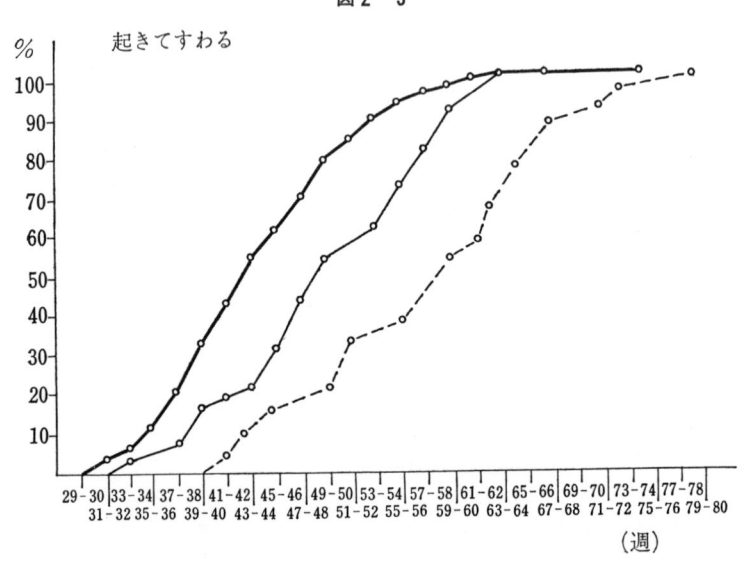

起きてすわる

4 自己誘導的動作に基づく運動技能の学習 83

図2—4

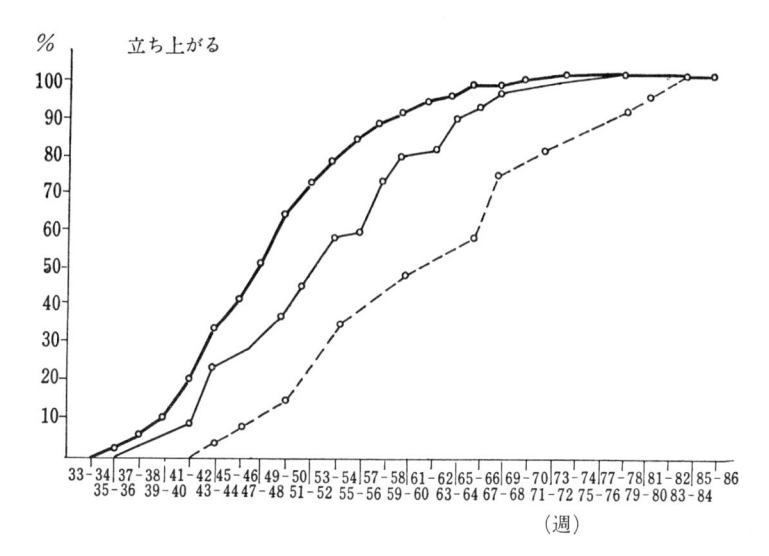

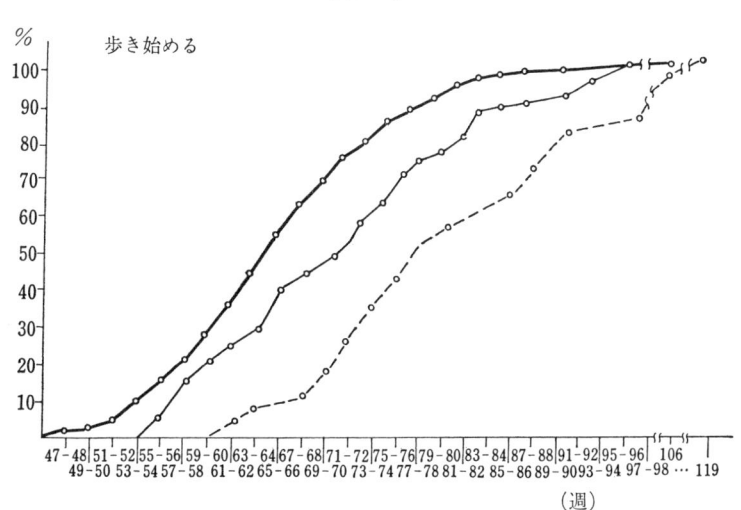

立ち上がる

図2—5

歩き始める

出生時体重2500g以下の群では，2500g以上の群と比べて，運動発達の順序には違いはないが，その進行に時間的な遅れがみられる。2000～2500gの群の場合には，その遅れの度合は，各年齢段階を通して概して一様であって，4～6週となっている。2000g以下の群では，遅れの度合はより大きくみられ，年齢が高くなるにつれて，差が大きくなっている。たとえば，「あお向きから横向きになる」は，正常な出生時体重幼児より平均6週（約1カ月半）遅れているが，「ひとりで歩き始める」は17週（約4カ月）遅れている。すなわち，2000g以下の群の運動発達は，年齢が進むにつれて，ますます緩慢になる傾向がみられる（図2－1～2－5参照）。

観察した幼児の運動発達と4種の標準発達尺度の比較

正常な出生時体重（2500g以上）幼児591名の運動発達を，著名な4種の発達尺度（10，11，19，29）に照合してみた*（表Ⅲ参照）。

4種の発達尺度の基になった各対象幼児の群が等質であるとは見なされないが（各発達尺度の資料は，いろいろな条件下で保育された幼児から集められているので），ただ，つぎの点で一致している。すなわち，それらの幼児はいずれも，すわったり，立ったり，歩いたりすることを援助してもらい，生後最初の月から，うつぶせにさせられているであろうということである。

われわれが保育し，観察した幼児の各運動発達段階への到達は，ほぼ，4種の運動発達尺度で示されている各基準の範囲内で，なされていることがわかった。「あお向きから，うつぶせになる」においては，Gesell-Amatruda の尺度と一致し，Illingworth や Brunet-Lézine のそれより早い。「体幹を持ち上げずにはう」では，Illingworth の尺度より1週だけ早く，「体幹を持ち上げてはう」では，Illingworth のそれと一致し，Brunet-Lézine の尺度（こ

---

* 各対象幼児の保育環境条件に相違があるので，それぞれの運動発達段階への到達時期についてのみ照合している。われわれの幼児の場合には，各運動技能を自力でなし遂げるようになっただけでなく，自発的に各運動技能の最初の姿勢をとるようになっているのである。だから，それぞれの新しい運動発達段階への到達は，前段階の発達が完成された後においてのみおこっているのである。

表Ⅲ 他の運動発達尺度との比較

	Pikler[1]	Brunet-Lézine	Bühler-Hetzer	Gesell	Illingworth
	完成した年齢（週[2]）				
あお向きから，横向きになる	17	—	28	20	—
あお向きから，うつぶせになる	24	32	—	24	28
うつぶせから，あお向きになる	29	—	—	24	24
体幹を持ち上げずにはう	39	—	—	—	40
体幹を持ち上げてはう	44	62	39	40	44
起きてすわる	44[3]	—	47	44[3]	40
ひとりで膝立ちする	45	—	—	—	—
ひとりで立ち上がる	49	41	47	40	36
歩き始める	66	62	69	65	56
じょうずに歩く	72	—	—	78	—

[1] 出生時体重普通の591名の資料。
[2] 単位が異なる場合は週に換算
[3] うつぶせからすわる

れは非常に遅いのであるが）より早い。「起きてすわる」に関しては，Gesell-Amatruda の尺度と一致し，Bühler-Hetzer のそれより早い。「ひとりで歩き始める」については，Bühler-Hetzer の尺度より3週早く，Gesell-Amatruda のそれより1週遅い。「じょうずに歩く」では，Gesell-Amatruda の尺度より6週早い。

4種の運動発達尺度で示されている基準と比べて，われわれの幼児のほうが遅れて到達した発達段階は2つだけあった。その1つは「うつぶせから，あお向きにもどる」であり，他の1つは「立ち上がる」である。前者の遅れは，われわれが設定した保育条件では，「うつぶせから，あお向きにもどる」は，「あお向きから，うつぶせになる」を完全にできるようになった後にのみおこるということに関係しているかもしれない。後者の「立ち上がる」の遅れについては，われわれの幼児は常に，適当な空間と，そこで動き回る自由が与えられていたことに関係しているかもしれない。われわれの経験からすると，目のさめている間に，枠つきのベッドの中にいないで，他の広い空間ではい回る幼児は，立つのが遅れる傾向があるように思われる。

当研究所独特の保育条件のために，多くの発達尺度には示されているが，われわれの幼児には見られない，いくつかの発達段階があった。たとえば，「助力されてすわる」，「すわり続ける」，「助力されて立つ」，「立たせてもらえば，立っていられる」，「助力されて歩く」，「立たせてもらえば，ひとりで数歩歩く」などの段階がそうである。

　われわれの幼児に，実行する機会があったにもかかわらず，出現しなかったいくつかの発達段階があった。それは，「尻ですべる」，「すわる姿勢で，足を曲げてすべる」などであるが，これらの運動活動は，運動発達の生理学的段階として，何人かの研究者によって取り上げられているものである（9，26，28）。あお向きに寝ていて，頭を上げる動作については，たいていの出版書に記述されているが，われわれの幼児の場合には，ほんのまれにしかおこらなかった。また，あお向きの姿勢から，手すりにつかまってすわる姿勢になることも，めったになかった。このような動作は，病気などで長期間ベッドで寝かされているようなときに，例外的に見られるに過ぎなかった。当研究所の幼児は，通常初めにあお向きから，うつぶせになり，それから半ば横向きになり，そして，起き上がってすわる姿勢をとっている。

　他方，われわれの幼児には，きまって現われるが，一般の発達尺度には記載されてさえいないものがある。たとえば，われわれの幼児は，きまって膝で立って，そのままの姿勢で遊んでいる。これは立ち上がる前の段階に見られるものである。膝で歩く者も時折いるが，例外的である。

　はうことに関しても，一般の発達尺度との相違が見られる。われわれの幼児は歩き始める前に，きまって，平らな場所ではうだけでなく，階段で斜面をよじのぼったり，降りたりしている。Brunet-Lézine の尺度では，平らな所ではうことについては記載していないが，Gesell-Amatruda や Illingworth の尺度では，平らな場所ではうことと，階段をはってのぼり降りすることを区別し，前者をすわる段階のすぐ後に位置づけ，後者を歩き始めの時期，もしくは，その後に位置づけている。

自己誘導的動作に基づく運動発達の特色

1) われわれの幼児は，まず新しい姿勢をとることを覚える。その後でなければ，その姿勢を保ったり，その姿勢から動作をおこすことを学習しない（この過程は，本論文の最初で述べた通常の場合とは対照的である）。

2) 幼児は新しい運動発達段階に到達する前に，何週間か，準備的な運動を行なう。新しい姿勢や動作を試みる前に，その新しい運動のための準備を実際に行なっているのである。たとえば，うつぶせの姿勢をとれるようになる前の何週間かは，横向きのままで遊んでいる。また，自分で起きて，完全にすわれるようになる前の何週間かは，はうことの練習をし，うつぶせや横すわりの姿勢で遊んでいる。さらに，初めて立ち上がることを試みる前にも，膝立ちの時期が何週間かあるのである。このようにして，幼児は一般に，新しい運動技能を獲得する間に，ダイナミックなバランスを保ちながら，すべての筋肉を動かしたり，協応させたりできるようになるのである。調和のとれた動きが，われわれの幼児を特徴づけるものであって，ぎごちない，あるいは，断続的な動きは，われわれの幼児にはない。以上の発達過程は，通常の発達過程とは対照的である。通常の場合，まだひとりではなすことのできない姿勢や，不適切な協応動作でしか保つことのできない姿勢を，まず学習する。つまり，新しい動作を習得するのに，まず，おとなの手や補助器具の助けを借りて，ぎごちなく，断続的に，その動作を行なうのである。その後で，多少とも，その動作を自然な，なめらかなものに改めることができるのである。

3) 「新しい姿勢や動作は，きわめて徐々に，より頻繁に，より長時間，現われるようになる。」なぜなら，当初は，新しい姿勢や動作は幼児にとって，かならずしも楽なものではないので，そのため，遊ぶ際には，すぐ前の楽な未発達段階の姿勢や動作にもどるからである。もし，その姿勢が過渡的なもの（たとえば，うつぶせになるとか，はうなど）であるならば，その姿勢にとどまる時間的な量は，徐々に減少するであろう。

以上のことに関しては，当研究所で保育した8名の幼児について，縦断的に観察し，資料を集めている(40, 41)。どの幼児についても，週3回，各回30

88

われわれの幼児の多くが示した運動発達の順序である。これを図示するにあたって、同列の右側に列記されている運動をなすのに必要な基本的な技能であり、最初の体位である。

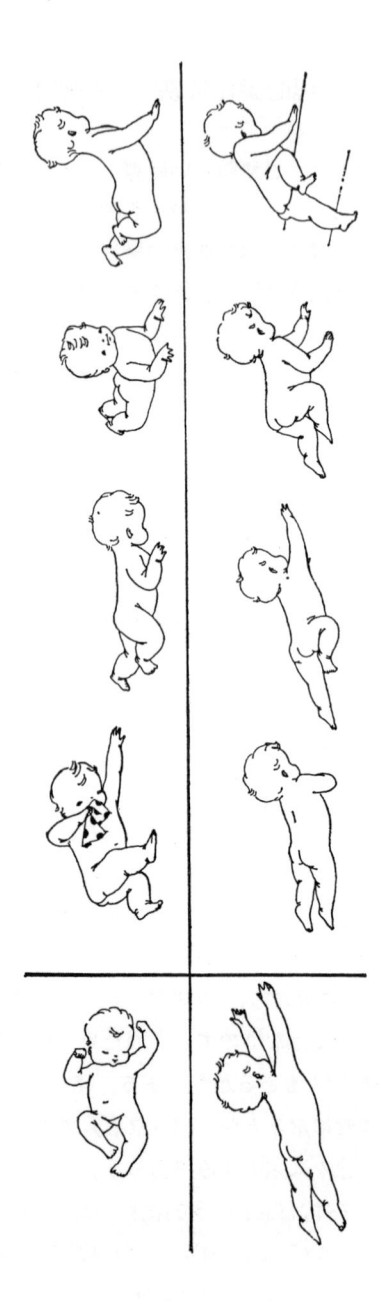

個々の幼児の運動のし方は独特であって、幼児によって著しく異なることを強調しておかねばならない。下記の順序は、きわめて単純化したものである。（絵をかいてくれた、図案家であり共同研究者である Klara Pap 夫人に感謝する。）

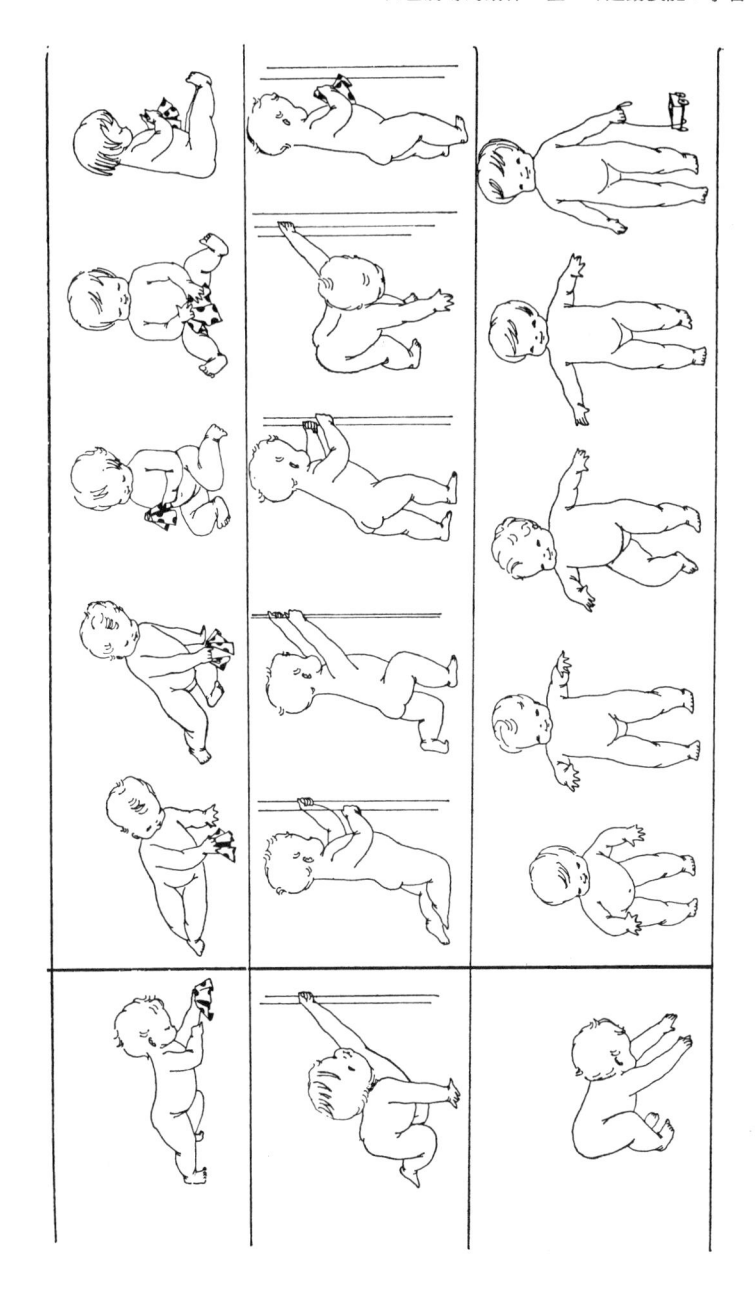

4 自己誘導的動作に基づく運動技能の学習　89

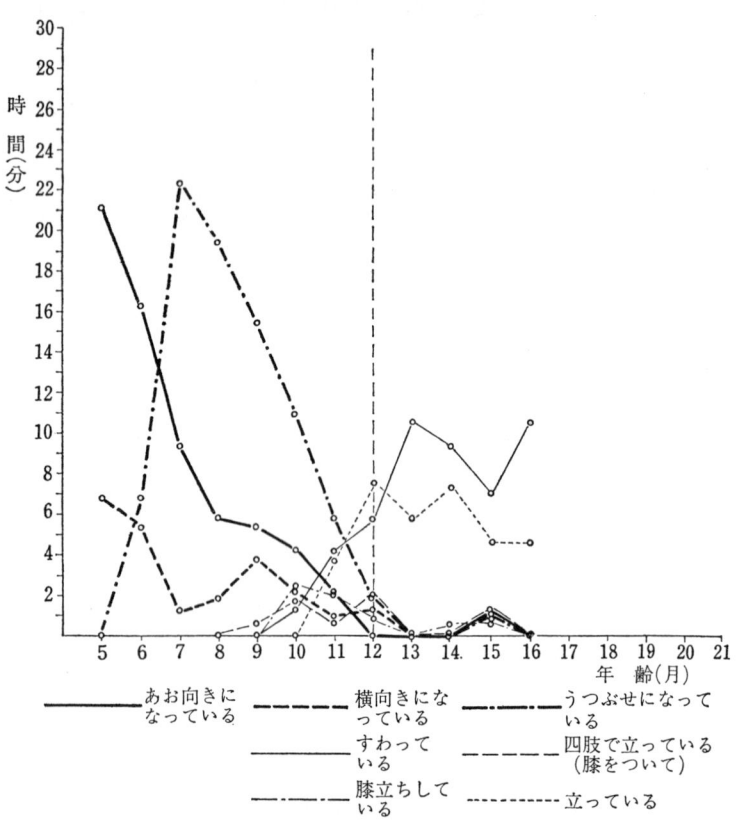

図3 いろいろな姿勢に費した時間——H. Zoltán の場合
(30分間観察の各回の平均)

凡例:
──── あお向きになっている
── ── 横向きになっている
━━━ うつぶせになっている
──── すわっている
── ── 四肢で立っている（膝をついて）
─・─・─ 膝立ちしている
‥‥‥ 立っている

分,15秒単位で観察記録がとられている。日常の生活環境における普通の遊び時間内での観察であって,「あお向きから横向きになる」から「じょうずに歩く」までの一連の運動活動についての記録である。

図3,4は,2名の幼児が各年齢段階で示した,それぞれの姿勢の時間的量を表わしている。図5および6は,同じ2名の幼児が各年齢段階で示した,位置移動活動の頻度を表わしている。なお,当研究所の幼児の一般的水準からいうと,2名の幼児のうちの B. I. は発達遅滞児であり,H. Z. は普通児である。

4 自己誘導的動作に基づく運動技能の学習

図4　いろいろな姿勢に費した時間——B. Ildikó の場合
（30分間観察の各回の平均）

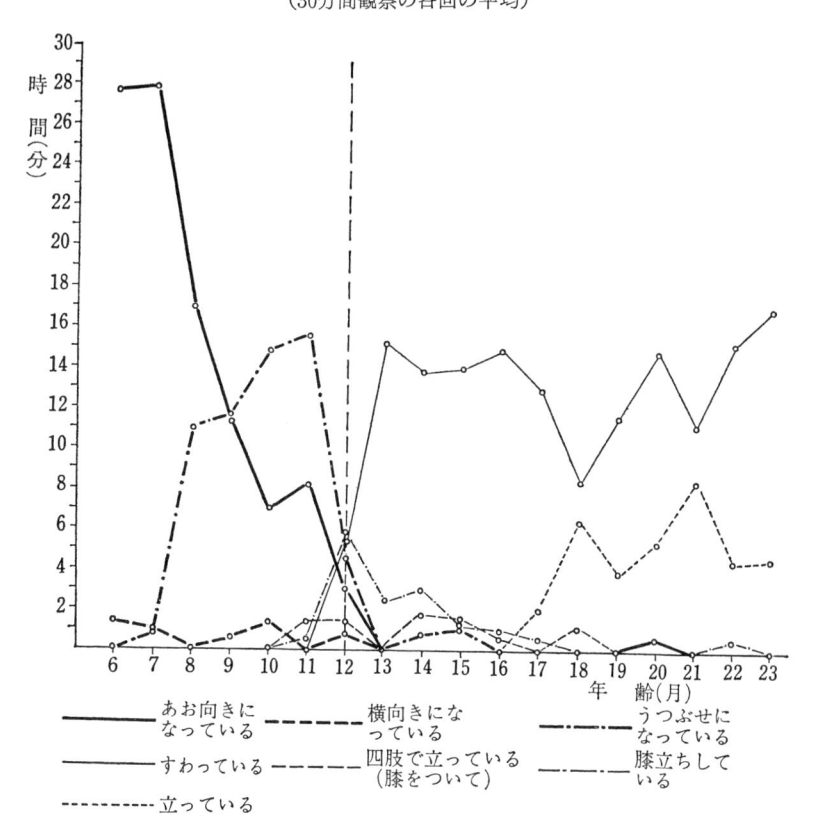

凡例：
── あお向きになっている
─ ─ 横向きになっている
━・━ うつぶせになっている
── すわっている
─ ─ ─ 四肢で立っている（膝をついて）
─・─ 膝立ちしている
------ 立っている

4) つぎに指摘すべき特色は「自立性」である。われわれの幼児は，位置を移動したり，姿勢を変えるのに，おとなの助力をあてにしない。遊びの際は，よくなれている前段階の姿勢や動作を用いることが多く，その時点で学習中の新しい段階の姿勢や動作を使わない。

（このことは，一般に，幼児はおとなの助力を必要としないということを意味するものではない。生活経験の浅い幼児が，新しい様式の運動活動を試みたり，遊んだりしている間に，自力ではどうすることもできない，おもわぬ事態に立ち入ってしまうことがある。たとえば，衣服がずり落ちるかもしれない

図5　いろいろな方法での移動の頻度――H. Zoltán の場合
（30分間観察の各回の平均）

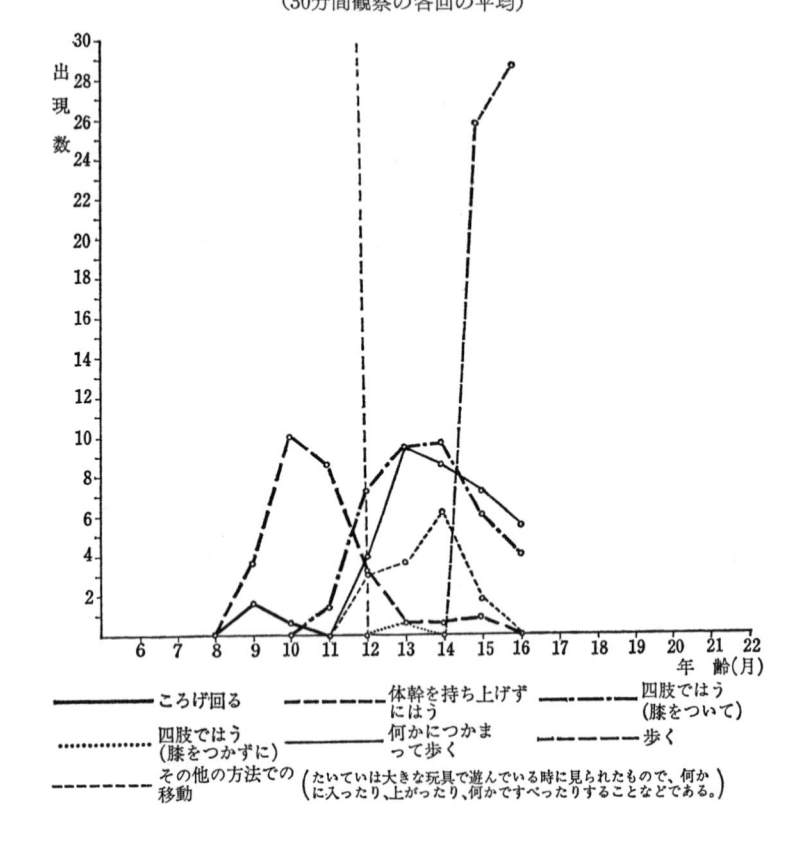

凡例：
――― ころげ回る
――― 体幹を持ち上げずにはう
―・―・― 四肢ではう（膝をついて）
……… 四肢ではう（膝をつかずに）
――― 何かにつかまって歩く
――― 歩く
――― その他の方法での移動（たいていは大きな玩具で遊んでいる時に見られたもので、何かに入ったり、上がったり、何かですべったりすることなどである。）

し，あるいは，他の事故に会うかもしれない。そのような場合，幼児は不快になったり，悲しくなって，助力を求めてくる。この際，できるだけ早く，助力を与えなければならない。そうしないと，幼児は臆病になったり，能動的に活動することの快感を失ってしまう。ここでいう必要な助力を与えるということは，おとなが幼児を，いろいろな体位に置くということとは異なるものである。助力の必要性は常に偶然的に生ずるのであって，その際に与えられる助力は，幼児の体位を，よくなれた初めの状態にもどしたり，予期しない事態としておこっている困難性を除去したりすることに限られる。）

図 6　いろいろな方法での位置移動の頻度――B. Ildikó の場合
（30分間観察の各回の平均）

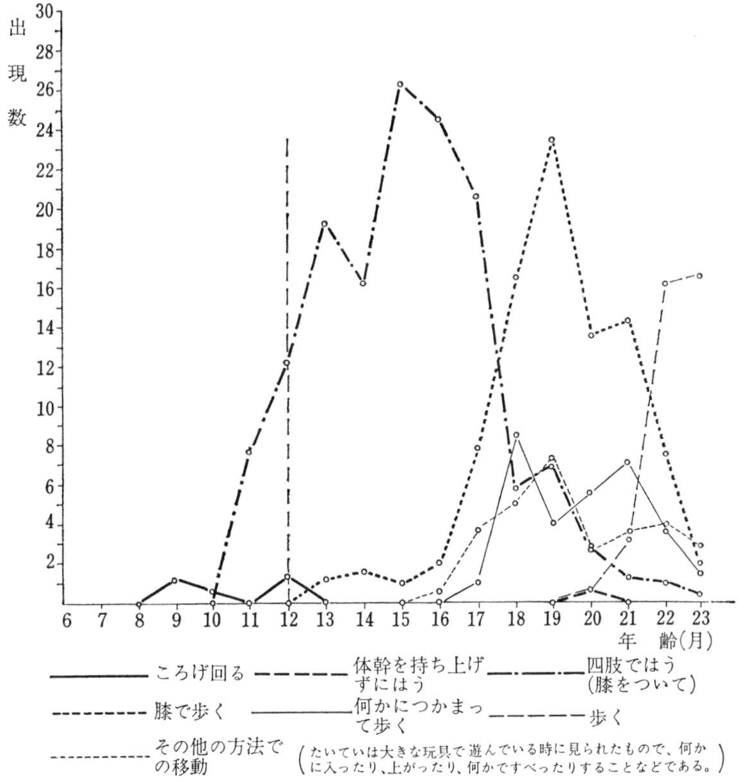
出現数
30
28
26
24
22
20
18
16
14
12
10
8
6
4
2
6 7 8 9 10 11 12 13 14 15 16 17 18 19 20 21 22 23
年　齢(月)
ころげ回る
体幹を持ち上げずにはう
四肢ではう(膝をついて)
膝で歩く
何かにつかまって歩く
歩く
その他の方法での移動
(たいていは大きな玩具で遊んでいる時に見られたもので、何かに入ったり、上がったり、何かですべったりすることなどである。)

5)　位置を変える能力は，きわめて早い時期から現われている。われわれの幼児は，幼児期全体を通じて，遊びに熱中している間は，非常に「よく動く」。多種多様の姿勢や動作で遊び，そして，常に，快適で疲れない体位をとろうとする。

前記の縦断的研究の結果によると，姿勢の変化（あお向きから，うつぶせになる；うつぶせから，あお向きになる；四肢で体幹を持ち上げる；膝立ちする；起きてすわる；立ち上がる；などの動作と，それらの姿勢から元の姿勢にもどる各動作）は，30分の観察時間中に平均53.3回おこっている。ということ

表Ⅳ　1姿勢の持続時間と新しい姿勢がとられた回数

発達の段階	中断なしに1姿勢に費した時間(分)			新しい姿勢がとられた回数		
	平均	標準偏差	変異係数	平均	標準偏差	変異係数
Ⅰ	7.77	1.951	25.1	22.5	4.17	18.5
Ⅱ	2.26	0.332	14.7	56.7	2.70	4.8
Ⅲ	1.34	0.072	5.4	44.7	3.14	7.0
Ⅳ	1.35	0.053	3.9	64.6	2.62	4.0
Ⅴ	1.40	0.061	4.3	57.8	1.88	3.2
Ⅵ	1.43	0.106	7.4	39.9	2.33	5.9
計	1.99	0.162	8.1	53.3	1.16	3.2

上記発達段階に関する注釈

発達の段階	姿勢・動作		主要な移動方法
Ⅰ	あお向きから横向きになる 〜	あお向きからうつぶせになる	偶然
Ⅱ	あお向きからうつぶせになる 〜	四肢で体幹を持ち上げたり，中途はんぱに上半身を起こしてすわる	ころげ回る
Ⅲ	四肢で体幹を持ち上げたり，横すわりする 〜	膝立ちしたり，起きてすわる	体幹を持ち上げずにはう
Ⅳ	膝立ちしたり，上半身を起こしてすわる 〜	立ち上がる	四肢で体幹を持ち上げてはう
Ⅴ	立ち上がる 〜	歩き始める	同上
Ⅵ	歩き始める 〜	あぶなげなく歩く	歩く

は，1分間に少なくとも1回は姿勢を変えていることになる。このような姿勢の変化が最も頻繁におこったのは，すわったり，膝立ちすることから，立ち上がるようになる時期においてである（表Ⅳ参照）。

　図7は，30分の観察時間内に見られた姿勢の種類と，各姿勢の出現頻度を表わしている。「あお向きから横向きになる」から「歩く」までの各段階を通じて，1種類の姿勢しかとらないというような時期はなかった。「起き上がってすわる」や「四肢で体幹を持ち上げる」と「立ち上がる」の間の時期には，1観察時間中に，5〜7種類の姿勢（あお向き，横向き，うつぶせ，四つんば

4 自己誘導的動作に基づく運動技能の学習

図7 発達段階別新しい姿勢がとられた回数
(30分間観察の各回の平均)

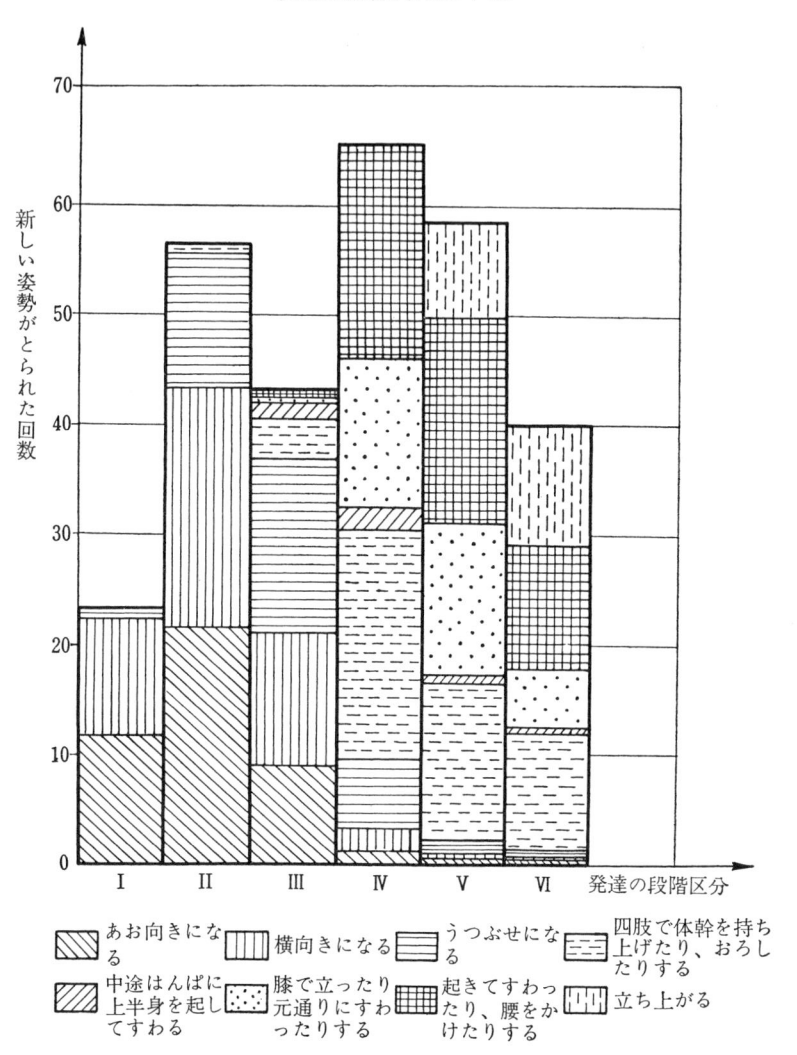

縦軸:新しい姿勢がとられた回数
横軸:発達の段階区分 Ⅰ Ⅱ Ⅲ Ⅳ Ⅴ Ⅵ

凡例:
- あお向けになる
- 横向きになる
- うつぶせになる
- 四肢で体幹を持ち上げたり、おろしたりする
- 中途はんぱに上半身を起してすわる
- 膝で立ったり元通りにすわったりする
- 起きてすわったり、腰をかけたりする
- 立ち上がる

い，膝立ち，横すわり，普通のすわり）がとられている。1姿勢が続けられる時間は，平均2分間であった。「横　わりする」以後の段階に限ってみると，その時間は平均1分半以下であった。（持続時間30秒以下の姿勢については，一時的なものと見なし，回数には入れなかった。）

　6）　もう1つの特色は「用心深い」ことである。われわれの幼児は自分自身でためすことによって，いろいろな姿勢をとったり，変えたり，いろいろな方法で動作することを学習しているのであるが，そればかりでなく，倒れ方まで覚えてしまっているのである。幼児が活発に活動する間に，時折倒れることは避けられないことである。われわれの幼児は非常によく動き，大胆でもあり，したがって，しばしば倒れることもあるのだが，幼児の骨折事故は，1946年の当研究所創立以来，ただの1度しかおこっていない。しかも，この事故をおこした幼児は，入所時に，すでに歩けるようになっていたので，歩くようになるまでの運動発達を当研究所でなした幼児ではなかったのである。

　（当然なことではあるが，幼児は危険な事態を探索することはできないようになっている。たとえば，屋外の地面からの高さが，屋内の床からの高さより高いような窓には，格子がつけてある。不安定で，幼児がよじ登ったりすると倒れそうな家具，洋服だんす，棚などは安全に固定してある。しかし，家具などの角の部分については，丸くしたりはしないで，そのままにしてある。）

要 約 と 結 論

　適切な条件下での，自己誘導的運動活動に基づいた運動発達の過程で，幼児は―出生時体重が普通の場合も，普通以下の場合でも―「あお向きに寝ている」段階から「じょうずに歩く」段階までの，必要なすべての運動技能を身につけることが立証された。出生時体重が普通の幼児は，著名な標準発達尺度の基準に照してみても，遅れることなく，「あお向きから横向きになる」と「じょうずに歩く」―基本的運動発達段階の最初と最後―の各段階に達している。両段階の間の各段階への到達に関しては，時間的にも順序の点でも，発達尺度に記されている通常の場合とは異なっている。

　この運動発達の過程には，幼児が終始バランスのとれた自然な動作で，強い

活動意欲を保持して，運動技能を学習するという可能性が大いにある。

このような方法で運動技能を発達させることは，たとえば未熟児のように，運動発達の上で体質的な困難性をもっている幼児に対しては，特に有効であると考えている。一般的に言えば，いろいろな理由で運動発達の遅れている，すべての幼児に有効である。この方法によれば，運動発達に遅れのある幼児は—正常な幼児の場合も同様であるが—多くの成功経験をもって，能動的に幼児期を過ごすことができる。また，彼らは普通の発達水準の幼児と同様に，すべての運動技能を，バランスよく，自然に学習することができるのであって—多少の時間的遅れはあるが—，おとなが，どんな運動技能を，いつ習得させるかを決めてしまう場合のように，運動技能の学習を強制されることはないのである。自分の発達段階より進んだ姿勢をとらされることはないし，また，援助されてかろうじてとれるような，不均衡な，快適でない体位をしいられることはない。適切に動作することができず，失敗を繰り返し，欲求不満に落ち入らねばならないということもないのである。

われわれが保育した幼児の場合，基本的な運動技能を学習するときでも，環境になれ親しむ際にも，明らかによく動く。さらに，自己誘導的，自立的運動に基づく適切な条件は，望ましい情緒的，知的発達をもたらしている。一般にこれらの要因は，家庭環境においても，施設環境においても，望ましい精神身体的発達を促すものである。

写真について

掲載してある一連の写真は，自発的，自立的に遊んでいる4名の幼児を撮影したものである。われわれの運動発達基準によれば，4名のうちの R. Anna と K. Attila の2名は，発達に遅れがあり，N. Tibor の発達は普通の水準より進んでおり，E. István の発達は普通である。写真はすべて，幼児が通常の環境で，いつもの通りに活動している際に撮影したものである。

一連の写真によって，当研究所で保育されている幼児の精神身体的状態と，動作のなめらかさ，慎重さ，さらに，運動課題の解決や操作の際の頻繁な姿勢変化の状況を示すことができればと思っている。

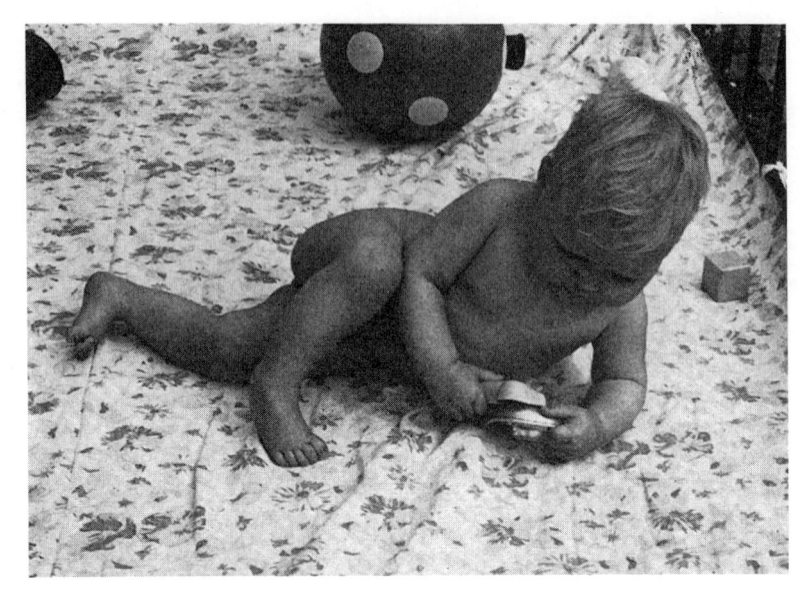

R. Anna（女）は1966年5月14日生れ。出生時体重2400 g。生後24日目から，当研究所に寄宿し保育された。

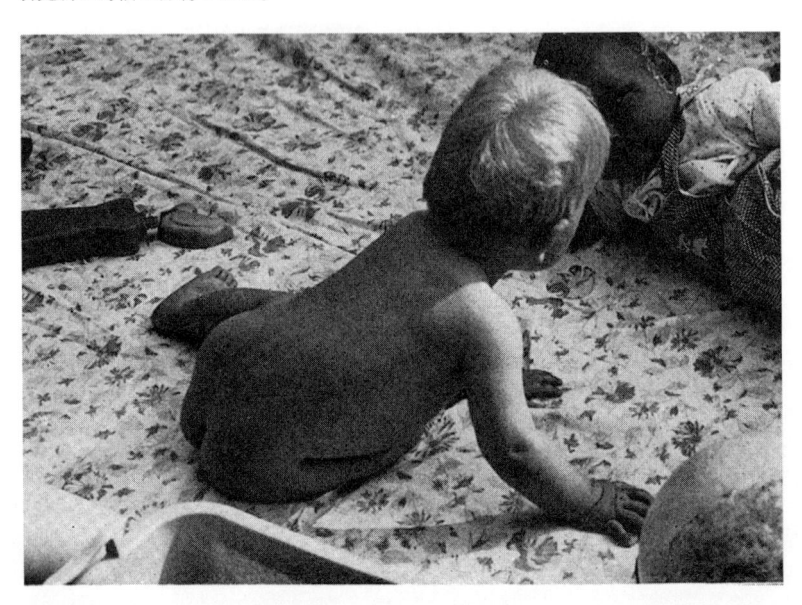

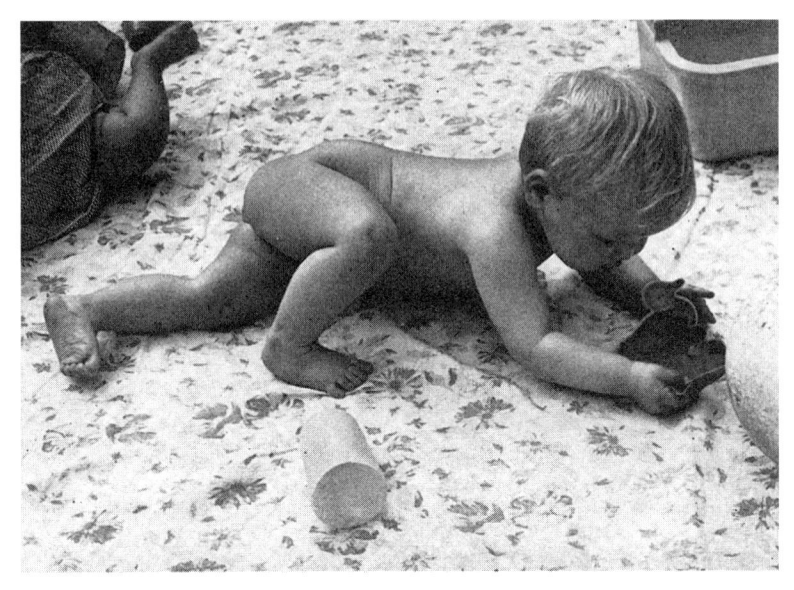

4　自己誘導的動作に基づく運動技能の学習　99

Annaの生後52週（1年）の時，1967年5月11日に撮影。この時点での最も進んだ運動技能は中途はんぱにすわった姿勢で遊ぶことと，体幹を持ち上げてはうことであった。

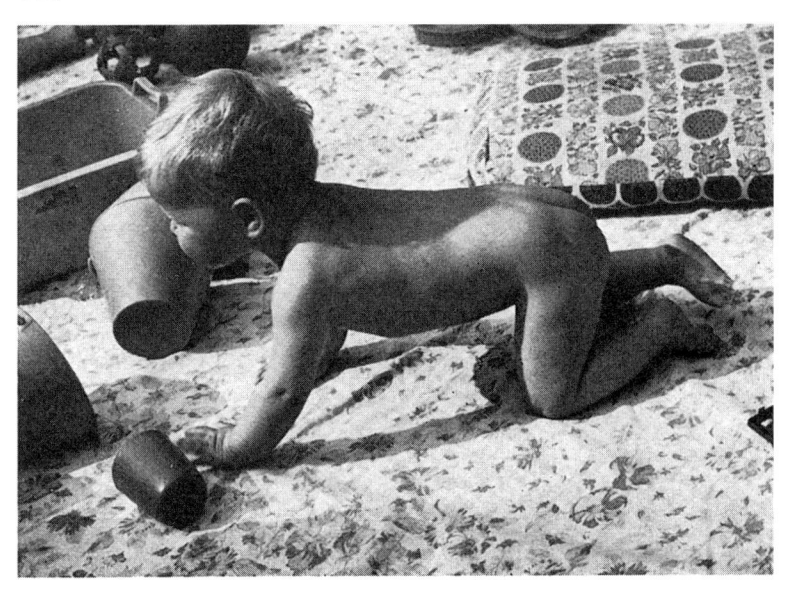

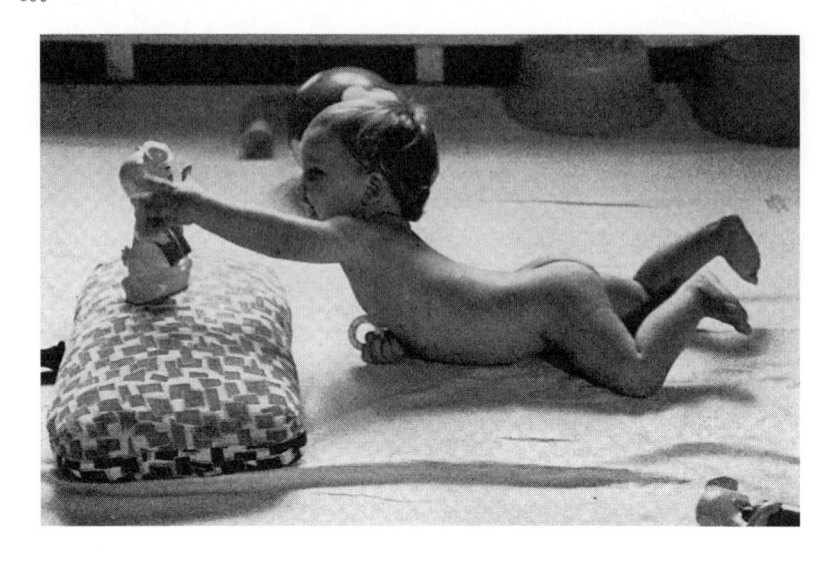

K. Attila（男）は1967年の12月19日生れ。出生時体重3400 g。生後17日目から当研究所に寄宿し保育された。この写真は1969年4月1日に撮影したものであり，Attila が生後67週の時である。この時点での最も進んだ運動技能は，曲げた膝の間やかかとの上に腰をおろして遊ぶこと，ひざまずくこと，体幹を上げてはうことなどである（次頁に続く）。

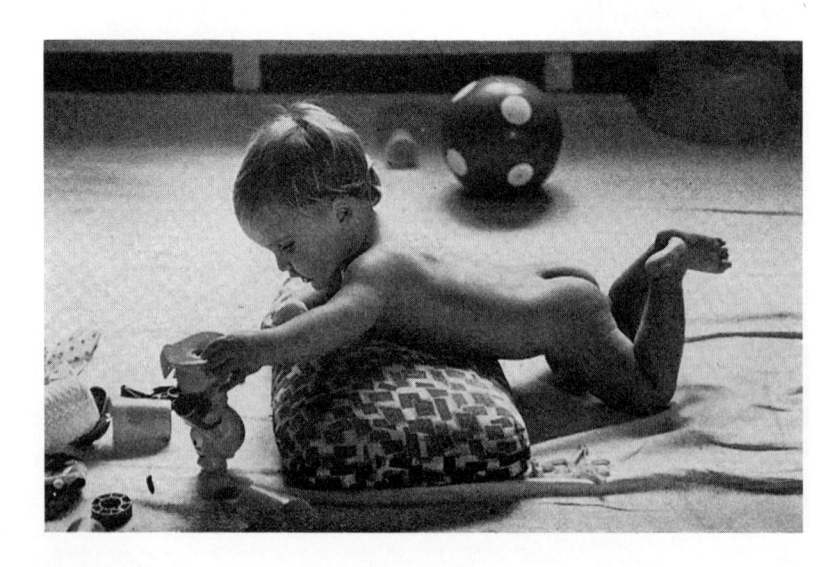

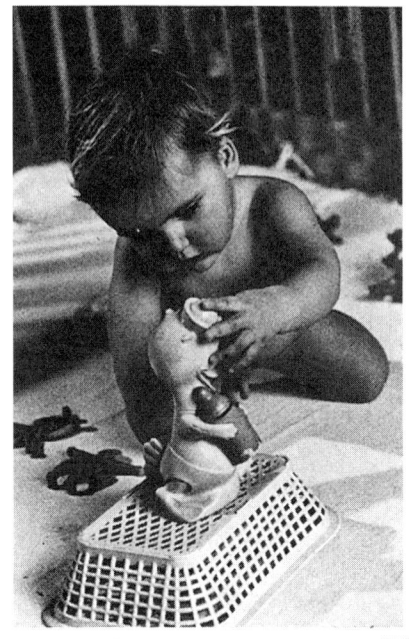

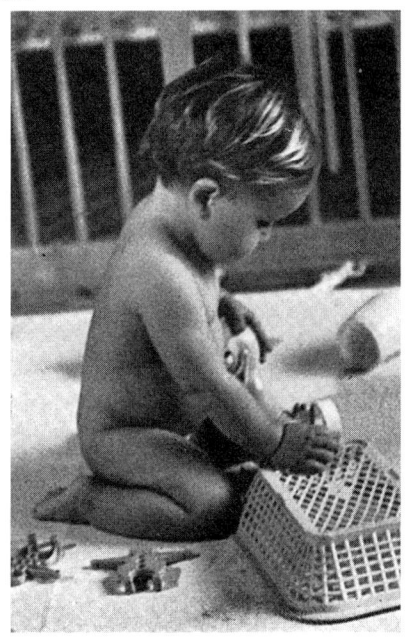

4 自己誘導的動作に基づく運動技能の学習　*101*

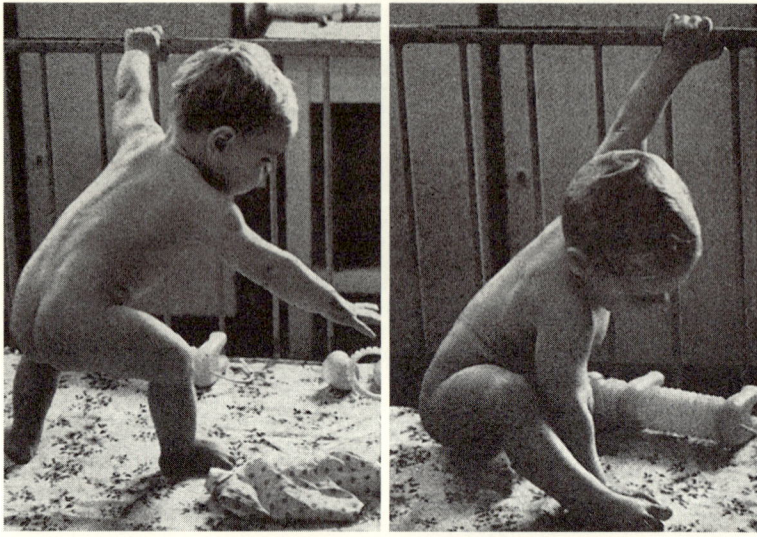

Tibor (1)

Tibor (2)

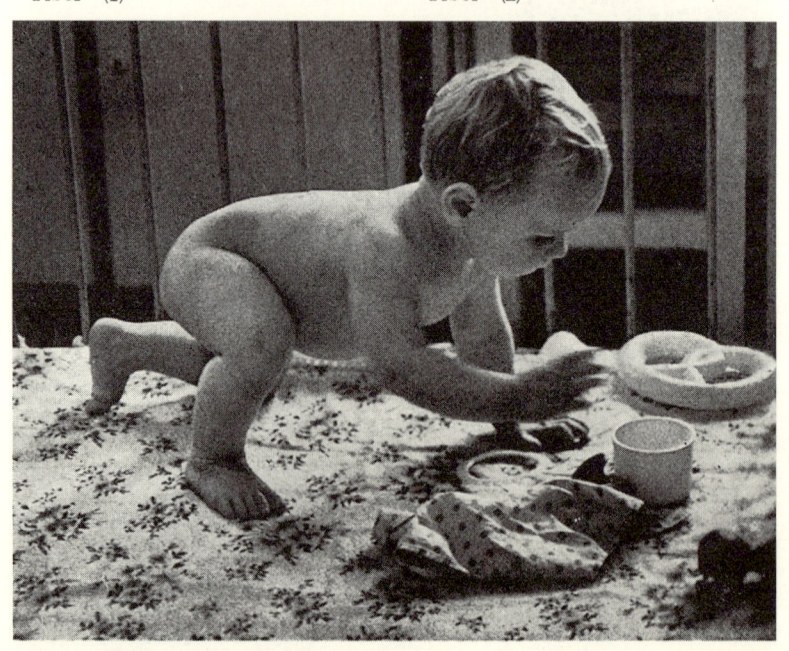

Tibor (3)

N. Tibor（男）は1968年2月5日生れ。出生時体重3800g。生後14日目から当研究所に寄宿し，保育された。この写真は1968年10月2日に撮影したものであり，Tiborの生後39週の時である。この時点での最も進んだ運動技能は，すわった姿勢で遊ぶこと，体幹を上げてはうこと，物につかまって歩くことなどである。

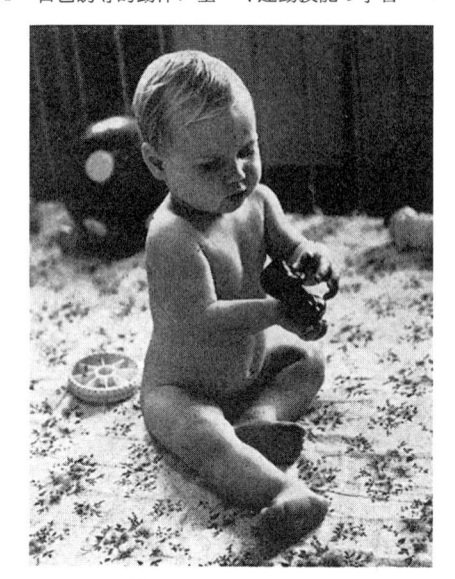

Tibor （4）

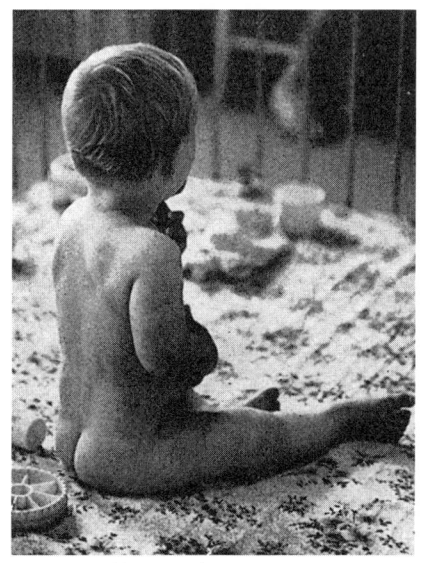

Tibor （5）

E. István（男）は1964年6月20日生れ。出生時体重3760ｇ。生後19日目から当研究所に寄宿し，保育された。この写真は1965年9月15日に撮影されたもので，Istvánの生後65週の時点である。この時点でのIstvánの最も進んだ運動技能は，すわった姿勢で遊ぶこと，体幹を上げてはうこと，物につかまって歩くことなどである。

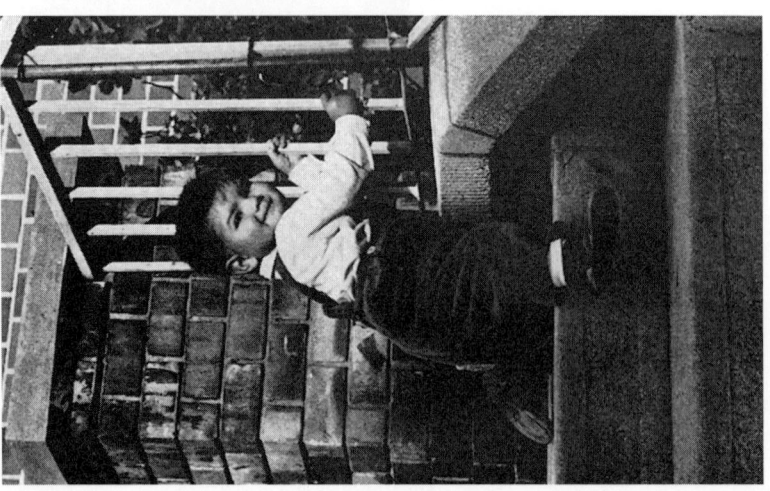

István (1)

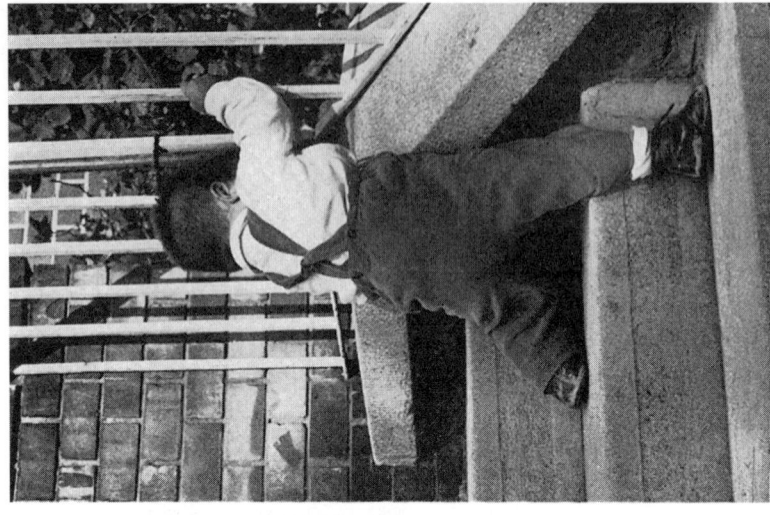

István (2)

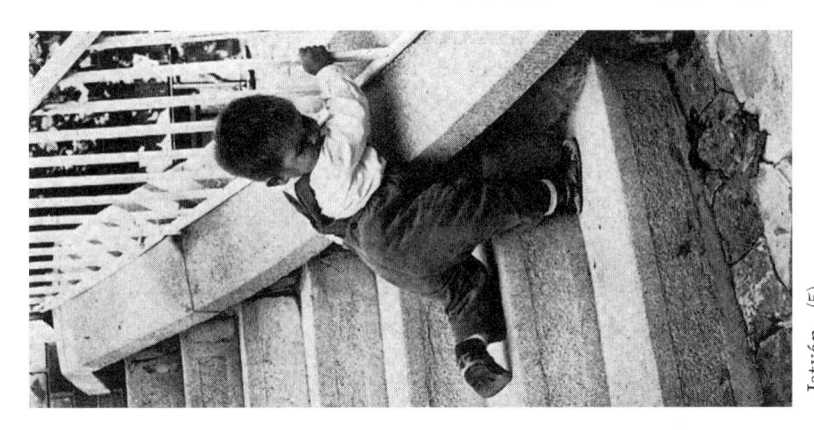

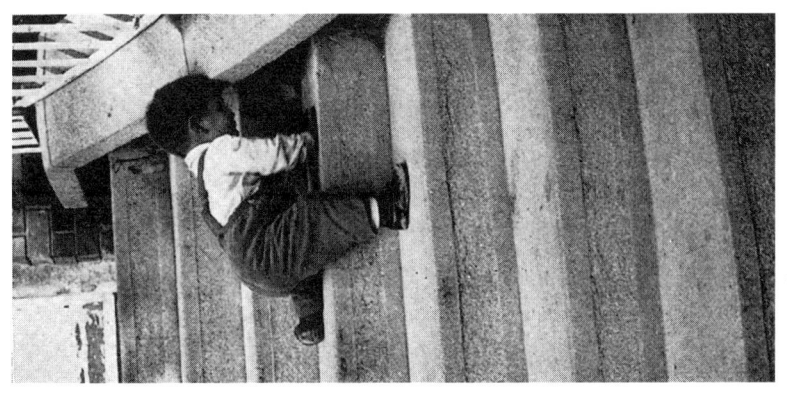

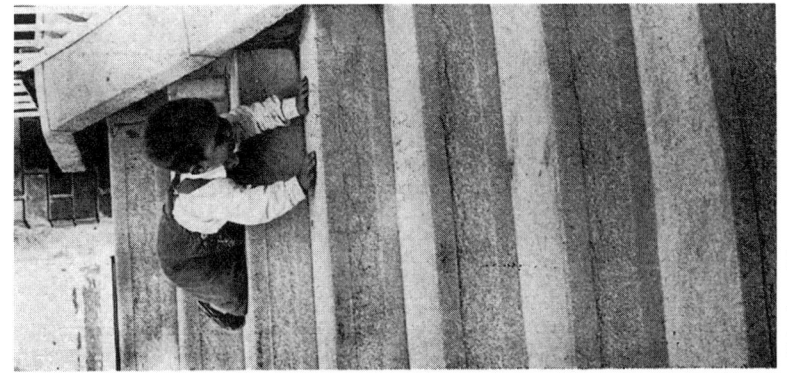

4 自己誘導的動作に基づく運動技能の学習　105

István (3)

István (4)

István (5)

撮影を担当していただいた,写真技師,当研究所の共同研究者 Marian V. Reisman 夫人に感謝する。

文　献

1. This paper is an abridgement of the book: "Adatok a csecsemo mozgásának fejlodéséhez" (Data on the gross-motor development of the infant.) Published by the Publishing House of the Hungarian Academy of Science, Budapest, Hungary 1969. Short summaries of earlier versions were published in *The Journal of Genetic Psychology*, 1968. 113. 27-39.; and presented at the XVIII. International Congress of Psycsology, Moscow, 1966; The XVI. International Congress of Applied Psychology, Amsterdam, 1968; The Sixth International Study Group on Child Neurology and Cerebral Palsy, Oxford, 1968.
2. ANDRE-THOMAS & AUTGARDEN, S.: Psycho-Affectivité des premiers mois de nourisson. Masson et Cie Éditeurs. Libraires de l'Académie de Médicine, Paris. 1959. Pp. 117.
3. BARKOCZI, I.: Adatok a csecsemok manipulációs fejlodéséhez. Pszichológiai Tanulmányok, 1964. 6. 65-80.
4. BAYLEY, N.: Manual of Direction for an Infant and Preschool Scale of Motor Development. Child Study Center. Institute of Human Development. University of Calif., Berkeley, 1961.
5. BERGERON, M.: Psychologie du premier âge de la naissance à trois ans. Presses Universitaires de France, Paris. 1961. Pp. 85.
6. BOUFFARD, P.: L'enfant jusqu'à trois ans. Édition du Seuil. 1965. Pp. 19-24.
7. BOWLBY, J.: Child Care and the Growth of Love. Penguin Books, London, 1957. Pp. 34.
8. Brennemann's Practice of Pediatrics. Hagerstown, W. F. Prior Company, Maryland. 1957. I., Chapter VIII. Pp. 11., Chapter IX. Pp. 4., 9., 16.
9. BROCK, J.: Biologische Daten für den Kinderarzt. Springer Verlag. Berlin-Göttingen-Heidelberg. 1954. II. Pp. 734.
10. BRUNET, O. & LEZINE, I.: Le développement psychologique de la première enfance. Presses Universitaires de France. 1951.
11. BUHLER, CH. & HETZER, H.: Kleinkindertests vom 1. bis 6. Lebensjahr. Johann Ambrosius Barth. München. 1953.
12. COURT, S. D. M.: The Medical Care of Children. London, Oxford University Press, New York, Toronto. 1963. Pp. 212.
13. DAVID, M.: L'enfant de O à 2 ans. Éduard Privat, Éditeur. 1960. Pp. 25.
14. DEBRE, R., LESNE, E. & ROHMER, P.: Pathologie Infantile. Doin et Cie. Paris, 1954, I. Pp. 26., II. Pp. 773-774.
15. DENNIS, W. & DENNIS, M. G.: Behavioral Development in the First Year as Shown by Forty Biographies. *The Psychological Record*, 1937. Vol. 1. No. 21. Pp. 349-361.
16. DENNIS, W. & NAJARIAN, P.: Readings in Child Psychology. Prentice-Hall, Inc., Englewood Cliffs, N. J. 1963. Pp. 329.
17. DIECKHOFF, J.: Pädiatrie und Ihre Grenzgebiete. Edition Leipzig, 1965. I. Pp. 15., II. Pp. 938.
18. FRONTALI, G.: Manuela di Pediatria. Edizioni Minerva Medica S.A. Torino, 1954. Vol. 1. Pp. 160.

19. GESELL, A.-AMATRUDA, C.: Developmental Diagnosis. Harper and Row, Inc., New York, 1964.
20. HELD, R.-FREEDMANN, S. J.: Plasticity in Human Sensorimotor Control. *Science*, 1963. Vol. 142. No. 3591, 455-462.
21. HELD, R.-HEIN, A.: Movement-Produced Stimulation in the Development of Visually Guided Behavior. *J. Comp. Physiol. Psychol.* 1963. Vol. 56. No. 5. 872-876.
22. HELD, R.-REKOSH, J.: Motor-Sensory Feedback and the Geometry of Visual Space. *Science*, 1963. Vol. 141. No. 3582. 722-723.
23. HELD, R.-BAUER, J. A. JR.: Visually Guided Reaching in Infant Monkeys after Restricted Rearing. *Science*, 1967. Vol. 155. No. 3763, 718-720.
24. HERZKA, H. S.: Das Gesicht des Säuglings. Schwabe und Co. Verlag, Basel-Stuttgart, 1965. Pp. 14-17.
25. HIRSCH, M.: A szüloktol elszakadt, gyermekotthonban, majd családi környezetben nevelkedo gyermekek személyiségvizsgálata. Pszichológiai Tanulmányok, 1964. 6. 595-614.
26. HOLT, L. E.-MCINTOSH, R.: Holt Pediatrics. Appleton Century Crofts Inc., New York, 1953. Pp. 24.
27. HURLOCK, E. B.: Modern Ways with Babies. J. B. Lippincott Company, Philadelphia, 1937. P. 68.
28. HURLOCK, E. B.: Child Development. McGraw-Hill Book Company, New York, 1964. P. 117.
29. ILLINGWORTH, R. S.: The Development of the Infant and Young Child, Normal and Abnormal. E. and S. Livingstone Ltd., Edinburgh, 1960.
30. ILLINGWORTH, R. S.: An Introduction to Developmental Assessment in the First Year. Little Club Clinics in Developmental Medicine 3. National Spastics Society, London 1962. P. 26.
31. KOUPERNIK, C.: Développement psycho-moteur du premier âge. Presses Universitaires de France, Paris. 1954. P. 59.
32. KOZPONTI STATISZTIKAI HIVATAL: Az egészségügyi helyzet 1963-ban. Statisztikai idoszaki közlemények 1964. P. 27.
33. LANDRETH, C.: The Psychology of Early Childhood. Alfred A. Knopf, Inc., New York. 1959. P. 82.
34. MCGRAW, M. B.: Neuromuscular Development of the Human Infant as Exemplified in the Achievement of Erect Locomotion. *J. Pediat.* 1940. 17. 747-770.
35. MCGRAW, M. B.: Neuro-motor Maturation of Anti-gravity Functions as Reflected in the Development of a Sitting Posture. *J. Genet. Psychol.* 1941. 59. 155-175.
36. NELSON, W. E.: Textbook of Pediatrics. Saunders Company, Philadelphia, 1964. P. 45.
37. PIKLER, E.: A prevenció általános kérdéseirol a bölcsodekben es csecsemootthonokban. Népegészségügy 1955, 36. évf. 2. 31-38.
38. PIKLER, E.: Az etetéstechnika néhány részletkérdése. Gyermekgyógyászat 1958. 4-6. 121-123.
39. PIKLER, E.: A hospitalizáció elleni küzdelem egyik részletkérdéserol. Orvosi Hetilap 1966, 4. 166-168.
40. PIKLER, E.-TARDOS, A.: Megfigyelések a csecsemo nagymozgásos aktivitasanak alakulásáról az oldalrafordulastol a biztos járásig. Magyar Pszichológiai Szemle 1968. XXV. 1-2. 69-86.
41. PIKLER, E.-TARDOS, A.: Some Contributions to the Study of Infant's Gross Motor Activities. XVI. International Congress of Applied Psychology, Amsterdam. Swets and Zeitlinger, 1969.

42. PROVENCE, S.-LIPTON, R. C.: Infants in Institutions. International Universities Press, Inc., New York, 1962. P. 48.
43. RUBINSTEIN, SZ. L.: Az általános pszichológia alapjai. Akadémiai Kiadó. 1964. I. P. 324.
44. SHIRLEY, M. M.: The First Two Years. Minnesota University Press, Minneapolis, 1933. Vol. 1.
45. SPOCK, B.-REINHARDT, J.: A Baby's First Year. Pocket Books, Inc., New York, 1962. P. 43.
46. TARDOS, A.: A 3-12 hónapos csecsemo optikus és taktilmotoros viselkedése. Magyar Pszichológiai Szemle, 1967. XXIV. 1. 57-70.
47. WHITE, B. L.-HELD, R.: Plasticity of Sensorimotor Development in the Human Infant. Readings in Child Development and Educational Psychology. Ed. by Judy F. Rosenblith and Wesley Allinsmith, Boston, Allyn and Bacon, Inc. 2nd ed. 1966.

5

乳児期からその後の年齢段階にわたる
心理・行動的脆弱性の要因

　この章の目的は，児童の発達，とりわけ，行動パタンにおける欠陥と障害にかかりやすいことについてのわれわれの考えにはいりこんでしまっているある種の絶対論に対して反論することである。それは，乳児期の機能性に関係している正・負の両方の要因を目立たせ，そしてその後の年齢段階の劣弱性の指標として乳児期の脆弱性（被障害性）がどの程度有効であるかを見出すことを意図した研究に基づいている。"vulnerability"（心理・行動的脆弱性）という用語は，傾向性の概念と呼ぶことができるものであって，必ずしも最適の機能からの変異の存在を叙述し，あるいは与えられたケースのその後の年齢段階の障害を予測することではなく，予測できないような条件の発生に依存して，子どもの生活に影響があらわれるかどうかの可能性を示すような傾向性の概念である。ここでは，普通の使い方に従って，ストレス条件下における機能の障害の可能性に関して言及する。"ストレス"は，心理学者による研究問題としては，比較的新しいということを知ることは興味深いことである。われわれは，ストレス ということばの 意味についての 十分な定義を，まだ持ち合わせていない。それが，最初にみられたのは，Grinker と Spiegel が第2次大戦中(1945)の研究の副産物である *Men under Stress* を出す少し前，1944年の *Psychological Abstracts* の索引の中においてである。その前年に，たしかに，これらの現象を扱っていた。それ以来，ストレス効果とストレスに対する感受性についての研究が増えてきた。しかし，その多くは，その問題のほんの一側面を扱っていた。たとえば，ストレスの生じる条件，ストレスの徴候，ストレス感受性と身体的，心理学的特性との関係など。Lazarus による *Psycho-*

logical Stress and the Coping Process (1966) という最近の著書は，この種の研究を概観している。

本研究は，乳児と幼児についての研究からの資料を扱っているという意味で特色をもっているが*，むしろこれまでの研究との違いは，1つの問題の違った側面を扱おうとしているということの方がより重要な問題であるかもしれない。その資料は，テストと測定の結果ばかりでなく，行動の観察記録を含んだ多くの研究から得られたものである。また，記録された行動が，実験的研究の目的のために設定された場面においてよりも，むしろ比較的自由な場面で生じているような研究とも異なっている。Wright, H. は，児童心理学の分野で，この種の研究を扱っているし (1960, 1967)，Tinbergen は，動物の行動の分野で，その重要さについての写真例を提供している (1965, p.130)。この論文で扱われた研究は，このような研究からの資料が―量的にはとらえにくいが―研究の新しい分野を構造化し，妥当な変数（多くは，実験室の統制された条件下で扱われるべき）を発見するという面で，重要な部分をなすという確信からなされている。このような接近は，おそらく，同じ分野の初期の研究から生じた明白な矛盾を解消する最も直接的方法を与えるものと思う。

本分析は，著者が参加した2つの研究（乳児および幼児に関する）の叙述から始まる。この両研究とも Kansas 州の Topeka にある Menninger 財団と国立精神衛生研究所の援助をうけ，そして多くの著作物に述べられた (Escalona と Leitch 1952, Escalona と Heider 1959, Murphy 1962, Heider 1966)。「乳児研究」の資料が，その年齢段階の心理・行動的脆弱性を規定するストレス感受性とストレス抵抗性とのバランスにとって重要と思われる要因を明らかにするために，ここに利用される。第2の研究の資料は，最初の被験者の何人かについての幼児期における記録である。この2つの研究資料は，違った年齢段階にある同一事例の心理・行動的脆弱性の水準とその脆弱性の影響の軌跡の比較を可能にする。そして，このほかに，これらの資料は，個人の発達の特殊な時点での全体的な様相とかかわって，同じ要因が肯定的または否定的可能性をも

---

* 初期のほとんどの研究は成人についてであったが，重要な1つの例外は，1930年代の Elizabeth Duffy による幼児に関する一連の研究である (1930, 1932a, 1932b)。

5 乳児期からその後の年齢段階にわたる心理・行動的脆弱性の要因　111

つかもしれないことを示す。同一の子どもを扱った2番目の研究をみると，脆弱性に関しているとみられる要因に関していえば，このような相対的価値についての示唆が得られる。

「乳児研究」は，Menninger 財団のスタッフである Sibylle Escalona と Mary Leitch により，1947年に始められた。その被験者として，"正常な，健康な，よく発達している"128名の幼児が扱われた。それらは，生後4週から32週の範囲にある，各4週間隔毎の各々男児8名，女児8名からなっていた。Lois B. Murphy による幼児の研究は，「乳児研究」で扱われた子どもが，3歳，4歳，5歳のときになされ，31名の最初の被験者が含まれた。それらは，接触がなされた夏期の都合によって偶然的に選ばれた。これは，個々の子どもについての集中的研究が意図されたので，規模が縮小されたのである。より小さい年齢段階で，各々の子どもは，計画的保育の中で4時間程，母親と一しょに観察された。このとき，子どもの生育歴や家族状況についての情報が得られた。そして，その子どもについての詳細な観察は，面接者と2人の観察者—小児科の訓練を受けた1人の精神科医と2人の心理学者—からなる1チームによってなされた。さらに，この面接と観察は，補助的情報を得るために，また普通の条件での乳児の行動を観察するために，このチームの一員が家庭訪問することによって1週間継続された。小児科検査と心理学的検査は，この接触の期間になされたが，それは，これらの乳児の発達が正常であることを確かめるためと，また，乳児の観察状況に多様性をもたせることにもなるからである。

幼児研究の間，31名の被験幼児は，違った検査者によって，いろいろな場面で何度も観察された。研究スタッフのもう1人のものが，子どもの行動と子どもと検査者の相互交渉を記録するために，各セッションに配置された。通常，このシリーズは，寛容な女性の検査者が心理テストをうけもつ2つあるいはそれ以上のセッションで始まる。そこでは，子どもの認知機能についての標準の情報を得て，また，子どもがどのように成功と失敗経験に対処するか，さらに比較的に構成された場面での新しい課題をどう処理するかを観察する機会を与えるような方法で，心理テストが施行される。いくつかの投影法テスト（ロールシャッハテストと CAT など）も，より事務的に，より時間的に制約されて，男性の検査者によって行なわれた。"Murphy のままごと人形遊び"(Lois

Murphy's Miniature Life Toy procedure) (Murphy 1956)は，子どもが自分で材料を組織し，遊具を使う責任をもてる比較的非構成的場面を提供してくれた。しかるに一方，精神医学的セッションは，かなりいろいろな感情を生じさせる男性の検査者との相互交渉を含んでいた。もっとも，その場面は，いつもは，子どもにとって心地よいものとしているのだが。小児科検査は，地区の病院にある州の保健センターの検査室で，女性の医者によってなされた。また，体づくりの研究の目的をもって Sheldon の同僚による研究がしたように (Sheldon 1940)，たいていの子どもにとってある程度のストレスを含むある範囲の経験が与えられた。このセッションの他に，子どもたちが一しょに観察されるいくつかの場面があり，そしてさらに，子どもたちの家族や近所の遊び友達と一しょに観察される任意の家庭訪問が設けられた。

　母親と子どもの双方の過度の緊張をさけるための配慮が研究のどの面でもされたが，子どもによって異なってはいるものの，ストレス効果はさけられなかった。はじめての人とはじめてのところへ母親と共に，あるいは，母親はともなわず，行くということは，たいていの子どもにとって，ある程度の緊張を生じるように思われた。何人かの子どもにとっては，母親が一しょであろうとなかろうと，最初のセッションは，もっともストレスが強いようだった。他の子どもは，母親がそばにいた最初の段階では，平気で，そして，破局は，母親が子どもを1人だけにしようと決めたときに，はじめて生じた。何人かについては，構成テストは，その子どもたちに安息を与えたように思われたし，他の子どもには，その課題は，ひどく脅威であった。さらに，何人かの子どもは，自由にされることと，プレイセッションのたくさんの玩具をひどく喜んだ。しかし，他の子どもでは，はじめ圧倒されていた。ある子どもは，接触がおとなに限られるかぎり，比較的落ちついていたが，よく知らない子どもと一しょにいるとひどく苦痛を示した。何人かの子どもにとっては，身体検査のため裸になることが強いストレスであり，一方，他の場面でいやがった何人かは，これを普通にやった。ストレスに対する感受性の差異，ストレスが特徴的に現われる状況，その対処の方法が，記録の重要な部分をなしていた。また，幼児期のこのような材料は，各々の子どもの評価の基礎資料として十分役立ち，前の評価で考察されていたいくつかの要因を検討するのに都合がよかった。その子ども

5 乳児期からその後の年齢段階にわたる心理・行動的脆弱性の要因　113

たちが第2の研究で観察されるまで,「乳児研究」からの記録はしまっておかれ, 1人の新しい研究スタッフを除いて, みんなが, どんな子どもか, どんな家庭状況かの知識は一切もたずに, 子どもたちの評価がなされたことに注目されるべきである。

　これらの多くの行動記録の資料を処理する方法は, 1人の子どもの全記録の詳細な判断によって, 適当な変数を設けて, そして, 子どもの行為と言語化のすべての例と各々の変数に適切と思われる観察者の批評を一しょに提示することであった。たとえば"感覚的反応"のところでは, 赤ん坊が突然の音に, おどろいたり, おどろかなかったりすることについて, 音の強度とか音源とか赤ん坊のその時の状態——彼は, 眠そうにしていたか, 目を覚ましたか, その時, 気げんがよかったか, いらいらしていたか——と一しょに, 乳児期の資料からとられた。また, さらに, 赤ん坊が家族の騒音にどのように反応したか, 何が彼の眠りを妨げたかについて母親のコメントがあり, また"Steveは, どんな刺激にもおどろかない赤ん坊である"という観察者の簡単なコメントもあった。1つの項目に含まれるあらゆる情報が次に調査され, そして5段階に評価された。

　この研究の弱点は, 乳児の資料の大部分と幼児の資料のいくつかの変数についての最終的評価は, 著者1人によってなされたことにある。これは, 研究費用の関係で, 比較評価するに要する時間を他の人に与える余裕がなかったからである。しかしながら, 評定がなされる資料は, 独自の記録と全体的評価をした何人かの訓練を受けた観察者の記録からつくられたこと, テストと測定の結果を利用できること, 乳児期の資料より, より多く幼児期の資料の分析と評価が, スタッフ以外の者または, 研究メンバーのチームによりなされたという事実が, 方法の信頼性を支える。——たしかにこの研究は, これからのもっと統制された研究のための仮説を示唆するという点で大いに役立つ探索的研究の範疇にいれられるといえるけれども。

　これらの研究 (Heider 1966) から得られる材料に基づいた脆弱性についての最初の研究の出発点は, ストレス場面の諸側面に対する子どもの感受性の程度の差異について, 幼児期のセッションにおいてなされた観察であった。また, 多くの子どもは, ストレスの高い感受性を示そうと示すまいと, 多くの領域に

おけるより，むしろ1つの機能領域に一定して影響を示す傾向があった。たとえば，自分の身体をいじることでストレス効果をひどく示す子どもがあり，また，それが話し方の中に示される子どもがあった。その変化が運動のコントロールの面の悪化であるとき，ある子どもでは，より大きな身体運動の面で最も著しい障害がみられ，他の子どもでは末梢的協応の面でそうであった。会話における変化は，どもりや口ごもりという面でみられ，また，会話のひどく不快な制止であるような面や，あるいは音声の質の大きな変化の中にみられるだろう。また，知覚の明瞭性のひどい損失，あるいは空間的定位の損失を示す子どもがあるが，行動のこの側面は，しばしば活動を続けることでおおいかくされてしまい，そして，われわれが利用できる材料でそれを研究するには，その損失の有無について十分な証拠をもっていないように思われる。

　幼児期の子どもの行動の悪化の観察は，乳児期から幼児期までの行動の型の連続性に関する2つの特殊な問題を導き出した。第1に，より早期の記録は，3歳または4歳あるいは5歳の時にストレスによりひどく影響を受けやすいと思われた子どもたちは，この点でやはり，乳児期においても特に脆弱であったこと，またその逆も示すだろうか。第2に，より初期の記録は，会話や運動面のどちらかで主にストレス効果を示した幼児は，乳児期に同じ傾向を示しただろうか。

　2つの年齢段階で比較される全体的評価のために各々の子どもについてなされる一連の評価を少なくするために，変数は，3つの総合的題目に分類された。そのうちの2つは，Equipment「能力」と Management Process「対処過程」と称される子ども自身の機能的パタンの側面である。最初の変数は，エネルギー水準，感覚的反応性，自律的安定性のような要因を含み，2番目のものは，後の年齢段階で，対抗的防衛的行動と呼ばれるような要因を含み，周囲の事物に手をのばし利用しようとする子どものレディネスと子どもがストレスフルな状況に対処する仕方に関係している。3番目の項目は，Environmental Factor「環境要因」と呼ばれ，主に，子どもに作用する社会的要因に関係していた。その大部分は，母親の全体的安定性とその特殊な子どもの要求と気質に対する彼女の受けとり方に関係したものである。

　変数についての明らかに探索的選択について，いくつかの点が注目されるべ

5 乳児期からその後の年齢段階にわたる心理・行動的脆弱性の要因 115

きである。いくつかは，以前の研究に暗示され，あるいは，理論的仮説，特に精神分析学的理論からひき出される仮説に基づいている。たとえば，これは感覚閾に関するいくつかの変数についてそうである。違った条件のもとで判断されるとき，たとえば，乳児の活動水準のような興味を証明する他の変数は，乳児の資料の研究から引き出され，決して，先験的項目リストには含まれないだろう (Heider 1966, pp.32—34)。さらにいくつかの要因はストレスに対する感受性の原因として，また，ストレス場面が存在することの指標としてみられる。他の場合，たとえば，乳児段階での環境という項目の下で，"breast feeding（母乳による育児）に対する母親の態度"は，"一般に自然の機能に対する母親の態度"の特別の場合にすぎなかった。しかし，母―子関係に特別に関連しているから，別個に検査される価値があると思われた。

その変数の評価もまた，この研究の主要な特性を反映していた。それらは，5点法でなされた。その変数は，先の研究と，もとの資料のもつ観念に従って評価される理論的考察とから引き出される。——他の要因の評定は，われわれ自身の資料についての予備的分析に基づいているが——。"母親の乳児の自律についての関心"というような価値の判断が直線的にみられるような場合，1という評価は，非常に好ましいものと考えられ，5は非常に好ましくない。他の場合，たとえば"感覚的反応水準"では，1という評定をもつ最大反応をする子どもと，5という評定をもつ自分の環境の光景とか音に対して相対的に無感覚と記述される子どもは，平均的評定をもつ子どもより，より機能的に好ましくないように思われた。

この仕事は，31名についての詳細な研究が，2つの年齢段階での決定的評価は単一の項目の価値の総和によるよりむしろ変数の複雑な構造によって決められるということを示す度合によって，さらに複雑なものになった。たとえば，母親との身体的接触は，適度の皮膚の感受性をもつ子ども，あるいは多くの制限を喜こぶ子どもにとっては，母子関係の好ましい側面であるかもしれないが，ひどく敏感な皮膚の子や身体運動の自由を望む子にとっては，そうではないだろう。たとえば，Bell は，別の特徴をもつ子どもは，同じ母親から違った扱いを欲し，またしばしば違った扱いを引き出すという特性を指摘した (1968)。全く，このことは比較的少数例についての予備的調査において，各々の子ども

の脆弱性の確実な数量的指標を決めることを試みることは，意味がなかったということを意味する。その代り，全体的評価は，3つのカテゴリー(Equipment, Management Process, Environment) の各々にあげられる変数の型式について，子どもと母親の扱い方との関係のカテゴリーと交差的カテゴリー内の要因間の関係を考慮しながら，行なわれた。各々の年齢の31名の子どもは，全体的脆弱性の5つの水準に分けられた。3つのカテゴリーにおいて否定的評価をもつものは水準Ⅰ，また肯定的あるいは中性的評価のものは水準Ⅴ，その他はその中間の水準にいれられた。

　各々のカテゴリー内に含まれる変数のすべてのリストは，原著論文に示されている (Heider 1966, pp.171—213)。次に示されるものは，乳児の評価において最も重要であると証明された変数のリストである。いくつかは，大体のところ確かめられ，その他は，変数の名称の一般的な使い方をこえて理解され，より詳細に叙述された。これらの叙述は，しばしば評価の際に考慮された変数の関連性についての意見も含んでいる。

能力変数(Equipment Variable)
1. 体格（身体構造の判断による），運動エネルギー，疲労性。
2. 内臓機能（小児科検査の結果と母親からの資料による）。この要因は，それ自身重要なもので，子どもの経験の部分をなすストレスの指標と考えられた。Erikson の子どもの身体歴と"基本的信頼"のような態度の発達との関係についての討議は，この要因は単なる身体的結果以上の意義をもつということを示唆した (1950, 1959)。
3. 感覚的反応性。この要因は，子どもが環境と交渉するのに，それ自身重要である。感覚器官を"保護壁 (protective barrier)"とみた Freud のその扱いは，Frank の触覚的感受性についての単行論文や他の研究が行なったと同じように，この要因を1つの中心的変数であることを暗示した。感覚的反応性の評価における1つの努力は，高い感覚閾と，防衛的操作により生じた低い閾になることとを区別することにむけられた。Bell (1968) の研究と Escalona と Heider (1959) の研究は，感覚的反応性の判断におけるいくつかの特別の問題を示した。われわれの資料は，明らかに身体的に健康である

ことと不均衡にも著しく疲労しやすいのは,感覚的反応性の要因が防衛的統制によって,子どもを犠牲にして,支配されているという指標であろうと示唆した。すでに気づかれたように,この要因の評価は,たいてい非直線的なものであった——その尺度の中央に近いところに最適の点数をもっているが——。

4. 動因水準。"動因水準 (drive level)" と呼ばれる要因——それは多分,精神分析学的用語では外的充当 (external cathexis) と同価である——は,子どもが知覚的に身体的に外的世界に対処する程度,身体的活動面での子どもの興味の度合(たとえば,新しい運動技能の習得における),知覚的対象として自分自身の身体に対する興味の度合を示した。

この要因の評定は,感覚閾の評定と同じく,2つの極端な評定値の間のどこかに最適点をもつ,非直線的なものであった。その表は,各々の子どもの評定値と特に高い充当と特に低い充当の領域の指標を含むものであった。

動因水準は,ある子どもにおいては,防衛的統制により低下されるように思われる。これに関する各々の子どもについての証拠は,部分的には子どもの一般的健康と元気さが考慮されるときに不釣合にみえる疲労しやすさについての事柄であった。

5. 活動水準 (Activity level)。活動水準の評価は,乳児と母親と一しょの最初のセッションの間に,観察チームの各々によってなされ,また,全体的な調査記録類によって補われた。これらの評価は,その子どもの同年齢集団での活動に基づいていた。極めて活動的とされた生後4週児は,適度の活動性をもつ生後32週児よりは,動きが少なかった。予期しなかった1つの要因が,活動水準の資料の分析から引き出された。何人かの乳児は,彼らが目ざめているときも眠っているときも彼らの年齢集団内で,ほとんど同じ評価順位を与えられるということがわかった。他の子どもは,それらの順位に著しくくいちがいを示した。この差異と "成長機能のゆるやかさ (Ease of vegetative functioning)" における差異との比較は,この両者間の有意な関係を示した。出生時から特別の事故なしに身体的発達がすすんでいる乳児は,目ざめているときも眠っているときもほぼ同じ水準を示す傾向があった。(著しい身体的障害歴をもつ乳児は,同じ年齢集団の相対的活動水準に比べ,両条件で差

を示す傾向があったが——。）そのようなずれを示した子どもの例は，Terryである。この子どもは，活動的で，眠りこませるのにひどく困難をもっているし，ほとんど駆りたてられているような赤ん坊であるが，一度，眠りこむとほとんど動かず眠っていた。他の例は，Vernon である。この子どもは，手がかかり，ほとんど抑制された赤ん坊で，目ざめているときの活動水準は年齢に比して低いが，眠っているときは高い子どもであった。彼は，あたかも極めて普通の様子で，自由に活動することができるようであったが。これらの子どものどちらも，成長機能の変数について，高い望ましい得点を得られなかった。前者は5，後者は3と評定された。

　もちろん，これらのサンプルは，一般的妥当性をもつものとするには，少なすぎたが，それは，この研究の肯定的指標として睡眠時・覚醒時の同一活動水準と，否定的な活動水準の不一致とを論じる根拠として採用された。この他に，明らかに高い感覚閾と過度に高い疲労性をもった低い動因の結合のような，この関連性は，この年齢期間の精神分析理論の防衛機制のようなある操作を示すということが可能なように思われる（Anna Freud 1946）。

　3つの要因，つまり，感覚的反応性と動因水準と活動水準は，能力要因の評価において相互に関係させてみなければならないということに注目すべきである。高い感覚的反応性は，たとえば，子どもが効果的で快適な機能点以上に自分自身を活動させるような高い動因と結合していた。また，活動水準の変化は，これらの要因と検討中の領域の機能の容易さとの関係を意味した（Heider 1966, pp.76—77）。

6. 発達水準のバランス。今までの研究は，発達的なばらつきは，脆弱性についての資料であるかもしれないことを示し（Leitch と Escalona 1949, Hellersberg 1957），そして，乳児は，Gesell の発達尺度の4つの領域の発達の一致度が評価された（運動，適応，言語，対人的社会的行動）。そこでは，4つの領域の発達がそろっていることが望ましいとされ，不一致は望ましくないと考えられた。

7. 機能的安定性。この用語は，子どもが支配されていて，彼らが大なり小なりうまくやっていけるような自律的，運動的，感覚的機能の面での大きな変化から解放されているという意味で使われている。この要因は，高い安定性

を示す評価1と低い安定性を示す評価5のように直線的変数として考えられた。これと関連して、特徴的に安定性の損失を示している分野が図示された。ひとりのある子どもは、外部刺激に高い感受性を示し、別の子どもは、著しい心臓血管系の変化を示し、また、他の子どもは運動統制を失ったりした。

8. これらの要因に加えて、いくつかの資料があったが、評価の基準資料になるほどのものではなかった。それらは、知的発達に関係して精神分析学的理論で扱われる反応における"遅延傾向 (Tendency to delay)"を含んでいる (Hartmann 1958)。いくつかのケースでは、それは、評定の目的である活動水準から区別され得なかった。何人かについては、それ自身明白な要因で、したがって適切に評定された。

別のそのような要因は、"最大、最小分化の領域 (Areas of maximal and minimal differentiation)"と呼ばれ、ある子ども（たとえば、16週の Ray）は、人によって違って反応し、しかも、事物に対しひどくステレオタイプであるのに、他の子どもは、特殊な点に注目し、人に対して比較的関心がうすいようにみえるというような事実に関係していた。

2, 3名の子どもに著しくみられた3番目の要因は、ひどく強いものよりも刺激の他の面に対して不快を示すような反応傾向である。たとえば、Brennie（28週児）は、むしろ余り強くない音におどろき、他の子どもがおどろくようなより高い音には、全く関心を示さないようにみえた。

環境処理の過程 (Management processes)

management 変数と呼ばれるものは、以下の3つの項目に分けられる。1) 子どもが、相対的に、受動的に不快と欲求阻止に直面するような項目。2) 子どもが、積極的なやり方で状況に対処するといった項目。3) 子どもが、特別の援助者を利用する場合のような重複した項目。これらの項目の主なものは以下のとおりである。

受動的方法

1. エスケープ。何人かの子どもは、用いられた状況の中で最もストレスフルな場面では、その場からのがれる方法を見出した。何人かにおいては、観察

者が，単にまばたき反射というより，いくらか故意にしていると描写するようなやり方で，目を閉じることがみられた。他の子どもは，実際にはひどいいらいらを生じるような心理学的検査や小児科検査の最中に，眠ってしまった。
2. 回避。他人に気げんよく反応している間，特定の刺激または刺激事物をいやがるように思われるときに生じる行動と似ているがもっと分化した種類のもの。これは，輝いているコップをみて，最初に少し不快を示したとき，8週児の Darlene におこった。それから，2度目に見せられたとき，それに少しも注意を向けなかった。しかし，赤い立方体を示されたときは，すぐ注意を向けた。検査者はこのかなり変った行動を"ものに関心を向ける彼女の能力からすると，どうしてそれをさけたのか，私にはわからない"と批評した。
3. 代りのものの受容。何人かの子どもは，一度1つの物を手にすると，それを手ばなすことにかなり困難を示した。しかし，2人の32週児の間に，おどろくほどの違いがあった。つまり，Tommy は，ある事物と他のものと容易に交換したが，Terry は，最初のものをしっかりにぎりしめていた。

積極的方法
1. 自己主張。4週児にすら，泣き声が湧出的で全心的抗議であるものと，行動が不満を自分にぶっつけているようなすすり泣きで特徴づけられる子どもとの間に，明白な差異があった。
2. 拒否。望まないものを与えられたとき，積極的に拒否する子どもと回避と叙述されるようなやり方を示す子どもとを区別することは可能であった。欲しない食物を与えられた場合，ある子どもは，単に頭をそむけるし，他の子どもは，その食物を吐き出し，あるいは，もう少し上の段階の子どもは，スプーンやボトルを押しやる。
3. やりとげようとする活動。28週の Sally は，母親に抱かれているとき，からだをゆり動かす活動を始めたり，すべりおりたり，母親に部屋を歩くのを助けてもらったりした。同じようなことで興味深いのは，もっとあいまいなケースである Vivian である。4週目に，彼女が，自分自身の心地よい寝ぐらをつくるまで，ベッドの中で動きまわるように見えた。

援助者の利用

1. 何人かの子どもは，他の子どもがひどく不快になるまで出来ないのに母親からなぐさめをもらうことを容易に得た。この要因の評定は，もちろん，子どもの要求についての母親の意識と母親の反応の感受性の違いによって混乱させられた。
2. 自身の機能の利用。摂食，指吸い，近くの事物に触れること，自分自身のからだのリズミカルな動き，あるいは音声化などによって，なぐさめ（快）や援助（支持）を得た子どもは，他の子どもが欠いている能力をもっていた。たとえば，Sheila は，4週目に，一生懸命に知覚的活動をすることによって，自分自身気をまぎらわしているようにみえたし，8週目の Greg は，光と色をみることによってなぐさめを見つけた。もっと高い段階では，この能力は，腹のすいたあるいは不きげんな子どもが，外界の，多分，人間に関係することによって，彼の基盤を広げていくようなやり方で示された。

環境変数(Environmental Variables)

この年齢での環境の要因は，絶対的な意味ではなく，特定の子どもが欲求していると思われるものを母親が与えるような場合，子どもが受けているマザーリングの質の問題である。もちろん，この要因は，母親自身と彼女の個人的事情についての情報を含んでいる。これらの諸要因をできるだけ摘出するために，3つの項目があげられた。つまり，1)母―子関係，2)母親個人，3)両親間の関係の3つである。各項目であげられるものは，すべて同じように重要であるというものではなく，また，かなり重複しているものもある。乳児の性別についての親の満足度のように，そのいくつかは，一連の記録から思い出され，そして，子どもに対する母親の感情についての，観察者には評定しにくい印象から評定されているので包括された。

母―子関係

1. 幼児の要求についての意識。ある母親は，子どもの状態にかかわりなく，自分が眠れなくなるといつでも，子どもの位置をかえるか，動く自由が大切な子どもの動きを抑制した。一方，他の母親は，ほとんど自然に，赤ん坊の気性とそのときの状態に自分の行動を適合させた。

b. 母―子の生存力 (viability)。この用語は，母と子の間の基本的な生理学的，心理学的調和を叙述するために，Lois Murphy によって使われた。Schaefer は，ある年齢段階の子どもに適切な母親の行動は，他の年齢段階の子どもにはそれほど適しないだろうというようなことを指摘している (1960)。われわれの資料において，この要因は，一般に，生まれがよいかあるいは普通の母親の特性としてみられるやさしさと穏やかさのようなものより重要であると思われた。たとえば，Lennie（生後4週目）は，子どもの扱い方の面で，ある"がん固さ"を示す母親をもっていた。Lennie は，彼の母親の男児を望むことを十分満たすようなしっかりした，またがっちりした赤ん坊であった。そして，2人の関係は，普通の意味での，単に感受性があるというより健全に思われた。対照的なのは，Tommie であった。彼は，敏感で，活動的な赤ん坊であった。この子は，上品で，感じやすく，やさしいといわれるような特性を示す母親をもっていた。このケースの場合，観察者は，Tommie の活動的で強欲な性質は，少し強い育て方で変ると思った。

2. 赤ん坊の受容度。1という評定は，かつて母親も自身捨て子であって，そして"これは，私の肉と血を分けもつ最初の人間である"と言って，目を輝かせる母親の大喜こびの感情に対してなされた。2は，いく分，情味がないが，一応，あたたかく，積極的な場合。3は，ひどく積極的でもひどく消極的でもない目立たない気持のよい受容に対して用いられる。4は，母親の行動とことばが，疑いとか遠慮の感情を示すとき用いられ，そして，5は，多分，その子ども自身についての明らかな不安感を表明するときにつけられた。もちろん，被験者としての希望者は，自分の子をひどく拒否している母親が含まれないように選択された。

3. 子どもの性別に対する満足度。ここでは，われわれが扱った母親には，"神さま，私たちは男児を得ました"というとともに，夫にも感謝の意を述べた大喜こびの Lennie の母親から，かわいい女の子を欲し，そして人形のように赤ん坊を扱っている Gordon の望ましくない，かよわい母親まであった。

4. 子どもの自律性の尊重。多くの母親は，子どもが眠りつく様子やどれくらい食べなくてはならないか知っていると思っており，そして子どもが提供し

ているいろいろな手がかりには，少ししか注意を向けずにいた。他の母親は，このような点では，赤ん坊を主役にして，自分のやり方を赤ん坊に合わせていた。

5. 子どもの発達ペースの受容；赤ん坊の発達を促す傾向の欠如。この要因において，1という評定は，適切な刺激を与えることの失敗を意味しないが，むしろ，母親は赤ん坊が楽しむことだけを与え，目標を課す傾向を示さないことを意味した。低い評定を受けた母親は，"もう，この子はお坐りできなくてはならない。私の妹の赤ん坊は，お坐りしている。1週間遅く生まれたのに"と典型的な批評をした。

6. 母親の人生における子どもの役割。この要因について，評定1は，1個の人間として赤ん坊をみ，特別の楽しみと賛美の対象としてみている母親につけられた。評定2は，子どもは，多かれ少なかれ，容認されている気持よい自然の関係を示した。評定3は，赤ん坊は所有物の1つとみられ，彼のために何かしなければならないというようなことを示す。評定4は，誠実な世話をすることを負担に思うこと，あるいは母親自身の要求の充足の対象とみられる場合。たとえばいつも同じやり方で赤ん坊にミルクを与え，あるいは，母親自身のいらだちをかくすために，赤ん坊をもてあそぶような母親である。5は，いく分否定的な価値をもつもので，たとえば，母親は個性をもつ子どもとしてあまり考えず，母親自身の自己愛的快楽を得るものとしているような場合。

7. 自分の子どもに対する母親の目標。評定1は，赤ん坊自身のやり方でのびのびと成長することを望む母親に対してなされた。5は，母親自身の，また母親の望むパタンに赤ん坊を合わせようとする母親に用いられた。

母親個人

この項目は，母親の本来の機能の受容，授乳に対する態度，よごれたおしめの交換，また，妊娠と分娩についての報告など，いろいろな項目を含んでいた。

両親間の関係（夫婦関係）

訪問面接の際には，両親の関係について直接かかわることは質問されなかった。しかし，接触の過程で，しばしば，家庭訪問の際に，両親が一し

ょに現われるかどうか，あるいは，彼らが，後日，主な研究セッションの間に写された写真を見に研究本部へくることを希望するかどうか確認される指標が，折々の注意により得られた。適切な質問は，子どもが生まれる前の子どもの性別に関する両親の希望の一致度とその後の子どもの扱い方や計画などについての両親の感情を含んだものであった。

幼児期の子どもの脆弱性の水準の研究に用いられた要因は，乳児期に用いられたものに従った。各々のカテゴリー内の重要な変数のリストをあげるが，それぞれについての説明はあまりしないことにした。というのは，その用語の多くは，乳児期の評価によく用いられたものか，あるいはより一般的意味をもつものであるからだ。

能力変数

1. 体格
2. 自律神経機能
3. エネルギー保存
4. 感覚的反応性と知覚。この項目の中に一般的感覚反応特性についての評定，感覚的反応の多様性の程度，感覚刺激に圧倒される度合，反対に，一定の強い感覚的性質を好むことが含まれる。
5. 運動神経の特性。この要因の評定は，活動水準，運動調節，なめらかで容易な運動機能の特別な楽しみ，運動面のストレス効果に対する抵抗，緊張の解消のための運動の利用，特別の運動機能の保持などを含んでいた。
6. 発達水準。実際のテスト結果は，この年齢期の方がより信頼性があり，乳児期のものより，より重要視された。異なる領域についてのテスト結果のバランスと発達の特別の遅速の領域は，やはり注意された。
7. 会話。発達水準は，テスト資料と行動記録から判断された。会話能力，ストレス状況下の抵抗力，会話面の固執的問題がないこと，それに緊張解消の方法として会話の利用が評価された。
8. 性的役割。この要因は，性役割の表面的受容と，また性役割のあいまいさ，あるいは葛藤からの明白な解放を含んでいた。

9. 社会的行動。社会的安定，社会的技能，社会的相互交渉への関心，それに社会的相互交渉から得ている満足度。
10. 認識機能。認識活動への集中度，方向づけの速さ，注意範囲の度合，空間的方向づけ，創造性，そして認識的明確化の要求などが判断された。
11. 想像力。子どもとの一般的接触の際と同じくままごと遊びと精神医学的遊びのセッションの際の子どもの観察に基づく評価は，想像力の程度と日常生活での想像の評定の基礎となった。
12. 情緒。この評定は，情緒の範囲，広がり，情緒的激変の頻度，そして情緒の基本的な調子を含んでいた。
13. 動因。この要因の評定は，事物と他人への関心の強さを含んでいた。達成への要求。
14. ストレスの特別の原因。見なれない状況と子どもの性質の基本的不均衡の存在が，しばしば，あげられた。たとえば，1人の4歳児は，テスト結果に示されるこの子の知的可能性とは不均衡な認識的要求と関心をもっていると述べられた。そして，1人の3歳児は，他人に対してはほとんど関心をもたず，他人からの自分への注目を強く要求した。

環境処理の過程

"Management processes" という用語は，乳児の評価に用いられ，そして，ただ Lois Murphy の "coping capacity"（抵抗力）と防衛的行動として精神分析学の方面で考えられているものを含んでいるという理解の上に使われた。それは，Dr. Lois Murphy と Dr. Alice Moriarty による coping の2つの側面の評定に基づいて判断された。その1つは，外部環境とその要請に対応する子どもの能力に関係し，もう1つは内部的統合に関係したものである。この他に，いくつかの特別の要因が評定された。たとえば，自己主張の能力，状況へ立ち向かう能力，予期しない刺激をかわす能力，圧力下でのエネルギーを生かす能力，自分の能力を有効に使う能力，外部の支えを利用する能力，回避とエスケープを利用する能力，あるいは緊張解消の積極的方法をみつける能力などを含んでいた。

環境変数

関連した環境要因は、その子どもの物質的条件、両親との関係（それは大部分母親との関係であるが）、両親間の関係、兄弟との関係、その子どもの生活における拡大された家族単位の役割などを含んでいた。"家族の雰囲気"は、経済的要求からの解放、その家族は子どもの安定を与えることについてよく考えているかどうか、そしておとなの要求を十分に満たしているかどうかを含んでいた。最後に、母親からの分離、両親の健康、子どもの身体的外傷、兄弟を含めて家族の問題、死に関係した外傷経験のような特別の条件や出来事について記録された。

これらの変数についての評定は、乳児期におけると同じく、その子どもたちが幼児になったときに、当初の対象児のうちの31名について、脆弱性の評価に使われた。次に、脆弱性の程度の持続とこの期間の脆弱性の影響の局面についての問題に答えるため、2つの年齢段階について比較された。予期されたように、2つの年齢段階でかなりの変化がみられたケースがあった。15名の子どもは、脆弱性の増加を示した。そのうち2名は水準 V（ストレス効果に強い）から水準 I（強い脆弱性）、8名は1段階の変化を示し、5名は2段階の増加を示した。

11名の子ども（標本の約3分の1）は、同じ水準にとどまり、5名は、より低い脆弱性を示した。2つの判定間のSpearmanの順位相関度は、0.531（$p<0.01$）であった。

脆弱性の増加は、主に2つの原因によると思われる。いくつかのケースにおいて、おそらくいくらかはあるかもしれないが、あまり子どもの行動に影響をもたないような発達的弱さが、焦点的なものになった。たとえば、4週目と2年目に評定された子どもの場合の中程度の視覚的欠陥がそうである。あるケースでは、2回の観察・評価の間に病気し、予想されていたより著しく低いエネルギー水準にその子どもをいたらしめた。さらに、他のケースでは、2度目の評価の頃に環境的な急変があった。このケースでは、以前には単にいくらか不安定と判断されていた母親の衰弱と入院という事態が生じたのである。別のケースは、2回目の評価までに、2人の活発で、手をとられる弟が生まれた女

5 乳児期からその後の年齢段階にわたる心理・行動的脆弱性の要因

児の場合である。この子は，28週時は，性格的に強く，快活な様子であったが，それがみられなくなり，そして，彼女の認識水準でさえ，初回にみられたものより低いものであった。

明らかに，このような出来事の影響は，各ケースにおいて，出来事そのものの性質と当の子どもの脆弱性の全体的パタンとの相互関係に依存していた。いくつかのケースにおいて，われわれは，その意味を十分に気づかなかった変数間の関係を扱っていたようだ。あるいは，われわれは，特定の子どもの行動パタンに，後々に，影響すると知られている傾向に十分に留意することを忘れた面もある。たとえば，母親の不安定あるいは両親の関係の不安定についての証拠資料は，十分考慮されなかったかもしれない。後の様子に加えて最初の記録を再読すると，乳児期の評価において，いくつかのケースのあまり重くみられなかったような要因に気づかれる。

さらにまた，これは確かに予言不可能であるが，好ましくない出来事がおきる一定の年齢段階は，その影響の強さにとって重要な部分となった。発達的パタンにおける分岐点あるいは危機に関係するような特別の被影響性の時期についての Erikson の考えは，何人かの子どもは，同じくらい抵抗力があるとみられた他の子どもが傷を受けるような圧迫を弱めうるように思われるという事実を説明するのに貴重な参考となる (Erikson 1959, 1963)。

後の年齢段階で，よりストレス抵抗力があると判断された5人の子どもは，少数例であるが，重要な意味をもつ例かもしれない。このうち4名は，乳児期にはひどく脆弱であると判定された子どもであった。正常範囲で十分に機能していたにもかかわらず，この子どもたちは，調査であげられたある一群の内的，外的要因によってひどく障害されるように思われた。5番目の子どもは，乳児期の評価では中位の水準Ⅲに位置していたが，彼女は，幼児期にみられたときは，回復のむずかしいひどい症状を呈していた。これらのケースにおいて，重要と思われることは，各ケースの変化は，脅威に直面して，生存するための子ども自身のもがきの結果であると思われることである。これらの子どもは，他の子どもよりいくらかは環境から支持を得ていたが，その結果は，大部分は心理学的な意味で生または死の闘争における子ども自身の反応の問題であろう。

2つの年齢段階における記録の分析は，また，ストレス効果の領域 (locus) に関するわれわれの問題に対する仮説的な答を与える。特に，運動領域でストレス効果を示した幼児は，また乳児期にも，その領域で影響をうけたかどうか，そして主に会話や音声化の面でストレスを示した子どもは，乳児期に，幼児期のそのような影響を示したかどうか。この問題を研究する際に，われわれは，ストレス効果の焦点となる1つの領域は，ある程度の発達的遅滞を示すだろうと仮定した。そして，ストレス効果の焦点の1つの指標として，乳児期にGesell の尺度により測定されるとき，ある1つの領域が他の領域での相対的遅滞をとりあげた。これに加えて，われわれは，動作の質についての記録と一般的に子どもにストレスフルな場面での行動の質的変化を考慮した。幼児期に，各児童の会話と運動行動とストレス下に生じる変化の特質について豊富な記録が得られた。

　運動面についての乳児期と幼児期の資料の比較は，2つの年齢段階間の重要な関係を示さなかった。しかし，発達水準とストレス下の退化の程度に一定の関連があったいくつかの注目すべきケースがあるにはあった。Lacey の自律的安定性についての研究は，連続性は，標本全体の一般的要因として重要であるわけでなく，何人かの個人の特性であるかもしれないことを示した (1953)。

　しかしながら，会話領域で，乳児期の他の機能と比べたとき，音声的行動の相対的遅滞は，後の年齢段階でのこの領域のストレス感受性に関係していたという考慮すべき証拠があった。そして，同じ子どもたちのうちの24名についての追跡的研究において，Rousey と Moriarty (1965) が，幼児期から思春期前の年齢段階までの連続性の証拠を発見したことは重要なことであろう。

　われわれは，脆弱性の連続性と全体的水準とストレス効果が特徴的に乳児期から幼児期まで現われた領域の焦点に関した問題を考察してきた。そして，われわれは，2つの研究資料において，その連続性の証拠を発見した。これを行なううちにわれわれは，多くの不連続な肯定的あるいは否定的な要因を加えることによって得られる指標よりむしろ諸要因のパタンを用いることの大切さを理解した。

　次の問題は，後の発達に関連がある。たとえば，われわれが連続性について発見する証拠は，どの程度まで，脆弱な乳児が脆弱な成人になるかを期待する

ことができる指標としてとられるべきかという問題である。明らかに，子どもが乳児期から幼児に移る時期までにすでに生じた脆弱性の水準の移行にてらしてその解答は，たとえば，感覚閾のような生理学的に基礎づけられたある要因は，個人については比較的一定かもしれないが，環境的圧迫とか欠陥，そうなりやすさを処理する方法とか自己と環境の資質を利用する仕方における変化は，なおさら個々人について様子が変るということである。たとえば，短い期間の少数例に関してみると，何人かはいくらか，より脆弱的になるだろう。また，何人かは，著しく崩壊をきたすだろう。他のものは，あまり脆弱にはならないだろうが。その様相の確かな側面は，ひどい脅威下において資力を発展させ，ストレスを操作すべく援助を利用する5人の子どもにより，また彼らの全体的機能のより効果的統合に達すると思われることをすることの中に，示唆された。

　個人と集団についてのより拡大された研究のみが証拠をもたらすだろうが，この様相の別の面は，どの時期にも脅威の焦点であるような要因の長い期間の役割である。対象児の後の研究により支持されたことだが，われわれが得た証拠資料は，消極的に焦点（病巣）になるのにたしかに関係のあった要因はまた積極的な可能性をもつかもしれないこと，1つの点でのその重要さは，後の段階で正，負の両方の前兆を示すかもしれないことを示唆した。このことは，特に，われわれの対象児のうちの目立ったケース，つまり，高い感覚的反応性，高い動因それに自律的不安定が破壊的な脅威の発生に同時に作用しているように思われるケースにあっては，いえることである。乳児期に最大の脆弱性を示した子どもの1人である Helen は，その点が記録された。加うるに，彼女は，体格の面でも好ましくない評定をうけ，そして，伝染病の傾向をもった消化器系統の病歴をもっていた。彼女は，やや冷淡な母親―すでに4度目の妊娠中―が，ほとんど満足を与えてくれないような接触と社会的相互作用に対して一定の飢えを示した。5歳のとき，評価の面で，いく分かはいいがそれでもストレス影響性がある 水準 Ⅱ と分類された。その当時，小児科医は，対象児の中で最も不健康な子どもの1人と診断した。彼女は，十分で効果的な機能の限界以上に自分を強いる傾向があった。たとえば，高い感覚的反応を続け，それとともに低い反応的な子どもが必要とするような強くて鋭い感覚刺激の種類を好んだ。彼女は，社会的注意と親密な身体的接触を強く望んでいると記録さ

れるようなことを示し，また，彼女は心から楽しくなるような能力があったのに，彼女の強い感情表現はしばしば怒ったあるいは不幸な感情調をもたらした。研究スタッフの精神医は，彼女について，内的安定性より外的世界に対処するにより効果的な能力をもちながら，崩壊的な傾向が高く，統合的な傾向が低いと評した。性役割の同一視は，葛藤の1つの原因になった。というのは，Helen は，しばしば，女児の玩具と彼女の体型に合わないしわのある衣類への関心と，父親の関心のために弟と競争するための要求の反映とみられる男性的であることとの間で分裂状態を示した。

この章で叙述された2つの研究をこえて，思春期前の資料へ目をむけると，われわれは，乳児期から5歳時への変化の方向は連続していることを発見した。身体的健康の改善はたしかに変化の1つの要因であるが，何がおきたのか十分に叙述することはできない。脆弱な赤ん坊が，淡白で心のあたたかい子ども（多分，外からの拒絶から自分を守るために，彼女の年齢以上にまじめに，洞察と感情を伝達でき，異常なほどに他人を理解し援助を提供することが可能な）に成長することもあった。彼女の生育歴は，自己保存のために必要な内的統合の発達の過程は，どのように攻撃と他人との闘争関係の局面と正負の特性をともなう重要な事件の時期を経て，彼女を青年期まで至らしめたかを示した。Lois Murphy は，*Development, Vulnerability, and Resilience* という近刊書に，Helen の生育歴の詳細な分析を提供する。本研究の目的に関して，重要なことは，後の段階の積極的な様相と初期の脅威の源泉との間の関係である。多くの面で，感覚的反応性，動因，自律的安定性，そして乳児と幼児には手にあまる社会的責任に関係する同じ諸要因が，児童の豊かな意識と他人と接する能力の基礎となっていた。用心深さとある程度の不安は，初期の特性のなごりであり，おそらく，後の段階の望ましいバランスを形成するコントロールのためのさけられない代償であるように思われた。

文　献

BELL, R. Q. A reinterpretation of the direction of effects in studies of socialization. *Psych. Rev.*, 1968, 75, 81-95.

DUFFY, E. Tensions and emotional factors in reaction. *Genet. Psychol. Monog.*, 1930, 7, 1-79.

────── Muscular tension as related to physique and behavior. *Child Development*, 1932, 3, 200-206.
────── Relation between muscular tension and quality of performance. *Amer. J. Psychol.*, 1932, 44, 535-546.
────── *Activation and behavior.* New York: Wiley, 1962.
ERIKSON, E. H. *Childhood and Society.* New York: Norton, 1950 (Second Edition, 1963).
────── Identity and the Life Cycle. *Psychol. Issues*, 1959, 1.
ESCALONA, S. & HEIDER, G. M. *Prediction and Outcome.* New York: Basic Books, 1959.
ESCALONA, S. & LEITCH, M. et al. Early phases of personality development: A non-normative study of infant behavior. *Mong. Soc. Res. Child Development*, 1952, 17 (No. 1).
FRANK, L. K. Tactile communication. *Genet. Psychol. Monog.*, 1957, 56, 209-255.
FREUD, A. *The ego and the mechanisms of defence.* New York: Int. Universities Press, 1946.
FREUD, S. *Beyond the pleasure principle.* New York: Boni & Liveright, 1924.
GRINKER, R. R. & SPIEGEL, J. P. *Men Under Stress.* Philadelphia: Blakiston, 1945.
HARTMANN, H. *Ego psychology and the problem of adaptation* (trans. by D. Rapaport). New York: International Universities Press, 1958.
HEIDER, G. M. Vulnerability in infants and young children: A pilot study. *Genet. Psychol. Mono.*, 1966, 73, 1-216.
HELLERSBERG, E. F. Unevenness of growth in its relation to vulnerability, anxiety, ego weakness, and schizophrenic patterns. *Amer. J. Orthopsychiat.*, 1957, 27, 577-586.
LACEY, J. I., BATEMAN, D. E., & VAN LEHN, R. Autonomic response specificity. *Psychosomat. Med.*, 1953, 15, 8-21.
LAZARUS, R. S. *Psychological Stress and the Coping Process.* New York: McGraw-Hill, 1966.
LEITCH, M. & ESCALONA, S. The reaction of infants to stress. *Psychoanalytic study of the child* (Vol. 3-4) New York: Internat. Universities Press, 1949, 121-140.
MORIARTY, A. E. *Constancy and I. Q. change.* Springfield, Ill.: Thomas, 1966.
MURPHY, L. B. *Personality in young children* (2 vols.) New York: Basic Books, 1956.
────── et al. *The widening world of childhood*: *Paths toward mastery.* New York: Basic Books, 1962.
────── *Development, vulnerability and resilience.* San Francisco: Jossey-Bass (In Press).
ROUSEY, C. L. & MORIARTY, A. E. *Diagnostic implications of speech sounds.* Springfield, Illinois: Thomas, 1965.
SCHAEFER, E. S. Converging conceptual models for maternal behavior and for child study. Paper read at Conference on Research on Parental Attitudes and Child Behavior. Second Annual Conference of the Social Science Institute, Washington University, St. Louis, Missouri, 1960.
SHELDON, W. H., STEVENS, S. S., & TUCKER, W. B. *The varieties of human physique.* New York: Harper, 1940.
TINBERGEN, N. *Social Behavior in Animals.* New York: Wiley, 1965.
WRIGHT, H. F. Observational child study. *In* P. H. Mussen (Ed.), *Handbook of Research Methods in child development.* New York: Wiley, 1960.
────── *Recording and analyzing child behavior.* New York: Harper & Row, 1967.

6

盲乳幼児の微笑反応と人見知り反応

I

　幼児の研究から，健康な目の見える子は，生後18カ月までの間に人間としてのきずなを確立する，ということがはっきりと認められている。マターナル・デプリベーションに関する諸研究によると，この期間内の母子分離や早期における愛情的結合の断絶は，後の生活における永続的なきずなを形成する能力に恒久的な阻害をもたらすであろうことがいえる。

　人間の愛着行動の過程―顔面に対する差別的反応，再認記憶の発達，母親についての確固としたイメージの獲得―における視覚の中核的役割を考慮するならば，盲乳幼児の（人間）対象関係の研究は，愛着行動の順応的代償物としての非視覚的なもの自体と，その代償しうる程度とを検討する，はかりしれない多くの機会を提供することになるであろう。

　1963年以来，われわれは，Michigan大学医療センター小児精神医学病院で盲乳幼児について一連の縦断的研究を行なってきた。われわれの研究は，以下の諸発達領域を包含している。（人間）対象関係，無生物への行動，言語，粗大運動の発達，理解，対象概念，情緒，身体像および自己像，自己刺激的行動，睡眠の型，食事のしかた。

　この論文では，対象関係の研究のうち，人間の愛着行動尺度の指標として一般に受け入れられている(a)微笑の分化，(b)人見知り反応という2項目を選び論述した。

II

　調査対象：本報告に要約されるデータは，男子7人，女子3人計10人の乳幼児についての研究に基づいている。誕生後できるだけ速やかに乳幼児たちを研究の対象にしようとしたのであるが，最初に観察した時点での実際の年齢は，8人が生後2～3日から7カ月までにまたがり，他の2人のうち1名は9カ月，もう1名は11カ月であった。医学的に確認される範囲内で，誕生時から全盲であるか光覚しか残ってなく，かつ，他の欠陥をもっていない乳幼児だけを選択した。

　このように，われわれの調査対象は選び抜かれている。このため，結果を盲乳幼児全体に一般化することはできない。（ふつう，盲児の集団は，法的に盲と分類されはしても，ある程度の残存視力をもつ子や他の感覚や運動機能に障害をもっていたり，神経学的な障害をもっている子を含んでいる。）そこで，この調査対象乳幼児は，ふつうの盲児集団と比較すると，視覚以外の面は健全であるということによって優位に立っており，残存視力をもつものがいないということでは集団として不利な立場にある。（こうした調査対象に限定的基準を設定したため，大きな医療センターの診療網を利用したにもかかわらず，少数の対象児しか求められなかった。）

　研究計画に参加した乳幼児全員に対して，教育および指導サービスが並行して行なわれたことを特記しておこう。これは，盲乳幼児の早期発達の重要性の認識による。盲児全般について言えば，脳損傷やよくみられる重複障害のケースを除いても，未分化なパーソナリティやパーソナリティの偏りをもつもの，自我発達が阻害されているものの出現率がきわめて高い。研究が進展するにつれて，年長盲児に認められる臨床像と，いくつかの発達上の阻害条件との関連が明らかになった（FraibergとFreedman 1964），（Fraiberg 1968）。これらの知見が役立てられたので，予防や教育プログラム立案がより容易になった。これらの知識を欠いていたならば，研究遂行に大きな支障があったであろうし，調査対象の盲乳幼児の発達を促進するのにきわめて効果的だった家庭中心教育プログラム（Fraiberg, SmithとAdelson 1969）を提供できなかったであろう。

　そこで，この報告の観察は，1群の健康で，盲であることを除き他の面では

健全な乳幼児についてなされたものであることを述べておこう。彼らの家庭の社会経済的諸条件は良好であり，総ての母親が子どもの養育に少なくとも適切であると評定されたし，このうちの4人の母親はすぐれていると評定された。これら乳幼児の発達は，おそらく，われわれが介在したことによって促進されたと思われた。

観察手続き

観察者：それぞれの乳幼児は，2人の観察者が組んでいる各チームによって観察された。毎回の訪問時の観察の主責任者は，2人のうちの先任スタッフである。

方法：毎月2回，各回ほぼ1時間半，各乳幼児をその家庭に訪問する。（訪問は，半径100マイルの地域にまたがった。）訪問時間は，朝より午後の乳幼児が覚醒している時間に合うようにされ，その期間中にふつうにやっていることを観察する。研究に必要なデータのほとんど総ては，食事，入浴，母親との遊び，おしめや衣服の着脱，玩具があろうとなかろうと1人での遊び，などのときの観察から得るようにした。毎回わずかの時間を，検査者が理解力や事物についての概念について検査するのに使用する。

観察者たちは，乳幼児の口から発せられたことを洩れなく詳細に記録する。月に1回，16ミリ撮影機で母子の相互交渉，理解や粗大運動の発達を把握できるよう，15分間記録を行なう。これは，研究スタッフが，映写スピードを種々可変できるプロジェクターを使って綿密な分析をするのに用いられる。

われわれが調査しつつある諸領域は，これまで研究がなされていなかったので，データを集積する手続きは，比較研究に役立つよう数百の項目を包括するものでなければならなかった。さらに，質的に高度な研究であるためには，手続きがオープンにされ，情況に応じて変更が加えられるものでなければならないし，総てが詳細にわたらねばならなかった。

この研究で人への愛着行動を調べることは，むろん，中心的な研究活動の1つとされていた。盲乳幼児の人への愛着行動の特性については何もわかっていないので，以下のことが明らかになるように研究計画を立てねばならなかった。盲乳幼児は，母親，父親，他の身近かな人に選択的な反応をするさい，ど

のような性質の感覚情報を利用しているのか，母親と未知の人とをどのようにして弁別するのか，母親からの分離にどのような反応をするのか，愛情・喜び・欲求・悲しみ・怒りといった生後18カ月までの人間的きずなの質を明らかにする種々の情緒がどのように示されるのか。

そこでわれわれの観察は，母親が傍にいるさいの，よく知っている人やあまり知らない人の声・接触，抱き上げたり，膝にのせて ゆすったり することへの，時によってまた人によっての差別的反応（微笑，発声，運動反応）を包括することになった。適切だとみなされたときは，母親がいない場面について調べられた。生後18カ月までのデータが分類され，時により人により異なる反応（差別的反応）を分析するために，25のカテゴリーが採用された。

これらのデータのうち，人と人との きずな を形成するのに 重要な契機となり，また盲児と普通児間の興味深い比較をすることができる2つの領域（微笑反応と人見知り反応）を選びだした。以下においては，これら領域の正常発達に関連する文献の簡潔な要約と，盲乳幼児についてわれわれが行なった研究結果の要約とを提示するであろう。

微 笑 反 応

普 通 児

Wolff (1963) は，生後第3週目に人の音声に微笑反応をすること，第4週目には母親の音声を それと知って 選択的に 反応すること，を報告している。Emde と Koenig (1969) は，生後3週目から2カ月目にみられる不規則的な微笑を「きまった パタン のない，筋肉運動的・触覚・聴覚・視覚刺激 への反応」とし，これは，2カ月目から2カ月半ごろの規則的な微笑反応に移行するものである，としている。2カ月目ごろ人の顔面への微笑反応が現われるということ，顔面こそ常に微笑を誘発する最も確実な刺激であるということについて，研究者間に一致がみられている (Spitz と Wolf 1946), (Gewirtz 1965)。

Benjamin (1963) によると，4カ月目から6カ月目の間に，実験者の微笑が乳幼児から微笑を引き出すようになるし，乳幼児は顔の識別もするようになるという。Emde と Koenig は，2カ月半から6カ月の間に微笑がさらに分化

するようになり，よく知らない人に対してよりも母親に対してずっと頻繁でずっと強い微笑反応をする，と述べている。生後6カ月から11カ月の間に，よく知らない人への微笑反応が著しく減退することを，多くの研究者たちが報告している (Spitz と Wolf 1966, Ambrose 1961, Polak, Emde および Spitz 1964)。Emde と Koenig は，この時期を，母親や親しい人にだけ微笑が生ずるという，「ある特定の人たちにはいつも微笑が生じ，他の人々にはつねに微笑まないもの」と言っている。この点については，研究者間に意見の一致があるわけではない (Gewirtz 1965, Morgan と Ricciuti 1969)。これら2つの研究の実験条件は同一ではなかったから，「未知の人に微笑しないこと」は，未知の人への反応を検査するさいの導入段階の相違に関連するのかもしれない。

　微笑の分化は，生後1年以内における乳幼児の周囲の人に対する選択性や評価の増加のようすに関する情報を提供するし，また，Spitz と Wolf (1946) が以前に提案したように，それは，自我形成期における人の愛着行動の発達の諸段階の中核的指標とみなせるであろう。こうしたことは，施設児の場合，はっきりと認められない。施設児の場合，微笑の欠如や微笑がめったにみられないこと，あるいは無差別微笑のみられることは，貧弱な人間関係の徴候とみなされうる。施設乳幼児について Provence と Lipton (1962) によって指摘された，あらゆる外来者への無差別微笑は，これら研究者たちによって，他人についての評価を行なわないことを示す，人間同士の結びつきの欠如もしくは失敗の徴候とみなされた。

盲乳幼児

　D. G. Freedman (1964) は，生後6カ月未満の先天性盲乳幼児4人について，接触や音声刺激への反応のさいの微笑特性を調べて報告した。これら乳幼児の微笑は，速やかに形成され消失するといったもので，これは，生後1カ月までの普通乳幼児が示すような「瞬間的なもの」だという。Freedman によって生後6カ月まで観察された2例では，瞬間的な微笑反応がだんだんとふつうの持続的な微笑に変っていった。この研究で，Freedman は，微笑の分化については調べなかったし，6カ月段階以上にわたって調べることもしなかった。S. Fraiberg と David A. Freedman (1964) は，1人の盲乳幼児を生後

5カ月目から36カ月目まで，縦断的に研究した結果を報告した。そこには，母親や親しい人たちの音声や接触への選択的な微笑反応がかなり詳細に記述されている。26人の子どもの微笑反応を含む Thompson (1941) の研究は，先天盲と後天盲の混成したものを調査対象としているため，その結果をわれわれが調べている問題に適用することはできない。

われわれの調査対象乳幼児10人のうち4名は，生後3カ月未満のものであった。これら4名の乳幼児は，生後3〜4週間もすると母親の音声に明白な微笑反応をすることができた。こうしたわれわれの知見は，既述の Peter Wolff (1963) の，普通児は生後4週目には早くも母親の音声に選択的微笑をするという結果と密接な対応を示している。

　　例：Ronny，生後28日。うたた寝から覚醒しはじめたときで，ねむそうであるが目を開けちらっとし，また眠りに落ちこみそうになる。母親が彼の名前を呼ぶ。すると，微笑が浮かび，目をちらっと開ける。父親が彼の名前を呼ぶ。微笑があらわれる。母親と父親が彼の名前を交互に呼ぶ。彼の名前が数回呼ばれた後，両親のどちらかの声が微笑をひき出すことができる。さて，観察者が彼の名前を数回呼んでみる。微笑は浮かばない。母親が呼ぶ。再び微笑が生まれる。観察者は，微笑を導き出すために繰り返し名前を呼んでみるが成功しない。両親は数回の反復でほとんど常に微笑をひき出しうる。

Emde と Koenig (1969) が指摘しているように，この年齢段階では多くの他の刺激と同じく，よく耳にし知っている音声も，普通児にいつも同じように微笑をひき出すとは限らない。また，盲児である Ronny がどのようにして両親の声のどちらかに選択的に反応できるのかということを知ることは，心を動かされることではあるが，これは自然な反応でもないし，いつもきまってある反応でもないということを記しておかなければならない。よく知っている音声でさえも，微笑をひき出すには数回の繰り返しが要請されるのである。しかしながら，音声が微笑に対する刺激となるこの時点では，盲乳幼児の微笑反応と普通乳幼児の微笑反応との間には十分な等価性があるのである。

しかし，人の顔面の視覚的刺激が高度の規則性をもって自然な微笑をひきおこす生後2カ月から2カ月半のころになると，盲乳幼児が微笑むことはずっと頻繁になり，よく知っている声や音に対する選択的微笑のパタンはとりわけ母

親の場合に増大する。しかし，母親の声でさえも，いつもきまって微笑をひきおこしはしないであろう。3カ月もしくはそれ以後になると，普通児が経験する人の顔面のゲシュタルトと真の等価性をもつ刺激は存在しない。

1969年5月に開かれた René Spitz, Robert Emde, Darid Matcalf との会合で，われわれはそれまでの諸資料を提示したが，以上のことが生後2～3カ月の盲乳幼児の微笑と普通児の微笑との本質的相違をつくりあげるという説明が満足をもって受け入れられた。Robert Emde は，われわれが盲児の微笑においてみとめた事柄は，生後3週目から2カ月目までにみられる普通児の微笑特性の順応的受容とみなすべきだ，と提案した。この時期の普通児にあっては，人の音声は不規則的な微笑を誘起する刺激源の1つであった。この刺激源のうち，視覚刺激だけが3カ月ごろに顔のゲシュタルト刺激への自動的反応として分化されるであろう。盲乳幼児の場合，人の音声は選択的微笑に対する手段となるが，自動的微笑を解発する視覚的刺激のサイン価を欠いている。

3カ月から6カ月の間（ここでは7人の盲乳幼児について報告）は，微笑は両親の声に選択的であることを続けている。われわれの記録では，観察者の声によって微笑が誘発されたのはただの1回だけであった。しかし，この時期にもまだ，両親の声への自動的微笑はみられなかった。

さて，この時期の記録だと，乳幼児に微笑や笑い声を誘発する最も信頼できる刺激は，全身的な触刺激や筋肉運動的刺激であることがわかった。観察者としてわれわれは，総て両親が例外なく乳幼児と一緒のときにとびはねたり，ゆさぶり動いたり，くすぐったり，鼻をこすりつけたりすることで当惑させられたり，このことについて考えさせられた。いくつかのケースでは，われわれの設けた任意の基準によって，こうした刺激量が過大すぎると判断せざるをえなかった。普通児の両親の場合，家庭内で全身刺激にこれほど依存するといったことはほとんどみられなかった。そこでわれわれは，以下のように理解することにした。こうしたとびはねなどの遊びはほとんど常に微笑をおこさせる刺激となっているが，両親の声はそれだけでは不規則的な微笑しかもたらさないこと。この年齢の普通児だったら当然保障されている，笑ってもらいたいという両親のニードが，高度の信頼度をもって微笑を誘発するこうした全身的に刺激を行なうことに導いたのである。

同じ期間内に，膝での遊び，とりわけ「patty-cake 遊び」は，ほとんどいつも乳幼児から微笑をひき出したパタン化された運動刺激を提供した。こうした遊びは，むろん，乳幼児にパタンやリズムを予期させることによって，いくつかの調整された刺激呈示手段となりえたし，6～12カ月の子に対して好まれていた遊びでもあった。

遊びのさい微笑することと楽しむことは，明らかに母親に結びついていた。好ましい遊びを繰り返すことによって観察者が差別的反応を検査しようとしても，まれな例を除いて，微笑や応答的発声を誘起できなかった。

> Ronny：4カ月6日。母親と pat-a-cake 遊びをしている。（われわれの地方では，この遊びはふつう5つの動作パタンを含んだ5系列でやられる。ケーキをつくって，ケーキをつくって パン屋さん，できるだけ 早く ケーキを焼いて／まるめて／かためて／Tの字をつけて／赤ちゃんと 私のために オーブンにそれを入れて。）母親が手をたたきながら最初の系列を始めるやいなや，Ronny は微笑する。第2系列への移行でリズムの変化がおこるころになると，顔面にそれを予期した興奮があらわれる。新しいパタンがあらわれるにつれて，微笑がさらに大きくひろがる。遊びの終りには，笑い声や発声があり，ついで母親に「もっと」と促すような，不満なようすを示す。母親はその遊びを再び続ける。母親と一緒に遊びを繰り返している最中に，母親が説明をしておこうとして観察者に話しかけ，遊びを中断する。すると Ronny から猛烈な抗議がなされ，母親はまた続行しなければならない。
>
> 後に観察者が，母親がやったのと同じ歌い方と動作パタンをしながら Ronny と patty-cake 遊びをする。微笑は浮かばないし，遊びへの積極的な参加もない。リズムや動作パタンに変化がおこるところ（母親と一緒のとき最もこぶところ）で観察者が実験的に遊びを中断してみても，とりたてて変った反応を示さない。Ronny は中断されたところの姿勢のまま，手を力なくあげているだけである。

生後6カ月から12カ月の間（ここでは10人の乳幼児について報告される）だと，われわれの資料は，微笑についてこれまで以上の分化の様子を示しておらず，また普通乳幼児の微笑と同じであったものが，いくつかの点で変ってきていることを示している。生後6カ月までの間に調査対象となった乳幼児たちの記録は，この時期の間に微笑が観察された回数が増大したことを示している。両親やよく知っている人に対して友好的な微笑をするというパタンは前と変りがない。よく知っている人とほとんど常に結びついている声や触覚的・筋肉運

動的な諸刺激も，前と変りがなく微笑をもたらす作用をする。もっとも，微笑をひきおこす経験の範囲は，いまやこれまでの時期には子どものレパートリーに入っていなかった多様な遊びを含むように拡大されているという点で，違ってきている。（遊びのなかでもとりわけ好まれ，喜こびいっぱいの微笑や笑い声をひきおこす確実な刺激は，「いないいないばあ」の変形遊びで，ここでは「Johnny ちゃんはどこ？」といった言葉を言いながら盲乳幼児の顔へ布をかぶせる，というやり方がされる。）

普通児の場合の微笑が分化していく過程を考えてみるならば，盲乳幼児との平行的関係をこれ以上求めてみようとしても，それは稔りあるものとならないであろう。普通乳幼児の微笑は，視覚を通して分化していくものなのである。再認記憶が顔面の特性を弁別するにつれて，顔のサイン・ゲシュタルトへの微笑が分化した微笑になっていく。親しい人の顔には他とは異なった微笑を浮かべるようになるのであり，何人かの観察者たち（Benjamin 1963, Spitz と Wolf 1946, Emde と Koenig 1969）は，6〜12カ月目になると，微笑は母親や親しい人に対してしか向けられず，親しくない人のさいは誘発されないと報告している。

さて，むろん，声に対する盲乳幼児の微笑は乳幼児期の早くから選択的なものであるから，生まれて1年目後半の普通児に用いている分化の基準は，盲乳幼児の研究にとっては意味をなさなくなる。われわれの観察によれば，親しくない人は微笑をひきおこさないから，6〜12カ月に未知の人へ「微笑まないこと」が人見知り反応の規準としての価値をもたないのである。（後述のように，人見知り反応に対しては，別の規準が用いられた。）

実際のところ，われわれは生後6〜12カ月における盲乳幼児の母親への積極的愛着行動の特性を研究したのであるが，微笑よりも応答的発声の方が母親への評価の，より分化した規準となることを見出した。母子間について記録されたお話——これらは尋ねたり答えたりといった形，音遊び，音声模倣，といったものであるが——は，乳幼児に実験的につくり出された手がかりを与える観察者によってはひき出しえなかった。たとえば，ある盲乳幼児が観察者の「やあ」という発声に「やあ」と答えたのは，記録に1回表われただけだったし，母親や父親との関係についてデモンストレーションを行なった例についても，

観察者との間に話のやりとりは存在しなかった。

　微笑の社会化の1要因としての視覚を除いたならば，微笑することに別の相違が出現することになる。挨拶のさいの微笑のサインは視覚的なサイン（微笑の交換）だけでしかないのであるから，盲乳幼児は挨拶のさい，ひとりでに微笑したりはしない。盲乳幼児は微笑しながら接触しようとしたりしないし，微笑で接触を誘ったりはしない。盲乳幼児たちは，普通乳幼児がするほど頻繁に微笑んだりしないのである。（これは，われわれ研究スタッフや多年にわたってわれわれと共に記録映画を眺めてきた多数の観察者たちの一致した見解である。）そして，相互に満足している母子関係についての規準をすべて満たしている母子の場合でさえ，盲乳幼児の微笑は，沈黙の微笑というように印象づけられるものなのである。盲乳幼児の場合，健康な普通児に認められる喜こびにあふれた有頂天ともいえる微笑は，比較的まれにしかおこらない。このことは，他人の顔面に現われた微笑が，幼児期においてさえも，自身の微笑の潜在的強化因であることを示唆している。微笑むことの伝染は，明らかに，視覚経験に依存しているのである。

　では，笑い声の伝染についてはどうなのだろうか？　大笑いは声を伴うから，模倣だけでなく，伝染の可能性を期待できる。むろん，調査対象児は全員が笑い声を立てた。笑い声はふつう，遊びで興奮の頂点に達したときにおこった。

　どのような状況のとき，他人の笑い声が乳幼児に笑いを誘発したのか？　われわれの記録では，笑い声への反応としての笑い声は数回しかみられなかった。Ronnyの母親の報告によると，Ronnyは生後10カ月のとき，「父親が笑い声を立てると笑い声を出す」という。しかし，われわれはこれを観察できなかった。彼は（機械的に）笑い声を模倣していたのであろうか。それとも本当に他人の笑い声によって笑い声が誘発されたのであろうか？　生後8カ月のTeddyのさい，彼が笑い声に反応して笑ったことが認められた。Paulの場合，2歳のとき伝染性の笑い声を立てた記録がある。Robbieのときの記録をみてみよう。

　　Robbie：年齢2歳6カ月。訪問したときに母親が報告するところによると，Robbieは「お母さんに神の恵みを，お父さんに神の恵みを」というお祈りの言葉を教えられたという。最近Robbieは，「お母さんに神の恵みを，お父さんに神の恵みを，

テレビジョンに神の恵みを」という祈りの言葉を自身で考え出した。むろん，この言葉は研究チームのわれわれを一瞬とまどわせ，ついでみんなが大笑いした。われわれの笑い声を聞いた Robbie も笑いはじめた。自分の言った冗談の効果を高めるために，彼は祈りの言葉を繰り返し，われわれは再び大笑いした。われわれの一員は笑いながら，「Robbie，君はおどけ者だね」と言った。「僕はおどけ者」と彼は笑いながらきいきい声を立てて言った。われわれは暫くの間，このナンセンスなやりとりをしたが，われわれからの笑い声の波が Robbie からの別の笑い声の波をつくり出したわけであった。

　訪問を終って帰ってきてから，今度のことが，Robbie における伝染性の笑いに遭遇した最初だということを認識した。

　これらの特殊例は，以下の問題の考察の必要性を認識させる。笑い声の伝染は微笑の伝染に関連があるのであろうか？　伝染性の微笑をもたらす視覚的なサインが欠けているさいは，伝染性の笑いの展開は変ったものとなるのであろうか，それとも阻止されるのであろうか？

人見知り反応

普 通 児

　母親と他の接触のある人たちとの区別や評価が進行していくとともに，生後半年目になるよりも前から，よく知らない人への補足的な反応が現われはじめる。Benjamin (1963) は，およそ7カ月ごろ出現する「人見知り」とは異なる「未知のものへの恐れ」反応が4～5カ月ごろに現われる，と述べている。この年齢では，人見知りは未知のものへの恐れと密接に関連しているか，まったく重なり合っているし，そのさい，未知の人の人間的な属性はほとんど問題とならない。それは，よく知らない人の突然の動き，大きな声，よく知らない玩具によって誘起される反応などと関連をもつものなのであろう。また，よく知らない人による乳幼児の身体的取扱い，たとえば抱き方の違いとか，食べさせ方の相違といったものが，恐れ反応をひき出すものとなるのであろう。

　生後6カ月から10カ月の間に現われる「人見知り」あるいは「未知の人への拒否反応」という現象は，諸文献でいろいろと記述されてきている。こうした反応のはじまりや最も激しい時期については，論者の間に一致がみられていな

いが，これは，規準や実験手続きの相違に関連するものなのであろう。このテーマをもっぱら扱ってきたSpitzは，最近まで「未知の人への拒否反応」というかなり一般的な用語で論じてきた広範な諸行動を包括するものとして「未知の人への不安」という用語を使用している(1969)。Spitzがわれわれに述べたところによると，彼が未知の人への不安反応をひきおこすために用いている手続きには次のようなものがある。すなわち，なるべく部屋の中に母親がいないようにして，実験者が子どもに接近し，子どもに顔を近づけて話しかける方法である。子どもの反応は「平静である」「顔をそむける」といったものから「悲しそうに泣き叫ぶ」というものにまでまたがっている。これらの反応は，どれも未知の人への拒否反応として記録されるものである。MorganとRicciuti (1969)は，未知の人が離れたままでいる場合や，だんだん近づいていく場合を用い，「平静にしている」という反応は，拒否であるよりもむしろ中性的な反応だ，とした。彼らの調査対象では，未知の人への拒否反応が最も強いのは生後12カ月目だというが，TennesとLampl (1964)の対象（方法は，子どもに直接近づくやり方）では，9カ月目がピークだった。

　愛着行動の尺度上では，未知の人への拒否反応は，母親や他の人とに積極的な人間的きずなが結ばれているかどうかを査定する重要な規準の1つとみなされている (Spitz 1957, Benjamin 1963, ProvenceとLipton 1962)。この反応は，積極的な結びつきが他の人との間に結ばれ，もはや別の人ではその立場を交代できないというような，母親についての別のレベルの評価を示すものなのである。

　ProvenceとLiptonの施設児についての諸研究だと，愛着を受けなかった乳幼児は，生後10～12カ月になっても未知の人への拒否的行動を示さず，前述のように，自分のところへ来る人に無差別に微笑し，発声した，ということを再びここで掲げておこう。Ainsworth (1967)は，Ugandaでの研究で調査対象を愛着行動尺度によって評定をし，10～12カ月の間だと愛着についての評定と未知の人への不安の表示間に有意な相関があること，愛着されなかった乳幼児群は未知の人への拒否反応を示さなかったこと，を見出した。

盲乳幼児

月に2回の訪問のさい，われわれは，母親や観察者への差別的な反応を詳細に記録した。観察者の声や抱き上げることへの反応も毎回記録された。いくつかのケースでは，遊びや声のやりとりが母子間の相互作用の重要な要素であったから，観察者が母親の代りになってやる遊びの場面を実験的に再現し，乳幼児の参加状態や反応を記録した。この縦断的研究の結果は，以下のものに基づいて分類された。(1)母親とよく知らない人との弁別。(2)未知の人への拒否反応。ここでは，(a)未知のものへの恐れと，(b)人見知り反応とを区別しようとした。

母親と未知の人との弁別

第1年目の間に，調査対象の盲乳幼児たちは，母親・父親・他の親しい人・未知の人への選択的で十分に分化した反応をだんだんと増大させてきた。5カ月目ごろになると，声の手がかりに加えて指を使って周囲のことを知りはじめ，よく知っている人の顔を手で探索しはじめる。母親や父親に対して，より頻繁に微笑するだけでなく，これまで知らなかった人の声にいくらか慣れさせた後でさえ，その人の声よりも両親や兄弟の声に対する応答的発声の方がずっと多く，しかもよどみがない，といった現象を示す。同じように，観察者としてわれわれが乳幼児と一緒に遊びをしようとするとき，動作のしかたや歌の歌い方など，あらゆる点で両親が一緒に遊ぶときと同じであるように試みてみても，既述のように，乳幼児の反応・参加の態度・顔面にあらわれる関心や喜びの様子は，両親のどちらかと遊ぶときと比較すると，明らかに相違がある。

未知の人への拒否的反応

データの分析にあたり，Benjaminにならい，「未知のものへの恐れ」と「未知の人への恐れ」（人見知り）とを区別しようと試みた。われわれは，生後1年目までの盲乳幼児について多数回の観察を行ない，彼らが場面や声の特性によって，また抱き上げるさいや新奇な触覚特性をもつ事物に触れるさいに，いくらか異なる反応をすることを明らかにした。これらは，普通乳幼児とまったく同じである。この時期においては，Benjaminが述べたように，「未知の人というのは，いろいろのことを違ったようにやる誰かさん」として定義するの

が最適であろう。さて われわれは，よく知らない人への 顕示的な恐怖反応に「未知の人への不安」という語を用いることにした。これは，「未知のものへの恐れ」という要素を取り除き，よく知らない人が悩みの種となっている確実な証拠を提供するための規準を設ける作業が後に控えることになる。

規準設定には，明らかにいくつかの困難点がある。「未知のものへの恐れ」は，普通児と同じく盲児の場合でも「人見知り」へと移行する。たとえば，対象児10名のうち9人は，観察者の腕に抱かれたとき，母親の場合だったらもたれかかるであろうに，まったく対照的な反応のしかたをした。彼らは静まり，身体を堅くして，緊張をみなぎらせ，不快さを示した。乳幼児たちは，母親の腕にもどされると落着き，ゆったりとなった。（むろん，この行動は Benjamin (1963) や Ainsworth (1967) が同年齢の普通児について記述したことと非常に類似している。乳幼児は，未知の人の抱きかたのちょっとした相違に反応する。）われわれは，既知の場面に導入された 新しいなにかへの反応を「未知のものへの恐れ」反応として分類した。

7～18カ月の間に，行動に新しい変化が生ずることが認められた。すなわち，調査対象児のほとんどの者は，観察者に抱き上げられると，恐れを示したり，もがいたり，泣きわめいたりした。後述のように，これらの恐怖反応は，毎月2回訪れ，厳密に言えば未知の人ではない観察者に対してさえも現われるのである。これらの反応が観察者との関わりで現われるのと同じころに，母親たちから，家へ来る他の訪問者たちに対しても人見知り反応がおこるということの報告を得た。

よく知らない人への差別的な反応を調べるために，最初の観察のときから，(a)最初に出会った観察者の声への反応と，(b)観察者に抱かれたさいの反応とを記録していった。

声だけへの反応：生後6カ月までの観察だと，微笑は未知の人によってはめったに誘発されないこと，母親や生後間もなくから親しんでいる人たちへの選択的反応として現われること，をすでに指摘してきた。6カ月までの間に，乳幼児は未知の人の音声に注意を払うようになっている。この時期についていえば，未知の人の声への拒否的反応はみられないのである。

6カ月から13カ月の間になると，10人の対象児全員に，未知の人の声への反

応として，不快の徴候を示すことなく活動や発声を中止してしまう，「平静にしている」と呼んでいる反応が認められた。母親たちは，これが未知の人の声への典型的な反応だと述べた。実際，われわれは，よく知らない人の存在によって乳幼児の発声の質まで影響を受けるという何人かの母親が語ったことを，最近になって検証することができ，このことを確認した。

　Teddy が 7 カ月のとき，観察者は調査対象中もっともよく声を出しお話をする彼の発声量が急激に減少したことに気づいた。彼の話のやりとりはほとんどもっぱら母親との間だけであったのだが，過去 2 回の訪問のさいに母親との間でもほとんど話のやりとりがなかったことに観察者は深く印象づけられた。観察者は，Teddy のことばについて質問をしてみた。すると，母親はおもしろがり，未知の人が周囲にいるときでも，いまもっておしゃべりであることに変りがない，と自信をもって言いきった。そして，自分の言ったことの裏づけとして Teddy のしゃべったことのテープ録音を示した。テープを聞いてみたところ，母親の言ったことが正しかったことがわかった。Teddy は，母親への発声やおしゃべりを少なくするという形で未知の人（この場合，観察者）への反応をしていたのである。

この時期に，乳幼児全員が「平静である」反応をしていたことのもつ意味は，いくつかに解釈することが可能である。われわれは最初，平静にしていることを拒否反応や未知の人への不安反応とはみなしていなかった。しかし，こうした反応は，つねに顕示的な人見知り反応が生じる時期に先行していたのである。「平静にしていること」はまた，普通児において人見知りの出現に先立つ時期にみられる未知の人への反応の 1 つの特性である。Ronald Tikofsky (1970) がわれわれに語ったように，普通児でも未知の人が存在するさい，発声や声のやりとりの減少がみられるのである。盲乳幼児の「平静にしている」反応は，普通児にみられる人見知りに先立つ時期の「じっと見つめる」反応（これについては，Ainsworth や他の人たちが記述している）と等価なものであろうか？　それとも，スタッフの一員である Edna Adelson が示唆したような，よく知っている人や知らない人の声からもたらされた情報を，盲児が選り分けるように集中して聞きとりをする 1 つの形態なのであろうか？（Dorothy Burlingham (1964) はまた，年長盲児の意図的聞きとりを特徴的な定位意図を示すものとして記述している。）よく知らない人の音声を耳にするとじっと

して動かないようになることは，新しく予期できないあるいは多量の刺激を，規制したり回避したりするのに限られた反応レパートリーしか持ちあわせていない盲児の，一種の防衛的な姿勢なのではあるまいか？（Adelson 夫人は別の解釈を提起した。）現在のところ，こうした質問に答を出すことはできないが，他の領域でのデータ評価が進行するにつれ，防衛としての「静かにしていること」の特性がより広範に研究され，より以上の手がかりが得られるようになるであろう。

抱き上げられることへの反応：声だけへの反応に加え，月2回の訪問のたびごとに，観察者の腕に抱き上げられることへの乳幼児の反応を調べた。いつでもそうだったが，観察者は抱き上げるさい，語りかけを行なった。（これは予定されていてやったことではなかった。話しかけずに盲乳幼児を抱き上げることは，意図していることとは違った別の未知な予想外の要因を導入することになるであろうし，未知の人への反応と区別することができないショック反応を生みだすかもしれない——視覚を欠いていれば，乳幼児は「さあ抱いてあげましょうね」といったことを意味する未知の人の接近のきざし，広げられた腕といったものを予期することができない——と直観的に感じとれた。声がなかったならば，盲乳幼児は彼を抱き上げる人についての情報を得られないわけである。）そこで，「話しかけることなしに抱き上げること」は，ふつうなら声への反応と抱き上げることへの反応とを区別しうる1つの手続きとなりうるが，盲児の場合，そうしたところで普通児の事態と十分に対応できる事態とはならないし，おそらく，盲乳幼児にとっては，予知しえない障害となるであろう。

10人の各盲乳幼児の「抱き上げることへの反応」の累積記録が分析された。われわれの課題は，「未知のものへの恐れ」として分類できる反応と，適切に言えば，「人見知り」と呼べる反応とを区別することである。そこで，「身体を堅くすること」や「緊張すること」が未知のものへの恐れについての生後数カ月の特徴的な反応であるならば，さらに後の段階でのこうした「未知の人への不安」を定義する他の規準を必要とすることになるであろう。

普通児の人見知り反応の研究に用いられている規準の多くは，盲児にはまったく適用ができない。たとえば「平静でいる」という規準は適用できない。というのは，実際のところ，平静であるということの妥当な判断をするには，盲

児の表情に十分手がかりになるものがないからである。ふつう，盲児は平静である（すまして，まじめそうである）ように見うけられる。また，微笑も未知の人に対してはめったにみせないので，未知の人に微笑まないこと，もしくはしかつめらしい表情をしていること，といったことが評価のさいに価値をもたないのである。また，調査対象の盲乳幼児全員にとって「顔をしかめていること」も，表情を読みとるさいの手がかりにはなりえなかった。こうした反応は，その乳幼児が光覚をもっているときに現われることがわかっている。それに，これはめったにみられなかったし，典型的なものではなかったので，「顔をしかめていること」を拒否反応の規準とすることはできなかった。

そこで，盲児について未知の人への「恐怖反応」もしくは「拒否反応」と呼べる確かな徴候は，わずかの数しかないことになった。不愉快な声を出すこと―しくしくする，泣きわめく，金切り声を立てる―は，盲乳幼児でも普通乳幼児でも同じである。よく知らない人が近づくと，抵抗したり回避したりする動作―これは母親を一生懸命さがそうとすることがすぐ続いておこるが―は，普通児の行動にかなり等価なものといえるであろう。

未知の人への差別的反応について各児の結果を分析したところ，10人中8人が7カ月から16カ月の間に観察者への恐怖反応や回避反応を示していた。これは，観察者が毎月2回家へ訪ねて行っていた者だったときでもそうであった。遊びや検査のために乳幼児を抱き上げたり彼に近づいたりすることは，通常の観察手続きの一部であったのであるから，最初の恐れの反応の出現は，これまでの訪問のさいには恐れの反応が観察されなかったという背景をもとにして確認ができた。人見知りについてのわれわれの最初の観察と両親の報告間には密接な対応が認められた。

つぎに，人見知りがはっきりとした形で現われた8人について，それが最初に認められたときの記録を示す。

  Toni：年齢7カ月2日。観察者が Toni を抱き上げるとすぐに身体を堅くし，わっと泣き出した。まるで気違いのように観察者の顔を指でさぐりまわした。だんだんと顔に苦悩の色をみなぎらせ，観察者の身体から離れ，母親の位置を声の手がかりでさがすかのように，自分の頭や胴体を動かした。検査者の腕を爪でひっかき，大声で泣きわめいた。母親のところへもどされたとき，頭を母親の首のところに突っこみ，

だんだんと心地よさそうになっていった。

Teddy：年齢8カ月18日。研究室での観察のさい，人見知り反応を調べるためにS. F. 女史が利用された。Teddyはこれまで彼女に会ったことがなかった。Teddyは敷物の上にあおむけになって横たわり，遊びながら握りしめたこぶしを口にもっていっていた。「ガガ」とか「アー」と発声しながら，かたわらに3人の観察者や両親がいる状況でもきわめて快適なようすであった。S. F. が彼に話しかけたとき，彼女の声に耳を傾けたようであった。しかし，母親が話しかけたさいには認められたような微笑なり反応的な発声はみられなかった。S. F. は Teddy に話しかけをずっとしながら，彼を抱いた。Teddy は静かになり，まったく黙ってしまった。それから，彼女の口のところを指で触れてみた。彼は，ますます身体を堅くしてしまい，しくしく泣きはじめ，それはだんだん大きくなった。彼は彼女のスカーフを口のところにあてた。S. F. は彼に語りつづけ，彼のしくしく泣きはさらに大きくなった。とうとう，大声で泣きわめいた。S. F. は母親に彼を手渡した。彼は母親の腕に寄りそい，まもなく心地よさそうな状態になった。

Jamie：年齢9カ月12日。本日，観察チームの一員として E. L. が加わり，Jamie の家を訪れた。Jamie はこれまで彼に会ったことがなかった。E. L. は Jamie を抱き上げ，話しかけた。彼が抱き上げるやいなや，Jamie は泣きはじめた。E. L. は遊びを一緒にやっていた母親に Jamie を手渡したが，Jamie はほどなくおとなしくなった。

Paul：年齢1歳1カ月5日。朝おそく，Paul が床の上に立っているとき，私は彼に話しかけながら，手を彼の肩にかけた。彼は私の言うことに耳を傾けたが，そばへ寄ってこようとはしなかった。S. F.（第2観察者）と私の両者が相手になっていたのだが，彼は父親の声が耳に入るやいなや，私どもの面前から離れ，父親の方へ行ってしまった。

Cathy：年齢1歳1カ月16日。観察者が Cathy に話しかける。彼女はそれに耳を傾ける。さて，観察者が彼女を抱き上げる。Cathy は身体をこわばらせ，右手で観察者の顔をさわる。他の手でシャツをつかみ，すすり泣く。彼女の母親にもどされる。

Joan：年齢1歳3カ月17日。観察者が Joan を遊びに入れようとしはじめたときに，彼は彼によるこの定期的訪問にたいし最初 Joan が恐れと退嬰をみせていることに気づいた。彼が Joan に話しかけ，彼女に触れたとき，彼女は手を引っこめた。後になって，彼女を膝の上に抱こうとしたときもまた，Joan は接触を避けようとし，彼から逃げてしまう。彼が検査場面で彼女の物を渡そうとしても，それにさわった

り，いじったりするのをいやがっていた。

　Ronny：年齢1歳3カ月29日。母親がコーヒーをいれに行っている間，Ronny は赤ちゃん用揺り籠の中にいた。彼はむずかり，ひっくり返っていた。私（観察者）は，揺り籠から出たいかどうか尋ねてみた。すると，彼は（母親がこの質問をしたとき彼がするように）直ちに腕を上げた。しかし，私が彼を腕の中に抱き上げようとするやいなや，彼は身体を堅くし，弓なりになり，私に触れられることをいやがり，ひどく泣きはじめた。(中略)私は「ママがすぐもどってくるよ」と話しつづけた。彼は完全にだまってしまい，怒りをこめて私を押しやった。母親が彼を抱き上げた。…

　Jackie：年齢1歳6カ月21日。Jackie は母親や観察者たちと何もせずに，ただ母親の膝の上に坐っていた。観察者が彼を抱き上げ，手を支えながら彼を立たせた。すぐには拒否的な反応がみられなかった。記録映画をみてみると，彼の顔面にははじめ微笑が認められた。しかし，（観察者自身の記録によると）まもなくぎこちなく，不快さを示す動作をした。映画によると，彼はソファーに坐っている母親のところにちゃんと誤りなくもどり，腕を母親のところにかけた。母親は子どもに手をさしのべ，Jackie はその手をにぎりながら，母親の膝の上にゆっくりと移っていった。母親の膝の上で，彼は1度観察者の手にさわる機会があり，そのとき彼は指でさわってみ，それから母親の方に向きなおり，母親に強くしがみついていった。そして母親の膝の上であお向けになったり，母親と遊びはじめた。

18カ月までの間に，10人中2人が人見知り反応をおこさなかった。これら2人について，その様子を例をあげて簡潔に説明しておく価値があるであろう。

　Karren は第2年目のどの時点でも人見知りのはっきりした徴候を示さなかった。彼女は，いつも抱き上げられるのをいやがったし，母親の腕に抱かれるのでさえ喜ばなかったので，未知の人の腕に抱かれることに抵抗することがあっても，それが分化した反応を評価する手がかりにはならなかった。他方，母親への積極的な愛着は，動けるようになったら母親の後を追ったり，母親に触れるために頻繁に母親のところへ出かけて行く，という行動によって認められた。

　Robbie は1歳ちょうどになったときでも，観察者の声に平静なさまを示した。第2年目のいかなる時点でも，未知の人に拒否的な反応をしたことがなかった。第2年目の間に，観察者や他のよく知らない人が，彼を抱き上げたり，一緒に遊んだりするのをそのまま許した。われわれの病院の待合室や他のよく知らない場所で未知の人に無差別な友好さを示したことも記録された。彼はまた，母親への愛着が，母親を楽しみや快のために積極的に追い求めるという徴候が認められないということから，不安

定であるとみなされたただ1人の子であった。

　もしもわれわれが，人見知り反応を検査するさいに要請された，普通乳幼児の検査手続きを盲乳幼児検査の手続きに援用するさいの相違している事柄をそのまま受け入れることができるならば，われわれの調査対象盲乳幼児の人見知り反応の特性と普通乳幼児の反応特性とにはかなりの類似性が存在する。

　しかし，われわれの規準がかなり妥当なものだとしても，盲乳幼児群における人見知りの開始年齢には普通児との顕著な相違がみられる。8人のうち5名は，人見知り反応がはじめて観察されたのが13カ月から15カ月になってからであった。7カ月と2日目に最も極端な人見知り反応を示したある子 (Toni) は，強さからいえば病的だとみなされる人見知り反応を行なっていた。Toni と最後に会ったのは4歳のときであったが，この他の面では健康で頭のよい子が，未知の人へは著しい退嬰反応を示していた。われわれは，早期の強烈な人見知りは，短い時間の母子分離といった他のいろいろな事柄に関連をもつに違いないという感じを常にもたされた。

　調査対象盲乳幼児の人見知りの開始年齢と普通児の開始年齢間の相違の完全な意義の解明は，今後の研究にまたねばならない。分離不安との関連は，別の報告で論ぜられるであろう。移動運動能力，理解力，(Piaget のいう) 対象概念との関わり合いについては，われわれのデータ分析が進行するにつれて，検討されるであろう。

文　献

1. AINSWORTH, M. D. Infancy in Uganda: Infant Care and the Growth of Love. Baltimore: Johns Hopkins U. Press, 1967.
2. ────── The Development of Infant-Mother Interaction Among the Ganda. *Determinants of Infant Behavior*, Vol. II, pp. 67-104. Ed. B. M. Foss. London: Methuen, 1963.
3. AMBROSE, J. A. The Development of the Smiling Response in Early Infancy. *Determinants of Infant Behavior*. Vol. I, pp. 179-196. Ed. B. M. Foss. London: Methuen, 1961.
4. BENJAMIN, J. D. Further Comments on Some Developmental Aspects of Anxiety. *Counterpoint*, pp. 121-153. New York: International Universities Press, 1963.
5. BOWLBY, J. The Nature of the Child's Tie to His Mother. *Int. J. Psychoanalysis*, 39:350-373, 1958.
6. ────── Separation Anxiety. *Int. J. Psychoanalysis*, 41:89-113, 1960.
7. ──────Attachment. *Attachment and Loss*, Vol. I. New York: Basic Books, Inc., 1969.

8. BURLINGHAM, DOROTHY. Hearing and Its Role in the Development of the Blind. *Psychoanalytic Study of the Child*, Vol. XIX, pp. 95-112. New York: International Universities Press, 1964.
9. EMDE, R. N. & KOENIG, K. L. Neonatal Smiling, Frowning, and Rapid Eye Movements States: II Sleep-Cycle Study. *Journal of the American Academy of Child Psychiatry*, Vol. IV, 1969.
10. ESCALONA, S. Emotional Development in the First Year of Life. *Problems of Infancy and Childhood*, pp. 11-92. Ed. M. Senn. New York: Josiah Macy Foundation, 1953.
11. FRAIBERG, S. Libidinal Object Constancy and Mental Representation. *Psychoanalytic Study of the Child*, Vol. XXIV. New York: International Universities Press, 1969.
12. ——— Parallel and Divergent Patterns in Blind and Sighted Infants. *Psychoanalytic Study of the Child*, Vol. XXIII, pp. 264-300. New York: International Universities Press, 1968.
12a. FRAIBERG, S. & FREEDMAN, D. A. Studies in the Ego Development of the Congenital. Blind Child. *Psychoanalytic Study of the Child*, Vol. XIX, pp. 133-169. New York: International Universities Press, 1964.
13. FRAIBERG, S., SIEGEL, B. & GIBSON, R. The Role of Sound in the Search Behavior of Blind Infants. *Psychoanalytic Study of the Child*, Vol. XXI, pp. 327-357. New York: International Universities Press, 1966.
14. FRAIBERG, S., SMITH, M. & ADELSON, E. An Educational Program for Blind Infants. *Journal of Special Education*, Vol. III, No. 2, pp. 121-139, 1969.
15. FREEDMAN, D. G. Hereditary Control of Early Social Behavior. *Determinants of Infant Behavior*, Vol. III, pp. 149-161. Ed. B. M. Foss. London: Methuen, 1965.
16. ——— Smiling in Blind Infants and the Issue of Innate vs. Acquired. *J. Child Psychol. and Psychiat.*, Vol. V, pp. 171-184, 1964.
17. GEWIRTZ, J. L. The Course of Infant Smiling in Four Child-Rearing Environments in Israel. *Determinants of Infant Behavior*, Vol. III, pp. 205-248. Ed. B. M. Foss. London: Methuen, 1965.
18. GOUIN-DECARIE, T. Intelligence and Affectivity in Early Childhood. New York: International Universities Press, 1953.
19. MORGAN, GEORGE A. & RICCIUTI, HENRY N. Infant's Responses to Strangers During the First Year. *Determinants of Infant Behavior*, Vol. IV. Ed. B. M. Foss. London: Methuen, 1969.
20. POLAK, P. R., EMDE, R. N. & SPITZ, R. A. The Smiling Response to the Human Face: I Methodology, Quantification and Natural History. *J. Nerv. Ment. Dis.*, 139:103-109, 1964.
21. PROVENCE, S. & LIPTON, R. Infants in Institutions. New York: International Universities Press, 1962.
22. SCHAFFER, H. R. & EMERSON, P. E. The Development of Social Attachments in Infancy. *Monogr. Soc. Res. Child Develop.*, 28, No. 1: Serial No. 94, 1964.
23. ——— Some Issues for Research in the Study of Attachment Behavior. *Determinants of Infant Behavior*, Vol. II, pp. 179-199. Ed. B. M. Foss. London: Methuen, 1963.
24. SPITZ, R. A Genetic Field Theory of Ego Formation: Its Implications for Pathology. New York: International Universities Press, 1950.
25. SPITZ, R. A. & WOLF, K. A. The Smiling Response: A Contribution to the Ontogenesis of Social Relations. *Genet. Psychol. Monogr.* 34:57-125, 1946.

26. ——— Anxiety in Infancy: A Study of Its Manifestations in the First Year of Life. *Int. J. Psychoanal.* 31:138-143, 1950.
27. ——— No and Yes: On the Beginnings of Human Communication. New York: International Universities Press, 1957.
28. ——— The First Year of Life. New York: International Universities Press, 1965.
29. ——— *Personal Communication,* 1969.
30. TENNES, K. H. & LAMPL, E. E. Stranger and Separation Anxiety. *J. Nerv. Ment. Dis.* 139:247-254, 1964.
31. THOMPSON, J. Development of Facial Expression of Emotion in Blind and Seeing Children. *Arch. Psychol.* No. 264, 1941.
32. TIKOFSKY, RONALD. *Personal Communication,* 1970.
33. WOLFF, P. H. The Early Development of Smiling. *Determinants of Infant Behavior,* Vol. II. Ed. B. M. Foss. London: Methuen, 1963.

7

母性パーソナリティ・インヴェントリー

——母性行動と幼児発達との関連でパーソナリティ
属性を評価する客観的方法——

I 序

　本論は，母性パーソナリティ・インヴェントリー (Maternal Personality Inventory—MPI) に関する研究報告である。このインヴェントリーは客観質問紙で，幼児 (infant) の発達に悪い影響を及ぼすと考えられる母性行動と関係のあるパーソナリティ属性を知るために考案された母性テストである。ここに紹介するのは質問紙の個々の項目と尺度，ならびに信頼性をも含めた基準統計値である。Eysenck (Maudsley) のパーソナリティ・インヴェントリーや幼児の非定型行動 (atypical behavior) の総合得点との相関関係も紹介するが，これは幼児期の非定型行動の発達との関連においてみられる母性行動の予想を可能ならしめるパーソナリティ属性を示唆する点で，MPI の有効性を示す例である。

II パーソナリティ，母性行動，ならびに幼児の非定型行動：批判と文献の再検討

A　まえおき

　親のパーソナリティと幼児や児童との間のその相互作用が初期の発達と成長後のパーソナリティとにかなり影響すると考えられているが，これまでに，親のパーソナリティが研究され，親のパーソナリティと幼児の初期ならびに後期の発達の諸相とを関連づけようとする試みがなされてきた。一般に親の要因

が，特に母親のパーソナリティと行動がどのように幼児や児童の成長・発達に影響するか，それを知るには文献が少なかった。

幼児期に生ずる主な心的外傷が性格異常や精神身体症，精神病，ならびに精神病の病前症状などの起源に関係があるといわれてきたが，誤った母子関係に起因する病原的経験は小児分裂病をも含めた主な異常の遅発の必然的な先行条件となっているとも考えられてきた。分裂病様小児を例にとると，その母親は保護や規制を与えるよりも，過多な刺激を与えたり，干渉がましかったり，一貫性がないなどといろいろに記述されている。

幼児期の非定型行動は乳児への保護と刺激が不足したり，不十分であったり，不適切ないし誤りであるときに生ずると考えられている。こうした好ましくない状態は母親の行動によってひきおこされる。特に行動の条件を規制し，ニードを満たし，安らぎを与える幼児保護と刺激とその方法とを母親が選択するときに，あるいはそれを誤るときに生ずるとおもわれている。実際の保護と刺激のパタンが母性行動を構成しているが，この行動は幼児と母親との相互作用として，直接に観察することができるし，またそれは母親のパーソナリティに由来し，かつ文化や下位文化の諸要因からも派生するものと考えられる。

このような仮説については，検証に必要な情報がまだ少なく，これを支持することも反駁することもできない。それに必要なデータには母性行動の直接観察と，親，特に母親から与えられる特殊な保護と刺激の仕方の直接観察が含まれる。

文化的条件に基づく放置（negligence）と虐待（abuse）をば，幼児の保護に責任ある人間に直接起因する放置と虐待から区別することが重要である。幼児が健康で丈夫に育つのに必要な特殊な環境刺激と保護の不足，制限，欠如という意味で放置というものを考えれば，いろいろな状況がそうした条件とみることができよう。無知や飢餓，貧困なども幼児放置になるかも知れない。好ましくない幼児保護を行なっている無知な母親を教育するための，不十分な手段と関係のある誤った知識もまた幼児放置の原因となりうる。重い精神病に罹っている退嬰的な母親も幼児放置の条件を生む。実際上の体験という意味で，この3つの条件のそれぞれを経験する乳児は，保護と刺激を受ける感じという点では極めて似たような，おそらくほとんど一致した経験をするだろう。母親の態度

と情緒は幼児の保護と刺激の特性に影響を及ぼす。1人の母親の生育とパーソナリティは放置や，暖かみと養育をもって応えるのに失敗する起源ではなかろうか。文化や下位文化の要因が果す重要性を理解することが予防と治療に役立つものであるとすれば，その要因も別個に評価しなければならない。健康で丈夫に育つ幼児の母親と下位文化，ならびにそうでない幼児の母親と下位文化，この両者の重大な相違の発見は比較研究を用いることによってすすめられるだろう。

B 出産前後の母親の情緒

妊娠中の情緒的緊張と不安が幼児の好ましくない適応と関係があると考えられている。妊娠した実験動物が実験的に極度の刺激を受けると，その結果，形態学的に損傷を受けた子を生んだ。妊娠女性，特に妊娠初期3カ月の重大な時期にある女性に衝撃を与えるやや質を異にする情緒的環境的諸条件が，生物学的生化学的内的条件や，発生の過程を著しく変えて，胎児に不利な出来事を生ぜしめると，一般には，深刻に考えられているが，それももっともなことである。しかしそのような結果を人間に適用して推量するのは難しい。そうした変化やそれをひきおこすほどに必然性をもった十分な情緒的条件は人間についてはまだ知られていない。

好ましい母子関係は相互の満足と喜こびを含み，子どものニードを認め評価する母親の能力と，自分独自のパーソナリティ・パタンの枠内で満足を得る能力が適切な母性行動の発達に影響すると考えられている。自分自身の母子関係やそれに続くマザーリング (mothering) については，自分の母親との一致というような幼児期の出来事や経験の結果が重要であると強調されている (Benedek 1956)。Benedek は母子関係の相互的要因と母親の経験がもつ重要性を指摘して，次のように述べている。

> 「子どもを受けいれる母親の受容力，その相互作用によって意識的に喜こびをうる能力，ならびに情緒が成熟するときに無意識にその喜こびを用いる能力，これらは母性 (motherliness) の特質にして機能でもある。」

幼児にとっても母親にとっても，発達の過程は根本的に相互作用的であり，

それは受胎と共に始まる。それゆえ，妊娠中の母親を心理学的に評価することが将来の母性行動の予想に役立つであろう。自分の子どもとの相互作用から喜びをうる母親は自分の母親としての能力にたいして自信をもつとおもわれる。このことはまた，母子の将来の相互関係に大きな影響を与えるだけでなく，女性としての役割を果すのにも役立つであろう。

C 幼児の非定型行動と関連のある母親と文化の要因 —Body-rocking, 健全養護の過誤 (failure-to-thrive) ならびに異食—

これまで body-rocking の原因は刺激の不足と過剰の，あるいはいずれか一方の環境に帰せられてきた。刺激がはく奪され放置された幼児にみられる body-rocking の高い発生は，不十分な身体的刺激が激しい body-rocking の有力な先行条件となりうるという考えを証明している。body-rocking はもちろん他の感覚形式での刺激がかなり欠けているときもそうであるが，運動刺激に極端にさらされた幼児にも生じうる。それゆえ母親としての人間 (Person) との誤った，ないしは不十分な情緒的結合が生ずるとおもわれる条件がある。ある研究によると (Spitz 1945)，body-rocking をするナースリー・スクールの幼児の母親の中，4分の1が心理テストで評価されたが，一般に，その母親らは「幼稚で，外界改変傾向のある外向性をもち，攻撃性を統御する力に欠け，……否定的感情，激しい敵意の爆発を示す」と記述されている。Spitz の観察によると，乳児は激しい愛情の発露，ならびに同じく敵意や怒りの激発に交互にさらされていた。ナースリー・スクールの幼児の母親は一貫性を欠き，衝動的で気分の急激な変化を受けやすい。

健全養護 (thrive) の失敗ないし体重増加率の著しい遅れ (Greenberg 1970) は異食や栄養性貧血と関係のある養護の失敗にみられるような身体的栄養的心理的要因と複雑な相互関係があるかも知れない。報告の多くは母性喪失 (maternal deprivation) による養育の失敗についてはっきりと述べていない。実母によって家庭で育てられた幼児については，健全養護の失敗は無視と拒否，ならびに貧弱な母子関係に関係づけられてきた。母子関係の障害が第1次的問題と考えられ，健全養護の失敗は結果として生ずる"情緒"障害の身体機能への反映と考えられている。家族の境遇はいろいろと異なっているが，大部

分は低い社会的経済的地位に属している。しかしこれはケースのほとんどが臨床の母集団から抽出されたのであるから標本抽出の歪みがあるのも当然かも知れない。母親の配偶関係もいろいろと異なるし，父親の欠如も多くのケースでみられ，家族内の暴力も報告されている。母親がときとして抑うつ的だとか，幼児にたいする情緒的暖かみを欠き，幼児にたいする保護的養育もできないともいわれている。また，ある母親たちは不安で，無関心，拒否的，不当であり，あるいは母親の役割に喜びを経験することができないと記されている。

　貧困と親の行動との相互作用や，低文化の影響力と文化のそれとの相互作用が異食症の幼児に鮮かに観察されている。器質的原因をもたない異食ないし食欲倒錯は心理的ないし精神的起源をもつと考えられている。貧しい経済状態と貧弱な住居がペンキや漆喰のかけらが簡単に入手できる状態と関係があり，異食のある子どもの母親は自分の子どもを監視することもできないと考えられている。また次のような社会的因子が有意であることもわかった。つまり多くの未婚の母や地理的安定性と大きな情緒面での問題をもった家族という因子である。子どもに有毒なペンキ事件のほとんどが，過密な居住地区や，居住者の低い経済的地位，乏しい住居手当，それに親によらない幼い子どもの監督などによって特徴づけられるような地域で生じている。

D　非定型行動児の親の心理学的評価

　臨床面接，客観テスト，構造化された質問（質問紙）が個別に，あるいは組み合せて，親のパーソナリティ研究のために，直接には親子関係とその相互作用を研究するために用いられてきた。親のパーソナリティを評価すると同時に，親子関係の相互的行動の特殊な様相を指摘し予想するような客観的技法を開発するのは極めて難かしい。親のパーソナリティの投影テストと客観テストが親子の行動についてパーソナリティの相互関係を明らかにしたが，証明された相互作用と親子関係は次元が広がる傾向にあり，あまりにも全般にわたるので，親のパーソナリティと行動との関係や，それらがどのように子どもの発達に影響を及ぼすかなどを理解するのに役立たない。

　定型行動をとる幼児の親のパーソナリティは臨床面接（Greenberg 1970）と半ば構造化された質問紙（Greenberg 1971）を用いて研究された。年長の非定型行

動児の親のパーソナリティもまた Minnesota 多面性人格目録（MMPI）のような非投影用具を用いて研究されている。MMPI の研究のいくつかは有望な手がかりを発見したが，一方，他の研究は，その理論に基づけば，パーソナリティの差が予想されるとおもわれた親のグループ間を区別するのに有効であるという証明をまだ示していない。比較的確実な結果を与える MMPI の諸研究のこうした失敗が，テストそのもの，つまりその理論と吟味さるべき仮説にあるのか，あるいは調査計画すなわち被験者の親の選択ないし標本抽出の誤りにあるのか，あるいはまた分析の方法にあるのか，といった疑問が残る。2つの親グループに関する MMPI のある研究（Adrian 1957）は障害児の親の MMPI プロフィールが障害をもたない子どもの親のプロフィールよりも異常が多いことを明らかにした。このような差異に基づいて，将来の養父母の選択のために基準がつくられ，MMPI の基準とは別にソーシャル・ワーカーは望ましい養父母として受けいれるか，あるいは拒否するかをきめてきた。拒否された母親はこの基準によれば，障害をもった子どもの母親と同じであることが確認された。障害をもった子の親とそうでない子の親とを組み合せたグループについての MMPI の研究（Liverant 1959）によると，D（抑うつ），Hy（ヒステリー），Pd（精神病質的偏倚），Pa（パラノイア），Pt（精神衰弱）の項目，ならびに Tayler の不安尺度において，障害児の母親はそうでない子の母親よりも著しく高い得点を得ていることがわかった。ある障害児の「平均的」母親は不安をもち，抑うつ的で怒りをもった女性として記述され，他人との関係においては破壊的な感情を貫く傾向がある。MMPI プロフィールにおいては，脳性麻痺児の親とそうでない子の親との間に（Williams 1954），また吃音児の親とそうでない子の親との間に（Goodstein と Dahlstrom 1956），有意な差はみあたらない。

　われわれの MMPI の経験は非定型行動をもつ幼児の母親で，MMPI を施行した16名に関する研究に限られるが，16名の被験者の得点によると，9つの臨床尺度のひとつひとつにたいする平均得点は正常母集団の平均より上にあるし，Mf 尺度（男性度・女性度）と Ma 尺度（軽躁）とを除いて，すべて母集団の平均より T スコアが1以上高い。

III これまでの研究

A まえおき

母性パーソナリティ・インヴェントリー (MPI) に関する研究に先立って，多くの母性パーソナリティの臨床的研究や幼児と母親との相互作用の観察による研究が行なわれている。これらの研究は母親のパーソナリティと幼児保護の特徴，ならびに正常幼児の行動の分化と非定型幼児の行動の出現ないし開始とを関係づけようという1つの構想にそって計画された。この構想を評価するためのデータを提供し，それに関連ある仮説のいくつかを提案するために，臨床面接，ロールシャッハ，TAT，人物画テスト，生育史に関する質問などを含む客観テスト，それに母子相互の直接観察やフィルム記録による観察などが用いられた。

臨床的研究は独特な貢献をし，客観テストを含めて臨床的方法は概念化を豊かにし，新しい構想と仮説を生む刺激となるようなデータを与えてくれる。われわれの臨床的研究から得られた発見は貴重な貢献をするだろうし，もっと特有の研究領域や幼児の非定型行動の発達に影響する母子の相互作用の特性に関係あるとおもわれる母親のパーソナリティの次元をより明確に描くための手引きともなろう。臨床技法にはいろいろな制限があるが，それを明確な量的情報を得るときや仮説の検証，体系的なケースの比較の際にとらえるのは困難である。また解釈が複雑だし，使用に時間もかかりすぎる。

B 臨床面接

臨床面接のデータ評価から，非定型行動児の母親が損われた狭い心理的防衛姿勢をもち，現実検証と自己観察の才能をもっていることがわかった。彼らはフラストレーションと不安の耐性欠如に悩んでいる。他人と情緒的に関わりあう能力が乏しく，自己概念も低い (Greenberg 1970)。妊娠への適応と母性態度が異常である (Greenberg 1971)。

C 非定型行動児の母親のロールシャッハ評価：諸結果の総括

ロールシャッハのような投影法はパーソナリティの豊富な情報資料源ではあるが，内容の客観的な量的分析方法に直ちに適するわけではない。われわれは母親の最初の標本にロールシャッハを選んで施行し，そのデータの統計処理のために処理方法を開発する計画をたてた。

非定型行動児の母親に関して，ロールシャッハのデータに基づいて3つの研究がなされた。第1の研究は基準採点法と解釈法を用いて行なわれた母親のロールシャッハ反応の評価に関するものであり，第2の研究は母親の暴行を示すロールシャッハのデータの検証であった。第3の研究は非定型行動児の母親から得られたロールシャッハのデータと，殴打された幼児の母親のそれとの比較であった。

第1の研究は非定型行動児の母親29名と以前に行なわれた研究 (Beck 1949) の被験者であった正常女性の大きな母集団から抽出した30名の統制群とのロールシャッハの構成得点の統計的分析であり，年齢，教育，社会経済階層でまとめた実験群と対応された。記録はロールシャッハに経験のある心理学者2名によって別々に採点され，写し誤りを除き，採点ルールを適用する際の差異を一致させるために再採点した。Beck による2つの母親群の得点が R, F+％, A％ それに P の4つの因子に関しては，T検定では，有意な差があることがわかった。非定型行動児の母親は表出性が乏しく，環境へ知的に働きかけることが少ないし（低R），また現実との接触を保つ際にあまり効果のない知的方法（より高い F+％）をとることがわかった。また範囲の狭い想像力の柔軟性（より高いA％），それに因習的な知覚表象の一致度の低さ（低P）なども明らかになった。

臨床面接と母性行動の直接観察によって徐々に気づいたことは，非定型行動児の母親の多くが，その子どもたちにたいしてあからさまな敵意行動を示しているということだった。また忍耐の欠如，不当な拒否，冷淡なよそよそしい態度，怒って非難し返すこと，乳児の苦痛反応にたいする感受性の欠如などもしばしば観察されたが，これらはときに母親が幼児を極端に扱ったり，激しく駆り立てることによって強化される。母子の相互作用を映画で記録したものを繰り返し見ると，虐待に近い極端な扱いを示すケースもあることがわかった。激しい rubbing が幼児の身体をあたかも粘土で型を作るようにこねて作る努力

のようにみえたが，それが破壊性をもつということが被験児の1人がその母親に殺されたときに明白になった。

非定型行動児の母親においては破壊性ないし敵意が明白であるという特有な仮説を吟味するために，**第2の研究**が行なわれたが，破壊的ないし乱暴な知覚表象を測定するために改訂された尺度が用いられ，殴打された乳児の母親や非定型行動児の母親，正常の統制群などから得られたロールシャッハのデータに適用された。Beckの採点法による各反応を内容に従って採点するために，一部は他の研究者たち（Elizur 1949, Murstein 1956）の研究に基づいているが，4点（0-3）の"乱暴―破壊"（v-d）尺度が用いられた。各被験者の得点を合計し反応数で除した。仮説にしたがえば，もしこの尺度が上述したグループ間で差があれば，殴打された乳児の母親は最高のv-d尺度を示し，統制群が最低で，非定型行動児の母親が中間の得点を得るはずである。

反応数で除したv-d得点はそれぞれの被験者について計算された。分散分析がグループ差の検定のためになされ，プールされたグループ間の分散が標準誤差の計算に用いられた。各グループの平均は0.01％水準で有意な差がある。グループ平均の組み合せはどれも有意な差があるからして，グループ平均を順序づければ有意な回帰が生じ，仮説を支持する結果が得られる。各グループの全反応数に生ずる得点3の反応の頻度率が統制群の評価のために計算され，χ^2が有意水準0.05をこえ有意であった。

第3の研究においては，幼児虐待の可能性の測定のためにロールシャッハの記録が用いられた。ロールシャッハ技法に経験のある臨床家が，v-d尺度のことを知らなくても，どれほど3つの母親グループを区別しうるか，もし区別しえたとしたら，どのような基準を用いたのか，といった問題が提出された。殴打された乳児の母親から8，非定型行動児の母親から8，統制群から8，計24のロールシャッハの記録が選ばれ，3名のロールシャッハ診断家に，6点尺度を用いて，各母親が幼児の身体を傷つけたり，ひどい虐待をする可能性を評点するように求めた。評点者は別々に作業をして，殴打された乳児の母親がいて，その記録が少なくとも1つあると教えられただけで，他は一切知らせなかった。

分散分析によると，平均して，評点者は身体的な幼児の虐待の可能性は殴打

された乳児の母親と非定型行動児の母親による可能性とほとんど同じであると考えられた。そして統制群の可能性よりもはるかに大きいと考えられた（99％水準で統計的に有意）。評点者間に得点の一般水準に有意な差はなかった。1人の評点者は評点の際に構造（Beck 得点）の重要性を強調したが，また敵意のある幼稚な内容，衝動性と統制の適切さを考慮に入れたと指摘した。第2の評点者は構造と同様に内容の重要性も強調した。そして被験者の衝動性と統制の適切性をも評定しようとした。また変数として役割の満足度も問題にした。つまり女性がどれほど女性の役割に満足しているか，またどの程度で満足するのか（子として，妻として，母親として，など）ということを考察した。

第3の評定者の考えによると，精神病質の病理学的基準が有益で，病理学的な抑うつ状態や妄想観念，貧弱な現実検証，重度の退行的偏見などの存在が幼児にたいする身体的虐待の可能性を強化している。彼はまた子どもの虐待をはっきりと予想させる，攻撃的衝動を統制できない"原始的な人格構造"の証拠を求めた。

D 幼児と母親の相互行動

母親の行動と母子の相互作用の記述は，母親との面接，観察者による面接中の母子相互の関係の叙述，ならびに映画で記録した行動の相互作用の叙述的評価と量的評価（Greenberg 1971）の3つから得た。母性行動のパタンにきわめて顕著な差がみられ，非定型行動児の母親と普通児の母親との間に幼児刺激の特性の差があった。これらの差の特質は母親のパーソナリティと幼児の保護と刺激のパタン，それに非定型行動の発現と結びついた先に挙げた概念化のいくつかと一致している。

E 要 約

臨床面接と客観テスト，質問紙から得たデータはかなり一致しており，重度の情緒障害による非定型行動をもつ子どもの母親は狭い範囲の防衛姿勢をもち，不十分な心理的分化と結びついた全体的な硬直性と損われた判断，貧弱な現実検証を有していた。抑うつ的なものも多かったが，大部分はよそよそしい（distant）し，無感動，退嬰的で無力感をもっているようだった。共感と親近さは見

当らず，他のおとなたちと満足な交わりもほとんどなかった。彼らの想像生活はたいてい希薄で，大部分はやや原始的な観念からなり，敵意と暴力を伴う恐怖が主題であった。彼らにとって世界は残酷なものとして描かれており，そこでは人々は欺かれ，無視され，捉えられ，傷つけられ，利用されるのである。しかし彼らは養護や親密さを意識の上では求めているように見える。こうした母親たちはきわめて敵意に満ちているような印象を与えるが，その敵対衝動には気づいていないし，またそれを認めることができないのは驚くべきことである。このことは暴力の犠牲となったり重傷を受けた幼児の母親にも見られる顕著な特徴である。研究結果が全般的に示すかぎりでは，幼児の非定型行動，母親のパーソナリティの重度の異常性と，それと同時に現われる無視と低刺激，あるいは虐待に近い筋肉運動性のあからさまな刺激過多など，これらを伴った誤った不適切な母親の保護との間に相互関係がみられる。

　次に当然とり上げるべきだし，正当でもあるとおもわれる方向は客観質問紙の作成であった。これは上のような次元の行動に関係し，母親のパーソナリティと幼児の非定型行動の発達と仮説的に関係のある行動に焦点がおかれた。このように母親のパーソナリティ評価の客観テストを作成するという決定は，多くのニードと考察に基づいてなされたのであり，また多くの母親行動と幼児の発達に関する臨床研究によって導入されたのである。そのようなテストは親を扱う研究調査で，特に公共の診療機関で被験者グループを抽出するときに便利ないくつかの特徴をもっている。(1)被験者の高い教養を当てにしない紙と鉛筆のテストであるから，広範囲の被験者に用いることができる。(2)このテストは自己施行的であるから，検査者がいる必要がなく，被験者も自分の都合のよいときに回答できる。(3)テストは客観的得点を提供してくれるので，異なったグループ間の比較を容易にし，種々の被験者グループ間のパーソナリティの差異の検出に役立つ。(4)このテストは親のパーソナリティと行動についての仮説設定に客観的に解釈しうるデータを提供してくれる。したがって，これらの仮説は他の技法を用いることによってより完全に検証されよう。(5)このテストは心理的に"危険度の高い"母親の判別と予防的関与を考える際に用いることができる。

Ⅳ 母性パーソナリティ・インヴェントリー (MPI) の作成

A まえおき

　目標はパーソナリティを評価し，しかもひろく母親全般に利用できるテストであった。MPI を考案するとき，特に幼児期の非定型行動の発達と仮に結びついた母性行動の変数を吟味することに注意を払った。MPI の項目の叙述の多くは面接データ，心理テストの反応，そして母子相互の行動の観察に由来する。何回も努力を重ねて項目を数回改訂したが，それは広い社会経済的範囲の人々に容易に理解できるように項目の表現を確かなものにするためだった。このことは MPI をば母性・幼児・就学前児保健センター Maternal, Infant, and Preschool Child Health Center (MIPC Health Center)（このセンターはアパラチア地方と南部の白人，アフリカ系アメリカ人，アメリカ・インディアン，スペイン系アメリカ人，東洋系アメリカ人などに奉仕する）で広範囲に使用することになっていたので特に重要であった。テスト項目は簡単明瞭でなければならず，身近かな単語で構成しなければならなかった。それゆえ MPI が自己施行的であることが必要であった。

B テスト項目と尺度

　MPI は 152 の真偽叙述からなる。そしてその多くは攻撃的な，虐待的，敵意のある，そして無視した拒否的な母性行動にたいする明白な，あるいは隠蔽された基本項目の組み合せよりなる。MPI テストの項目のいくつかをその特徴を示すために表Ⅰに載せた。

表Ⅰ　MPⅠから選んだ項目

項目番号	叙述文
2.	妊婦はあまり人前に出てはならないとおもう。
3.	ナイフや先が尖ったものを使うのが嫌だ。
11.	親せきのものは乳児をときどき鉄でできているもののように扱う。
12.	私の感情は簡単に傷つかない。
23.	ものをこっぱみじんに壊したいような不快なときがある。

項目番号	叙　述　文
26.	ときどき赤ん坊を傷つけないかと心配する。
29.	ときどき泣く子のお尻を叩きたくなる。
38.	私は母とうまくいっている。
44.	人に会ったとき，話をするのが苦手だ。
50.	他人が反対しなかったなら，もっと人生では成功していただろう。
55.	私の母は私にたいして愛情深い。
71.	初めての月経のとき，出血して死んでしまうのではないかとおもった。
80.	私はなかなか怒らない。
101.	下品なことをいう子にはその子の口を石けんで洗うのが一番よい。
122.	他人が私を助けてくれるとき，助けてくれるその人の本当のわけはなんだろうかとよくおもう。
128.	意地の悪いことをとてもしたくなるときがときどきある。
137.	背中が痛む。
143.	子どもが私にかみついたら，かみつくとかみつき返されて傷つくと教える。

　女性らしさを含めて広い領域のパーソナリティを評価し，母性行動，特に母親の攻撃性を評価するように尺度が設けられた。尺度はテスト項目のグルーピングによってつくられた。現在用いられている18の尺度とその名称は表Ⅱに載せたが，それらは心理学的重要性を表わしている。1グループの尺度 (15, 18) は攻撃という特性を評価するために設けられた。

C　MPI の標準化に用いられた被験者の標本特性

　MPI は MIPC 保健センターで産前母親サービスを受けた妊婦1171名に施行された。また彼らは家族状況質問紙にも回答し，1171名中1021名が Eysenck パーソナリティ・インヴェントリーに回答した。この標本の特性は表Ⅲに示した。

D　粗データの分析的処理

　粗点を計算し，18の尺度に分けた。3つの尺度の分布（図1,2,3）が示すように，それらの尺度はかなりよい分布をしていることがわかった。表Ⅱでは尺度

表Ⅱ MPI尺度
統計値，信頼性テスト，相関関係

MPI 尺度	各尺度の項目番号	MPI尺度の平均($\bar{X}$)と標準偏差(S.D.)		信頼性テスト		MPIとの相関			
				折半テスト (N=1519)	再検査テスト (N=67)	Eysenckパーソナリティ・インヴェントリー			IBI
		$\bar{X}$	S.D.			E尺度	N尺度	合計点
(1. 嘘)	9	4.7	±2.0	0.461	0.476	0.036	−0.056	
2. 身体的愁訴	11	5.7	2.4	0.520	0.596	−0.011	0.322★★	0.265+
3. 月経	6	2.4	1.4	0.488	0.811	−0.051	0.268★★	0.181+
4. 適応一一致	7	3.5	1.8	0.566	0.625	0.027	−0.085★★	—
5. 劣等感―不全感	35	15.2	5.2	0.724	0.776	−0.158★★	0.381★★	0.213+
6. 恥と罪	13	5.3	2.4	0.595	0.748	−0.142★★	0.244★★	0.202+
7. 恐怖症的不安	17	7.2	2.8	0.592	0.765	−0.098★★	0.329★★	—
8. 抑うつ	8	3.4	1.7	0.532	0.684	0.035	0.323★★	—
9. 疑い深い―秘密主義	7	3.0	1.6	0.557	0.717	−0.085★★	0.293★★	0.206+
10. 夫婦間の適応	15	4.5	2.8	0.730	0.721	−0.065★★	0.248★★	0.208+
11. 母親との関係	11	3.7	2.4	0.717	0.827	−0.026	0.182★★	0.192+
12. 葛藤反応：女々しさ	16	6.3	2.5	0.540	0.701	−0.036	0.308★★	0.228+
13. 妊娠の拒絶	12	5.9	2.1	0.516	0.660	0.036	0.232★★	—
14. 幼児と児童	25	0.67	0.72	0.667	0.726	0.015	0.108★★	—
15. 一般的な敵意	25	8.6	3.8	0.659	0.504	−0.015	0.402★★	0.277+
16. あからさまな敵意	27	9.8	3.7	0.634	0.521	−0.056	0.271★★	0.197+
17. 恨み―憎しみ	19	6.6	3.1	0.699	0.658	0.037	0.367★★	0.331+
18. 恐怖症的反応：サディズム	13	5.6	2.6	0.598	0.586	0.033	0.289★★	0.257+

(★)，(+)……0.05水準かそれ以上で有意な相関関係

表Ⅲ　MPIの標準化に用いられた標本の特性

被験者数	年齢	家族収入（年間）	民族的背景		正規の学校教育		配偶関係	
			民族	標本の%	学歴	標本の%	分類	標本の%
1171	$\overline{X}$=22.0歳 SD=±5.9歳	$\overline{X}$=3,000ドル	アパラチアンと南部白人	62.5	なし	0.4	既婚同居	60.8
			アフリカ系アメリカ人	27.2	1～4年	1.7	既婚別居	12.5
			アメリカ・インディアン	6.9	5～8年	7.2	独身	23.1
			東洋系アメリカ人	0.5	小卒	14.6	離婚	2.9
			不明	2.9	9～12年	49.8	死別	0.7
					高校卒	19.5		
					大学中退	6.4		
					大学卒	0.7		

図1 MPIの得点分布
尺度 14：幼児と児童に関する

粗点	被験者数	累積度数	Tスコア	度数分布 (★)＝5＝尺度
0	35	0.035	33	★★★★★★★
1	7	0.042	34	★★
2	7	0.049	34	★★
3	9	0.057	35	★★
4	20	0.077	36	★★★★
5	24	0.101	38	★★★★★
6	49	0.149	40	★★★★★★★★★★
7	85	0.235	43	★★★★★★★★★★★★★★★★★
8	95	0.330	46	★★★★★★★★★★★★★★★★★★★
9	108	0.438	48	★★★★★★★★★★★★★★★★★★★★★★
10	114	0.553	51	★★★★★★★★★★★★★★★★★★★★★★★
11	116	0.669	54	★★★★★★★★★★★★★★★★★★★★★★★
12	98	0.767	57	★★★★★★★★★★★★★★★★★★★★
13	71	0.838	60	★★★★★★★★★★★★★★
14	68	0.906	63	★★★★★★★★★★★★★★
15	35	0.941	66	★★★★★★★
16	20	0.961	68	★★★★
17	10	0.971	69	★★
18	14	0.985	72	★★★
19	6	0.991	74	★
20	4	0.995	76	★
21	3	0.998	79	★
22	0	0.998	79	
23	1	0.999	81	
24	0	0.999	81	
25	1	1.000		★★

7 母性パーソナリティ・インヴェントリー

図2 MPIの得点分布
尺度 15：一般的な敵意

粗点	被験者数	累積度数	Tスコア	度　数　分　布　（★）＝5＝尺度
0	38	0.038	33	★★★★★★★★
1	8	0.045	34	★★
2	14	0.059	35	★★★
3	25	0.084	37	★★★★★
4	61	0.144	40	★★★★★★★★★★★★
5	65	0.209	42	★★★★★★★★★★★★★
6	78	0.287	44	★★★★★★★★★★★★★★★★
7	86	0.373	47	★★★★★★★★★★★★★★★★★
8	108	0.482	50	★★★★★★★★★★★★★★★★★★★★★
9	116	0.598	52	★★★★★★★★★★★★★★★★★★★★★★★
10	103	0.701	55	★★★★★★★★★★★★★★★★★★★★
11	86	0.787	58	★★★★★★★★★★★★★★★★★
12	50	0.838	60	★★★★★★★★★★
13	61	0.898	63	★★★★★★★★★★★★
14	36	0.934	65	★★★★★★★
15	37	0.971	69	★★★★★★★★
16	17	0.988	73	★★★★
17	9	0.997	78	★★
18	2	0.998	79	
19	2	1.000		★★

図3 MPIの得点分布
尺度 17: 恨み—憎しみ

粗点	被験者数	累積度数	Tスコア	度　数　分　布　(★)=5=尺度
0	39	0.039	33	★★★★★★★★
1	15	0.054	35	★★★
2	39	0.093	37	★★★★★★★★
3	73	0.166	40	★★★★★★★★★★★★★★★
4	94	0.260	44	★★★★★★★★★★★★★★★★★★★
5	114	0.373	47	★★★★★★★★★★★★★★★★★★★★★★★
6	110	0.483	50	★★★★★★★★★★★★★★★★★★★★★★
7	114	0.598	52	★★★★★★★★★★★★★★★★★★★★★★★
8	137	0.734	56	★★★★★★★★★★★★★★★★★★★★★★★★★★★
9	91	0.826	59	★★★★★★★★★★★★★★★★★★
10	67	0.893	62	★★★★★★★★★★★★★
11	50	0.943	66	★★★★★★★★★★
12	24	0.967	68	★★★★★
13	25	0.991	74	★★★★★
14	5	0.997	78	★
15	2	0.998	79	
16	1	0.999	81	
17	1	1.000		★★

図4 MPIのプロフィール（サイコグラム）の1例

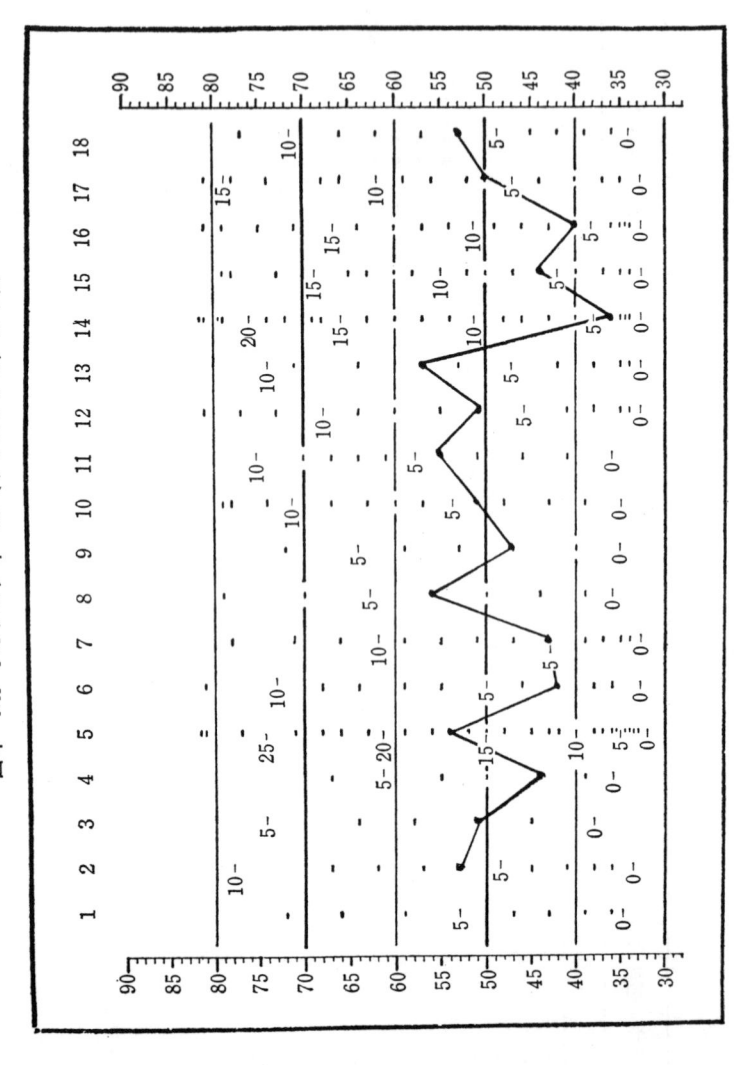

――母性パーソナリティ・インヴェントリー

を名称と各単一尺度に与えられた項目番号，平均点（X），各 MPI 尺度の標準偏差などで示した。粗点は T スコアに変換され，MPI 尺度に記録された。各被験者の T スコアを妥当する MPI 尺度に移し作図して，サイコグラムを作成した（図 4）。

異民族的背景をもつ母親たちを MPI 尺度の得点によって比較すると，白人と黒人の産前の被験者の間に統計的に有意な差がないことがわかった。また MPI 尺度は初産婦と経産婦との弁別にはうまくいかなかった。その重複と大きな標本サイズから予想できるように，MPI 尺度間にやや高い相互相関がみられた。

信頼性テストが行なわれたが，18の MPI 尺度のそれぞれに折半テストと再検査テストが行なわれた（表Ⅱ）。信頼性は十分あるが再検査テストの結果が示すところでは，信頼性がやや減少しているが，これは一部の再検査テストの測定が約2カ月の時間をおいて行なわれ，妊娠がかなり進んだ段階にあったことによるとおもわれる。

また，危険率内の母親の位置づけは別にして，別々の標準用具で測定する限り，改良した MPI プロフィールは，ある程度，精神病理学と関連があると考えられる。これを吟味するために，MPI に回答した1171名の中の1021名の被験者に Eysenck のパーソナリティ・インヴェントリーを実施した。これらのテストは同時に行なわれ，MPI 尺度全体が E 尺度（外向―内向）と N 尺度（神経症傾向）とにかなり相関していることがわかった（表Ⅱ）。

Ⅴ 改訂母性パーソナリティ・インヴェントリー・プロフィールと幼児の非定型行動

幼児にみられる非定型行動の発見と測定は幼児行動インヴェントリー（Infant Behavior Inventory—IBI）の開発によって大いに促進された。このインヴェントリーは2つの部分からなる質問紙で，非定型行動の特殊な形態の発見と記録，生育史の追跡，行動パタンないし複合行動の決定などが含まれている。第Ⅰ部は39項目あり，6カ月までの幼児に用いられ，第Ⅱ部は補足の28項目よりなり，第Ⅰと共に10カ月から24カ月までの幼児に施行される。第Ⅰ部の39項

目は食事問題，習慣形成の障害，気分といったような6つの尺度に整理され，第Ⅰ部の39項目と共に第Ⅱ部の28項目は11の尺度に整理される。IBIでの高い得点は幼児の非定型的発達を表わしているといえよう。

　MPIとIBIの得点の比較が，テスト時にすでに子どもをもっていた350名の母親の研究でなされた。これらの母親はMPIとIBIを受け，得点が18のMPI尺度と11のIBI尺度で得られた。これらの尺度間の相互相関は比較的高く，MPI尺度とIBIの総得点との相関を表で示すと表Ⅲのようになる。これらの相関がすべて0.05水準かそれよりもよく，統計的には有意であるが，最高の有意な相関は"敵意―憎しみ―サディズム"の尺度でみられた。MPI尺度との最高の相関は"恨み―憎しみ"であり，次に高いのは"一般的な敵意"，そして4番目に高いのは"恐怖症的反応：サディズム"である。きわめて興味深いのは，MPI尺度の"あからさまな敵意"が12の相関の中で10位にランクされているのに，"身体的愁訴"が3番目に高くランクされているということである。また，隠蔽された，あまりはっきりしない形の敵意と，内的な攻撃的衝動への恐れ，憎しみなどが，初期の発達期においては，直接的なむき出しの敵意やその行動よりも，非定型的発達の端緒にとってより重大であることが示されている。

　350名の母親の被験者の中からもっとも高いIBI得点をとった38名と，平均的IBI得点をとった38名を選択し，これらの被験者のMPI得点を表にし，2つのグループのプロフィールを比較した（表Ⅳ）。ここで明らかになることは，高いIBI得点をもつ母親は同じく70を越えるMPI Tスコアをかなり高い頻度でもっている。高いIBI被験者38名中14名が70以上のTスコアを1つないしそれ以上もち，平均のIBI被験者中4名が70以上のTスコアをもっている。さらに，70以上のTスコアをもつ高IBI被験者の中，"敵意"尺度の領域では高いMPI尺度群がある。平均グループの中では，たった1人のIBI被験者だけが，"敵意"尺度群で70のTスコアをこえる唯一のMPI尺度をもっている（図5）。

表Ⅳ　MPIの高得点とIBIの平均得点ならびに高得点との比較

Tスコア≧70のMPI尺度の数	IBIの得点			
	平均IBI得点の幼児(N=38)		高いIBI得点の幼児(N=38)	
	被験者数	Tスコア≧70の尺度	被験者数	Tスコア≧70の尺度
ONE	2	10,16	6	5,11,12,15,16,18
TWO	1	12,13	4	3,11,12,13 13,15,16,17
THREE	1	3,5,6,10,12,13	4	5,5,6,7,10,10,10,11 11,12,13,13,14,15,15 15,16,16,17,17,17,18,18
計	4	10	14	37

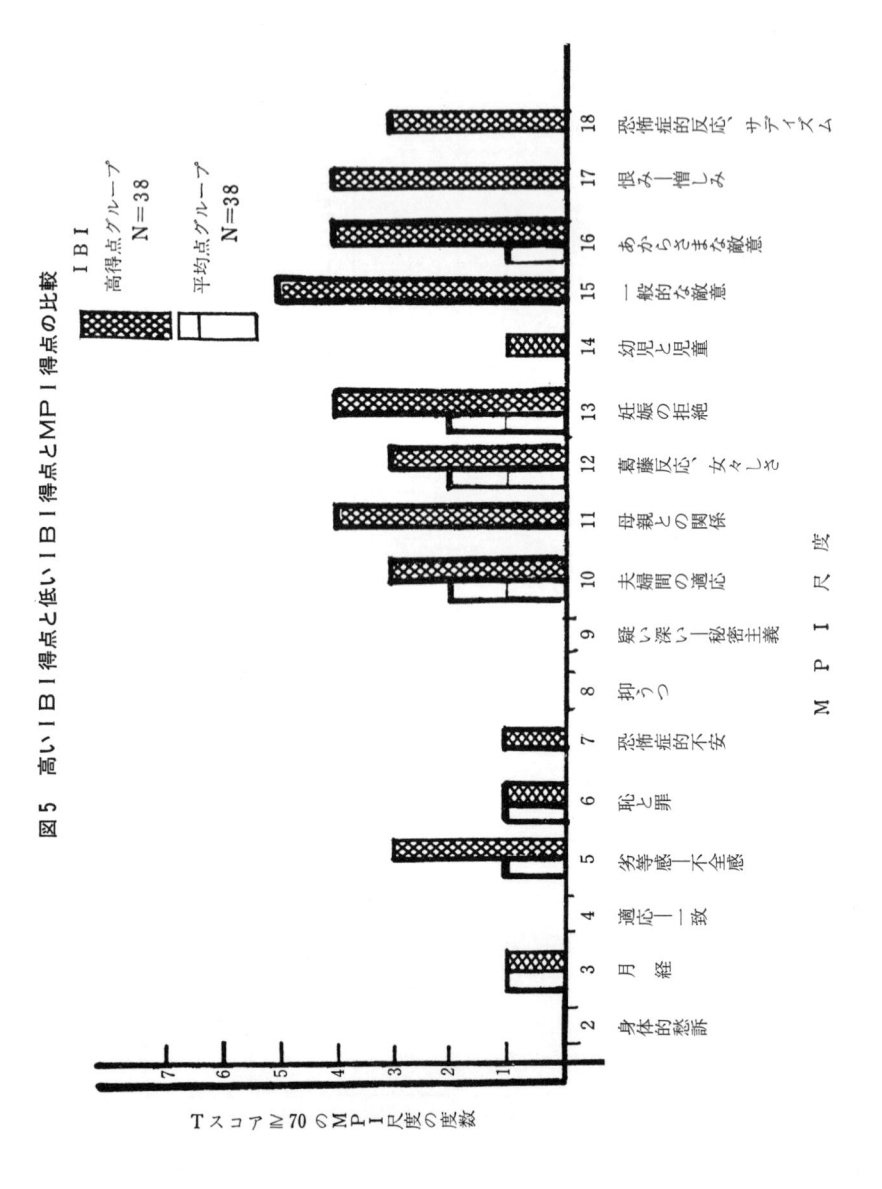

図5 高いIBI得点と低いIBI得点とMPI得点の比較

MPI尺度

1 身体的愁訴
2
3 月経
4 適応一致
5 劣等感─不全感
6 恥と罪
7 恐怖症的不安
8 抑うつ
9 疑い深い─秘密主義
10 夫婦間の適応
11 母親との関係
12 葛藤反応―女らしさ
13 妊娠の拒絶
14 幼児と児童
15 一般的な敵意
16 あからさまな敵意
17 恨み─憎しみ
18 恐怖症的反応 サディズム

IBI
高得点グループ N=38
平均点グループ N=38

Tスコア≧70のMPI尺度の度数

VI 結 論

　本論文で報告した研究結果は予備的なもので，1171名の被験者とそれに続く標本でテストされた出産前のケースから得たデータを統計的に処理することによって，尺度の改訂が行なわれ，MPI に採用された項目の数も決定されよう。こうした初めの段階での観察によれば，MPI は幼児の非定型的発達がもつ個々の母親にたいする危険性を評価するのに価値がある。母親のパーソナリティの"敵意―憎しみ―サディズム"という属性と幼児の非定型行動の実在との結びつきに特別な重要性があると考えられる。しかしここで強調しておかなければならないのは，これが当初の感想であって MPI 尺度に反映した他面からの母親のパーソナリティ分析から得られた結果ではないということである。そうした研究は現在続けられているが，その結果はまだ明らかでない。

文　献

1. ADRIAN, R. J. The Relationship of Parental Personality Structures to Child Adjustment and Adoption Selection. Ph.D. dissertation, University of Minnesota, 1957. (Dissert. Abstr., 1957, 17, 1386)
2. BECK, S. J. The Rorschach Experiment. Grune and Stratton, New York, 1960.
3. BECK, S. J. Rorschach's Test, Vol. I, Basic Processes. (Second edition, revised), Grune and Stratton, New York, 1949.
4. BENEDEK, T. Toward the Biology of the Depressive Constellation. J. Amer. Psychoanalytic Assoc., 1956, 4, 389.
5. BIBRING G. Some Considerations of the Psychological Processes in Pregnancy. In the Psychoanalytic Study of the Child, 1959, 114, 113-121.
6. BOLIN, B. J. Anxiety and the Duration of Delivery. J. Mental Science, 1959, 105, 1045.
7. CRONBACH, L. J. Statistical Method Applied to Rorschach Scores: A Review. Psych. Bull., 1949, 46, 393-429.
8. DAVIDS, A. & DEVAULT, S. Use of TAT and Human Figure Drawing in Research of Personality, Pregnancy and Perception. J. Proj. Tech., 1960, 24, 362-366.
9. DAVIDS, A., DEVAULT, S. & TALMADGE, M. Anxiety, Pregnancy and Childbirth Abnormalities. J. Consult. Psychol., 1961, 25, 74-77.
10. DAVIDS, A., HOLDEN, R. H. & GRAY, G. B. Maternal Anxiety During Pregnancy and Adequacy of Mother and Child Adjustment Eight Months Following Birth. Child Developm., 1963, 24, 993.
11. DYK, R. B. & WITKIN, H. A. Family Experiences Related to the Development of Differentiation in Children. Child Developm., 1955, 36, 21-55.
12. EISENBERG, M. D., et al. A Prognostic Study of Neurotic Pregnant Patients. J. Mental Science, 1960, 106, 1099.

13. ELIZUR, A. Content Analysis of the Rorschach with Regard to Anxiety and Hostility. *Rorschach Res. Esch.*, 1949, 13, 247-284.
14. FARINA, A., & BUNHAM, R..M. Measurement of Family Relationships and Their Effects. *Arch. Gen. Psychiat.*, 1963, 9, 64-73.
15. FERREIRA, A. J., WINTER, W. D., & POINDEXTER, E. Some Interactional Variables in Normal and Abnormal Families. *Family Process*, 1966, 5, 60-75.
16. GOODSTEIN, L. D. & DAHLSTROM, W. G. MMPI Differences between Parents of Stuttering and Nonstuttering Children. *J. Consult. Psychol.*, 1956, 20, 365-370.
17. GOODSTEIN, L. D. & ROWLEY, V. N. A Further Study of MMPI Differences between Parents of Disturbed and Nondisturbed Children. *J. Consult. Psychol.*, 1961, 26, 460.
18. GOODSTEIN, L. D. & ROWLEY, V. N. MMPI Profiles on the Parents of Behaviorally Disturbed Children and Parents from the General Population. *J. Clin. Psychol.*, 1966, 30, 39.
19. GREENBERG, N. H. Studies in Psychosomatic Differentiation During Infancy. *Arch. Gen. Psychiat.*, 1962, 7, 17.
20. GREENBERG, N. H. Origins of Head-Rolling (Spasmus Nutans) During Early Infancy. *Psychosom. Med.*, 1964, 26, 162.
21. GREENBERG, N. H. Developmental Effects of Stimulation During Early Infancy: Some Conceptual and Methodological Considerations. *Annals of the New York Academy of Sciences*, 1965, 118, 831-859.
22. GREENBERG, N. H. Atypical Behavior During Infancy: Infant Development in Relation to the Behavior and Personality of the Mother. In The Child in His Family. E. J. Anthony and C. Koupernik, Eds. *The International Yearbook for Child Psychiatry and Allied Disciplines*, Volume 1, New York, Wiley, 1970.
23. GREENBERG, N. H. A Comparison of Infant Mother Interactional Behavior in Infants with Atypical Behavior and Normal Infants. In Exceptional Infant, *this volume*, Studies in Abnormalities. J. Hellmuth, Ed., New York, Brunner/Mazel, 1971.
24. GREENBERG, N. H., LOESCH, J. G., & LAKIN, M. Life Situations Associated with the Onset of Pregnancy: 1. The Role of Separation in a Group of Unmarried Pregnancy Women. *Psychosom. Med.*, 1959, 21, 296-310.
25. HANVIK, L. J. & BYRUM, M. MMPI Profiles of Parents of Child Psychiatric Patients. *J. Clin. Psychol.*, 1959, 15, 427-43.
26. HASMER, J. S. Traits Predictive of the Successful Outcome of Unmarried Mothers' Plans to Keep Their Children. Smith College Studies in Social Work, 1942, 12, 263-301.
27. LIVERANT, S. MMPI Differences between Parents of Disturbed and Nondisturbed Children. *J. Consult. Psychol.*, 1959, 23, 256-260.
28. LOESCH, J. G. & GREENBERG, N. H. Some Specific Areas of Conflicts Observed During Pregnancy: A Comparative Study of Married and Unmarried Pregnant Women. *Amer. J. Orthopsy.*, 1962, 32, 624-636.
29. LOESCH, J. G. & GREENBERG, N. H. Patterns of Maternal Behavior During Early Infancy. Presented at the Annual Meetings, American Psychiatric Association, Los Angeles, Calif., 1964.
30. LOVELAND, N. T. The Relation Rorschach: A Technique for Studying Interaction. *J. Nerv. Ment. Dis.*, 1967, 145, 93-105.
31. LUBIN, B., LEVITT, E. E., & ZUCKERMAN, M. Some Personality Differences between Responders and Non-responders to a Survey Questionnaire. *J. Consult. Psychol.*, 1962, 26, 192.

32. MURSTEIN, B. I. The Projection of Hostility on the Rorschach, and as a Result of Ego-Threat. *J. Proj. Tech.*, 1956, 20, 418-428.
33. MURSTEIN, B. I. Theory and Research in Projective Techniques. John Wiley & Sons, Inc., New York & London.
34. ROME, R. A Method of Predicting the Probable Disposition of Their Children by Unmarried Mothers. Smith College Studies in Social Work, 1940, 10, 167-201.
35. SPITZ, R. Hospitalism: An Inquiry into the Genesis of Psychiatric Conditions in Early Childhood. *Psychoanal. Study of the Child.* 1945, 1, 33-72.
36. WALLIN, R. & RILEY, R. P. Reactions of Mothers to Pregnancy and Adjustment of Offspring in Infancy. *Amer. J. Orthopsy.*, 1950, 20, 616.
37. WILLIAMS, H. L. Comparison of the Rorschach and MMPI by Means of Factor Analysis. *J. Consult. Psychol.*, 1954, 193-197.
38. ZEMLICK, M. & WATSON, R. Maternal Attitudes of Acceptance and Rejection During and After Pregnancy. *Amer. J. Orthopsy.*, 1953, 23, 570-584.

第2部

学習と言語

8

学習を障害する出産前と周生期の要因

　小児科医や教育者の間に，特殊な学習障害によりひどく教育上の進歩が乱され妨げられているたくさんの子どもへの関心が高まってきている。

　最近，創刊された雑誌 *Journal of Learning Disabilities* は，これらの子どもを "The obsolescent child" と称した。その雑誌は「学習障害は，あらゆる社会経済的階層にみられる。その数は，たとえ不正確であっても，無視されるにはあまりにも大きすぎる」と述べている(1)。

　特殊な学習障害という用語は，教育的に困難な子どもの知識の十分な蓄積・保持とその利用を妨害する状態のある側面を含んでいる。学習不振に導く諸原因状態は，多様で広範な領域にわたっている。それは，それらの子どものもつ問題への適切な配慮が計画される前にこまかく記述されなければならない。しばしば，個々の子どもの学習困難について予想される原因論的問題の重複が生じるだろう。そして，すべての状態の各々の側面は，最も有利な方法で対処されなければならない。

　外にどのようにあらわれようと，外にあらわれた学業の困難の基礎にあるものが，器質的か機能的基礎のどちらかであることを知ることは大切なことである。その両方が，しばしば，同じ子どもにみられるけれども，どの領域がその問題に関係しているか，そしてどの診断が一般に最も役に立たないかを，十分に資料を検討した後に決定することは可能である。

　ある機能的カテゴリーが，特定の子どもの学習不振の主な原因として考えられるということは疑いのないことだろう。中枢神経系の器質的な障害をともなわずに，情緒的障害が学習をひどく阻害し，その子どもの潜在的能力以下に機能せしめることがある。これらの子どもをよく調べると，しばしば，病的な依

存要求，両親に対する怒り，低い自己評価などを見出す。文化的剥奪は，子どもの学習能力を低下させるとみられる別の機能領域である。これらの子どもは，環境的刺激のひどい剥奪により，不利に作用されているとみられる。一般的に，周囲の事象についての情報の限られた質量と，とりわけ，貧弱な言語能力から生じる低IQ値を示す仮性精神遅滞 (Pseudo-retardation) が，この現象の特徴である。家庭環境への反応のような成熟へのごまかしの抵抗に基づく情緒的未熟は，その子どもの年齢―教育上のバランスを維持しようとすることを妨害するだろう。しばしば，研究者は，普通に予期されるよりずっと後の段階になって成熟することが期されるかもしれないような学習技能の遅れた発達を叙述するのは"教育的未成熟 (educational immaturity)"という用語を用いることを余儀なくされている。特定の家族の男性に作用する傾向があり，早晩，限界があるおなじみの難読症 (dyslexia) は，この特別のカテゴリーの重要な例である(2)。

　早くも1917年，Henschelwood は，脳の疾病は，読みの能力，算数，左右の方向やその他の学習に異常性をもたらすと述べた(3)。1927年に，Gerstmann は，世界的な精神医学の文献の中で，この推測を再び提出している(4)。Paine は，今日のこの専門分野の研究者間の優位な学説は発作と単純な精神遅滞をしのいで，子どもの一般的な神経学的診断が可能とみられる全く任意の児童人口の5％あるいはそれ以上のものに，学習の器質的障害が影響していることを示唆している(5)。

　Baltimore の中心にある市における学習不振児についての著者らの最近の研究は，学習障害の診断と評価のため統合学校の保健チームにかかった子どもの半分以上は，教育困難の主要な基礎的原因として器質的病理をもっていたことを示した(6)。Coleman と Sandhu は，社会的には異質な環境をもち学習上の問題をもつ児童群において，24％は出産時の困難をともない，8％は出産前の困難をもっていたことを実証した(7)。このことは，子どもの不安定な神経学的状態が，特定の学習障害のすべての問題に決定的に重要な役割をもつということをうらづける。それが，この論文の主題であるこれらの神経学的不全の進展に大きく影響する要因の説明である。

器質的徴候の記録

　微細脳損傷がつくり出す多数の症状を鋭く記録することができるということを明言することは，つつしみのないことである。そのような類別化は同一の子どもの重複した症状と時間とストレスが，どの脳損傷児にもダイナミックな変化をひきおこすということを考慮にいれていない。しかしながら，もし，器質的カテゴリーにあたるような症候をもっているということを特定の子どもに対して指摘しなければならないなら，信頼できる手引きをもつことは大切なことである。だから，このクリニックの診断チームにより考察される問題の類型を器質的学習障害の徴候の広範な領域であると述べることは適切なことである。

　教育的な過程の初期に，両親の注意がよくむけられる子どもは，多動性の脳損傷児である。両親は，しばしば，自分たちの子どもは注意散漫で，注意の範囲が短く，記憶保持の障害があり，そして刺激統制の能力に劣るために明らかに，分裂的であることに気づく。その子どもは，他の子どもには特殊な効果がある amphetamine と ritalin のような特定の薬品に極めてよく反応するかもしれない。

　中枢神経系の器質的障害をもつ子どもの少数のものは引っ込み思案で，抑圧的で，病的に臆病で，そして意志交換がみられないような子どもである。これらのものは，よく情緒的に自閉的な子どもや知的に鈍い子どもと混同される。もし，これらの子どもが適切に援助されるべきであるとしたら，彼らの神経学的問題は解明されねばならない。

　器質的知覚障害をもつ子どもは，概念的推理や音読や複雑な想起が要求される学年段階に至るまでは，判明しないかもしれない。"perceptual handicap"（知覚障害）という包括用語の混同から区別されうる損傷をうけた知覚のいろいろな特殊な徴候がある。第1に，視覚ー運動的損傷のために，読みの障害をもつものである。これは，一般に，器質的な dyslexia（難読症）として知られている。視覚ー運動的均衡の障害の他の徴候は，正しく数えたり，また視覚印象を意味ある情報に変える能力の障害である(8)。算数の書かれた複雑な問題を理解し，正しく解答を出す能力の障害は，この種の問題の有力な例である。

別の知覚障害は，すでに学習した情報を概念化し，利用する面での全般的障害にあらわれる。これらの子どもは，教えられた特定の情報しか，担任教師に返事することができない。彼らは，最初の事実を新しいそして挑戦的な状況や問題に適用するのにひどく困難である。器質的根拠をもつ知覚異常の分野で考えられる別の問題は，中枢的な意志交換の障害の症状である。この子どもたちは，正しい反応であると知的に知っていることを，言語的に表現しあるいは文字で書き表わす能力の器質的障害をもっている。クラスの軽蔑，どもり，そして不適切なあるいは劣悪な書字能力をもつ子どもによる反応は，この種の子どもの商標のようなものである。これらの反応は，適切な答を意識しているにかかわらず，反復的な失敗と挫折で，教育的反応のどのような試みも全くやめてしまうようなひどい欲求不満状態の子どもによくみられる。

　一般には，学習障害の器質的原因をもつ子どものリストに，知的可能性の低い子どもを含めるにちがいない。現在の標準テストによる IQ80 の子どもを精神遅滞とは考えられないかもしれないが，普通の進度の学習状況でのその子の学業が，ひどい限界を示すかもしれないし，そして適切な特殊教育が与えられるように認識されなければならない。これらの子どものいくらかは，他の子どもにみられないのに，身体検査か外面的な行動（たとえば，多動性と衝動性）かにおいて観察可能な神経学的異常を示す。器質的な学習上の問題の徴候に至らしめる要因についての概観では，投薬や専門的な指導では治らない測定可能な低い可能性にまで進歩を考える何ものかの考察をしなければならない（たとえば，中・重度精神遅滞児）。

学習に影響する出産前の要因

I　母体の感染

　原虫による病気の1つと同じくビールス性のある病気は，胎盤を障害し，そして子宮内の胎児に影響を与えるということは，神経学的観点から確立された事実である。小児科関係の文献は，出産前の胎児の発達における巨大細胞性のビールス病の影響についての討議と症例研究で満たされている。小頭症，小眼球症，そして精神遅滞の発生が，これらの子どもには著しい。これらの子ども

の頭蓋の放射線学的研究は，子宮内の胎児に対するこの母体からの感染の脳性の影響を立証する頭蓋内石灰化を示している(9)。同じ問題が，母親の妊娠中にトキソプラズマ症をもつ子どもに生じる。病理学的に，黒斑症の焦点性の広領域と粟粒状の肉芽腫症の症状は，大脳の脳室辺と導水管組織にみられる。これらの領域は石灰化し，巨大細胞性封入体病におけると同じく，頭蓋内の石灰化の放射線学的証拠を生じる。かくして，先天性トキソプラズマ症において，小頭症，進行性の小頭症，心理運動的障害，または，精神遅滞が，重要な後遺症として知られる(10)。最近，South らは，単純疱疹ビールスをもつ子宮内感染は，いろいろな面での胎児への影響において，巨大細胞性ビールスと似ていることを指摘した。子宮内の疱疹症により冒された子どもは，一般的な疱疹の特徴よりむしろ皮膚の水疱症を示すけれど，頭蓋内の石灰化，小頭症，小眼球症そして精神遅滞は，前述の3つの状態の区別をはっきりは示さない(11)。Desmond と彼女の協力者は，18カ月まで追跡された60名の出産時に先天性疱疹症の子どものうち11名（18%）は精神遅滞で，31名は中・重度の脳性麻痺をもっていたことを報告した。これは，1964年の流行の際に記された。18カ月時の先天性風疹の後の中枢神経系の障害の分析によると，運動的欠陥，発作，多動，落ちつきのなさ，常同運動，運動遅延，適応行動の進歩の欠如を示した(12)。一般には，ただ，教室での学習をする年齢が，教室の中でおこす問題と，風疹，単純性疱疹，巨大細胞ビールスあるいはトキソプラズマ原虫をともなう子宮内感染による2次的な神経学的損傷のために生じる問題とを明らかにするのに適しているような子どもを心に描くことを必要とする。

II 放射線照射

イオン化された放射線の十分な量と時間の照射は，人間に，精神遅滞をともなう小頭症を誘発させることがよく知られている。日本の広島において，その母親の最後の月経期間が原子爆弾投下前の7〜15週間にあった小頭症を示す15名の子どもがあった(13)。広島の場合のようなイオン化放射線は例外であるが，広島の経験は，度をすぎた放射線療法あるいは妊娠初期の不注意な放射線照射の胎児への影響の危険性をわれわれに警告する。Wood らは，広島の原子爆弾投下後の精神遅滞の20年間の追跡の展望において，そして山崎は中枢神経系

における放射線の展望において，2人とも子宮内の胎児は，ある量質の放射線にさらされるときに，小頭症と精神遅滞になる危険性をもつことを強調している(14, 15)。

山崎は，その行動的障害は，照射時の妊娠月齢，照射量，検査時の胎児の月齢によるということを示唆した。動物における形態的障害は，ある行動的障害と相関しているが，他の点では，病理学解剖は何も発見できない。ネズミの迷路学習の研究は，子宮内の放射の後，年齢が増加するにつれ，迷路を学習する能力の低下を示した。人間についての乏しい資料は，成長している人間の神経組織は，動物の成長期の神経組織におけると同じく，イオン化放射線に作用されることを示している。外挿法は，十分に確立されていないけれど，学習における知的障害をともなう子どもの出産前の経過を評価するとき，あるいは妊婦に対し放射線をかけるときに，人間の胎児の中枢神経系に対する少しの照射からの可能的な危険も十分注意されなければならない。

Ⅲ　母親の栄養

今日，世界は，誰にも注目されず，そしてかえりみられずにいる悪栄養と低栄養の状態について，関心を向けつつある。Kwashiorkor*，くる病，壊血病とその他の栄養的欠陥の明白な状態は，医者，栄養士，政治家に，個人的にも集団的にも注目し，治療することを警告して，そのこと自体を明らかにしている。しかし世界中に，認識されずにすすみ，人々の学習技能に静かな破壊をもたらし続けている貧弱な栄養の放任の状態が存在する。この記述の重要性は，妊娠期間の栄養状態は子どものその後の知的能力に影響することを見出したHarrel らの研究に反映されている。貧弱な栄養環境に育った妊娠中または育児中の女性の低い社会経済的グループにビタミン補給がなされたが，その人たちの子どもは，同じ時期に気やすめ薬を与えられた母親の子どもの平均知能よ

---

* 訳注　Kwashiorkor (pleurideficiency syndrome)
　　　熱帯，亜熱帯の乳幼児によくみられる栄養疾患の1種。生後7カ月から3歳くらいまでにみられ，蛋白質（特に動物性）の欠乏を主とし，さらにビタミンB複合体，ビタミンA，ある種の鉱物質の不足を伴う離乳期食餌が原因である。さらに，この地域のマラリヤ，赤痢などが誘因となる。心身の発育障害をきたす。

り8点高いIQを示した(16)。いろいろな動物実験は，カロリーと蛋白が不十分な栄養は，大脳の急速な成長の時期に一致して，対照動物群より成熟面で小さいばかりでなく，生化学的な機能が遅い脳をもたらすということを示した(17)。脳の発達期間に，蛋白栄養あるいはその合成物，またはその両物質が不十分であると，機能の面の変化を生じ，そして，もしその欠如の程度が極めて大きく，長い期間にわたると，機能の変化は永久的なものになるという有力な示唆がある(18)。子どものその後の学習能力に直接にかかわっている母親の低栄養の別の重要な側面は，貧弱な栄養をとっている妊娠女性の早産率である。Drillien は，母親の栄養歴は，その母親の次の妊娠に影響することを示唆した。たとえば，貧弱な栄養摂取者における高率の早産とこれらの母親の子どもの中枢神経系の障害とIQ低下の増大とを示した(19)。これについては，次に論じられる。

Ⅳ 早　産

1956年に，Knoblochを中心とするグループは，早産が原因である知的障害を研究するためにBaltimore地区の未熟児群についての研究をすすめた。その研究は，未熟出産の子どもにおいて，いろいろな視覚的，神経学的，知的欠陥を見つけた。さらに，彼女らは，出産時の体重が極めて低い子どもたちには異常性の発生が高いことを示した(20)。Margaret Dann と彼女のグループは，100名の出産時の低体重児（660〜1280ｇ）のIQ結果と49名の熟産児のそれとを比較研究した。知能検査では，少しの違いしかなかった（IQ 94.8対106.9)。この研究では，2つの要因が留意されなければならない。その1つは，Knobloch の研究に比較して，彼女らは，主に社会経済的により高い層の特別の人たちを対象にしていることである。そして，さらに重要なことは，最後の検査から除外された83名の子どものうち，32名は精神遅滞であることが知られた。これらの事実と彼女らの解釈は，極めて低い出産時体重は神経学的そして知的障害の機会を増大させるという仮定を確認する傾向がある(21)。Drillien によるスコットランドで研究されアメリカで刊行された2つの最近のすぐれた展望論文は，出生時体重3ポンド（1360ｇ）以下の5歳の50名の子どもに関する資料を提供した。個別検査で，41％はIQ90以上を示し，40％は70〜89，

19%は70以下を示した。そして，58%は普通学校に入ったが，その半分は，特別の指導方法を必要とした。30%は，主に精神的障害のため教育不能か特別の教育を要し，10%は身体的障害のため特別の指導を要した。また，彼女は，適切な家庭で育てられた子どもは，普通のあるいは貧しい家庭で育てられた子どもより，障害をほとんど示さないことを示した。Drillien は，生存率は，2つの研究の出版の間に改善されたけれども（10年間に，32%から56%へ），低体重児の低知能の状態の改善はみられなかったということを述べている(22)。

V 大きすぎる新生児

最近，Babson, Henderson および Clark の3人は，特定の時期にわたって Oregon 地区の低収入の白人の母親から生まれたすべての子どもについての興味ある分析論文を刊行した。彼らは，3つの群を設定した。1つは，出産時体重の重い群（4240g以上—9ポンド6オンス以上），次は普通体重群，3つ目は，出産時体重の低い群（2501g以下）。74名の出産時体重の重い子どもがあり，そしてそのうち1名のみが明らかに糖尿病である母親をもっていた。その群の妊娠期間の平均は41.4週であった。この群についての綿密な研究は，高体重群は，スタンフォードビネー法（L-M式）による4歳時の検査は，ＩＱ80以下の精神発達の，発生率の増大をともなうことを示した。つまり，普通の出産時体重の子どもの16.6%に対して，23%の高体重群が，ＩＱ80以下を示した。これらの結果は，統計的に有意であった(23)。われわれは，これらのことについてその原因を推測し，そして可能性として，新生児期の低血糖症の母親の妊娠期の糖尿病による出産時損傷のような問題を提出することができるかもしれない。原因がどうであれ，注意は，その後の学習技能の不振の潜在的原因として，子どもの出産時体重の両極端（軽い，重い）に向けられなければならない。

VI 妊娠期間の母親の余病と分娩

Drillien は，妊娠後期の障害を生じる重いそして潜在的酸素不足は障害児の高い出現をともなうこと，これは特に出産時体重の低いものにそうであったことを述べている(22)。子癇発作の有無にかかわらず妊娠の毒血症（妊娠初期

の出血，妊娠期間中の母親の外傷経験），出産時外傷，そして過度の酸素不足により生じる分娩困難のような妊娠中の母親の余病は，幼児を知能や身体的構造に関して高い危険状態におとしいれることが古くから知られていた。上記のような妊娠中の余病は，Dann と彼女の仲間により検査された低体重児の67%にみられた(21)。このように，妊娠中の余病と早産，そしてその両方の結果としての低知能とは相関しているのである。乳児の無酸素症あるいは乳児の外傷をもたらす分娩の障害は，知能と後々の学習問題における重い欠陥の前兆であると知られている。Kawi と Pasamanick は，読みの障害をもつ子どもの16.6%は，4回以上の母親の余病にさらされていた(24)。周生期の子どもの障害は，次に検討される。Pasamanick と Knobloch は，4つの特殊な神経・行動的存在は，有意に，早産を含む妊娠の余病と関係していることを見出した。これらは，脳性麻痺，てんかん，精神薄弱，読みの障害であった。彼らはまた，IQ80以下の子どもは，注意して設けられた対照群より，その母親の妊娠期間中高率の異常性にさらされていたことを示した(25)。

学習に影響する周生期要因

Ⅶ 出産時外傷と酸素不足（hypoxia）

Honzik らは，周生期の異常に基づいて極めて疑わしいと評価された23名の赤ん坊は，単に疑わしいと評価された36名とやや疑わしいとされた68名と正常と評価された67名より，明らかに低い評価得点を得たことを見出した。この子どもたちは，8ヵ月時に，Bayley の精神—運動検査で検査された。周生期のストレスにより極めて疑わしい赤ん坊は，しばしば，非活動的あるいは多動的，注意散漫，そして協応動作面で劣ると評価された。問題解決と目と手の協応を要する項目に特別の困難をもっていた(26)。Schacter と Apgar は，周生期の余病の多様な臨床的基準（長時間かかった分娩，分娩困難，新生児期疾病，妊娠中の母の病気）と脳損傷の特別のテスト（Bender-Gestalt）と同様に，8歳時の WISC IQ との高い関係があることを実証した。100以下のIQをもつ子どものパーセンテージは，周生期に異常をもたない子ども（43%）に比べ，重い周生期異常をもつ子ども（86%）に高かった。このように周生期スト

レスが増大すると，心理学的検査は普通以下の精神的，社会的発達の子どものパーセンテージの増加を示した(27)。

Graham は，正常熟産，無酸素熟産とその他の余病（早産，赤血症，外傷のような）の3つに分けられる355名の乳児について評価した。無酸素症は，さらに3つに分けられた。つまり，出産前無酸素症，周生期無酸素症あるいはこの両方の重複。3歳児に無酸素症が主であるグループは，スタンフォードビネーテストと概念テストを含む認知機能のすべてのテストで有意に低い得点であった。その障害は，概念的能力の領域で最も大きかった。これは，出産後の無酸素症の群において最も著しかった。また，周生期の無酸素症は，子宮内の低酸素症より大きい障害を生じることを示した(28)。

Pasamanick と Knobloch は，出産時に，長時間かかることや難産の発生と分娩時の手術など（鉗子使用，帝王切開，臀部抽出のような）の必要な面で，神経学的，行動的異常群と対照群との間に差は見なかった。むしろ，その関係は，長時間かかることやおそらく毒血症と出血のような分娩の余病を生じる無酸素症とかかわっている(25)。この研究は，周生期の酸素不足状態の重大性についての従来の知見を否定しないばかりでなく，子宮内の無酸素症は，後の神経学的，学習・行動上の異常の主要な原因であることを強調する。

Ⅷ 周生期の栄養失調

周生期と新生児期の栄養失調の問題は，それが，授乳困難，生来的な腸の構造的あるいは酵素的異常，あるいは一般的，特殊的な腸の病気に対して，2次的なものかどうかが考えられなければならない。臨床的に，蛋白カロリーの不足の重い障害から回復した子どもの知能発達は，乳児期に十分な栄養をもった子どもより低いということが示された(29)。これは，新生児においてばかりでなく，子どもの生活の全学習期にわたって明らかに重要なことである。このように，栄養と学習は，周生期および新生児期に，単に医者ばかりでなく社会，政治面の分野の人の関与を意味する，相互関係をもっているのである。

Ⅸ 中枢神経系の感染

新生児期に化膿性の髄膜炎をもっていると診断された幼児の間では，死亡率

が極めて高い。Dyggveによる小研究は，47%の死亡率を示した(30)。これらの中の生存している子どもの障害は，恐るべきものがあり，また頻繁である。Dyggveは，小頭症は，取扱った化膿性の髄膜炎の子どもの35%であることを見出した。一方，YuとGranangは，彼らの研究で，生存児の42%は小頭症になったといっている(31)。Dyggveの研究で，生存児の50%は，特に説明がつかないとされ，12名のうち3名は遅滞児で，1名は聴力障害で，2名は行動障害をもっていた。生存児についてのYuとその仲間の追跡研究は，行動障害，部分ろう，中度から重度の発達遅滞をもっていた子どもの31%のものに，中度の障害を明らかにした。新生児期の中枢神経系の感染の早い診断と治療を可能にする抗生物質と技術の進歩にかかわらず，知的，社会的能力の障害をともなわないで回復するということについての全体的概観は十分ではない。

かくして，このような感染は，後々の学習異常の原因論において，重要な研究問題になる。

X 高ビリルビン血症

核黄疸は，中枢神経系の椎体外路の障害と脳細胞の黄変および壊死の結果と考えられる後々の知的面の限界（障害）によって特徴づけられる症状である。急性の溶血性血液症である高ビリルビン症から回復した乳児における中枢神経系の障害のいろいろな徴候が，後に現われる率は，1946年に，6.5%とされた。その数値は，大きくなっている。つまり，高水準の活用されないビリルビンに中枢神経系を長くさらすことによって生じる中枢神経系の異常性のより大きな発生率が認められている(32)。活用されないビリルビンによる脳細胞の着色を軽くするために交換輸血による治療の初期の機関は，中枢神経系の障害を生じる子どもの率を減らすという証拠を積み重ねてきた。しかしながら，DayとHainesは，交換輸血の導入以来，赤血症胎児が回復した場合のその子どもの平均IQ値は，被検群の子どものより年長の同胞（その症状をもたない）群の平均得点より，なおいく分劣っていることを発見した(33)。

問題は，溶血症をともなわない高ビリルビン症が，何の支障なしに治療されたとき，重大な中枢神経系の障害を生じるかどうかに関して，いつもおこった。Bjureらは，新生児期に18mg%以上のビリルビン値を示した113名の熟

産児と51名の黄疸のない熟産児とを，2，3歳時に比較した。そこで，彼らは，高ビリルビン症だけでは，どんな脳損傷もおこさないことを発見した。ＩＱ分布は，同じであった。核黄疸症におけると同じく中枢性のろうは記されなかった(34)。1961年のこの研究は，実際に同じ問題を研究し同じ結論に至った1968年のHolmesらの研究により確証された(35)。ShillerとSilvermanば，早産の問題を研究し，3歳のときに，早産児の余病なしの高ビリルビン症と神経学的欠陥との間の有意な相関を得ることができなかった(36)。無酸素症，サルファ剤，ビタミンＫの使い過ぎ，低血糖症と敗血症のような病気は，非溶血性の高ビリルビン症の症状と異なり，中枢神経系の障害の可能性を高める。

XI 低血糖症 (Hypoglycemia)

Cornblathらは，低血糖症の幼児群は3〜5歳時に検査されたとき，対照群より，スタンフォードビネー法で，10点低い能力を示すという資料を得た(37)。Eeg-Olofsonらは，生後12時間から72時間の間に始まり，1週間で回復した低血糖症（血糖値＝20mg/100ml以下）の臨床的徴候と実験的資料をもつ24名の子どもについて研究した。この子どもたちは，8カ月から6歳の間に再検査された。急性のあるいは妊娠期の糖尿病をもつ母親から生まれた子どもはいなかった。24名中10名は，発達指数85以下で，そのうち3名は50以下であった。予後の面で，低血糖症の再発のあるもの，あるいはないものの間の違いがあるとは思えなかった。出産時の体重の差のある子どもの間にも違いはみられなかった(38)。HaworthとMcRaeは，不幸な神経学的，発達的後遺症に関して，新生児期における低血糖の実験証拠を示した8〜30カ月の22名について調査した。低血糖の明らかな徴候をもつ8名の新生児のうち6名は，後の研究において実際の障害あるいはその疑いを示した。最初の1日間に低血糖をもつが徴候は現われない14名の新生児のうち2名（17％）は，疑いがあったが，後の検査で実証されるような明白な障害はなかった。彼らの研究は，非症候性の低血糖症は，望ましい長期間の発達―行動的予後をもつかもしれないが，新生児期に神経学的症候をともなう低血糖症は，永久的な神経学的損傷に関して悪い予後を意味することを示唆し，そしてさらに問題を細かに論じた(39)。かくして，新生児期における症候性の低血糖症の発生は，学習障害をもつ児童の分析

において，生育歴の重要な事項である。

討 論

　特殊な学習障害の問題に直面した際の臨床家にとっての重大な問題の1つは，これまで論じてきた出産前および周生期の重要な要因からなる多くの複雑な医学的問題に無知な親から普通には得られる回顧的な生育歴を示されたときの診断の確定の問題である。子どもの出産と周生期歴と以前の妊娠と分娩についての病院あるいは役所の資料を十分にもてる医者は，気づかれないかあるいは記録するのは無意味または不要であると考えられているかどちらかの出産前または周生期の重大な問題を知るという面で，われわれの仲間がいかに不十分であるかに，気づくだろう。このように，最初に学習障害の子どもを診た医者は，正しい診断に役立つ過去の生育歴について少ししか情報をもたない。回顧的研究は，見落し，誤った仮定，意図的につくられた情報というようなありがちな危険に満ちている。子どもを後に障害する要因についての完全な理解（産科医，小児科医あるいはこれらと同じ立場のものによる）は，もし病院の記録と役所の記録が，現在の学習障害に関係しているかをみるために子どもの出産に関する事件を回顧的に分析を行なう面で常に真に価値があるとするなら，大切な問題となる。

　家庭医あるいはかかりつけの小児科医は，出産後に直接その子どもを看護し，また母親の妊娠期間に母親に接するという利点をもっている。それで，家庭医は，情報の直接性という利点をもち，そしてこのことが，障害の出現に関する重要な要因についての知識と結びついて，他の誰よりも容易により正確に予測し，観察し，診断することを可能にする。原因的可能性は子宮内と出産直後の期間に生じるので，原因的可能性についての知識は，その原因を発見する鋭い感受能力と結びついているとするなら，この特殊なパズルの断片を統合する神経学的障害の秀れた専門家であることを要しない。かくして，前述の討議は，地域社会における医者を教育するために，極めて重要なことである。

　両親が，もしそのような知識を特に必要とするなら，極めて危険な状態の子どもをもつことになるかもしれない要因について知る権利がある。どんな障害

の経過についての予後も,十分な経過と不十分な経過の一般的な割合とどの特殊な要因が最終的経過に最も影響をもつかを予想的に確かめるためになされた研究についての知識から生まれてくる。このようにして,生後長期間続いている重い低酸素症の病歴があると,学習障害とくに概念形成の知覚的問題が将来まで発展するかもしれない大きな可能性があるということを,公正に予言することができる。極めて低い出産時体重(2000g以下)をともなう早産は,後の学習障害の高い危険性をもっている。母親の栄養失調は,過度の放射線照射と同様に,その子どもの将来の学習において,重大な影響をもつことがわかっている。これらのすべての要因は,将来のその子どもの教育的進歩,行動的特徴,そして社会的態度について医者が注意を向けることを強く要請する。もし,医者が,慎重な両親の協力は初期の診断と治療を助けると考えるなら,両親は予めその危険性によく注意するはずである。

　もし,この重大な問題の減少が強く望まれるなら,予防が,第1にあげられる目標になる。治療は,長い,困難な,そしてしばしば精神的に経済的に負担の多い方法である。いろいろな点から,予防が最も望ましいのである。風疹の予防は,今や大規模に,多くの大きな都市で実施されている。風疹ワクチン予防法が利用され,子ども全体になされている。これは,次の世代の者を免疫にするねらいと同様に,妊婦へのそのビールス病の直接の伝染を防ぐこともねらいにされている。性器性疱疹をもつ女性についての産科医の出産前と分娩時の注意深い管理は,子宮内や子宮外での子どもへのこの疾病の伝染を防ぐ。つまりそれは,巨大細胞性のビールス状の胎児へのはしかビールスの子宮内移行と,産道での子宮外伝染と,中枢神経系の障害の可能性をもつ生後の脳内はしかと,さらに敗血症とを防ぐことになる。

　妊娠した女性に対するX線照射とその診断的方法の利用についての細心の配慮は,胎児に対する照射の子宮内影響を防ぐために,医者にとって大切なことである。母親の栄養は,これは単に医学的状態であるのではなくて,政治的恥と同じく社会的な障害であるから,特に重要な問題である。栄養失調は子どもの学習に重大な問題をひき起し,その結果は教育の改善ができず,従ってまた次の世代が貧困状態を改善する能力を失うというこの貧困の悪循環は,今日の世界が直面している1つの危険である。食料分配の改善,栄養失調を測定する

よりよい方法と器械，適切な食餌についての大衆教育，そしてこれらの改善が実現する上での活動的な医者，社会科学者，政治家の協力・参加が，知的障害のこのような原因をなくしていくための唯一の希望である。

栄養失調に対処する学習とそれを征服することは，多くの学習不振児をもたらす別の原因である早産のいくつかの例を予防することにもなろう。分娩の始まりの原因と胎児の未熟出産の原因は，後天的な偶然的な知的障害と同様に胎児性の障害が低められるように，将来には正しく描写されなければならない。

産科医や麻酔医や小児科医の努力は，出産前と周生期の酸素不足の発生の防止に向けられなければならない。胎児の危難に際して子宮内の子どもの注意深い監視と最も敏速な方法による その原因と 続いておこる 分娩についての 直接の注意；そして，出産困難のすばやい認知と肺と脳に対する酸素を生まれる数分間におくる技術と装置の利用；さらに，血液ガス監視をそなえた特別の保育器と血液ガス監視装置をもつ人工呼吸器によって新生児期の無酸素症を予防するための強力な方法の利用；これらは，学習障害におちいらせるその後の神経学的不均衡を予防するために，子宮内・子宮外の子どもの研究に従事している医者にとって，必須の方法であると思う。

いろいろなまたしばしば表面的には軽い初期の徴候を認知することにより，新生児期の髄膜炎の初期の発見とその後の一定期間の適量の適切な抗生物質の利用は，回復後の発生率の高い後遺症を防ぐことになる。加えて，一般的育児技術と同じく，注意深い隔離法は，育児室におけるその疾病の発生と蔓延を防ぐことに役立つ。

特に，新生児期の血液病をもつ子どもにおいて，交換輸血の適用で核黄疸を防ぐ機能は，この特殊な実体をなしているビリルビンの適切な監視の役割をする。特に胎児赤芽球症のケースの交換輸血を施すという決定は，予防することができ，そして初期の神経学的徴候の警告を与える重症な核黄疸の明白な徴候ばかりでなく，学習不振が就学前から学齢時までに表面化するまでは現われないかもしれない不連続の中枢神経系の変色と損傷を考慮しなければならない。かくして，胎児赤芽球症の子どもの高ビリルビン症の強力な処置は，特殊な学習障害を潜在的に予防する１つの手段である。

ある特別のケースにおいて，新生児期の低血糖症は予防されるはずである。

糖尿病の母親の静脈内ブドウ糖分解の早期の実施は，これらの子どもの出生後から24時間にしばしばみられる低血糖の出現を防止することに役立つだろう。腐敗性あるいは無酸素症と妊娠期間は普通であるが子宮内栄養不良を暗示する低い出産時体重の未熟児における漿液ブドウ糖の注意深い監視の確立は大切なことである。低血糖症の子どもについての機敏な処置と長期の観察もまた，低血糖状態にさらされた時間程度に依存した損傷の程度と重さに応じて，どうしても欠くことのできない大切な問題である。低血糖症に現われるいろいろな様相を知ることは，新生児を扱うすべての医者にとって，大変重要なことである。発作と神経過敏は，そうしばしばはみられない徴候であるが，青白い，多汗な，いらいらした，落ちつきのない，あるいはよく嘔吐する赤ん坊は，機敏な医者が低血糖症の可能性を認知する前に，他のいろいろな様子を示すかもしれない。中枢神経系の永久的な損傷とその後の学習障害の予防は，新生児期のこの低血糖症性の現象の予防，認知，強力な管理に左右される。

　このように，子どもの特殊な学習障害をもたらす出産前と周生期に生ずる事象の理解は，教育的障害の神経学的根拠の予防，診断，早期の予診と治療の分野において，重要なことがらである。われわれは，そのような理解は，菌の培養血，免疫注射，抗生物質と並んで医者の装備において同等の位置を占めるだろうということを期待することしかできない。

　もし，われわれが，学習の欠陥に導く原因的要因を十分に理解し，これらの要因の予防と治療を試みないなら，人間の知能と発達の最終的荒廃化は，社会を圧倒し，ついには衰亡させるまで続くだろう。

文　　献

1. Editorial: *J. Learn. Disabs.* 1:124-127, 1968.
2. SNYDER, RUSSELL D., & MORTIMER, JOAN: Diagnosis and Treatment: Dyslexia. *Pediatrics*, Vol. 44, No. 4, 1969.
3. HENSCHELWOOD, J.: Congenital Word Blindness. London, H. K. Lewis and Co., 1917.
4. GERSTMANN, J.: Fingeragnosie und isolierte Agraphie ein Neves Syndrome. *Neurol. Psychiat.* 108:152-177, 1927.
5. PAINE, RICHMOND S.: Syndromes of Minimal Cerebral Damage. *Ped. Clinics N. Amer.* Vol. 15, No. 3, 1968.
6. KAPPELMAN, M. N., KAPLAN, E., GANTER, R. L.: A Study of Learning Disorders Among Disadvantaged Children. *J. Learn. Disab.* Vol. 2, No. 5, 1969.

7. COLEMAN, JAMES, C. & SANDHU, MALATHI: A Descriptive Relational Study of 364 Children Referred to a University Clinic for Learning Disorders. *Psychological Reports.* 20:1091-1105, 1967.
8. GOLDBERG, H. K. & DRASK, P. W.: The Disabled Reader. *J. Ped. Opth.*, pp. 11-24, February 1968.
9. MEDEARIS, DONALD N.: Observations Concerning Human Cytomegalic Infection and Disease. Bulletin of the Johns Hopkins Hospital. 114-115:181, 1964.
10. FELDMAN, HARRY A.: Toxoplasmosis (Concluded): *N. Eng. J. Med.* 279:1431, 1968.
11. SOUTH, M. A., TOMPKINS, W. A., MORRIS, C. R., RAWLS, W. E.: Congenital Malformation of the Central Nervous System Associated with Genital Type (Type 2) Herpes Virus. *J. Peds.* 75:13-18, 1969.
12. DESMOND, M. M.: Congenital Rubella Encephalitis, Course and Early Sequelae. *J. Peds.* 71:311-331, 1967.
13. MILLER, R. W.: Delayed Effects Occurring Within the First Decade After Exposure of Young Individuals to the Hiroshima Atomic Bomb. *Pediatrics.* 18:1, 1956.
14. WOOD, JAMES W., JOHNSON, KENNETH G., & OMORI, Y.: In Utero Exposure to the Hiroshima Atomic Bomb: An Evaluation of Head Size and Mental Retardation: 20 Years Later. *Pediatrics* 39, March 1967.
15. YAMAZAKI, J. N.: A Review of the Literature on the Radiation Dosage Required to Cause Manifest Central Nervous System Disturbances from in Utero and Postnatal Exposure. *Pediatrics* 37:877, 1966.
16. HARREL, R. F., WOODYARD, E., GATES, A. I.: The Effects of Mothers' Diets on the Intelligence of Offspring. Bureau of Publications, Teachers College, New York, 1955.
17. COWLEY, J. J. & GUESEL. R. D.: *J. Genet. Psychology* 203:233, 1963.
18. EICHENWALD, H. F. & FRY, P. C.: Nutrition and Learning. *Science,* 163:644-648, 1969.
19. DRILLIEN, C. M.: *Journal Obstet. Gyn.*, British Commonwealth. 64:161, 1957.
20. KNOBLOCH, H., RIDER, R., HARPER, P.: Neuropsychiatric Sequelae of Prematurity. *J.A.M.A.* 161:581, 1956.
21. DANN, M., LEVINE, S. Z., NEW, E. V.: A Long Term Follow-up Study of Small Premature Infants. *Pediatrics* 33:945, 1964.
22. DRILLIEN, C. M.: The Incidence of Mental and Physical Handicaps in School Age Children of Very Low Birth Weight. *Pediatrics* 39:238, 1967.
23. BABSON, S. G. ,HENDERSON, N., CLARK, W. M., JR.: The Preschool Intelligence of Oversized Newborns. *Pediatrics* 44:   , 1969.
24. KAWI, A. & PASAMANICK, B.: Association of Factors of Pregnancy with Reading Disorders in Childhood. *J.A.M.A.* 166:1420, 1958.
25. PASAMANICK, B. & KNOBLOCH, H.: Brain and Behavior: Session 2: Symposium 1959 2: Brain Damage and Reproductive Casualty. *Amer. J. Orthopsychiatry* 30:298, 1960.
26. HONZIK, M. P., HUTCHINGS, J. J. & BURNIP, S. R.: Birth Record Assessments and Test Performance at Eight Months. *Amer. J. Dis. Child.* 109:416, 1965.
27. SCHACTER, F. F. & APGAR, V.: Perinatal Asphyxia and Psychologic Signs of Brain Damage in Childhood. *Pediatrics,* 24:1016, 1959.
28. GRAHAM, F. K., ERNHART, C. B., THURSTON, D. & CRAFT, M.: Development Three Years after Perinatal Anoxia and Other Potentially Damaging Newborn Experiences. *Psychol. Monograph.* 76:1, 1962.
29. CABAK, V. & NAJDANVIC, R.: Archives Dis. Children, 40:532, 1965.

30. Dyggve, H.: Prognosis in Meningitis Neonatorum. *Acta Paediatrics*, 51:303-312, 1962.
31. Yu, J. S. & Granang, A.: Purulent Meningitis in the Neonatal Period. *Arch. Dis. Childhood*, 38:391, 1963.
32. Pickles, M. M.: Haemolytic Disease of the Newborn. Charles C. Thomas, Publisher, 1949.
33. Day, R. & Haines, M. S.: Intelligence Quotients of Children Recovered from Erythrobastosis Fetalis since the Introduction of Exchange Transfusion. *Pediatrics*, 13:333-337, 1954.
34. Bjure, J., Lider, G., Reinand, T. & Vestby, A.: A Follow-up Study of Hyperbilirubinemia in Full-Term Infants without Iso-immunization. *Acta Paediatrica*, 50:437-443, 1961.
35. Holmes, G. E., Miller, J. B., Smith, E. E.: Neonatal Bilirubinemia in Production of Long Term Neurological Deficits. *Amer. J. Dis. Child.* 116:37, 1968.
36. Shiller, J. G., Silverman, W. A.: "Uncomplicated" Hyperbilirubinemia of Prematurity. *Amer. J. Dis. Child.* 101:587-592, 1961.
37. Cornblath, M., Joassin, G., Weisskopf, B., Swiatik, K.: Hypoglycemia in the Newborn. *Ped. Clinics N. Amer.* 13:3, 1966.
38. Eeg-Olofsson, Gentz, J., Jokal, U., Nilson, L. R., Zetterstrom, R.: Neonatal Symptomatic Hypoglycemia. *Acta Paediatrica Scandinavica.* Suppl. 171, p. 85, 1967.
39. Haworth, J. C. & McRae, K. N.: Neurological and Developmental Effects of Neonatal Hypoglycemia. *Canad. Med. Ass. J.* 92:861, 1965.

9

早期認知成長の測定における個人差

「注意は，最初の基礎的な意図的事柄である」 William James

　本論に入る前に，およそどんなことが論ぜられるのか，簡潔に記しておきたい。全体の枠組をあらかじめ知っておいていただくことは，著者の意図を汲みとっていただくのに役立つと思われる。本章はいくつかの節から構成されているが，これらは，かなり一般的な問題からきわめて特殊・専門的な問題までを扱っている。第1節では，注意という主題をめぐる包括的な問題が論ぜられる。第2節では，注意を向ける過程それ自体を検討するためのいくつかのモデルを提起する。第3節は，正常な知的機能と注意との関係というかなり特殊・専門的な問題を扱う。さらに第4節では，幼児・児童における中枢神経系機能不全と注意の問題について論議される。したがって，この節は，包括的，理論中心的に述べられた前節までの諸問題のうち，いくつかの問題をさらに特殊・専門的に検討する。最後の節は，全体を要約する。

注 意 の 研 究

　心理学における他の多くの研究と同じく，注意の研究はテーマとして新しいものではなく，しばしばとり上げられてきたものである。しかし，用いられる術語は変化しているし，技術の革新によって，新しい測定装置やこれまでよりも敏感な測度も提供されるようになってきている。とはいえ，問題の多くは，以前と同じく未解決のままである (Lewis 1967a)。1880年代の終り近くになされた Preyer の研究 (Preyer 1888) を，1例としてとり上げよう。当代の多くの研究者と同じく，彼は著書『児童の精神』からも窺えるように，幼児の行

動にとりわけ深い関心を抱いた。彼の本を注意深く読んでみるならば，幼児の精神発達を研究する1つの手段として，彼が注意およびその研究に並々ならぬ関心を払ったことがわかる。当時の，注意の問題に関する他の例として，Darwin (1897) による自分の子どもについての著述があげられる。彼は，幼い時期に眼球が固定され（凝視するようになり），明るい色の飾り房を見たさい，腕の運動が止んだという観察を記している。この観察は，幼児の注意に関するその後の精力的，科学的研究にほぼ70年ほども先行している。しかし，注意の全般的な研究という問題そのものは，なんら革新がみられていない。William James (1890) は，注意の種々な特性の精査に多大なエネルギーを注ぎこんだ。彼の『心理学原理』におけるこのテーマの明快な叙述に匹敵するものは，おそらく，どこにも見出せないであろう。

しかしながら，幼児における注意の研究がわが国で多くの関心をひきおこしたのは，たかだか10年ほど前からのことと言える。Fantz (1956, 1958, 1961) による初期の刺激的実験が，このことへの決定的な原動力となったのである。ところで，感覚生理学者たちは，感覚器官が未成熟な有機体は理性を欠いた生体であるという信念を植えつけることによって，心理学者たちを迷わせ，誤りに導いてきた。James は，こうした考え方をそのまま受け容れている。他の研究者たちも，事情は同じであり，理性を欠いた新生児などへの研究努力をほとんど払わないできた。Fantz の研究 (Fantz 1963, Fantz, Ordy および Udelf 1962) は，こうした信念を消散させ，ロシアの研究 (Razran 1961) とともに，幼児および幼児の注意の問題への関心を再燃させた。最も刺激的であったFantz の開拓的研究が，研究者たちを豊富な未踏の地へと向かわせることになった。

これまでになされた，また，遂行されつつあるいずれの研究でも，注意の定義づけは，容易でないようである。一般的な意味において，注意とは，有機体が感覚や探索（認知）のシステムを方向づける過程，と言えるであろう。この方向づけが，後続するあらゆる活動・思考・情緒の基になるのである。研究者たちは，それをきわめて慎重に，生理的，行動的観察によって，受容器の方向づけとして規定しようと試みた (Fantz 1956, Lewis, Kagan および Kalafat 1967)。そして，動いたりする活動を行なっているうちに減退する (Kagan と Lewis

1965, Lewis と Goldberg 1969 a)，しゃべったり，発声したりすると減退する (Dodd と Lewis 1969, Lewis と Goldberg 1969a)，吸乳などのさい減退する (Dubignon と Campbell 1968a, 1968b, Haith, Kessen および Collins 1969, Kaye 1966) ことが観察された。また，方向づけによって，心拍低下といった自律神経系の変化 (Graham と Clifton 1966, Lacey 1967, Lewis, Kagan, Kalafat および Campbell 1966, Lewis と Spaulding 1967)，皮膚電気抵抗の変化 (Crowell, Davis, Chun および Spellacy 1965), 頭部血管の拡張と末梢血管の収縮 (Sokolov 1960, 1963a)，呼吸の速さの変化 (Steinschneider 1968)，さらに，皮質における変化 (Sharpless と Jasper 1956) のあることが認められた。これらの変化は，ふつう，外的事象へ注意を向けていることを示しており，このことが，これに続いて活動し，考え，感じることを可能にするのである。

最近になって幅広くかつ深くなされるようになった幼児の注意に関する研究は，その研究が，知的発達の基礎および精神構造の発達についての重要なデータを提供しうる，という信念によって遂行されている。われわれは，種々な研究成果を理解するために，注意の本質そのものを区分し，明確にしなければならない。こうした区分は，1890年，William James によって提案された。James は，2種の注意について論じている。すなわち，受動的，直接的，感覚的注意と連合的注意とについてである。受動的，直接的，感覚的注意においては，有機体は自己の意図とは関わりなく注意を向けることを強いられる。窓の外側で生じた爆発は，読書に夢中になっていた者にも，それを耳にし，注意を向け，窓の外側を眺めてそれを調べることさえ強制する。ふつう，こうしたタイプの注意は，刺激強度に応じて誘起され，しばしば，有機体が望んでもいないのに生ずる。また，こうした受動的注意を生み出すのに適している感覚経験もある。有機体の協力や意図と関連なく受容器に作用を及ぼしうる刺激は，受動的注意を生み出す。たとえば，視覚刺激だと受容器の方向づけが必要なのに，音の場合は，音源に方向づけられようがそうでなかろうが，とにかく聴覚受容器に刺激が到達する。感覚経験間のこのような相違も研究する価値があるが，これまでこれに関する研究はなされていない。

受動的注意の研究では，有機体の性質といったことはたいした役割を演じてはいない。苦痛にならない程度の明るい光は，鈍い光よりも注意を誘起する

(Doris と Cooper 1966) し，大きな音は小さな音よりも注意をひく。実際，幼児にとってあまり強すぎる刺激を除けば，注意を生み出す事象の尺度化も可能である。この尺度では，刺激の量的記述だけが必要となる。受動的注意の諸研究では，強度，数，複雑さが最もふつうに調べられている次元である (Ames 1966, Berlyne, Ogilvie および Parham 1968, Brennan, Ames および Moore 1966, Faw と Nunnally 1968, Haith ら 1969, Hershenson, Munsinger および Kessen 1965, Silfen と Ames 1964)。

連合的注意（意図的注意）の場合，有機体は，彼が遂行している機能に関連ある刺激に注意を向けるのである。このさい，事象と有機体の精神構造間の関係が重要である。男子学生が魅惑的な女子学生に注意を向けるのは，ある種の動機や情動系のためである。刺激の性質は，有機体がそれを選択するときにのみ関連をもつ。関心や関連の尺度は，有機体を考慮に入れなければならない。こうした注意は，随意的であり，ヒトの意志の制御下にある。受動的注意の研究が，刺激の強度，数，複雑さといった次元に焦点があてられているのに対し，連合的もしくは随意的注意の研究は，驚き，熟知性，新奇性，不調和といった次元を，さまざまな年齢の者に種々な方法で調べている (Berlyne 1950, 1966, Charlesworth 1964, Gullickson 1966, Lewis と Goldberg 1969a, Lewis, Goldberg および Rausch 1967, Maddi, Propst および Feldinger 1965, McCall と Kagan 1967, Meyers と Cantor 1967)。このように，注意の両タイプには，明確な相違が存在する。有機体と関連のない尺度次元の場合，どのようにして熟知性や新奇性を規定できるであろうか。強度や複雑さと異なり，新奇性や熟知性は，ヒトに完全に依存しているものである。実際，これらは，有機体，その過去経験，精神構造によって規定されるのである。

随意的注意の研究にあたって，きわめて重要な事柄は，注意を向ける行動をひきおこすものを観察することによって，有機体へのその事象の連合価を決められるかもしれないということである。注意を向ける行動の研究，とりわけ連合的注意を向けることの研究は，このことによって有意義になる。研究者たちは，有機体の内的過程を観察しうる一種のチャンネルを提供されるわけである。さらに，これら注意の年齢差を調べることによって，精神構造自体の成長と発達とを理解することができることになる。最後に，知能の指標としてこれ

らの注意の相違を研究することによって、知的行動を運動行動で代用させるといった陥穽を避けることができる。知的行動は運動行動とは異なるものであり、運動行動を調べて知能を求めるといったことは、正当性をもたないであろう。

注意の研究においては、両方のアプローチが必要なことは明らかである。両タイプが、有機体の環境に対する反応の理解に寄与する。しかし、両タイプの区別に留意しながらも、われわれは、特定の問題に目を向ける——それは、精神構造の測度としての注意と同じく、精神構造を精査する道具としての注意の問題である。精査する道具としての注意は、シェマ発達の問題の論議へとわれわれを導き、他方の精神構造の測度としての注意は、認知過程の測度としての注意の論議へと導く。

シェマの発達

シェマとは、情報の比較的持続する統一性のある分類のことであり、有機体が情報を整理するさいに使用する1つのモデル、として規定されうる。有機体は発達の種々な時点でさまざまなシェマをもっており、それらは時とともに再編され、新しいシェマへと変っていったり、新しい諸シェマの中から排除されたりする (Lewis 1969)。この分析は、僅かのシェマしか必要とせず、しかも絶え間ない変化を遂げている幼児・児童におけるシェマの発達には最も適用が可能である。これらのシェマを精査するのに、また、それらを通して発達しつつある有機体の精神構造を精査するために、研究者たちは、以下の仮定を採用している。周囲からの入力（刺激）が、最近もしくはすこし前の時期に形成されたシェマにマッチするならば、幼児はこの入力を見つめたり注意を向けたりするであろう。シェマが十分に発達してしまっているならば、幼児はそれにあまりに近似した刺激には関心をもたないであろう。そこで、もしも刺激集合体が現存しているシェマを部分的にかき乱すならば、そのかき乱すことが注意を誘起することになるであろう。しかしながら、幼児がそうしたさいに彼のシェマを感知しえないならば、刺激を見つめていたりはしないであろう (Berlyne 1960, Fiske と Maddi 1961, Piaget 1954, Sokolov 1963b)。幼児の注意の分配は、精神構造の性質への手がかりを提供する。幼児の精神構造を精査するのに、多

くの研究がこのタイプのモデルを使っている。顔のシェマの発達について遂行された多くの研究がある (Haaf と Bell 1967, Kagan, Henker, Hen-Tov, Levine および Lewis 1966, Lewis 1969)。これらの研究では，刺激として人の顔や歪んだ顔が用いられた。顔のシェマがまだ十分に形成されていない生後6カ月以内だと，現実的な顔がもっとも注意をひきおこした (Haaf と Bell 1967, Kagan ら 1966)。しかし，Lewis (1969) による唯一の縦断的研究では，生後1年間にわたって現実的な顔への注意が減少していくのに対し，歪んだ顔への注意が増大していったという。この結果は，シェマ発達という点から解釈された。人の顔のシェマの成長や再編とともに，はじめは注意をひいていたものが，関心をひかなくなっていくのである。

　2つの研究 (Kagan 1969, Lewis, Dodd および Harwitz 1969) を除き，顔以外のシェマの成長についての精査は着手されていない。2つの研究は，ともに身体シェマの成長を扱っている。十分な一致をみているわけではないが，両研究とも，身体シェマは顔のシェマの後で形成されるということを示唆している。また，これらのシェマの研究は，長期のシェマやその成長，すなわち，幼児に自然に現われる長期シェマの探求の必要性を示している。さらに，十分に形成されたシェマの場合もまったくシェマが形成されていない場合も，どちらも注意をひきおこさないから，シェマ発達の個々の段階を明らかにするための，縦断的な研究計画を立てることの必要性が指摘されなければならない。短期のものであり，実験的に形成されたシェマの成長を調べることは可能であろう。こうした企ての1つが，McCall と Kagan (1967) によってなされた。幼児のシェマの点で拡散的な入力は，ちょっとしたかき乱しよりも注意をひかないという仮定の下に，実験者たちは，あまりに密接にシェマにマッチした入力とあまりに拡散的な入力は，同量の注意をひきおこすであろう，という反転V機能を明らかにすることを企てた。現在まで，結果はこの理論的機能を支持することに失敗している。しかし，この研究は，短期シェマをいかに実験的につくり上げるかということの好例となりうる。McCall と Kagan は，幼児の家庭に視覚パタンを渡し，両親に，毎日15分もしくはそれ以上子どもの寝台の上にそのパタンを示しておくよう教示した。この，操作が可能な多様な可能性のあるデザインのシェマがつくり上げられることが期待された。実験では，注意の反

転V機能を示すことに失敗したが、短期と長期のシェマ成長に関する興味ある問題を指摘している。このことは次で扱われるであろう。

認知能力の測度としての注意

注意の研究のもう1つ別の見解は、注意それ自体が精神過程の1測度であり、被験者の知的成長にとって必須な中核的過程だ、というものである。注意とその分配についてのある見解は、注意の量が処理の速さに直接比例している（つり合っている）情報処理作用としている。この場合、注意は、認知の機能の1測度とみなされうる。

同時に、注意を保持したり分配したりする能力の個人差は、知的成長や能力の、重要な中心的な相違の指標とみなされる。また別に、注意は、他の学習現象への関係によって、他の認知の機能化に関連するであろう。たとえば、十分に注意を向けることができる幼児は、注意を向けることができない幼児よりも、後続の学習で利益をうるであろう。すなわち、注意は、後の知的機能化にとって最も必要なものであり、それの個人差は、他の学習現象における差を予測するであろう。注意を向けることについては、被験者によって異なる少なくとも3つの属性を観察することが可能である。これらは以下のようである。注意を向けている長さ。すなわち、比較的長時間にわたって注意を持続する能力；注意の分別もしくは、有機体が類似したあるいは相違する事象間を区別できることの容易さ。すなわち、より微細な弁別を行なう幼児の能力；注意の分配。すなわち、冗長な情報への慣れ (habituation) もしくは反応の減退。

これらの属性のどれかにみられる個人差は、直接に認知の能力における差を示す、もしくは、能力に影響を及ぼすか、この両者のことを表わしている。たとえば、他の幼児よりも、ある視覚刺激を長く凝視する幼児のことをみてみよう。これは、この子の注意持続能力の指標であり、環境をより十分に把握するという指標とみなしてよいであろうか。Stechler (1964) は、新生児における注意を向けることの量的差は、出産のさいに母親に投与された薬物の量や種類に直接的に関連のあったことを示した。母親が投薬をあまり受けなかったか、まったく受けなかった幼児は、投薬を受けた母親の幼児よりも、凝視時間が長かった。この注意過程は、中枢神経系機能に影響を及ぼす投薬によって明らか

に影響を受けていた。こうしたタイプの個人差が，基本的な認知差を反映しているかどうか，これらの差は，情報処理能力の相違によってもたらされた認知差なのかどうか，それとも両者なのかは，今後の研究に残されている。

　中枢神経系機能の あるタイプに 関連した，別の個人差は 凝視回数にみられる。すなわち，刺激事象がX秒与えられたとき，ある幼児たちは他の子どもたちと比べると，その事象から何回も目をそらし，そらしてはまた凝視していた (Cohen 1969a, Lewis ら 1966)。ある意味では，彼らは注意を向けるそれぞれのときに，あまり時間を 費さなくても 大丈夫だ，ということになる。こうしたデータは，注意を持続する能力に量的にも質的にも大きな個人差があるであろうこと，ある幼児たちは長い時間にわたって気を配り，注意を向けることを持続できることを示唆している。中枢神経系機能とこのタイプの個人差との関係は，出産機能と凝視回数を調べた研究によって関連のあることが示唆されている。Lewis, Bartels, Campbell および Goldberg (1967) は，Apgar 得点によって測定された出産状態が，3カ月，9カ月，13カ月の幼児の凝視回数に関連のあることを示した。得点の低い子は，呈示回数あたりの凝視回数が多かった。

　これら個人差が後の学習に及ぼす影響は，容易に想像がつく。2人の子どもを想像してみよう。一方は1回に10分間の注意スパンをもっており，他方の子は，5分間だけのスパンをもっている。彼らが聞き取っているレッスンは10分の長さである。前の子は，そのレッスンを全部聞き取れるし，その教材を学習できる。後の方の子は，レッスンの後半は聞き取れず，学習できない。彼らの学習経験は，まったく異なったものと言える。いくつかの独立した検査によって測られた2人の子どもの学習能力には差がないのだが，唯一の差は，注意を向ける能力の相違であった。このことに注目する必要があろう。将来はおそらく，個々の子どものニードに合わせたカリキュラムだけでなく，子どもが注意を向けなくなるまでどれだけ集中していられるかを教師が決められるような，ひとりひとりの注意を向ける能力の検査も考えられるであろう。長時間にわたって注意を向けていることが難しい成人は，問題を読み通したり，テキストを読んだりといった課題を与えられると，途中でしばしば休みをとっていることがわかる。これと同じことが，幼児についても言えるわけで，ひとりひとりに

ついてこうした能力が明らかにされれば，それが指導プログラムに応用されうる。

　論議される最後の属性である慣れもしくは反応の減退は，最も興味あるものであり，研究もいちばん多い。慣れは，繰り返された刺激の関数としての反応強度の減少を意味している。受容器の疲労から中枢神経系の機能化にいたるまで，多様な仮説が提起されてきた。慣れに関する指導的理論家Sokolov(1963b)は，慣れは神経モデルが外的事象から形成される情報処理系に関連していることを提起した。われわれは，最近のいくつかの論文（Lewis 1967b, Lewis 1969, Lewis ら 1969, Lewis と Goldberg 1969a）で，反応減退の速さは，中枢神経系の機能化に関連しており，認知の統御下にあるということを示してきた。反応減退の早い幼児・児童は，効率的な中枢神経系機能をもった被験者である。次に，この注意の側面についてかなり詳細に調べてみたい。

　概括してみると，注意の研究は，(1)シェマと呼ばれる精神構造の発達の1測度として用いられうるし，(2)以後の認知発達に関連した個人差を調べる方法として，また，認知発達の予測物として使用されうる。以下の論議は，認知能力の個人差の指標としての注意の分配という観点から，注意を向けることを扱おうとする。しかし，これを行なうためには，短期のものであれ長期のものであれ，注意を向けることとの内的表象への関係に関する一般的な考え方を調べてみることが必要であろう。だが，次の節に進む前に，精神構造の発達の研究と認知能力の差としての注意の差の研究とは，排他的なカテゴリーに入るものではないということを指摘しておかねばならない。それらの相違は，主として個人差に関心が置かれているか，長期と短期の精神構造に異なった強調を置いているか，といったことにある。次の節では，これらのアプローチの相違は，実質ではなくして，強調の置き方の違いであることを明らかにするであろう。

外的事象の内的表象：注意を向けることのモデル

　心理学的思考や調査では，外的事象の内的表象を主要な問題として扱うべきである。しかしながら，しばしば，この領域に関与してきたのは，哲学者や言語学者であった。この主題について，最初に筋道の通った記述をしたのは，少

なくとも西欧的な思考においては，おそらく，Plato であった。しばしば引用される彼の洞穴のイメージによれば，ヒトは，真の実在によって投げかけられる影だけを見る，すなわち，観念的表象だけを得る。現実への表象（とりわけ観念的表象）の関係は，Spinoza, Descartes, Locke, Berkeley, Hume といった人々を含む多くの西欧の哲学者たちによって探求の努力が傾けられた。最近でも，Russell や Chomsky が，現実とその現実についてのヒトの表象間の関係を再び問題として取り上げ，知るということ（学習）の研究を追究している。

　観念という考えを受けいれることを選ぶか選ばないかということは，哲学的論議に陥ることになる。しかしながら，心理学者は，外的事象の内的表象がいかに形成されるのか，また，これら表象の性質はどのようなものであるか，に関心をもっている。過去にあっては，これらの問題に心理学はあまり関心を向けていなかったので，認知や思考への関心の復活が，これらの問題にも同じように新しい関心を呼びおこした。最近になるまで，心理言語学者だけが，こうした問題に直接的な関心を示していた。心理言語学者の任務は，外的事象―ふつう，強度のような刺激事象の単純な側面―を内的表象に関連づけることであった。内的表象に関心をもった別の研究者グループもあった。これらの理論家たちは，意味という用語を使ってこうした表象を追求してきた。Osgood と彼の共同研究者たち（Osgood, Suci および Tannenbaum 1957）は，単語（それ自体，表象である）の意味を探索することによって，それ自身の意味を記述できるとした。たとえば，父親という語はまた，大きく，力強く，角ばっているという意味をもっていることを見出すことによって，Osgood は，外的事象―父親という語―の内的表象を描出することを企てている。よく知られているように，この技法は semantic differential と呼ばれており，意味の意味論的研究として広く適用されている。

　心理学が表象の問題を扱うのに気が進まなかった理由の一つは，推論とか主観的評価や報告といったものを適切に処理することができないことである。これは，行動主義の遺産と言うことができる。主観的評価や報告の代替物を捜し求めている人々に対し，注意を向けることの研究は，その1つの例を提供する。

外的事象—信号，象徴もしくは刺激—は，内的表象を獲得する。それらは，シェマと呼ばれる長期の表象であるかもしれないし，短期のものかもしれない。われわれにとって関心があるのは，短期表象の性質やその獲得の速さといったことの研究である。ところで，内的表象を大まかに2つに分けることにする，1つは，実験的につくり上げられた表象であり，他の1つは，環境的に（自然に）確立された表象であって，後者は，すでに発達しているか発達の過程にあるものである。この後者の表象は，Piaget (1954) が物質の保存として記述した現象と同じく顔のシェマをも含むものである。長期にわたって形成される内的表象は，成熟とのからまりの中で有機体の経験を通して規定される。内的表象を実験的に形成するさいは，実験者もこの表象が短命であることを仮定している。内的表象の持続期間や強さは異なるかもしれないが，実験的につくり上げられた表象も，自然に（環境的に）つくり上げられる表象とほとんど同じしかたで発達し，同じ過程によって支配されるのだと信じられている。そこで，幼児の思考過程を〔実験的操作を通して〕理解することが可能であるかもしれないし，内的表象の短期獲得を精査することによって，とりわけ幼児の表象を理解することが可能かもしれない。

理論家たちによると，表象の強さを測定する1つの方法は，外的事象の呈示が注意を向ける行動を誘起するかどうか，を観察することである (Berlyne 1960, Sokolov 1963b)。内的表象が獲得されるにつれ，その表象にマッチする外的事象は注意を誘起しなくなり，慣れ (habituation) といった反応の減退をもたらす。そこで，注意の研究が，内的表象の精査に対する重要な方法論を提供できるわけである。

内的表象の実験的操作のことに移る前に，注意，言語（少なくとも命名）と内的表象間の関係を書き記しておこう。言語の使用と注意差の両者とも，内的表象を精査することを可能にする過程と言えよう。われわれは，ある被験者が特定の刺激にかなり集中した注意を示すならば，彼はまだ高度に分節化された内的表象を獲得していないし，一方，もし彼がわずかの注意しか示さないならば，逆のことを仮定する，ということを述べてきた。

子どもの語彙の獲得からも，同じような指標が提供されうる。もしも，子どもがある対象についてある単語，たとえば馬という単語をもっているならば，

彼は十分明確なシェマもしくは表象をもっていると仮定される。一方，もし彼がそうした命名の語をもっていないならば，彼はかなり弱い内的表象しかもっていないと仮定できる。内的表象は，命名なしでも確立されることは確かではあるが，ほとんどの心理学者は，命名がより明確な表象を与えたり，それの指標であるということに同意している。さらに，表象に適合する命名だけでなく，命名のスピードも，ある程度まで記憶系でその表象を修正するさいの容易さに影響を及ぼす。修正が容易であるということは，内的表象の明確化に関連するはずである。そこで，用いられる単語を必要なさいに速やかに修正するならば，表象はきちんと形成されるであろうし，一方，修正が緩慢なさいは，安定性を欠く弱い表象しか形成されないであろう。最近行なわれた注意と命名に関する研究 (Lewis 1970) では，3歳から5歳の子に一連の絵が示された。これらの絵を，よく知っている，見たような気がするがよく知らない，はじめて見た，という3つに分類することが求められた。そして，さまざまな注意の測度が得られた。ついで，子どもたちに，絵の名前を言うように求めた。これらの反応は，反応潜時とともにテープ録音された。データによれば，子どもの命名のスピードと正確さとは，注意を向ける行動と関連のあることがわかった。よく知っている刺激には反応潜時が短く，最も正しい命名ができたが，見たような気がするがよく知らない，はじめて見た，という絵には反応潜時が長く，不正確な命名かまったく命名ができないかであった。これらの結果，内的表象が不明確であり，きちんと定義できないものは，命名もそれに対応して不正確であったり，命名自体ができなかったりするし，潜時も長いと言える。また，すぐに利用できる明確な内的表象は，記憶の保持のため容易に修正されうる対応した正しい命名をもっている，という考え方が支持された。言語産出，修正，注意の分配といったことは，内的表象，とりわけ長期の内的表象がどのようなものかを明らかにするために利用することができよう。しかし，上記の実験で用いられた命名ということは，幼児には明らかに不可能な課題である。こうしたことと，長期表象については知られていないことが多い（心理学者は，顔のシェマや身体シェマといったことを除いてなにもしていない）ということから，実験的につくり上げられる短期表象の研究が，まず要請されるのである。

このためには，われわれは，慣れ（反応減退）の研究へ再びもどらなければならない。慣れとは，繰り返される刺激への反応の減退のことであり，受容器の疲労によるとか，効果器の疲労によるといった末梢の機制では，説明がつかないものなのである。最近，Lewis (1967b), Thompson と Spencer (1966), Razran (1961) によって，これが，学習（内的表象の形成）の一側面として論ぜられている。反応減退を学習過程として包括的に論じているのは，定位反射もしくは注意を向ける反応についてなされているロシアの諸研究 (Pavlov 1949, Sokolov 1963b) である。Sokolov は，神経モデル（内的表象）が遭遇する反復刺激の関数として獲得されるという詳細な情報処理系を提起した。このモデルもしくは内的表象を，彼は，刺激強度，持続時間，質といった情報を保持・処理する皮質における神経細胞の統合，というように規定している。こうしたモデルは，同じ刺激の繰り返しによって形成される。モデル形成の過程で，もしも呈示された刺激がモデルに対応するならば，ある種の負のフィードバックが生じ，反応の減少や消失に結果する。しかし，もしも呈示された刺激が神経モデルもしくはモデルに対応しないならば，モデルがまだ十分に形成されていないのであり，中枢に興奮が生じ，定位反射がおこる。

モデル獲得は，以下のようにして行なわれる。それぞれの刺激の呈示が，先行する呈示によってつくり上げられた記憶痕跡もしくはモデルと比較される。これによって，記憶痕跡が強化される。すなわち，関与する神経細胞の数の増加といった過程によって，あるいはおそらくずっと恒久的な生化学的変化によって，モデルがより以上に強化される。

この仮説的モデルや検証の過程は，多くの細胞やその相互作用，あるいはおそらく単一の細胞記憶さえも内包するであろう。そこで，Sokolov のモデルは，内的表象の短期獲得を研究するための1つの方法を提供しうるし，長期表象も同じようにしてつくり上げられるという仮定を可能にする。

外的事象の内的表象は，2つの注意を向ける反応によって特徴づけられる，ということを記しておく必要がある。その1つは，注意は繰り返しの呈示によって減じていく，ということである。すなわち，表象が形成されるにつれて，呈示刺激と内的表象間の正のマッチ（一致）は注意をひきおこさなくなる（不注意）。Sokolov の用語によれば，それは，制止と不注意へと導くことになる。

他の1つは，繰り返し経験される事象が変えられる（すなわち，外的事象が内的表象にマッチしなくなる）ならば，注意は回復する，ということである。Sokolovは，この回復を「定位反応（OR）」と名づけた。これら両注意反応は，内的表象が獲得されたかどうかの指標なのである。

　Sokolovの公式を注意の研究に適用する前に，論議さるべきいくつかの重要な問題が残されている。これらの問題が十分検討されるならば，表象獲得における個人差の問題が解明されることになるであろう。まず，情報が処理され，注意が誘起される全過程に焦点を当てることが要請される。これには，2つの一般的問題がある。それは内的表象の性質と，外的事象が内的表象に一致（マッチ）する過程のタイプとである。

外的事象の性質と定義

　Sokolovによって示唆された注意を向ける反応の論議における第1の問題は，外的事象の性質と定義および外的事象の内的表象への対応ということである。この問題，すなわち，外的事象もしくは刺激の性質といったことは，心理学では不当に軽視されてきた。最近の文献では，Gibson (1960)による明快な論議だけがこの問題に関与するものとして知られている。外的事象の内的表象は，外界のたんなる鏡映像以上のものであることは明らかなことである。このこと自体が，Sokolovの公式に，1つの重要な次元を付加するものであり，実際，Sokolovの公式をいくぶんか修正する必要のあることを示唆している。なぜならば，それ（Sokolov的な考え方）は被験者の認知的側面を知覚の論議の中に押し込めてしまうものであるし，上述のマッチ（一致）していれば不注意，マッチしていない（不一致）ならば注意という仮説も批判される必要があるだろう。

　たとえば，ある人が1つの角度からだけ繰り返し呈示される箱を見たとする。そして，箱の内的表象が形成されたとしよう。もしも，同じ箱がいくぶん異なった角度から呈示されたならば，この人は注意を向けるであろうか。広い意味では，なんらかの変化が「新しい」箱にあり，注意を向けることがおこるであろうが，この注意は，はたして完全に異なった新しい事象を見たときの注意と同じほどの大きさのものであろうか。直観的に，これはそうではないよう

に思われるであろう。もしも，こうしたことが事実であるならば，有機体は，同一事象のあらゆる変化やわずかな変化に常に注意を向けることになるであろう。これは明らかに効率的でない過程である。おそらく，実験室といった統制された場面外でおこることは，人が多様な角度から箱を見，彼の総体的な経験の合成によって箱の内的表象を形成する，ということであろう。総体的な経験というときには，たんなる感覚以上のもの，すなわち，ある種の認知操作が含まれるであろう。このように，被験者の経験するものは，感覚経験以上の箱の観念化といったものであろう。こうした仕方で，彼は多くの異なった観点にわたって対象の不変性を保持できるのである。

　前述の論議から，ある種の外的変化は，他の変化よりも重要性をもたない，ということが明らかである。実際，同じ動物をいろいろな角度から見てみても，違った感覚は生ずるが，頭の中に異なった動物なり刺激なりが構成されたりするようなことはない（Gibson 1960）のであり，ある種の変化が生じても，刺激自体には変りがないことがある。この，感覚的には変化があるにもかかわらず，対象の恒常性が保持されるということは，発達上の重要な法則である。年長者は年少児よりも，感覚上の変化にまどわされず，対象の恒常性を保持できる。事実，感覚変化に関係なく恒常性が保たれるということは，Piagetの発達理論，認識論の体系にとって必須のものなのである（Elkind 1967, Kohlberg 1966）。

　われわれはまた，外的事象の性質は有機体の発達しつつある精神構造によって影響を受けるということを推測しなければならないし，時を経過することによって変りうることを考慮に入れなければならない。

マッチング過程仮説の問題点

　内的表象への注意の機能に関するSokolovの理論における別の困難点は，有機体が外的事象にマッチする表象をさがすのに必要とする時間のことである。もしも，マッチするものを見出すためにあらゆる内的表象が走査されなければならないのであるならば，注意を向ける反応は，実際のところ，緩慢な反応となるであろう。それなら，走査手続きを促進する，なんらかの付加的な過程が仮説として考えられる必要性が生じてくる。この問題への1つの解決は，

内的表象は特定の刺激諸事象の複合物であるかもしれない，と考えることである。こうした表象は，多次元モデルの同時的走査ができるし，走査を促進することであろう。また，ある外的事象のある側面が最初にモニターされるといった分岐手続きも考えられうる。こうした分岐（枝分れ）手続きは，走査される表象の数を減らせるし，それゆえ，一致か不一致かを調べる過程やその結果生ずる注意行動に必要な時間を減少させる。別の可能性として，前もって構成されたプランもしくは方略の使用によって，一致する表象をさがす時間や努力のうち幾分かを少なくする，ということが考えられる。すなわち，有機体は，感覚事象それ自体の呈示に先行して，注意を向けるためのプランなり方略なりを構成する。こうした例は，「期待」，「予期」もしくは「反応の構え」といった用語を使っている文献中に見出される。これによって有機体は，外的事象をいくつかの選択された内的表象とマッチするかどうかを調べればよいことになる。例をあげよう。車の往来のため，たいへん大きな騒音にとりまかれている家の中で母親が眠っていたとする。この母親も，周囲の騒音と同程度もしくはずっと弱い音刺激である赤ちゃんの泣き声で，パッと目をさます。これなど，最適の例と言えよう。

さて，「新しい」外的事象と一致を調べる過程両者について，いくつかの重要な問題点が提起された。われわれは，おそらく認知機能の統御下にある，ある種のヒエラルキー——これは，内的表象と外的事象を知覚し，さがし，処理する，そうしたヒエラルキー——が有機体に存在するということを示唆した。Sokolovの一致—不注意，不一致—注意という理論は，過去に意味をもっていた刺激が呈示されるさい，さらに問題をもつようになる。Sokolovは，外的事象と内的表象間の不一致のみが注意を誘起し，一致は注意を生じさせないと述べていたことを想起しよう。以下に，（過去に意味をもっていた）信号刺激に対しては，不一致の場合と同じく一致していても，注意を向ける行動を誘起することが示される。

それぞれの信号刺激あるいは事象は，ヒトを動機づける程度が異なるため，注意の大きさに差を生じさせる。すなわち，ある事象は，以前に報酬のある事態と結びついていた。夕飯を知らせるベルの音は，強さは同じだが高さが異なるベルの音よりも，大きな注意を向ける反応を生み出すであろう。この差は，

明らかに，夕飯を知らせるベルに結びついた報酬価から説明できるであろう。さらにこの例は，信号刺激によってひきおこされた注意を向ける反応は，有機体の状態の関数として変るであろうことを指摘している。空腹でなかったり，ひどく腹が空いたりすることによって，夕飯を知らせるベル音は，注意を向ける行動を減退させたり増大したりするであろう。

種々な信号事象へ向ける注意がそれぞれ異なることの別の理由は，生物学的なものと考えられる。生得的な解発機構（I RM）(Tinbergen 1951)にとって，ターゲット刺激を知覚することは，同程度もしくはそれ以上複雑ではあるがI RMとは関連のない事象の知覚よりも，大きな注意をひきおこす。また，有機体の生理的構造が考慮されねばならない。たとえば，色という事象は，人間の早期経験においては，注意をひきおこさないであろう。それは，網膜の錐体がまだ十分に発達していないからである。しかし，年長幼児や児童だと，色刺激は適切な刺激となり，注意をひきおこす。

注意を向ける程度差に影響を及ぼす最後の要因として，成熟過程の関数としての精神構造の変化，成熟過程と経験の相互作用の変化があげられる。感覚の成熟といった末梢的な変数とは関わりなく，精神構造が変るし，これによって注意差が生み出される。色，大きさ，形といった目立った環境（周囲）の次元（しばしば概念と言われる）を検知することの発達もしくは変化などは，この1例である。

われわれ自身の注意モデルを提供する前に，もう一度，Sokolovの神経モデル理論によれば，外的非信号事象と内的表象間の不一致が注意をひきおこすこと，一方，信号事象では，注意をひきおこす外的事象と内的表象間に一致がみられること，を繰り返し述べておく。単純な不一致理論では，この相違を説明することができないであろう。

注意を向けることの一般モデル

注意を向けることのモデルに，上述のことを考慮し，新しいモデルを呈示する試みがなされてきた。しかし，ほとんどの場合，外的事象に働きかける認知の問題を包摂するという要請を満たすことに失敗している。Norman (1968)は，注意と記憶のモデル構成に関する最近の企てにおいて，認知的側面をも扱

9 早期認知成長の測定における個人差 217

図1 注意を向けることのモデル

```
                                    もし、飽和したならば
                   ┌─────────────┐      ┌─────┐
                   │ 高次な精査と探求 │─────→│ 出 口 │
                   │ (認知原理による) │      │(認知原理による行動)│
                   └─────────────┘      └─────┘
                          ↑ もし、飽和しないならば
                          │
    - - - - - - - - - - - ┘
    もし、飽和しないならば
                          
          ┌──────────────────┐
          │ 分析器の特別な調整   │←──── もし、飽和しないならば
          │ と焦点づけ(定位反    │
          │ 応)と「経験」       │
          └──────────────────┘
                   ↑
          ┌──────────────────┐      ┌─────┐
          │ 未分化な刺激への警    │      │ 出 口 │
          │ 戒状態および刺激へ    │─────→│(定位反応も行動も │
          │ の集中             │  もし、│ なんらみられない)│
          └──────────────────┘  飽和 └─────┘
                   ↑            したならば
                                ┌─────────────┐
                                │ 精査と処理      │
                                │ (認知原理による) │
                                └─────────────┘
          刺激事象
          (エネルギー変化)
```

行動レベル

認知レベル

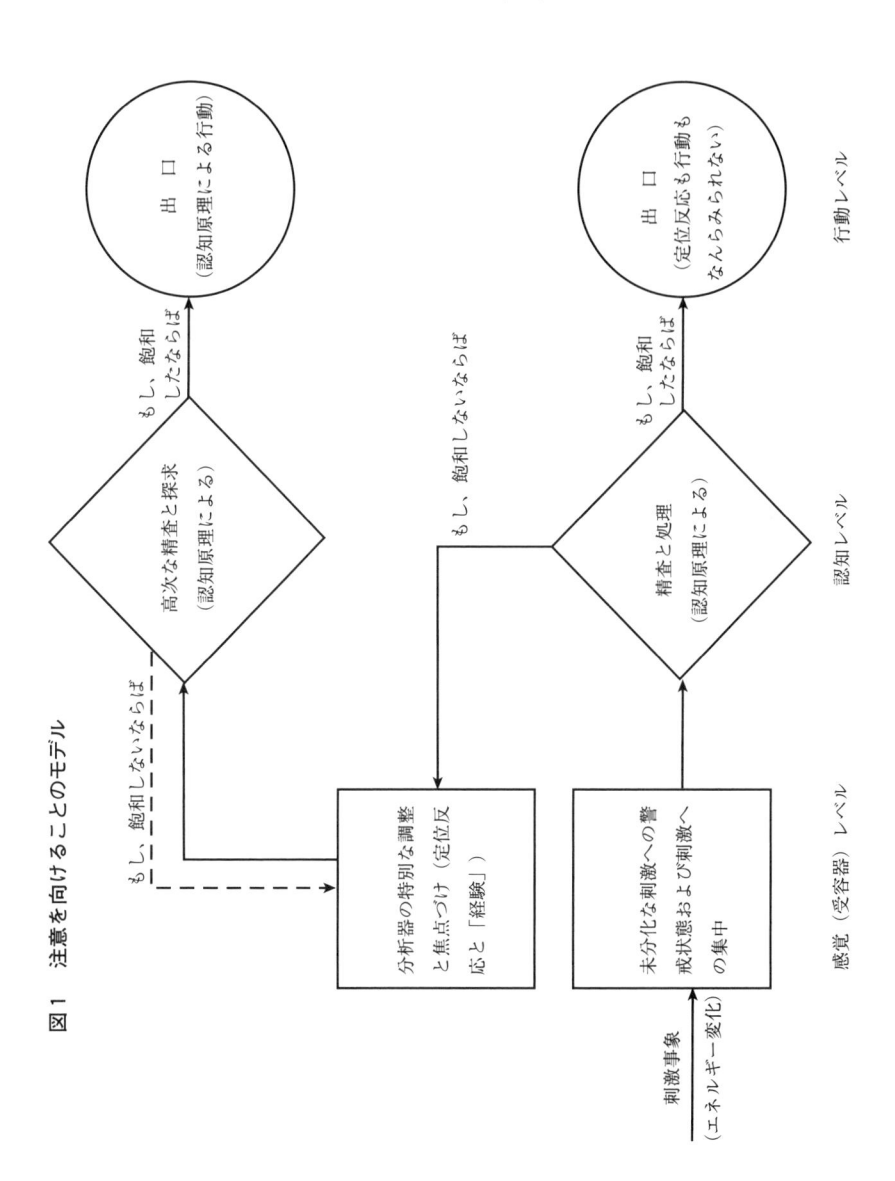

感覚(受容器)レベル

っている。図1に，これまでに問題となった諸問題のいくつかを考慮している（説明できる）モデルを呈示した。

この図において，刺激事象のエネルギー質もしくは事象によってひきおこされたエネルギー質の変化が，注意過程の開始を意味している。こうした変化は，覚醒とか刺激への警戒状態を生み出す。こうした一般的状態の機能は，総体的に準備がまだできていない未分化な行動から，組織立った行動—内的には体系立った思考など，外的には運動反応など—に変化させることである。この刺激への警戒状態の段階に随伴するのは，エネルギー変化それ自体によって刺激された分析器の調整のスタートである。この，刺激への警戒状態の機能は，皮質下の網様体に中枢があり，短い時間間隔だけ生ずる。

情報処理の次の時点で，第1のタイプの精査作用がおこる。その結果，刺激事象に焦点を合わせるかどうかが決められる。この第1の精査作用は，皮質もしくは皮質下でなされ，認知原理にしたがう。こうした認知原理は，まだはっきりしていないのであるが，期待とか通例，生得的解発機構，特定の精神構造などによって規定されるものであろう。さらに，これらの認知原理は，特定の事象に対して被験者が自分でプログラムしたり（幼児が泣くときだけ目をさますよう，母親が自身でプログラミングをする例のように），あるいは，より一般的な長く続くプログラム（学習のさいの構えのような）をつくることも規定するのかもしれない。もっと重要なことは，この原理は，注意を生み出すのが一致か不一致かを決定するだろう，ということである。さて，第1の精査は2つの結果を生む可能性がある。ある場合には，精査は，刺激への警戒状態が必要でなく，分析器の調整や焦点化の必要がないことを決めるであろう。他方，ある場合には，分析器が完全に調整され，焦点化の必要なことを示すであろう。この最初の精査機能は，情報の適切さをモニターするための有機体における最初の試み，と言える。ある意味では，それは種々な認知原理に関連のない感覚事象だけを考慮の中からはじき出してしまう選別機能だとみなしうる。しかし，有機体の意図とか欲求に関わりなく課せられる感覚事象もある，ということも認識されなければならない。

最初の精査段階での調査と分析もしくはその両者が行なっていることの中には，外的事象が内的表象に一致するかしないかといったことは含まれていな

い。これには，外的事象と内的表象の両者が関与するのかもしれないし，外的事象の性質に依存するかもしれないし，関与している認知原理に依存するのかもしれない。そこで，信号事象については，一致かどうかをみる過程が重要だし，非信号事象に対しては，不一致のさい，操作が肝要なものとなる。

もしも，情報が重要なものでないならば，禁止が生じ，警戒状態が解かれ，分析器はそれに焦点をあてることをやめ，別の事象へと向かう。これはそれぞれが分離した活動ではなく，一連の過程である。適切な情報は（常に有機体の認知原理によって規定される）興奮をひきおこし，次の念入りの調査・精査さらに処理が生じる段階へ進むよう，分析器が完全に調整される。この点が，注意を向ける反応と呼ばれるものの典型であり，外部からそれと気づくものである。こうした操作のそれぞれで，一般的情報（無意味な情報）は選り分けられるか，有意味になるよう働きかけられるか，拒絶されるかする。

分析器の完全な調整の後，第2の精査作用が遂行される。この精査もまた，認知原理たとえば刺激不確実性の減少（LewisとGoldberg 1969a, Pribram 1967）といったものに規定される。分析器によって提供される情報が，第2の精査状態のさいに作用する認知原理を満足させるのに十分でないならば，別の分析器を再焦点づけしたり利用し，それによって再び精査のステップを考えることが必要となろう。このような数回にわたる検討が行なわれることもある。

このモデルは，2つのレベルの感覚分析器，2つのレベルの精査を提案している。そして，すべての過程が認知原理によって規定されるとしている。こうしたことは，他のモデルと異なる点であり，この特徴のゆえに，これは，Miller, Galanter および Pribram (1960) の TOTE システムに類似している。すなわち，注意を向ける反応は，tune（調整）—elaborate（精査）—tune（調整）—exit（出口）のシステムであると考えられうる。たしかに，多くの重要な問題（たとえば，種々の認知原理の性格）が未解決だが，このモデルは，注意を向けるさいのはじめの調整過程と精査過程の相互作用を仮定するというニードは満足させている。おそらく，モデルは，各ステップで別の操作をするものではなく，むしろ，それぞれが他を必要とする，両機能が共に生ずる交互作用過程とみなされうるであろう。調整と精査の連続によって，刺激事象を一般的なエネルギー情報から，働きかける有機体にとって十分な高度に分化した

情報にする。

われわれは，感覚経験と認知経験の両者を分離できないものと考えることの可能性と必要性とを論議した。すなわち，経験（感覚経験さえも）も認知成分を有しており，認知と切り離して考えることはできない。そこで，種々の刺激事象の操作によって，刺激特徴ヒエラルキーを決定し，それによって有機体の精神構造を精査することが可能になるであろう。さらに，このヒエラルキーにおける変化の観察によって，こうした特徴の発達コースが決定されるであろう。

われわれは，Sokolov によって示唆された，簡単な一致・不一致によるモデルとは異なる，むしろ注意を向ける認知モデルとでも言うべきものを提供することに努めた。注意をひきおこすことを支配する法則は変りうる。ある法則は，冗長な信号への反応減退のスピードもしくは量によって測定される内的表象の発達に関連している。反応減退は，刺激事象が有機体に新しい情報を提供しないことの指標として有用である。新しい情報を提供できなければ，不注意へと導く。内的表象の短期獲得を調べるための一般モデルに立ち戻ってみると，このモデルは短期表象獲得を調べるために考えられたものであるけれども，時間や試行数がどうであれ，同じ法則が長期獲得も説明するであろう。

学習測度としての反応減退：内的表象の獲得における個人差

短期表象獲得を研究するためには，簡単な1つの実験モデルだけで十分であろう。ある事象 S_1 が n 回繰り返され，n＋1回目にS_1の代りに S_2 が呈示される。繰り返される事象 S_1 には，負の指数関数の形をもつ反応減退が生ずるはずである (Lewis と Goldberg 1969a, Thompson と Spencer 1966)。n＋1回目に呈示された S_2 によって，反応の回復がみられるであろう。反応減退と回復の両データは，減退の速度や量が大きければ大きいほど，より早い獲得を反映する回復量が大きくなるという，内的表象獲得を反映するはずである。

ほとんどの学習事態，たとえば，道具的学習や古典的条件づけは，増大する被験者―環境相互作用の関数としての反応頻度の増加，もしくは反応強度の増加または頻度と強度の増加によって特徴づけられる。しかし，反応強度もしく

は頻度の減少によって特徴づけられる学習現象もある。これらは，学習とはみなされていない。消去は，強化の除去の結果としての反応しない学習の一過程とみなされてきた。順応という語は，通例，生理的疲労の過程に適用されるにもかかわらず，負の順応ということが，学習を内包する減退過程をさすのに用いられてきた (Harris 1943)。慣れ (habituation) は，繰り返し刺激への反応減退であり，これは，受容器疲労とか効果器疲労といった末梢機構では説明できないものである (Harris 1943, Thompson と Spencer 1966)。

反応減退の精査は，調査中の現象が実際に1つの認知過程なのかどうかという質問にとりわけ密接な関係をもっている。反応減退ということは，受容器疲労，効果器疲労，有機体の全身疲労に帰せられうるし，反応能力の漸進的，生理的消失があるためにおこるものともいえる。これらの諸現象は，認知過程とみなされるものに関連しないものである。他方，Sokolov (1963b), Engen と Lipsitt (1965), Thompson と Spencer (1966) らはすべて，反応減退は認知過程の指標である，と論じてきている。Razran (1961) は，注意を向ける状態についてのロシアの研究をレヴューしたさい，「もしもなんらかの（獲得された）パターンが認知状態に合致するのであるならば，注意を向けるパターンこそ，そのことの最有力候補であることは疑いがない」(p. 119)。

内的表象獲得における個人差の測度としての反応減退の利用を論ずる前に，まず，反応減退のいくつかの他の原因を考えてみよう。ある疲労モデルによると，反応減退は有機体の一般状態を反映するものであり，刺激に無関係であると言う。そうすると，n回の繰り返し後，刺激を変化させても反応減退はそのまま続行していくことになる。Sokolov 派のモデルでは，反応減退は刺激に相応しており，刺激変化による反応回復を予測する，と仮定している。実際，定位反射は，ある刺激 (S_1) の繰り返しの呈示によって減退・消失し，刺激変化 ($S_1 \rightarrow S_2$) によって再び現われる反応，として定義されうる。このモデルで S_2 に関する仮定は，(1) S_2 は S_1 から区別されうる，(2) S_2 は S_1 と同じ強度もしくはいくぶん弱い刺激，という限定されたものである。S_2 の刺激強度は，受容器疲労（順応）を除去するために，また交替仮説としての回復を除去するために，S_1 より強いものであってはいけない。かくして，刺激反復によって生み出される反応減退期間後の刺激変化 ($S_1 \rightarrow S_2$) による反応回復を示す

ことで，疲労仮説と受容器順応仮説の両仮説とも排除しうる。S_2への反応回復は，幼児を被験者としている多くの研究で明らかにされている（Bartoshuk 1962a, 1962b, Engen と Lipsitt 1965, Lewis 1969, Lewis ら 1967, Lewis と Goldberg 1969a, Pancratz と Cohen 印刷中）。

類似の疲労モデルには，反応減退は有機体が身体的に休息がないことによっておこる，と示唆しているのもある。Cohen (1969b) は，休息のない状態の影響を調査した。実験群が21の試行を行なう。統制群は同じ時間，坐っており，実験群が終了した時間が経過したら休息せずに21の試行にとりかかる。そして，統制群の幼児の第1試行への反応が，実験群の試行1への反応に対応するか，それとも試行21の反応に対応するかが調べられた。統制群の第1試行の反応は，実験群の第1試行の反応に対応したため，休息なし仮説は否定された。これらの理由から，全体的な疲労に基づく反応減退モデルは排除される傾向にある。早期の広範な研究（Razran 1961, Sokolov 1963a, 1963b, Thompson と Spencer 1966）に加えて，皮質における負の緩慢な電位変化のような中枢神経系の変化は，有機体が繰り返しの刺激呈示を通して記憶・ある事象のモデルもしくは内的表象を獲得しつつあるときおこることを強く示唆している神経生理学的データ（Rebert, McAdam, Knott および Irwin 1967, Walter 1964, Walter, Cooper, Aldridge, McCallum および Winter 1964）が増大してきている。さらに，視覚刺激によって誘発された電位は，信号の物理的特性だけに規定されるのではなく，不確実性の減少とか期待の確認といった要因によっても規定されることが知られている（Sutton, Tueting, Zubin および John 1967）。これらの研究は，内的表象形成の関数としての皮質変化の証拠を提供する。このようにして，諸データを総合してみると，反応減退は，外的事象が比較されることに対する内的表象の成長に関連する認知過程である，という理論が支持されることになる。もしも，反応減退がモデル獲得のスピードの測度であるならば，この減退の量や速度は，より効率的なシステムと関連するはずであり，従って反応減退を早く示す幼児は内的表象を速やかに形成する幼児だということになる。

われわれの研究室で最近完了した一連の実験でも，こうした仮説が検討された。次の議論でこの材料を呈示する。まず，すぐれた認知機能もしくは中枢神経系機能と特徴的に結びつく諸変数を調べ，それらを反応減退差に関連づけた

諸研究を記述する。これらを呈示した後，より直接的証拠が示される。

認知機能と関連する被験者変数

反応減退の年齢差 1964年 Fantz は，生後1カ月の幼児における反応減退が年齢に関係することをはじめて指摘した。限られた年齢範囲についてではあるが，彼のもののほかにもいくつか研究があり，同じような結果を得ている (Ames 1966, Cohen 1969b)。これらの結果は興味あるものであり，われわれは，もっと広い年齢範囲—生後3歳まで—にわたって，この問題を調べ続けることにした。

視覚事象—明滅する明りのパタン—が，生後3, 6, 9, 13, 18, 44カ月の幼児300人以上に呈示された。各試行30秒，試行間隔30秒で4つの繰り返し試行が呈示された。凝視時間が測られたが，結果は図2のようであった。反応減退について，減退量と減退を示さない被験者の割合という2つのパラメーターが

図2 年齢別の反応減退点および反応減退を示さなかった者の割合
4つの実験結果を合成したものである。

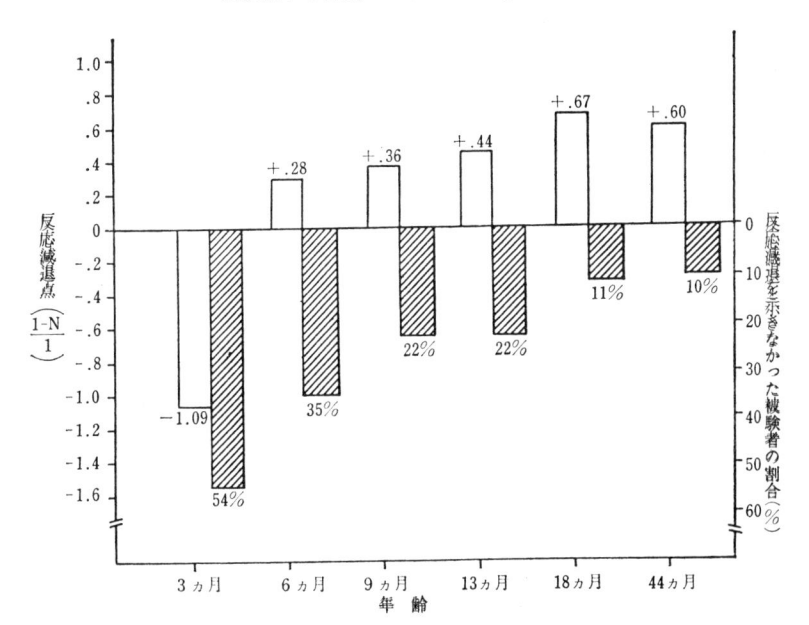

利用された。反応減退点は，第1試行の凝視時間から最終試行の凝視時間を減じ，その差を第1試行の凝視時間で除したものである。このパラメーターは，子どもの年齢が上昇すればするほど反応減退が大きくなる，という単調増加関数の関係を示している。反応減退を示さない者の割合は，最終試行で第1試行よりも長い凝視時間を示した被験者数によった。この結果も，年齢に関係することを示した。反応減退は，明らかに秩序立った発達パタンで，年齢とともに増加している。こうした結果が，使用された特定刺激によるのではないこと，試行数によって規定されるのではないこと，を確かめるため他の実験が施行された。この別の実験では，明滅する明りのパタン試行の数が倍にされ，また他の実験では，明滅する明り以外の視覚刺激が使用された。これらによっても，同じ結果が得られた。Nikitina と Novikova (1958) は，また，注意を向ける反応が年齢に依存すること，生活年齢とともに皮質機能により多く依拠していること，を示した。さらに，Vedyayev と Karmanova (1958) は，系統発生上のレベルが高ければ高いほど，反応減退が早いことを見出した。コイ，ハト，クサネコ，ウサギを被験体とし，それぞれの反応消去試行数が 53—172, 15—40, 25, 6—15 という結果を得ている。彼らは，こうした結果を彼らの主張を支持するものとしている。

　幼児のデータで最も目につくことは，生後3カ月児に反応減退がふつう見られないということである。いくつかの実験では30秒の試行間隔がとられたが，この間隔は，幼児の記憶保持システムにとってはあまりに長すぎたのかもしれない (Watson 1966)。もしも，これが事実なら，繰り返された試行は，それぞれが幼児にとって新しい事象となり，新しい事象が表象されることになるので，内的表象の形成が可能にならなかった，ということになる。試行間隔を変えた実験がいくつか行なわれた。Saayman, Ames, Moffett (1964) は，3カ月児におよそ4分という長い試行を呈示し，反応減退を認めた。Bridger (1961) は，新生児に種々な試行間隔で調査し，繰り返された大きな音への反応が，試行間隔5秒以下のとき最も大きな減退を示すことを見出した。この結果は，60秒, 30秒, 15秒の試行間隔間になんらの相違も見出さなかった Bartoshuk (1962a) の結果によって支持される。さらに，成人の被験者についてのデータは，試行間隔が短くなるにつれ顕著な反応減退のみられることを明白に

示している (Geer 1966, Glanzer 1953, Welker 1961)。

　この可能性を調べるため，別の3カ月児群に30秒間の明滅の明りパタンが呈示された。この実験では，試験間隔は0, 5, 15秒であった。試行間隔を変えてみても，3カ月児の反応減退は高まりはしなかった。この知見は，他の減少データとともに，3カ月児の冗長刺激への反応は，年長児群の反応と質的に異なるかもしれないことを示唆している。また，データが明白に示しているわけでもないし，矛盾した結果が得られてはいるが，この年齢のころ，脳のなんらかの再体制化が行なわれることを示唆する文献が多くなってきている。たとえば，微笑や発声の量は，生後8～12週だと環境条件とは比較的独立しており (Gewirtz 1965, Lenneberg, Rebelsky および Nichols 1965)，生物学的に規定されているが，これ以後になると環境的（周囲からの）操作によって影響を受けるが，これなどその例と言えよう。また，Brown らのグループによって示されている，早期学習にとって環境的操作が効果的である，という結論も同じである (Lipsitt 1967, Papousek 1967, Siqueland と Lipsitt 1966)。脳波の研究も，およそ3カ月ごろ活動パタンに顕著な変化のみられることを示している。これらは前頭リズム（アルファ波）の変化であり，刺激への誘発反応は，はじめのうち成人の反応に近似している(Ellingson 1967)。さらに，多数のプリミティブな反射が消失したり，消失しはじめる。消失がうまくいかないのは，ふつう，神経に病理的問題があるか発達遅滞であることの徴候である (Peiper 1963)。さらに，この見解を支持する，きわめて刺激的なデータが南アメリカの子どもたちについてなされた未発表の研究からもたらされる。この研究は，生後6カ月以内に呼吸疾患で死亡し，死体解剖が行なわれた子どもたちに関するものである。脳のDNAは，生後およそ3～4カ月で急速な増加を示している (Winick 未発表)。これら多様な諸事実は，生後およそ12週の幼児が脳の再体制化をなし，このことが，注意をひきおこす視覚刺激への反応減退速度の増大を可能にしている，という可能性を示唆している。

　3カ月児のデータと，新生児について得られたいくつかのデータ間には，矛盾がみられる。新生児に反応減退が認められたという研究もある (Engen と Lipsitt, 1965)。新生児について報告したほとんどの研究は，聴覚刺激や嗅覚刺激を使っているのに，3カ月児の研究は，視覚刺激を使っていることを特記し

ておこう。さらに，新生児の状態は統制されなかったし，Engen, Lipsitt および Kaye (1963), Engen と Lipsitt (1965) の両研究の幼児は眠っている状態だった。現在の実験では，子どもは覚醒しており，敏活であった。繰り返された刺激によってひきおこされる新生児の反応は，驚愕―防衛反射に類するもののように思われる，と多くの人々が論じている。この驚愕―防衛反射は，心拍増加反応によってみられうる (Bartoshuk 1962a, 1962b)。また，脚の引っこみと呼吸反応 (Engen と Lipsitt 1965, Engen ら 1963) に認められる。驚愕―防衛反射によってひきおこされたこうした反応は，注意もしくは定位反射によってひきおこされた反応と同じ特性をもっているかどうかはまだはっきりしない。Graham と Clifton (1966) は，両者に重要な相違のあることを示唆している。さらに，Lynn (1966) は，文献のレヴューでそれらの相違に関する豊富な証拠をあげている。減退量についての新生児と幼児間の食い違いは，かなり，数的変数の関数であろうし，今後の研究のみがこれを解明できると思われる。ロシアの研究によって提供された1つの可能な説明は，新生児の注意を向ける反応は皮質下のものであり，幼児の段階になるにつれ皮質のものとなる，というのである。そこで，OR（定位反射）は新生児にもおこりうるが，それは，成人の定位反射と同じものではない (Nikitina と Novikova 1958)，ということになる。

母子相互作用とその反応減退への影響 有機体の状態に関する第2の変数は，母親によって幼児に与えられる刺激量と刺激の多様さである。母子間の相互作用は，幼児の認知的，社会的，身体的発達に影響を与えることが多くの研究によって明らかにされている (Hunt 1960, 1961, 1963, Provence と Lipton 1962 参照)。

Lewis と Goldberg (1969b) によって遂行された実験では，生後12週の幼児20人とその母親が被験者となった。幼児を検査する前の1時間，1組の幼児と母親とが1室に入れられる。部屋の中には，家具，寝台，雑誌などがあった。母親には「検査までこの部屋で待っているように」告げられる。母親に気づかれないようにして，30分間1人の女性観察者が母子の相互作用をチェックリストを使って記録した。

10秒刻みで，観察者は種々な行動をチェックし，母親が幼児を見たり，微笑

んだり，発声したり，さわったりするのを記録した。幼児の目は開かれていたか閉じられていたか，動いたか，泣き叫んだか，発声したか，大きな身体運動をしたか，といったことも記録された。母親の反応がどのようであったかと同じく，反応の潜時についても記録がとられた。LewisとGoldbergは，母親が多くの刺激を，さらに多数な刺激を幼児に与えれば与えるほど，繰り返される視刺激への反応減退が大きくなることを見出した。さらに，反応減退は，母親の反応の潜時に関連があった。すなわち，子どもの行動に対する母親の反応潜時が短ければ短いほど，幼児は大きな反応減退を示した。このように，反応減退の大きさは，認知成長の発達と結びつく母親という変数に関連していた。

社会階級，遊び，反応減退差 第3の被験者変数に関する情報は，幼児についての縦断的な研究 (Lewis 1967b) から引き出される。この研究の被験者は，白人であり，また，中流階級にいくぶん片よっているが，社会経済的水準について被験者を2つに分けることが可能であった。社会経済的水準は，父親の教育程度と職業とから測定された。反応減退に関して言うと，社会経済的水準が高い家族の1歳の幼児は，低い家族の幼児よりも反応減退が大きいことがわかった。

この同じ幼児グループを，生後13カ月のとき，自由遊びの場面で観察を行なった。玩具を変える頻度と反応減退に関連のあることが見出された。高頻度で玩具を変える幼児は，急速な反応減退を示し，一方，玩具を変えることがあまりない幼児は，反応減退が少なかった。このことは，ある事態で急速に内的表象を獲得する（情報を処理する）幼児は，他の課題や事態でも同じように反応することを示唆している。こうした結果の部分的裏づけがKagan (1969) によって行なわれた。彼は，1歳男子にこうしたことが認められることを示した（女の子には認められなかった）。

反応減退の状態差 覚醒とか睡眠といった状態の相違も，反応減退に影響する。子どもなり成人が眠っている場合，中枢神経系の機能は低下するので，中枢神経系機能に関連する行動は減少するはずであり，覚醒しているときは，そうではないと仮定できる。

JohnsonとLubin (1966, 1967)，Hord, LubinとJohnson (1966) およびMcDonald, JohnsonとHord (1964) は，持続時間が短い（約3秒），単純

な音への心拍反応を調べ，成人の場合，眠っている間は反応の減退がみられず，被験者が覚醒しているか半睡状態のときに減退がおこることを見出した。

概念形成，弁別学習，IQと反応減退 反応減退に中枢神経系が関与しているという考え方は，さらに直接証拠が見出されうるならば，もっと強力な支持が得られるであろう。われわれは，最近，幼児について2つの実験を完了した。これらは，反応減退と学習問題間の関係を吟味したものであり，反応減退と中枢神経系の機能化間の結びつきの強いことを示している（Lewis 1967b, LewisとGoldberg 1969a）。

一方の研究では，44カ月児に一連の冗長な視刺激が与えられ，それの反応減退点が求められた。この手続きの後，各児に概念形成課題が提示された。課題は，次の6つの異なる概念を内包した。(1)形が同じなら色も同じ。(2)形が変れば色も変る。(3)色が同じなら形も同じ。(4)色が変れば形も変る。(5)色が変れば大きさも変るが，形は同じ。(6)色が変れば数も変るが，形は同じ。6つの概念課題それぞれが20試行あった。各試行とも，3個のものがボール箱で呈示された。3つのうち2つは関連次元に関して同じであり，他の1つは違っていた。子どもは，3つのうちのどの2つがまったく同じであるかを示すよう，教示された。子どもの反応が正しい場合，M＆Mキャンディーが与えられた。失敗した場合は，再びやるよう求められた。このようにして，1つの課題について最大40の誤り反応，全体で240の誤り反応が許された。手続きは，Lee (1965)が就学前児の概念形成検査に用いたのと類似していた。結果は，概念によって誤り反応数に相違のあることを示した。しかし，誤りの全数と反応減退点とには関連が認められ，両者の相関係数を算出したら，比較的低いが有意な相関が見出された。

他方の実験では，32人の44カ月児に，繰り返しの視刺激系列が与えられた。ここでも反応減退点が求められた。冗長な信号刺激の提示の後で学習課題が示された。これは二選択視弁別課題であり，20の曲線刺激と同じ色と長さをもつ直線との弁別であった（詳細については Lewis ら 1967 を参照）。両刺激がパネル上に提示される。刺激の位置（左と右）は実験者によって自由に変えられるようになっていた。被験者は，ランダムに提示される曲線と直線の両刺激のうち，どちらかに反応することが要求された。両刺激が現われたとき，目の前の

プレキシガラスの一方を押すと，それが正しいならば，光がつき，ベルが鳴りM＆Mキャンディーをもらえる。正刺激は曲線にされた。問題解決の規準は10回続けて正反応ということにされ，100試行行なうことにした。被験者が100回やっても規準に達しない場合，そこで検査は終了とされた。

この問題を解くのは，44カ月児にとって容易でなかった。100試行やっても課題を解決できなかった子が多かった。この弁別課題を解いた子どもは，失敗した子よりも有意に大きな反応減退を示した。誤り数と反応減退間の相関は有意で，誤りの少ないことが減退の大きいことと関連していた。

スタンフォード・ビネー検査によるＩＱと反応減退間の関係も調べられた。前述した縦断的研究のデータから，1歳のときの反応減退点と44カ月のときのＩＱが利用された。相関は女の子で0.46，男の子で0.50であり，幼いときの反応減退が後の知能と正の相関のあることがわかった。

認知能力の3つの標準的測度すべての結果が，冗長な視信号刺激への反応減退に正の関連のあることを示した。このように，反応減退と認知機能もしくは能力についての直接的な証拠が提供されたのである。

要約してみると，繰り返しの信号刺激へのさまざまな程度の反応減退が，生後44カ月までの幼児について認められた。反応減退は幼児の年齢に直接的関連があり，幼いほど年が上の者よりも反応減退が少なかった。反応減退はまた，被験者の状態，母子関係，飽和の測度たとえば遊び行動，父親の社会経済的地位といった他の個人差変数に関連をもつことが示された。つぎに，反応減退は二選択弁別学習課題の成績やＩＱを予測させるものと言えよう。また，概念形成課題の成績とも相関が得られた。これらのデータは，反応減退が認知過程を反映し代表するという考え方を支持している。そこでは，有機体は無関連情報に注意を払わないことを学習するのであり，内的表象獲得のモデルが支持されることになる。

われわれの研究室で行なわれた研究の多くにおいて，反応減退とは，通例，繰り返された視信号への凝視時間量の減退のことであった。反応減退が，他の受容器もしくは処理系にもおこるかどうか，発達的系列があるかどうか，さらに，他の感覚系への反応減退は認知能力と関連があるのかどうか，といった問題は，その解決が将来の研究に委ねられる。さらに，視覚刺激への反応減退と

聴覚刺激への反応減退といった，異なるモダリティーの反応減退が関連があるかどうか，といったこともわかっていない。凝視や心拍数減少といった視覚情報を受容したり処理したりすることと結びついた行動の反応減退 (Lewis ら 1966, Lewis と Spaulding 1967, Lewis と Wilson 1970) は，認知能力や発達的統合に関連することは明らかであると思われる。この減退パタンが，注意を要求する刺激事象への反応においてひきおこされるすべての行動に適用できるかどうかも，今後の研究が明らかにするであろう。さらに，強さが異なったり，注意よりむしろ驚愕や恐れをひきおこす刺激事象に対する反応減退差がある可能性を調べるには，新たな実験が必要とされよう。さらに，これからの研究で配慮すべきことは，反応減退の性質である。一般的に言えば，反応減退は受身の注意活動である。長期にわたるその発達の系列を描き出すためには，より能動的な（注意）反応様式を調査する必要性があろう。これには，自由遊び場面で，単位時間あたり何回玩具を変えたか，といった刺激飽和の速さを調べることなどが例としてあげられよう。集められたデータはすべて，環境（周囲）への注意を向ける様式間に関係のあることを示している。この問題は前に呈示された (Lewis 1967a)。同じ機能が関与している反応系であっても，しばしば認識しえない重大な変形をしていることがある。こうした変形を追求したり，その様子を描き出したりすることに科学者は関心を持たなければならない。特定の機能が年齢によって恒常的でないと結論したりすることは，こうした変形の可能性を否定することになる。

　視信号への反応減退は，生後間もない間の法則的な発達パタンに従うということ，知覚―認知発達に関連するということは，いくつかの示唆をわれわれに与える。これらのうち，最も興味あることは，認知発達の指標として反応減退点を使用することである。こうした指標は，幼児の発達的統合を評価する1つの道具を提供することになるし，同じように重要だが，発達に介在し発達を阻害する事柄の影響を決定する道具をも提供することになる。たとえば，多様な環境や薬物や母親の行動の影響など。それはまた，クワシオルコル（低蛋白血症），ヨード不全症，出産障害のような幼児期におけるマイナスの条件，もしくは社会経済的な不遇，といったことの知覚―認知発達への影響を測定するのに使われうるであろう。

反応減退と中枢神経系機能不全：皮質機能化における個人差の研究への適用

　反応減退における状態差は，反応減退過程に皮質が大きく関与しているであろう，ということに研究者の目を向けさせた。覚醒している幼児，児童，成人には反応減退がみられ，眠っている被験者には反応減退が認められないということは，皮質の関与を強く示唆している。また，減退速度の個人差は，前述のように，正常であるよりむしろ異常な中枢神経系機能をよりよく反映するであろう。中枢神経系におけるこのような機能の異常な差は，出産障害もしくは先天的な問題に帰せられうる。これらの異常性は，反応減退に反映されるであろう。

　動物を被験体として使った研究が，この考え方を支持している。反応減退に関するレヴュー（Thompson と Spencer 1966）によると，注意の減退は，皮質の異常さの度合によって顕著に相違する。イヌの全皮質剝離の後とかネコの小脳除去の後には，反応減退の速度が減じている。もう少し詳しく述べると，ネコの聴皮質の損傷，サル，ネコ，ネズミやヒトの前頭葉もしくは側頭葉の損傷，両側の扁桃切除術など大脳の部分的障害すべてが減退の速度を減ずるのである。

　動物の研究からヒトの研究へ戻ろう。この領域におけるほとんどの研究は，ロシア人によって行なわれている。これらは，Pavlov と Sokolov の考え方に基づいている。注意を向けることについてのロシアの研究は，反応減退の役割に関するものに焦点が向けられているものが多い。定位反射についての初期の研究において，Pavlov (1949) は，反応減退は一種の皮質反応であり，皮質機能の障害は，有機体が少しでも反応減退を示すかどうかということと同じく，減退の速度に影響を与えることを示した。反応減退と中枢神経系機能不全についてのレヴューは，ロシア人によってなされた研究が中心になるし，また，それをもってスタートしなければならない。

　Bronstein, Itina, Kamenetskaia および Sytova (1958) は，新生児の注意を向ける反応について報告している。一般の子どもと脳損傷児に聴覚刺激と

触刺激を与え，刺激の繰り返しへの反応減退速度に両群間差が大きいことを見出した。一般の子どもにとって音への反応は減退が早く，1試行後ほぼ12％の子の反応が消失した。これに対し，脳損傷児では4％にしかすぎなかった。また，脳損傷児の約半数は，全試行にわたって全然反応の減退を示さなかった。Bronstein らは，未熟児について研究した Itina の研究を参照している。この被験者たちも，しばしば，反応減退を生じることが可能でなかったし，2人の子ども，両名とも脳水腫であったが，この子たちは，多数の検査試行後も減退を示さなかった。

Polikania と Probatova (1958) はまた，研究が始められた時点では生後10〜30日だった未熟幼児の注意を向ける反応を研究した。60人ほどの幼児が，音刺激と光刺激について調べられた。未熟幼児と同じ年齢の統制群を設けて比較した。その結果によると，未熟幼児には，定位反射の自動的成分に反応減退への傾向が認められなかった。これは未熟児全体についてそうであったし，子どもが年をとってからも同じことであった。実験者たちはまた，皮質に病変のある状態もしくは皮質が未発達であるか破壊されている状態のケースを報告した。こうした場合，データによると，反応減退を得ることはきわめて困難―しばしば不可能―であったことを示している。

Briullova (1958) によって，重篤な皮質障害をもった成人の被験者が研究された。一般の人たちと障害者に 反応減退に有意差が 見出された。 Gamburg (1958b) は，長期にわたる微細な皮質障害（障害の後5年以上）の影響を成人患者について調べ，同じような知見を得た。60人以上の被験者のうち，ほとんどが障害後の脳神経衰弱，脳疾患の影響をうけ，知的，情緒的減退という特徴をもっていた。聴覚刺激と皮膚電気刺激が用いられ，一般の人との反応減退における相違が報告された。脳損傷のような構成的な機能不全にこうしたことが認められるだけでなく，精神病者にも反応減退がみられないことが指摘された (Gamburg 1958a, Israel 1966 参照)。

このように，動物と同じく幼児や成人についても，中枢神経系機能不全と反応減退とを結びつける多くの文献がある。反応減退に関連のある皮質の部位はどこなのか，その位置を慎重に同定する必要があるが，とにかく，中枢神経系機能もしくは機能不全と反応減退間に重要な関係のあることは明らかである。

VedyayevとKarmanova（1958）は，定位反射の系統発生的研究から，以下のことを結論している。現在のところ，十分に研究されてきた種々な動物の高次神経活動の特性は，定位反射の消去スピードのような指標によって反映されうる。換言すれば，反応減退の速さは，系統発生的尺度にそったさまざまな動物に見られるような高次神経活動の関数として変る。こうした考えはまず，Pavlov（1949）によって表明されている。彼は，定位反射の反射弧は皮質下構造と同じく皮質に投影される，と述べている。Pavlovにとって，反応減退のスピードは，一方では所与の動物における機能の皮質化に依存しなければならないし，他方において，基礎的神経過程間の関係に依拠しなければならない（VedyayevとKarmanova 1958）。

反応減退の個人差に関する早期のデータとともに，これらの事実は，減退における中枢神経系関与の明白な証拠を提供しているし，さらに，反応の減退度は，認知発達や学習の指標であるのと同じく，中枢神経系機能不全の重要な指標として使用されうる。そこで，反応減退の個人差は，認知能力の成長を予測する上での重要な意義を担っている。

最近，アメリカの心理学でも，中枢神経系の機能化もしくは中枢神経系機能不全化と，認知発達における相違に関係するものとしての注意を向けることの差を調べはじめている。たとえば，Cohen, OffnerおよびBlatt（1965）は，一般の子どもと難読症児間の多様なマイナスの変異の生成と分配について研究した。多様なマイナスの変異が神経モデルの形成に関連するという仮定の下に立てば，外的事象の内的表象という点でのこれら児童群間の相違は，容易に解釈がつく。刺激の予期のさいの難読症児の反応の脳波は，一般の子どもよりも振幅がいくぶん小さいという結果が得られた。Fenelon（1968）も同じような結果を得ている。

中枢神経系機能不全と反応減退との，より直接の関連は，Hutt（1968）によって最近研究された。彼は，4～7歳の一般の子どもと脳損傷児について，新奇性の探索における個人差を調べた。彼女の研究結果は，反応減退がおこるには健全な皮質が必要であることを示している以前の研究と合致している。Huttは，部屋の中の特定の事物を調べるのに費される時間と他の事物を調べるのに使われる時間の割合を調査し，脳損傷児の方が，特定の事物をずっと長く見つ

めていることを示した。2週間後，子どもたちがプレイ・ルームに戻されたとき，脳損傷児は前と同じ興味水準を維持したのに，一般の子どもの興味は下降していた。自動反応のような分子行動よりもむしろ，こういった遊びのようなモル行動に示された結果が，諸分子行動を使用している早期の知見と完全な一致をみせている。さらに，遊びのデータは，Lewis (1967b) の研究結果とも合致する。Lewis によると，社会経済的水準が高い家庭の子ども——標準的な検査で測定すれば，おそらく知能が高い子ども——は，1つの玩具で遊んでいるよりもいろいろな遊びに多くの時を費していた。

　個人差に関する別の研究領域は，出産時における母親への投薬が，幼児の発達にどのような影響を与えるかということである。Stechler (1964) は，初期の研究において，新生児における注意の相違（眺める時間量）は，母親への薬物投与のレベルによって影響されうることを示した。しかし，この幼児たちは誕生後2～4日で調べられているのであるから，注意差を，投薬によってひきおこされた構造上の変化によって生み出された，と言うことはできない。このような誕生後間もない期間は，まだ薬物が作用しているかもしれないのである。

　Conway と Brackbill (1969) は，注意と投薬についての最近の研究で，非常に安定した長期間にわたる影響を明らかにした。彼らは，新生児における皮質統合の指標としての反応減退に関心を抱いていた。

　音刺激が呈示され，誕生後2日目と5日目および1カ月目に反応減退が観察された。2日目と5日目だと，薬物投与量の多かった幼児は，少量もしくはまったく投与のなかった幼児よりも，慣れ（反応減退）が生ずるのに3～4倍の試行を要した。1カ月目にも差が認められた。薬剤それ自体は，生後1カ月もたてばもはや効き目をもっていない（Moya と Thorndike 1962）ので，観察された差は，皮質の構造と統合とがなんらかの影響をこうむったということを示唆している。このように，出産時の投薬は効能が強いこと，皮質の機能化と反応減退に長期的影響を及ぼすことが見出されている。Stechler(1964) と Conway と Brackbill (1969) による両研究は，注意を向ける反応を，いくつかの実験変数に関係するような皮質機能における個人差を示すのに使用している。これらの研究によると，個人差の測度としての反応減退は，多様な病理的

状態の相違を評価するための，価値ある診断用具となるかもしれないことを示唆している。さらに，薬物投与群は可視的な臨床症状を示さなかったから，反応減退は，臨床症状のない欠陥群における個人差を検知するのに敏感な測度であるように思われる。最近の2つの研究は，こうした考え方を支持している。

重篤な皮質機能不全児と機能不全のみられない子との間の大まかな相違を研究するよりも，Lewis ら (1967) は，全員が普通児だとみなされた被験者について，注意の分配を観察することに力を向けた。Knobloch と Pasamanick (1959) が示唆しているように，もしも出産過程の結果としての障害の影響が普通児にもあるとするならば，おきる可能性のある障害の程度差が調べられるべきである。この被験者における差の継続的観察は，反応減退がいささかでも病理的問題をもった被験者における1つの測度として使われうる，ということの証拠を提供するであろう。臨床症状のない問題がそれによって研究されるであろう。臨床症状として現われていないが問題があることと，以後の発達上の困難点との間に関係がある場合，これらの差の診断が予期されるであろう。たとえば，学校における行動障害といった問題は，分娩の困難さと関連がある，という証拠もある (Knobloch と Pasamanick 1959)。

誰にでも出産時の障害がいささかなりとあり，出産障害は軽いものから重いものまで連続体をなしているという Knobloch らの示唆に則り，Lewis らの研究では，出産障害連続体の測度として，Apgar の誕生時検査得点を使用した (Apgar, Holaday, James, Berrien および Weisbrot 1958, Apgar と James 1962)。これは，誕生後1分と5分に行なわれる広く用いられている標準化された検査である。心拍，呼吸しようとする努力，筋肉の状態，色つや，反射感応性といった五つの指標について，それぞれ0～2の尺度上に評定がなされる。0は機能しないこと，1は機能するが貧弱であること，2は完全に機能することを意味し，条件がすべて揃った幼児は10点となる。Apgar 得点にもいくつかの難点があるが，後の精神的，運動的なパーフォーマンスと関連のあることが見出されている (Edwards 1968, Kangas と Butler 1966)。およそ40人ほどの幼児が，誕生後3カ月，9～13カ月のときに調べられた。正常範囲 (Drage と Berendes 1966 参照) 内の Apgar 得点であればすべて，冗長な視刺激への反応減退の測度として役立てることができる。子どもたちは，Apgar の得点をもとにして，

完全な点（10点）の子と正常範囲内ではあるが10点未満の子の2群に分けられた。誕生後3カ月の時の比較だと両群間に反応減退の有意差があり，完全得点群は，他方よりも大きな反応減退を示した。ちなみに，両群の差はまた，Stechlerの結果を支持したこともあげておこう。Stechlerの研究（1964）における全注視時間がここでも役立てられたが，完全得点群の方が，より多く注視していた。Lewisらによる追試は進行中であるが，これまでの結果は，Apgar得点が10点の被験児は6～9点の者より反応減退が大きい，という前の結果をはっきりと支持している。

　レヴューされた研究のすべての結果が，反応減退の速度は，中枢神経系機能不全，薬物投与，精神病，皮質機能化に影響する他の変数，によって影響をこうむることをはっきりと示している。これらの変数のうちのいくつかは臨床症状として現われないということは，理論的，技術的進歩が，皮質の障害や病理の高度に信頼しうる敏感な測度を提供しうる，ということを示唆している。反応減退を診断測度として使うことは，明らかに要請されることであろう。さらに，反応減退の測度は，より効率的な中枢神経の機能化を反映するものであるから，薬物療法とか学習を豊かにすることといった発達に介入するプログラムが，統制群あるいは健康な被験者群との比較によってと同じく（先行の，また後続のパーフォーマンスによって測定される）反応減退速度の増加によっても評価されうる。これらの実際的な問題が，研究者たちを待っている。

要　　約

　われわれは，はじめ，注意という主題をめぐるいくつかの包括的な問題について論議した。注意は，長期のものであれ短期のものであれ，内的表象を研究する一手段として使用されうるし，認知能力の基本的属性を調べるのにも使用されうる。注意の両機能は，相互排反的なものではないから，異なった調査方略が内包される。

　注意と短期もしくは長期の内的表象との関係の論議においては，簡単な一致・不一致の過程が注意の分配を説明できる，と仮定された。注意は，内的表象と外的事象間に不一致があるときひきおこされるし，一致があるときは抑止

される。注意行動を観察することによって，調査者たちは，幼児の内的表象のある部分を明らかにしうると仮定した。この簡単なモデルには，賛同者も多いが，この注意を向けることの一致・不一致モデルでは，データを十分に説明しえないことも明らかにされてきている。これは，外的事象が呈示に先立って意味をもつさい，とくにそうだと言える。失くしたものを見つけるといった一致と，期待が破れるといった不一致の両者とも，注意を生み出すのを示すことは可能である。こうしたことを説明するために，ある事象が注意をひき出すか禁止するかを決定する認知原理を利用する注意モデルを構成する必要があった。

このようなモデルが示唆しているように，無意味刺激に対する内的表象（モデル）獲得の速度について推論できる反応減退の速度と量とは，認知発達と中枢神経系の効率とに関連し，またその予測物でもあることを示すことができた。まず，被験者の状態の変数―すぐれた認知能力と結びつく変数―を調べることによって，反応減退が，生後3年間までの幼児の年齢，有機体の状態，母子相互作用，両親の社会経済的状態と正の相関のあることを示すことが出来た。さらに，反応減退量と他の学習課題―二選択弁別課題と概念形成―にも正の相関があった。また，4歳のときのIQと1歳のときの反応減退間にも正の相関が見出された。諸データは，反応減退―内的表象形成の一測度―が広範な認知課題における個人差の敏感な予測物であり，効率的な中枢神経系の機能化を反応している，という見解を強力に支持している。このように，反応減退が大きかったり早かったりする人は，認知発達にすぐれており，中枢神経系の機能も効率的なのである。

最終節では，未熟，出産障害，中枢神経系傷害，精神病といった要因による中枢神経系機能不全が検討された。反応減退は，効率的な幼児行動の有用な予測物であったから，病的状態の診断や評価におけるその役割が調べられるだろう，という仮説が立てられた。さまざまな調査・研究からのすべてのデータが，反応減退は，中枢神経系機能不全をもつ被験者間のおおまかな相違を反映する，ということで一致がみられている。おそらく，さらに重要なのは，反応減退が，臨床症状のみられない中枢神経系機能不全を調べるさいの診断用具として価値があるであろう，という強い示唆のあったことであった。こうした診断用具の使用は，幼児期に全般的な病理のみられるさいには，とくに価値のある

ことがわかった。このように反応減退の有用性が確認されたが、これは非言語的であるため、幼児については特に推奨されうるし、病的状態を検知する最も理想的な検査であるとも言えよう。また種々なタイプの発達に介入するプログラムを評価するさいの役割も、軽視されるべきではない。かくして、反応減退前と反応減退後の測度は、臨床家による病的状態の研究とその治療・矯正に役立てられる。

　反応減退は、中枢神経系機能と機能不全との測度であるから、われわれは、人生初期における個人差研究の最も価値ある調査・研究の道具をもったことになる。さらに、少なくとも生後2〜3年の間は、年齢に限定されずに調べることが出来るので、多くの領域を発達的に精査することも可能である。また同時に、実験用の（反応減退をみるための）検査をコンスタントに保つことも可能にする。ともあれ、反応減退に関するこれまでの研究は、この最も関心をそそる主題の研究を続けるよう、われわれをかり立てている。

文　献

AMES, E. W. Stimulus complexity and age of infants as determinants of the rate of habituation of visual fixation. Paper presented at the meeting of the Western Psychological Association, Long Beach, California, April 1966.

APGAR, V., HOLADAY, D. A., JAMES, L. S., BERRIEN, C., & WEISBROT, I. M. Evaluation of the newborn infant: Second report. *Journal of the American Medical Association*, 1958, 168, 1985-1988.

APGAR, V., JAMES, L. S. Further observations on the newborn scoring system. *American Journal of Diseases of Children*, 1962, 104, 419-428.

BARTOSHUK, A. K. Human neonatal cardiac acceleration to sound: Habituation and dishabituation. *Perceptual and Motor Skills*, 1962, 15, 15-27. (a)

BARTOSHUK, A. K. Response decrement with repeated elicitation of human neonatal cardiac acceleration to sound. *Journal of Comparative and Physiological Psychology*, 1962, 55, 9-13. (b)

BERLYNE, D. E. Novelty and curiosity as determinants of exploratory behavior. *British Journal of Psychology*, 1950, 41, 68-80.

BERLYNE, D. E. *Conflict, arousal, and curiosity*. New York: McGraw-Hill, 1960.

BERLYNE, D. E. Curiosity and exploration. *Science*, 1966, 153, 25-33.

BERLYNE, D. E., OGILVIE, J. C., & PARHAM, L. C. C. The dimensionality of visual complexity, interestingness, and pleasingness. *Canadian Journal of Psychology/Review of Canadian Psychology*, 1968, 22 (5), 376-387.

BRENNAN, W. M., AMES, E. W., & MOORE, R. W. Age differences in infants' attention to patterns of different complexities. *Science*, 1966, 151, 354-356.

BRIDGER, W. H. Sensory habituation and discrimination in the human neonate. *American Journal of Psychiatry*, 1961, 117, 991-996.

9 早期認知成長の測定における個人差 239

BRIULLOVA, S. V. On some aspects of the orienting reflex in persons having suffered a covert trauma of the brain and in neurotic persons. In L. G. Voronin, A. N. Leontiev, A. R. Luria, E. N. Sokolov, & O. S. Vinogradova (Eds.), *Orienting reflex and exploratory behavior.* Moscow: Academy of Pedagogical Sciences of RSFSR, 1958.

BRONSTEIN, A. I., ITINA, N. A., KAMENETSKAIA, A. G., & SYTOVA, V. A. The orienting reactions in newborn children. In L. G. Voronin, A. N. Leontiev, A. R. Luria, E. N. Sokolov, & O. S. Vinogradova (Eds.), *Orienting reflex and exploratory behavior.* Moscow: Academy of Pedagogical Sciences of RSFSR, 1958.

CHARLESWORTH, W. R. Instigation and maintenance of curiosity behavior as a function of surprise versus novel and familiar stimuli. *Child Development,* 1964, 35, 1169-1186.

COHEN, J., OFFNER, F., & BLATT, S. Psychological factors in the production and distribution of the contingent negative variation (CNV). Paper presented at the Sixth International Congress of Electroencephalography and Clinical Neurophysiology, Vienna, September 1965.

COHEN, L. B. Alternative measures of infant attention. Paper presented at The Society for Research in Child Development Symposium on *Determinants of Attention in Infants,* Santa Monica, California, March 1969. (a)

COHEN, L. B. Observing responses, visual preferences, and habituation to visual stimuli in infants. *Journal of Experimental Child Psychology,* 1969, 7, 419-433. (b)

CONWAY, E., & BRACKBILL, Y. Effects of obstetrical medication on infant sensorimotor behavior. Paper presented at the meeting of the Society for Research in Child Development, Santa Monica, California, 1969.

CROWELL, D. H., DAVIS, C. M., CHUN, B. J., & SPELLACY, F. J. Galvanic skin response in newborn humans. *Science,* 1965, 148, 1108-1111.

DARWIN, C. *The descent of man and selection in relation to sex.* (New ed.) New York: Appleton, 1897.

DODD, C., & LEWIS, M. The magnitude of the orienting response in children as a function of changes in color and contour. *Journal of Experimental Child Psychology,* 1969, 8, 296-305.

DORIS, J., & COOPER, L. Brightness discrimination in infancy. *Journal of Experimental Child Psychology,* 1966, 3, 31-39.

DRAGE, J. S.. & BERENDES, H. Apgar scores and outcome of the newborn. *Pediatric Clinics of North America,* 1966, 13, 635-643.

DUBIGNON, J., & CAMPBELL, D. Intraoral stimulation and sucking in newborn. *Journal of Experimental Child Psychology,* 1968, 6, 154-166. (a)

DUBIGNON, J., & CAMPBELL, D. Sucking in the newborn in three conditions. Non-nutritive, nutritive and a feed. *Journal of Experimental Child Psychology,* 1968, 6, 335-350. (b)

EDWARDS, N. The relationship between physical condition immediately after birth and mental and motor performance at age four. *Genetic Psychology Monographs,* 1968, 78, 257-289.

ELKIND, D. Piaget's conservation problems. *Child Development,* 1967, 38, 15-27.

ELLINGSON, R. J. The study of brain electrical activity in infants. In L. P. Lipsitt & C. C. Spiker (Eds.), *Advances in child development and behavior,* Vol. III. New York: Academic Press, 1967. Pp. 53-97.

ENGEN, T., & LIPSITT, L. P. Decrement and recovery of responses to olfactory stimuli in the human neonate. *Journal of Comparative and Physiological Psychology,* 1965, 59, 312-316.

ENGEN, T., LIPSITT, L. P., & KAYE, H. Olfactory responses and adaptation in the human neonate. *Journal of Comparative and Physiological Psychology*, 1963, 56, 73-77.
FANTZ, R. L. A method for studying early visual development. *Perceptual and Motor Skills*, 1956, 6, 13-16.
FANTZ, R. L. Pattern vision in young infants. *Psychological Record*, 1958, 8, 43-48.
FANTZ, R. L. The origin of form perception. *Scientific American*, 1961, 204 (5), 66-72.
FANTZ, R. L. Pattern vision in newborn infants. *Science*, 1963, 140, 296-297.
FANTZ, R. L. Visual experience in infants: Decreased attention to familiar patterns relative to novel ones. *Science*, 1964, 146, 668-670.
FANTZ, R. L., ORDY, J. M., & UDELF, M. S. Maturation of pattern vision in infants during the first six months. *Journal of Comparative and Physiological Psychology*, 1962, 55, 907-917.
FAW, T. T., & NUNNALLY, J. C. A new methodology and finding related to visual stimulus selection in children. *Psychonomic Science*, 1968, 12, 47-48.
FENELON, B. Expectancy waves and other complex cerebral events in dyslexic and normal subjects. *Psychonomic Science*, 1968, 13, 253-254.
FISKE, D. W., & MADDI, S. R. *Functions of varied experience*. Homewood, Ill.: Dorsey, 1961.
GAMBURG, A. L. Orienting and defensive reactions in simple and paranoid forms of schizophrenia (first communication). In L. G. Voronin, A. N. Leontiev, A. R. Luria, E. N. Sokolov, & O. S. Vinogradova (Eds.), *Orienting reflex and exploratory behavior*. Moscow: Academy of Pedagogical Sciences of RSFSR, 1958. (a)
GAMBURG, A. L. Orienting and defensive reactions in post-traumatic cerebroasthenia and encephalopathy (second communication). In L. G. Voronin, A. N. Leontiev, A: R. Luria, E. N. Sokolov, & O. S. Vinogradova (Eds.), *Orienting reflex and exploratory behavior*. Moscow: Academy of Pedagogical Sciences of RSFSR, 1958. (b)
GEER, J. H. Effect of interstimulus intervals and rest-period length upon habituation of the orienting response. *Journal of Experimental Psychology*, 1966, 72, 617-619.
GEWIRTZ, J. L. The course of infant smiling in four child-rearing environments in Israel. In B. M. Foss (Ed.), *Determinants of infant behavior*, Vol. III. New York: Wiley, 1965. Pp. 205-248.
GIBSON, J. J. The concept of the stimulus in psychology. *American Psychologist*, 1960, 15, 694-703.
GLANZER, M. Stimulus satiation: An explanation of spontaneous alternation and related phenomena. *Psychological Review*, 1953, 60, 257-268.
GRAHAM, F. K., & CLIFTON, R. K. Heart rate change as a component of the orienting response. *Psychological Bulletin*, 1966, 65, 305-320.
GULLICKSON, G. R. A note on children's selection of novel auditory stimuli. *Journal of Experimental Child Psychology*, 1966, 4, 158-162.
HAAF, R. A., & BELL, R. Q. A facial dimension in visual discrimination by human infants. *Child Development*, 1967, 38, 893-899.
HAITH, M. M., KESSEN, W., & COLLINS, D. Response of the human infant to level of complexity of intermittent visual movement. *Journal of Experimental Child Psychology*, 1969, 7, 52-69.
HARRIS, J. D. Habituatory response decrement in the intact organism. *Psychological Bulletin*, 1943, 40, 385-422.
HERSHENSON, M., MUNSINGER, H., & KESSEN, W. Preference for shapes of intermediate variability in the newborn human. *Science*, 1965, 147, 630-631.

HORD, D. J., LUBIN, A., & JOHNSON, L. C. The evoked heart rate response during sleep. *Psychophysiology*, 1966, 3, 46-54.
HUNT, J. McV. Experience and the development of motivation: Some reinterpretations. *Child Development*, 1960, 31, 489-504.
HUNT, J. McV. *Intelligence and experience*. New York: Ronald Press, 1961.
HUNT, J. McV. Piaget's observations as a source of hypotheses concerning motivation. *Merrill-Palmer Quarterly*, 1963, 9, 263-275.
HUTT, C. Exploration of novelty in children with and without upper C.N.S. lesions and some effects of auditory and visual incentives. *Acta Psychologica*, 1968, 28, 150-160.
ISRAEL, N. Individual differences in G.S.R: orienting response and cognitive control. Paper presented at Eastern Psychological Association, 1966.
JAMES, W. *The principles of psychology*. New York: Henry Holt, 1890.
JOHNSON, L. C., & LUBIN, A. The orienting response during waking and sleeping. Paper presented at the Eighteenth International Congress of Psychology, Moscow, 1966.
JOHNSON, L. C., & LUBIN, A. The orienting reflex during waking and sleeping. *Encephalography and Clinical Neurophysiology*, 1967, 22, 11-21.
KAGAN, J. Continuity in cognitive development during the first year. *Merrill-Palmer Quarterly*, 1969, 15, 101-119.
KAGAN, J., HENKER, B., HEN-TOV, A., LEVINE, J., & LEWIS, M. Infants' differential reactions to familiar and distorted faces. *Child Development*, 1966, 37, 519-530.
KAGAN, J., & LEWIS, M. Studies of attention in the human infant. *Merrill-Palmer Quarterly*, 1965, 11, 95-127.
KANGAS, J., & BUTLER, B. Relationship between an index of neonatal delivery room conditions and pre-school intelligence. Paper presented at the meeting of the American Psychological Association, New York, 1966.
KAYE, H. The effects of feeding and tonal stimulation on non-nutritive sucking in the human newborn. *Journal of Experimental Child Psychology*, 1966, 3, 131-145.
KNOBLOCH, H., & PASAMANICK, B. Syndrome of minimal cerebral damage in infancy. *Journal of the American Medical Association*, 1959, 170, 1384-1387.
KOHLBERG, L. A cognitive-developmental analysis of children's sex-role concepts and attitudes. In E. E. Maccoby (Ed.), *The development of sex differences*. Stanford, Calif.: Stanford University Press, 1966. Pp. 82-173.
LACEY, J. I. Somatic response patterning and stress: Some revisions of activation theory. In M. H. Appley and R. Trumbull (Eds.), *Psychological stress: Issues in research*. New York: Appleton-Century-Crofts, 1967.
LEE, L. C. Concept utilization in preschool children. *Child Development*, 1965, 36, 221-228.
LENNEBERG, E. H., REBELSKY, F. G., & NICHOLS, I. A. The vocalizations of infants born to deaf and to hearing parents. *Human Development*, 1965, 8, 23-37.
LEWIS, M. The meaning of a response or why researchers in infant behavior should be oriental metaphysicians. *Merrill-Palmer Quarterly*, 1967, 13 (1), 7-18. (a)
LEWIS, M. Infant attention: Response decrement as a measure of cognitive processes, or what's new Baby Jane? Paper presented at the Society for Research in Child Development Symposium on *The Roles of Attention in Cognitive Development*, New York, March 1967. (b)
LEWIS, M. Infants' responses to facial stimuli during the first year of life. *Developmental Psychology*, 1969, 1, 75-86.
LEWIS, M. Attention and verbal labeling behavior: A study in the measurement of internal representations. Research Bulletin 70-56. Princeton, N. J.: Educational

Testing Service, 1970.

LEWIS, M., BARTELS, B., CAMPBELL, H., & GOLDBERG, S. Individual differences in attention: The relation between infants' condition at birth and attention distribution within the first year. *American Journal of Diseases of Children,* 1967, 113, 461-465.

LEWIS, M., DODD, C., & HARWITZ, M. Attention distribution as a function of complexity and incongruity in the 24-month-old child. Paper presented at the Eastern Psychological Association Meetings, Philadelphia, April 1969.

LEWIS, M., & GOLDBERG, S. The acquisition and violation of expectancy: An experimental paradigm. *Journal of Experimental Child Psychology,* 1969, 7, 70-80. (a)

LEWIS, M., & GOLDBERG, S. Perceptual-cognitive development in infancy. A generalized expectancy model as a function of the mother-infant interaction. *Merrill-Palmer Quarterly,* 1969, 15, 81-100. (b)

LEWIS, M., GOLDBERG, S., & RAUSCH, M. Attention distribution as a function of novelty and familiarity. *Psychonomic Science,* 1967, 7 (6), 227-228.

LEWIS, M., KAGAN, J., & KALAFAT, J. Patterns of fixation in infants. In J. M. Seidman (Ed.), *The child: A book of readings.* New York: Holt, Rinehart & Winston, 1967.

LEWIS, M., KAGAN, J., KALAFAT, J., & CAMPBELL, H. The cardiac response as a correlate of attention in infants. *Child Development,* 1966, 37, 63-71.

LEWIS, M., & SPAULDING, S. J. Differential cardiac response to visual and auditory stimulation in the young child. *Psychophysiology,* 1967, 3, 229-237.

LEWIS, M., & WILSON, C. The cardiac response to a perceptual cognitive task in the young child. *Psychophysiology,* 1970, 6 (4).

LIPSITT, L. P. Learning the human infant. In H. W. Stevenson (Ed.), *Early behavior: Comparative and developmental approaches.* New York: Wiley, 1967.

LYNN, R. *Attention, arousal and the orientation reaction.* Oxford: Pergamon Press, 1966.

MADDI, S. R., PROPST, B. S., & FELDINGER, I. Three expressions of the need for variety. *Journal of Personality,* 1965, 33, 82-98.

McCALL, R., & KAGAN, J. Stimulus-schema discrepancy and attention in the infant. *Journal of Experimental Child Psychology,* 1967, 5, 381-390.

McDONALD, D. G., JOHNSON, L. C., & HORD, D. J. Habituation of the orienting response in alert and drowsy subjects. *Psychophysiology,* 1964, 1, 163-173.

MEYERS, W. J., & CANTOR, G. N. Observing and cardiac responses of human infants to visual stimuli. *Journal of Experimental Child Psychology,* 1967, 5, 16-25.

MILLER, G. R., GALANTER, E. H., & PRIBRAM, K. H. *Plans and the structure of behavior.* New York: Henry Holt, 1960.

MOYA, F., & THORNDIKE, V. Passage of drugs across the placenta. *American Journal of Obstetrics and Gynecology,* 1962, 84, 1778-1798.

NIKITINA, G. M., & NOVIKOVA, E. G. On the characteristics of the manifestation of the orienting reaction in animals during ontogenesis. In L. G. Voronin, A. N. Leontiev, A. R. Luria, E. N. Sokolov, & O. S. Vinogradova (Eds.), *Orienting reflex and exploratory behavior.* Moscow: Academy of Pedagogical Sciences of RSFSR, 1958.

NORMAN, D. A. Toward a theory of memory and attention. *Psychological Review,* 1968, 75, 522-536.

OSGOOD, C. E.. SUCI, G. T., & TANNENBAUM, P. H. *The measurement of meaning.* Urbana, Ill.: University of Illinois Press, 1957.

PANCRATZ, C. N., & COHEN, L. B. Recovery of habituation in infants. *Journal of Experimental Child Psychology,* in press.

PAPOUSEK, H. Conditioning during early postnatal development. In Y. Brackbill & G. G. Thompson (Eds.), *Behavior in infancy and early childhood: A book of readings*. New York: Free Press, 1967. Pp. 259-274.
PAVLOV, I. P. *Complete works* (Poln. Sobr. Trud.). Moscow: U.S.S.R. Academy of Science Press, 1947-1949.
PEIPER, A. *Cerebral function in infancy and childhood*. (Trans. by B. Nagler & H. Nagler) New York: Consultants Bureau, 1963.
PIAGET, J. *The construction of reality in the child*. New York: Basic Books, 1954.
POLIKANIA, R. I., & PROBATOVA, L. E. On the problem of formation of the orienting reflex in prematurely born children. In L. G. Voronin, A. N. Leontiev, A. R. Luria, E. N. Sokolov, & O. S. Vinogradova (Eds.), *Orienting reflex and exploratory behavior*. Moscow: Academy of Pedagogical Sciences of RSFSR, 1958.
PREYER, W. *Mind of the child*. (Trans. by H. Brown) New York: Appleton, 1888.
PRIBRAM, K. H. The new neurology and the biology of emotion: A structural approach. Paper presented at the meeting of the Eastern Psychological Association, Boston, April 1967.
PROVENCE, S., & LIPTON, R. C. *Infants in institutions*. New York: International University Press, 1962.
RAZRAN, G. The observable unconscious and the inferable conscious in current Soviet psychology: Interoceptive conditioning, semantic conditioning, and the orienting reflex. *Psychological Review*, 1961, 68, 81-147.
REBERT, C. S., MCADAM, D. W., KNOTT, J. R., & IRWIN, D. A. Slow potential change in human brain related to level of motivation. *Journal of Comparative and Physiological Psychology*, 1967, 63, 20-23.
SAAYMAN, G., AMES, E. W., & MOFFETT, A. Response to novelty in the human infant. *Journal of Experimental Child Psychology*, 1964, 1, 189-198.
SHARPLESS, S., & JASPER, H. Habituation of the arousal reaction. *Brain*, 1956, 79, 655-680.
SILFEN, C. K., & AMES, E. W. Visual movement preference in the human infant. Revised version of paper presented at the meeting of the Eastern Psychological Association, Philadelphia, April 1964.
SIQUELAND, E. R., & LIPSITT, L. P. Conditioned head-turning in human newborns. *Journal of Experimental Child Psychology*, 1966, 3, 356-376.
SOKOLOV, E. N. Neuronal models and the orienting influence. In M. A. B. Brazier (Ed.), *The central nervous system and behavior:* III. New York: Macy Foundation, 1960.
SOKOLOV, E. N. Higher nervous functions: The orienting reflex. *Annual Review of Physiology*, 1963, 25, 545-580. (a)
SOKOLOV, E. N. *Perception and the conditioned reflex*. (Trans. by S. W. Wadenfeld) New York: Macmillan, 1963. (b)
STECHLER, G. Newborn attention as affected by medication during labor. *Science*, 1964, 144, 315-317.
STEINSCHNEIDER, A. Sound intensity and respiratory responses in the neonate: Comparison with cardiac rate responsiveness. *Psychosomatic Medicine*, 1968, 30, 534-541.
SUTTON, S., TUETING, P., ZUBIN, J., & JOHN, E. R. Information delivery and the sensory evoked potential. *Science*, 1967, 155, 1436-1439.
TINBERGEN, U. *The study of instinct*. Oxford: Oxford University Press, 1951.
THOMPSON, R. F., & SPENCER, W. A. Habituation: A model phenomenon for the study of neuronal substrates of behavior. *Psychological Review*, 1966, 173 (1), 16-43.

VEDYAYEV, F. P., & KARMANOVA, I. G. On the comparative physiology of the orienting reflex. In L. G. Voronin, A. N. Leontiev, A. R. Luria, E. N. Sokolov, & O. S. Vinogradova (Eds.), *Orienting reflex and exploratory behavior.* Moscow: Academy of Pedagogical Sciences of RSFSR, 1958.

WALTER, W. G. The convergence and interaction of visual, auditory, and tactual responses in human nonspecific cortex. In H. E. Whipple (Ed.), Sensory evoked response in man. *Annals of the New York Academy of Sciences,* 1964, 112, 320-361.

WALTER, W. G., COOPER, R., ALDRIDGE, V. J., McCALLUM, W. C., & WINTER, A. L. Contingent negative variation: An electric sign of sensorimotor association and expectancy in the human brain. *Nature,* 1964, 203, 380-384.

WATSON, J. S. The development and generalization of "contingency awareness" in early infancy: Some hypotheses. *Merrill-Palmer Quarterly,* 1966, 12, 123-135.

WELKER, W. I. An analysis of exploratory and play behavior in animals. In D. W. Fiske & S. R. Maddi (Eds.), *Functions of varied experience.* Homewood, Ill.: Dorsey, 1961. Pp. 175-226.

10

話しことばと言語の発生と病因

序

　話しことばの獲得，その発達と正常な発達を阻害する要因は，哲学的思考，自然観察，臨床検査，経験的調査，厳密な実験研究の課題となってきた。不幸にも，その知識を獲得し利益にあずかろうとするのに，一方法を選択した人々のうちには，それとは違った知的方法にしたがう他人の業績を無視する傾向があった。これらのさまざまな教育上の背景と経験，質量ともに変化のある特殊領域の雑誌や刊行物，多分，大いに非現実的学科への偏重とその内部間の俗物根性とが，この重要な課題の理解や情報についての今日みられる食い違いを生み出す一要因となってきた。

　本章では，多くの相異なる学問と情報から抽出された言語の発生と病因の展望について提供するために努力が払われている。この情報を提出することに付随して，一定の特殊な未解決の問題が確かめられ，追加研究の必要性が示唆されている。本章の結論として，これら調査の可能な疑問点が要約され，さらには，この領域に関する米国連邦の研究助成についての見解がしめされる。

　もしも自己弁護とならないとすれば，本章の資料の構成方法に関して簡単な釈明が読者へ説明をするという方法でもってなされなければならない。Lewis (1951) が指摘しているように，「子どもの発達の調査をしようと試みる人は誰でも，1つの問題点を提示され対決をせまられる。つまり，はじめからおわりまで特定の要素にそって ひとつひとつ 追跡すべきか，それとも，二者択一的に，各段階を一連の混合した 像に それぞれ 与えるべきか ということである。(p.9)」筆者は子どもの資料をおよそ年齢別に並べるように選んだ。すなわち，

素質,胎生期,前言語期,言語発生期の順にである。しかしながら,読者は年代区分をしめす表題にしたがって完全に分離,区別できるとの印象をもってはならない。筆者は,それぞれの主要な時期のうちで発達要因の検討をすることで正常な発達過程を阻害すると予想される病理機制の検討を提起するよう選択もしてある。言語障害の個々別々のタイプを論議するのに馴れ親しんでいる読者は,この配列に当惑するかも知れない。しかしながら,筆者は幼児の言語発達がほとんど子どもの発達そのものと有機的につながっていると考えているので,この方式をとったのである。

定　　義

話しことば (speech) と言語 (language) は芸術や科学の夜明け以来,記述や考察の対象となってきたのであるが,その概念は相互に規定し区別することが困難なままにとどまっている。MacIntosh と Halliday (1967) は,言語とは「社会的事態で用いられる組織化された雑音,あるいは文脈のある組織的な音節 (p.3)」であると示唆している。

J. B. Carroll (1953) は言語を「人間の一つの集合体によって相互伝達に使ったり,使うことができて,人間環境における事物,出来事,過程をかなり徹底して分類化する任意な音声と音系列の組織体系 (p.10)」と規定している。Winitz (1969) は,Carrolの定義では非言語的身振りと,書きことばや書字体系を省いていることに注目している。Winitz は,身体的動作やその他の身体的行為は音声行為の補助であるとのべ,印刷ならびに書字体系は言語の口頭伝達の代理として使われているのであるから,この口頭,書字の2体系は同義として使われるべきであるとして Carroll に同意する。

国民衛生協会 (National Institutes of Health) の最近の刊行物はこの2つの用語を区別しようと試みている。「話しことば (speech) は,他人が単語と理解できる非常に精巧な様式で音節をつくり出すため,呼吸と一定の筋を使う方法である。話しことばは聞くことができる。言語 (language) は単語として音を理解すること,単語で思考すること,単語に思考をまとわせることを意味している。」(Learning to Talk, 1969, p.7)。

Wood (1964) も2つのことばにはっきりした区別をしている。彼女は次のようにのべる。「……言語とは，話しことばが一部分となっている学習過程をさす広義のより包括的な用語である。定義を下せば，言語は抽象水準で交信するため人間によって使われる言語的記号（単語）の組織的体系である。(p.6)」Wood によると，話しことばは，言語の口頭表現であり，うぶ声とともにはじまり，言語が交信の有効な道具となる以前からの多くの発達段階を通じて継続していくものである。

上記の話しことばと言語の区別は理にかなっているように見える。そしてまた，しばしば言語学者によって使われてもいるが，いく人かの研究者，殊に言語学者と心理学者ではこのことばがいりまじって使われていることは注目しなければならない。このことは言語学者の初期の研究著作物では特にはっきり事実そういえるようである。たとえば Sapir の『言語』(*Language*) という本(1921)には，Speech 研究入門なる副題がついている。この序章で，Sapir は話しことばと言語を実質的に同義語としてくりかえし使っている。同様に, de Laguna 女史 (1963) の『話しことば，その機能と発達』(*Speech, Its Function and Development*) の1927年の初版本でははっきり2つのことばをごっちゃにして使っている。この言語学のテキストで，著者は言語に関する一般的訓練を記述しているが，そこでは言語を話す行為とは区別して社会的現象としている。しかしながら，彼女は話すことはただ個人生活の現象ではなく社会的事業であるから集団的活動と関連しているときっぱり言う。それだから，彼女は話しことばを聞こえる言語として論じはじめる。

そして Pei の『言語用語辞典』(*Glossary of Linguistic Terminology*, 1966) の中では，言語とは「人間の経験が意味内容と発音上の表現をもつそれぞれの単位へと各地域社会ごとに区別して分析される伝達の一道具」として規定される。つまり，「音節による伝達の組織であり，当該地域の人々の間の発語器官と聴覚を通じて操作され独自な一定のきまりの意味内容をもつ音声符号を用いることである。(p.141)」本辞典では話しことばを「思考の言語的表現 (p.255)」と定義している。

Luria と Yudovich の著書 (1966) の序で，Zangwill は次のようにのべている。「不幸にも西欧の心理学者は，少なくともごく最近まで調査研究にふく

まれる技術上の難点を主な理由として話しことばという表題を回避するきらいがあった。一方，ソビエットの心理学者は，精神発達という一般的問題への最も有効な接近法として，また，人間と動物の行動研究の橋わたしとなるとして言語研究をみなしてきた。(p.2)」

本章で，筆者は人間の交信の基本過程と同じく言語の獲得と発達に関連するさまざまな学問の代表的な研究物をひきあいにつかってきた。上記したように，これらの著者のなん人かは「話しことば(speech)」と「言語(language)」ということばをあきらかに区別しているが，他の者ではそうではない。筆者が音響的に有意味な様式としての単語の表現や受容と抽象的に思考を表現する単語や集合単語の無声表出と受容とを区別するよう要求された場合，話しことばか言語のそのいずれかの適切な用語が区別して使われよう。しかしながら，筆者はしばしば2つのことばを区別することを欲しなかった。しかし，上例のごとき誤解を回避しようと努めて，本章のタイトルのように2つのことばを通常併記した。

素　質

人類学者，音声学者，医学者，哲学者，心理学者，言語学者，生物学者を含む広範に及ぶ調査者たちが，「どのようにして人は話しことばで交信するための学習能力を獲得したのか」という疑問に興味をそそられてきたのである。いくつか相異なる接近がこの問題を解決するためにとられてきたが，この接近は，部分的には知識の基盤と学問の方向によって影響を受け，また部分的には時代の風潮によって影響を受けた。

19世紀には，現代人の最初の起源となった人間が，どのように自分の仲間と交信したのかについて思考することがしごく一般的となったが，特に，フランスの言語学者間ではその傾向が強かった。彼は，さしせまった危険を警告するために他の動物の音を「連結」して模写したのだろうか（Bow-Wow理論，Onomatopoeic理論）。彼は，戦への努力やいたみから生じたブツブツやためいきを，戦そのものをあらわす符号へと変えたのだろうか（Yo-he-yo理論）。初期の人類が利用しはじめたのは偶然のことだったのか，それともなんらかの特別な事

10 話しことばと言語の発生と病因 249

情があって強く動機づけられたのだろうか。それとも Max Mueller が，言語は人間のみが所有する本能から惹起したとのべる素質論（追いつ追われつ）つまり，外からのあらゆる印象は内からの口頭表現をむかえいれる能力をもつと提案したのは正しいことだったのだろうか。Mueller によると，これは自然界のあらゆるものが実際には連環するためである，つまり，それぞれの物質がそれぞれ特定の関連性があり，音と感覚とには神秘な調和があるのである (Jespersen 1964, p.415)。

こうした思索の知的な活動とロマンチックな空想に喜びをもって筆者と行動を共にする読者のためには，人類の祖先がどのように話しことばを用いたのかの説明としてなされたこれらの多くの理論についての Jespersen の蒐集と討議が参照に供される。

不幸にも，これらの理論の大抵は検証されず，受けいれられないか，あるいは拒否されてしまう。というのは，今日では言語はすべての人間の共有物であり，人間以外の動物でその起源を観察することが困難でまず不可能だからである。今日，科学者は興味がないためではなく，合理的な科学的推論をはるかに越えたことと考えるゆえに理論化を好まないのである(Robins 1964)。

初期の文献にみられるこうした調査が言語の系統発生的発達に関しての真実の情報をしめすのに失敗し，どのように今日の子どもが話しことばを使う能力を獲得するかを理解する手だすけにはならないのは残念である。

人間の言語は，動機を表現するのみならず環境との関連をつくる能力をもつという点で独特なものであることが言語学者の間で一致してみとめられている。古代言語は現代人によって話されている言語ほど複雑ではないとは言えず，むしろ今日のものと同程度に複雑で効率的なものであったことについても意見が一致している。Hoijer (1966) は次のようにのべている。「現代の一般的意見とは逆となるにもかかわらず，人類学者がマイヤ族の文明を原始的ときめつけるのと同じ意味あいで，あるいは，現代文明と対応して原始的であるといえるような言語は未だ見出されていない。(p.233)」これは，オーストラリアの土着民族のような人々によって話されるか否かに関係なく，あらゆる言語が独自な音節の十分に発達した体系と，それと同程度に発達した文法体系をもっていることを意味するのである。

さらに，身ぶり言語が現代言語で演じる以上に古代人の社会的伝達の上でより支配的な役割を多分演じたのにもかかわらず，ある人々が考えるように，身ぶり言語が音声言語や話しことばよりも先に生じたことをしめすなんらの証拠もないようである。むしろ，一般的な身体的活動を含む身ぶりと，音響的にはっきり聞きとれる表現とは，同時的に出現したと考えねばならない。

　人類以外の霊長類の交信体系についての文化人類学的，言語学的研究は，社会的場で使われる霊長類の叫声，身ぶり，挨拶，顔の表情の大部分が，表現的符号であることを私達に信じさせる。つまり，霊長類が自分自身の動因状態について一定の情報を伝達する能力をもつことを証拠だてるに過ぎないのである。だから，霊長類の間のこうした信号の相互交換は人間の言語体系と共通しているというよりも，ほとんどの他の動物たちによって使われている信号と一層共通しているように思える。

　しかしながら，人間の言語は動機を表現する能力があるだけにとどまらず，環境との関連をつくるという点で人間以外の体系とは違っているようにみえる(Lancaster 1966)。事実，心理学者，言語学者，文化人類学者の間には人間の言語は，他の動物圏で用いられている伝達の体系とはただ単に程度の違いではなく，質の異なった能力をしめすという考え方が増大しつつある。

　人間の伝達体系と残りの動物の体系とは，明らかに質的差異があると考えられるいくつかの解釈の１つは大脳の中で進行する固有な変化に求められる。他のあらゆる生物と違い，人間は２組の環境刺激の間に連合を形成できる。すなわち，我々が「単語」と呼ぶ聴覚的雑音とその単語からひき出される環境の一部分をしめす感覚的想像との間の連合形成である。

　人間の大脳の大きさは，更新世紀の間に２倍以上になったのは明らかである。この拡大は，大脳皮質の特定領域ですぐれるという不均衡をともなったものであった。特に人間の典型的行動様式に主要な役割を演じる領域でであり，さらに言語による交信と関連する領域では殊に拡大したのである。

　大脳皮質の３領域が言語の発達と密接に関連することは確かめられているところである。その１つの領域は，右利きの人の左半球の第３前頭回に位置するブローカ中枢である。この領野は話しことばの確立と保持とを運動皮質を通じて可能とする統制のために著明である。第２は，ウェルニッケ中枢で上側頭回

の中央から後部に位置している。この領野は聴覚皮質の一部分であり，音節パタンと音響的記憶との連合とを可能とする。

　第3の言語関連領野は，頭頂葉の内側の角回に位置しており，それは視，聴，触の連合領野の中間にある。それは短い連合繊維によってこの3つの感覚様相と結合しているものと考えられており，構造的にはそれらの間を媒介するような位置におかれていて，3つの感覚皮質のための連合領野として作用する。Geschwind (1965) の指摘するところによると，角回は言語発達では特に重要であるが，それはブローカ中枢においてのように，音声言語と社会的相互関係と関連するのではなく，認識機能，つまり単語とその指示する対象との間の関係の認識に関連して角回が言語を使われるようにし，かつ外界と関連することを可能ならしめるという点である。

　Lancaster (1966) は，人間の皮質と下等動物の大脳との質的差違を記述した。それによれば，特に重要なのは人間を除く霊長類は，言語を獲得中の人間の子どもよりも小さな脳しかもっていないことである。文化人類学者は豪州原人の大脳が類人猿のそれと違いはないが，ピテカントロップスのものは話せる幼児の大脳の重量と比肩する大きさを有していると報告している。

　Lancaster その他は，人間の幼児はそれとわかる一連の段階で言語を獲得する。そして人間の初語は頭蓋容積が霊長類と豪州原人のそれを凌駕してはじめて発せられる，と信じている。英語の構文的特性は4歳までに習得されることは注目されねばならない。この時期までに幼児の大脳は通常90%以内に達するか成人の重量にすら成長する。追加研究が言語と大脳の能力との相互関係を決定するのに必要とされる。

　もう1つの論議がベンガル猿，チンパンジー，ゴリラの発声のスペクトログラフとオシログラフによる研究を基礎として人間と類人猿の交信体系の間にある明らかな質的差違を求めるために最近なされている (Lieberman 1968)。Lieberman, Klatt および Wilson (1969) は最近，ベンガル猿の母音域値をこの動物の声帯部の領域機能に基づき周波数フォルマントを計算する電子計算器計画を手段として実験したが，声帯は解剖学的制約によって課せられた枠内で組織的に変化するようにした。調査者は，その後人間によって作られた母音と実験結果とを比較し，また霊長類の母音とも比較してみた。これらの知見は，

ベンガル猿の聴覚上の母音の域値（猿が発声しえた母音の全域）は人間のそれと比較して狭隘であることを指摘している。彼らによると，この限界は断面的領域を変えうる咽頭部に欠ける結果であるとしている。彼らは，人間の言語をつくるのに必要な発話機構をもっていないと結論する。

彼らはまたある種の古代人も人間のことばの全範囲を産出することができなかったろうと主張する。すなわち，人間の骨格にみられる進化の事実をさぐると，話しことばの発生のために部分的に必要となる声帯に霊長類から一連の変化がみられるのである。彼らは「人間の発話機構は，だから人間という種に固有な言語的素質の一部とみなさねばならない。(p.1187)」と結論する。

初期の人間の言語的能力に関してあれこれ思案してみることは不毛なことではあるが，人間の比較研究と現代の文化人類学的，考古学的調査は促進されねばならない。私達は人間の言語獲得と発達を可能ならしめる発生的資質を含めて人間の進化の生物学的側面に関して特に今後一層の研究を必要としよう。

さまざまな多くの学問のいずれもが，子どもがはらまれ，胎内で発達し言語に充満した環境へ出生するという点では一致している。言語発達不全でも同様だが，言語能力は家族内で一致しがちであるとのいくつかの証明がある。ある人々は多分それは発生的なものであろうが，言語能力にすぐれている，いないの生理的素質がありうると考えてきた。ここで我々は，言語非流暢，構音不全，どもりの段階をつくり出す神経生理学的「弱点」である精神神経性吃音という臨床概念をひきあいに出すことにする（West, Ansberry および Carr 1957, p.269)。たしかに，一般的運動協応，知能ならびに，視，聴両知覚は，子どもが成長してから言語能力を獲得する基礎づくりをして子どもの能力に影響を及ぼす。言語と話しことばとは，私達が，この現象を測定するかぎりにおいて，外面にあらわれたものである。つまり，幼児の生物的ならびに認識活動の協同的活動をうらがえしてしめしたものである。だから，正常の幼児として子どもを発達させる生物的，心理的要因のすべてがまた，言語発達に影響を及ぼすことにもなる。

胎　生　期

　すべての人が，胎生9カ月間が言語発達の基礎確立に重要な役割を演じるという点では一致しているにもかかわらず，ごく少しの研究が言語と胎生期の発達に特別な関心をよせ実施されてきたのにすぎない。

　音響刺激に対して知覚，反応する胎児の能力を探るいくつかの努力がなされてきている。Sontag (1966) の指摘するところでは，1920年代に，あるドイツの調査者が音楽と聴衆の拍手とが胎内の子どもの活動に強い影響を及ぼすゆえにシンフォニーに出席することを思いとどまった多くの事例を報告している。Sontag 自身の研究に基づけば，木製のブロックを妊娠8カ月の母親の腹部におき，ブロックを1秒間120回の振動の割合でベルでたたくと，大抵の場合，胎児にけいれん性の反応がおきると報告している。子どもは，乱暴に足げりするだけでなく，身体全体のはっきりとした運動もする。Sontag は，この身体的反射は生後のモロー反射と同一のものであると結論している。

　偶然，Sontag は胎児の時によく活動していればしているほど，その子どもは，2歳6カ月時には葛藤を回避したり仲間集団への参加に躊躇するような社会生活上の懸念をしめすこともあきらかにした。さらには，人間発達に関するFels 研究所（Fels Research Institute）の研究によると，こうした「孤立」のパタンは成人期まで持続しやすいという。この社会的行動は言語発達やその熟練に悪影響を及ぼしはしないであろうか。

　胎生後期には，基礎的な生理的機能の上から口頭言語の発生を基礎づける胎児器官の成長，発達の解剖学的研究の記述もある。

　唇，口蓋，咽頭から成る吸飲行動が妊娠24週目に報告されている(Shulejkina, Vainstein および Golubema 1959)。しかしながら，吸飲行動に必要なある種の生理的要件は，もっと早くから発達するのである (Humphrey 1968)。舌運動は懐胎14週目にみとめられ，上唇の隆起は17週で，下唇の隆起が20週であることがみとめられている。舌に溝をほることは唇によってなされ，下あごの運動による舌の刺激は，15.5週に，唇で快を追求することは20週目で観察された。

　第2回口腔感覚・知覚シンポジューム (Bosma 1970) で，Humphrey は胎

児の口腔ならびに咽喉の解剖学的,神経生理学的発達と口腔,顔面反射活動について概観した。159名の胎児を映画研究した Davenport Hooker の記念碑的業績に基づき,Humphrey は,在胎7.5週に上あごと下あごの神経から惹起される「総合的パタンの反射」は,24週で出現する羊水の吸飲,嚥下の行動へと移行する時期で,ますますはっきりと弁別が可能となり,さらに変化が著しくなると報告した。

　下あご,唇,舌,口蓋,咽喉の協応活動が4カ月あるいはそれ以上で経験されるのであるから,出生時の正常児がうまい乳の飲み手であるからといって驚くにはあたらない。口腔と咽頭の発達に関する研究者,James Bosma は「吸飲,気導を確保すること,触覚的刺激に反応することは,成熟した新生児の口腔機能である」とのべている。事実,子どもは長じてから行なえるようになるため学習しなければならない多くの活動があるのに対して,子どもがすでにこの複雑な活動を学習しているため出生時には学習しなくてもよいと信じるに足る一切の理由がそろっている。出生時に必要なのは,違った環境に出てからこの技術を適合させることだけなのである。

　発声行動のための生理的基礎も,胎生期に発達するのにもかかわらず,この音響産出能力の実験はふつう出生または出生後にまでひきのばされる。McCarthy (Carmichael 1954) は,5カ月目の胎児が発声するとのいくつかの証拠をしめしているが,この課題に対して記述した研究はほとんどない。

　口腔,鼻腔,咽喉,喉頭領野は,あきらかに話しことばと言語の産出に重要な役割をになっているが,この時期では,筆者は,胎児のこの基本的,生物学的機能に要する運動発達と出生後の言語発達との直接的関係を知らない。時間と神経学的素養のちがいとによって分離されたこれら2つの機能の間を橋わたしする研究が続けられねばならない。

新　生　児

発　　　声

　出産時に,子どもが最初の息を吸いこむ際,声帯が振動しその結果聞きとることのできる複雑な音を生じる。この雑音は,通常,叫声とは認めがたい。し

かし，雑音をともなう可能性のあるこの最初の吸い込みの後で，呼気作用に随伴する声帯の振動と上咽頭の共鳴による，通常大きく元気な音響的表出に「叫声」ということばが適用される。

若い母親や出産に立ち会った人にとって，多分新生児のうぶ声ほど聞き手の感情をひきつける音響的出来事はあるまい。うぶ声もまた子どもの環境変化に対する情緒的反応に関連してかなり多くの人間くさい観察を促進した。たとえば，うぶ声に対する 神経一体感覚的 レディネス があると思うとのべた後で，Boone (1965) は，このうぶ声は子どもが人間家族の一個人としてまさに自己を位置づけようとしていることをしめす指標なのであると宣言する。同様に，Lewis (1963) によると，乳児の最初の呼気は，「新しい環境に対する荒々しい反応のひとこま」なのである (p.11)。

筆者は，上記で示唆された形而上学的あるいは精神分析学的哲学や，文献上にみられる数多くの同じような記述に加担するのではない。しかし，実のところ，新生児の叫声は，子どもが音声的能力をもっていることを生き生きとしめすものである点についてはまったく疑う余地がない。疑いもなく，出生と同時に，子どもは完ぺきな発声者なのである。彼は気管にそって協応動作をとりつつ，高度に流暢で，規則性のある，かつまた個人差をともなった叫声とみとめられる音響的現象をつくり出す運動を行なう。さらに，この生理的現象は乳児の生存力をしめす具体的証拠でもある。

Lieberman ら (1968, 1969) は出生から 4 日までの 20 名の正常新生児の叫声を記録した。本記録に基づく音声のスペクトログラムの分析は，乳児が均一の横断的なあいまい母音状の音域をつかってこれらの音節を発声するようにみえるという点で，人間以外の動物の発声と似かよっていることをしめしている。しかしながら，乳児は成人の会話で典型的にみとめられる音節の範囲をつくり出せない。

これら調査者は，この子どもにしめされた不能性は部分的には新生児の発音器官にみられる一定の制約を反映しているものと信じている。この制約は，素質的に人間の話しことばの音域全部を発声しえないとみえる人間以外の霊長類の音域と類似している。

Lind (1965) によれば，個人差はあるが人間のうぶ声は，同一人のものでは

驚くほど一致しており，それぞれ子どもを区別することができる。さらに，もしも，正常乳児の間の一般的，生理的共通性が一定の音の共通性をふくむ音響産物にもあてはまる傾向があれば，類似の生理的，解剖学的異常をしめす乳児は正常乳児の共通特性とは，区別しうる共通特性をもつことになる。こうして，いく人かの母親，新生児のための保母，産科医は，それぞれ新生児を区別でき，鋭い苦痛の声を認め，呼吸になんらかの異常があったり上気道に異常がある子どもを区別すると報告している。

多種多様な神経的，解剖学的異常をもつ赤ちゃんが，正常乳児とは区別される発声をするということには強い疑問が存在するにもかかわらず，いまなおこの有効な診断指標については科学的情報の体をなしていない。しかしながら，臨床医は，比較的高いピッチあるいは弱い泣き声は，異常児に発せられがちであるとの感じをもちつづけている。臨床医はまた鼻をならす声や羊様とレッテル張りされる泣き声を異常と区別する (Prechtl と Beintema 1964)。

最近の研究は，新生児の叫声行動が閉回路聴覚フィードバックの統制下におかれていることを示唆している (Cullen 1968)。20名の生後18から24時間経過した乳児の叫声が2つのテスト事態で記録された。これらの2事態は同時的聴覚フィードバックと聴覚フィードバックに200ミリ秒の遅延が生じるものとである。乳児は，遅延聴覚フィードバックの条件下では100ミリ秒よりもっと叫声の平均持続時間を低減させる傾向がみられた。研究者によれば，この結果は子どもと成人の研究でいつもみとめられる結合会話の持続時間の増大と一致していない。この研究は，叫声行動が聴覚フィードバックの統制下にあると結論する証拠を提供するものではないが，こうした関係が出生と同時に確立されることを示唆している。この技術はまた，新生児の聴能力を客観的に測定することをも提供する。

うぶ声と認められるこの最初の反射的現象が言語の発生ならびに病因と直接的に関連しているかどうかは，今後の研究で一層探究されねばならない余地を残している。ひかえめに解答すると，この複雑な感覚運動活動を行なう子どもの能力は，口頭でコミュニケーションの符号をつくるための子どもの基本的レディネスを測定する1指標となる。しかし，子どもがそうやれるようになるか，ならないかを必ずしも指摘するものではない。生得的ろうや重症の発達遅滞児

や胎生,出産ではなんとか生きながらえたが,大きな神経運動機能障害をもつものは,正常のパタン,予定の日程通りに言語が発達しないのにもかかわらず,叫声音を産出する。

しかしながら,正常な聴覚をもつ新生児とろう新生児の叫声は全く同一であるが,それらは間もなく相互にそれと区別できるようになるという事実がいくつかある。North Western 大学の学位号取得のため,Jones (1965) は,ろう幼児と正常幼児の発声の聴覚的特性を比較した。40名のろう,24名の正常幼児の叫声スペクトログラフによる測定は以下の結果をあきらかにした。

1　重度聴覚障害児は,高音で叫び,健聴児よりも叫声には音の高低に変化がある。

2　重度聴覚障害児は似かよった強さの力動性と持続性でもって発声するが,正常児よりもその差は大きい。

3　ごく早い年齢期（7～12カ月）で,聴覚障害児の叫声には差違が生じた。同様な差は年長期になっても残った。

Jones も,スペクトログラムは乳児の発声研究にとっての有益な手段として働きもするし,あきらかに聴覚障害の早期診断の補助として利用できるだろうと見ている。

聞きとり

新生児の聴感覚に関しては,生理学者,心理学者,産科学者間に長年にわたる反目がある。20世紀の最初の10年間は,ほとんどのヨーロッパとアメリカの臨床医は正常児でも出生時はまったくろうであると信じていたのである (Stern 1924)。それから,数人の研究者が新生児も聞こえるとのいくつかの事実を報告した。Froeschls (1932) は O. Kutvirt によって研究された新生児全体の四分の三は生後24時間以内で音叉の C_1, C_2, C_3 の音に反応したことをあきらかにした。Froeschls によると,Canestrini も1913年,幼児が聴刺激によって「脳圧」に変化をしめすことをあきらかにしている。Canestrini は脳圧の変化をグラフ的にしめす校正カプセルのあるインドゴム皮膜を泉門の上において調査したのである。

今日,正常乳児は,健康な青年が聞きとれるだけの音響的サインを聞く能力

をもっているという点ではほぼ意見が一致している。たとえば，StechlerとCarpenter (1967) の指摘するところでは，新生児は，有機体の状態（内的環境）と入ってくる情報の性質（外的環境）の二重の統制のもとで，刺激に選択的に対処することができるのである。

さらには，Bortoshuk (1964)，Bridges (1962) と Eisenberg (1967) はいずれも，新生児が生後数日間で純音の高低と大小を聞きわけることを報告した。そしてより複雑なメロディーの聴覚パタンは純音によって刺激されるのとは違う多様な反応を乳児からひきだせることを示唆した。

700余名の乳児をもちいての Eisenberg (1969) の行動と心拍数の資料から，「注意機構は，人生の最も早い時期から働いていることは少しも疑う余地がないようである (p.42)」と報告している。彼女も媒介変数と刺激との組み合せ方の結果に基づいて，正常新生児は音を区別できると確信している。

聴覚障害の早期発見は，聴覚と言語の発達・保存に関係があるため重要なことであるということは広く受け入れられている。今日，聴覚障害が疑われたら，幼児の生活環境にある種の雑音をつくり，子どもの一般的反応を観察するのは医師にとってごく一般的な医療行為である。聴覚障害の徴候があれば，オーディオメーターのような符号を発する電気器具の校正聴刺激によってより正確な評価が試みられる。結果として大きな身体的運動がおきれば，聞くことができたものとして評価する。聴覚障害の早期診断に使われる脳波は，まだ「幼児」であるが将来は重要な道具となることが約束されている (Goodhill 1968)。

さまざまなたくさんの音を記録したものも，幼児の聴力を測定する刺激音として用いられてきた。Mandel (1968) は，これらのうちで共通につかわれるいくつかの刺激音から成る比較研究を最近報告している。この研究では，4カ月から11カ月の範囲の36名の乳児が周波数と時間に変化のある5つの記録音でもってテストされた。刺激は，連続白雑音，1秒間に2回断音する同一周波数の音，玉ねぎの皮をがさがさする音，3000Hz の狭窄雑音，3000Hz のさえずり音である。刺激音の大きさと長さが一定にされたこの研究では，限定的な周波帯のものよりも広域の周波帯の音の方でより多くの反応がおこった。

子どもの摂食パタンに聴覚刺激がどんな効果を及ぼすかをテストすることによって聴覚刺激に対する乳児の感受性を測定することの有効性を決定するため

にも努力が注がれてきた。Kaye (1966) は生後47時間から110時間目の120名の新生児をテストして,子どもたちの吸飲行動に音楽的刺激を導入してその効果をあきらかにしようとした。乳児は,周囲の雑音の間に,30秒間隔で10秒の音楽的刺激を受けたが,この音楽的刺激は,3つの相異なる強弱の水準で提示されたのである。Kaye は,測定できるほどの効果はえられなかったのであるが,より大きな音の方が時間がたつに従って反応を増大させると決定した。

テストすることが困難な遅滞者のために発達したオペラント条件づけオーディオメーター測定法を用いて,Lloyd ら (1968) は,2歳以下の幼児は 250～8000Hz の範囲の周波数で 20dB かそれよりもよい域値の正常聴能力をはっきりともっているとの証拠をえたと報告している。

我々は,新生児が音響刺激を受けとる能力を有しており,かかる刺激が受けとられたとの証拠をしめしていると結論する。我々は,乳児で聴覚障害の有無を検査できることをしめすいくらかの臨床研究の事実を共有するようになっている。こうした検査の困難な人々の聴力のより一層信頼のおける容易な測定手段をえるために,より多くの研究がこの領域で必要となる。

読者は,未治療の生得ろう幼児は正常な言語を発達するに至らないという長年の観察事実を云々するまでもなく,もちろんこのことが受け入れられる。しかし,Goetzinger (1965) は,中度感音系聴力障害ですら,言語発達遅滞を惹起することをしめしている。生後2年で,慢性中耳炎を併発し正常骨導であるが,気導音では変動をしめす聴覚障害,つまり 20dB から 40dBの障害児は,言語能力の獲得が遅れることも示唆された (Holm と Kunze 1969)。

我々は,会話音域全体の音に対する聴能力と,言語獲得ならびに発達との間の関係を確立できるより一層精緻な研究資料をつづけて必要としている。さらに,新生児は自己の知覚操作については,基本的には有効に学ばれる段階にあるという証拠が累積している。つまり内的モデルでもって外部から提示された刺激を調和させ,情報を短かな記憶にとどめる能力でもって学びとることができるのである。Stechler と Carpenter (1967) が指摘するごとく,乳児は,最近,聞いたことのないある高低をしめす音に反応する。その一方,最近,しかもくりかえし聞いたもう1つの高低をしめす音には反応しない。これら調査者は,よしんばその機構が与えられた周波数に対する感受性の一時的抑制にす

ぎないとしても,子どもが習慣化した音色になんらかの記憶があるゆえに親近性のあるものと新奇のものとを区別できることを指摘するものと信じている。

Fantz と Nevis の研究 (1967) によれば,乳児の発達では知覚が運動活動よりもすぐれているとの強大な証拠があるとみられる。この結論は,生後の成熟と感覚運動反応の学習は知覚,認識の発達には必要不可欠のものであるとする多くの仮説とは逆の立場となっている。

口腔感覚と知覚

聴覚と話しことばの発達との関係は,まだよく解明されていないが,文献中で長々と言及しており,積極的な相関があると受けとられている。より最近の調査の関心は,発語と口腔ならびに咽喉領域の身体感覚と運動機能との間の相互関係がどうなっているのかである。この研究上の関心は,国民衛生協会臨床センター (Clinical Center of the National Institute of Health) での一患者によって大いに促進されたのである。その患者は言語障害と食事パタンの成熟とはっきり連合した口腔内の特異な感覚障害をしめしたのである。この女性患者と類似した機能障害者は「口腔立体認識不能」と呼ばれるに至った症状を探るために召集された一連の多くの学術研究会議の議題となった。これらの障害者に関する広範囲に及ぶ記述が,いくつかの刊行物に提供されている (Bosma, Grossman および Kavanagh 1967a, Kavanagh, Bosma および Grossman 1968)。下記したことは,我々の最初の患者についての略述,解説的事例報告と討議の模様である。もっと完全な事例報告については,読者は Bosma, Grossman および Kavanagh (1967b) を参照されるとよい。

この女性患者Eは母親の1度の結婚による3回の妊娠の2回目の妊娠で出生している。母親は在胎時なんらかの伝染病罹患の記憶はなかったが,妊娠全期間中出血のあったことを報告している。胎生約8カ月目の重篤な出血は,2日間にわたる陣痛から医療行為を必要とすることになり,ついには子宮頸部膨張と高鉗子分娩をすることとなった。出生時に乳児は5ポンド9オンスの体重であった。子どもははっきりとわかる青白さで弱々しかったが,出産時の呼吸はあきらかに自発的で,その後の呼吸も困難ではなかった。乳房からの吸乳は,2,3週間試みられたが大変弱かった。2週間で哺乳びんによる授乳が試み

られたが，吸乳には極端なほど困難がつづいた。窒息，鼻からの噴き出し，その他養育上にともなう呼吸の問題はなかったが，両親は長びく授乳の間の子どもの独特な「ペロペロ」運動と奇妙なポーンという音をみとめている。食物をスプーンでとることが9カ月か10カ月で始まったとき，子どもは嚥下運動の最中に口と舌を使って食物を保持するのに大変な困難を経験することとなった。

姿勢，歩行のようなその他の神経発達は，幼児期の早期に正常なスケジュールどおりに完成されたのであるが，Eは摂食について困難を持続し，明瞭な会話をすることはできなかった。

7歳6カ月で，彼女はある著名な大学病院で検査を受けた。包括的な神経学的，心理学的調査が行なわれ，摂食問題と言語欠陥に対してより特別な病因をさぐり出そうとしてなしえず，「表象失語症」と暫定的な診断が下された。知的進歩は中度で社会的発達は驚くほどよかったが，言語と会話は強力な治療がほどこされたのにもかかわらず発達しなかった。

患者は15歳で臨床センターをはじめて受診したが，そこでは多くの消耗的な検査が行なわれたが，鼻神経節，小脳系，運動神経，骨格筋の病変の存在を見出せなかった。指先と粘膜からの生検では正常要素であることをしめした。純音，語音弁別ならびに一般的知的機能に対する鋭敏度は正常の範囲と判断された。自律神経検査では異常徴候はみとめられず，また嗅覚，塩，甘，すっぱみに対する味覚機能はまあ適切であった。

しかしながら，神経検査では，数多くの知覚異常があきらかとなった。通常，ピン刺しはにぶい圧感覚として認められ，決して痛みとは経験されなかった。これは，一般的には身体の表面全体にいえるのであるが，殊に，口腔では著しかった。事物を手で認知することが障害されていたが，彼女は口中にふくんだセルロイドの幾何学形の形やサイズをそれと認めえなかった。

視覚フィードバックがなければ，患者は自分の舌がまん中にあるのか，右，左にかたよっているのかを話せなかったし，舌は随意に横へ移動できなかった。

人工補綴器官内に電極を挿入する方法を用いて，硬口蓋の感覚を調査する特殊な技術が使われた。中央線では知覚域値が正常の電気刺激の4倍以上の強さに達した。

逆に，歯髄テスターによって歯へ刺激を与えることで痛みを測定したところ，主観的意識は正常範囲内だった。

患者の構音は大いに障害されており，ただまれに明瞭に構音されるぐらいである。舌歯音，舌帆，唇音のような口の前方で構音される音は，省略か重度の歪みをもたらす。かなり安定はしているが，言語運動動作は，特に舌運動ではそうなのだが，正常児によってなされる対応動作とくらべてゆっくりで時空間的差は少ししかしめさなかった。単音ででも連続音ででも，語音を出そうとする努力は，非言語的動作とは，比べものにならない程急激に疲労を生じた。彼女は心身の状態とはかかわりなく不規則に過鼻声であった。声は弱く，または出せなかった。

およそ正常の身体，聴力，知能と乳児にふさわしい適切な口腔，咽喉，呼吸機能を有しているが，口腔領域の成熟した機能である感覚誘導のさまざまな欠陥と結合する発語，咀嚼の非進行性，重篤な障害をもっている我々が観察した諸事例をこの患者は代表している。こうした患者と出会った臨床医は，言語障害があるのにもかかわらず，愛らしさと共同的努力と伝達を可能とさせる一般的社会成熟度に着目する。

この症状は，口と，やや決定的ではないが手の主観的指摘で最もはっきりそれと区別できる感覚系のユニークな病理的欠陥の指標を呈する。これはあきらかに成熟と関連した体系であり，言語，かむ等の機能の成熟と関連し発達するものである。多分，これらの成熟も口腔領域の意識と相互関係がありそうである。

我々がこの症状を記述するにあたって，口腔領域の感覚と知覚の適切な基準と呼称に欠けていることを知っている。特に，我々はどの側面の感覚と知覚が話しことばの運動要素を導くかを知らない。しかし，発語機構の運動の厳密な非音響的求心性表現が，正常な会話の発達にとって必要なことはたしかである。

最初の学習の過程で進行中の話しことばとそれに平行した音響的かつ身体感覚的フィードバックとその後につづく言語運動活動の監視との相互関係と依存関係が今後の研究の課題として残る。

極端な型の神経的欠陥を代表するかかる患者の研究は，正常口腔感覚と知覚の発達を説明するのに役立つのであるが，この種の障害のパタンを探ることは，運動機能と聴能弁別の方向をとってきた言語治療のいくつかの誤りをあき

らかに説明する際の手助けともなるはずである。これらの患者を早期に見つけ，研究センターへ集めることは，補綴的感覚促進手段を使う効果的な感覚治療の発達を惹起することになる。

我々は，口とそれに連合する部分が，目でみえる運動機能に加えて，耳と聴覚フィードバック系が演ずるのと同じように構音の発達と保存に，感覚的役割を演じていると結論せねばならない。

Bosma (1970) は，「人間の口腔機能を正しく評価するのにふさわしい方法は，口腔機能を惹起して導く感覚刺激を観察し，操作することによってえられる。(p.553)」とのべている。彼の考えは，口腔動作の感覚的誘導についての洞察や技術が累積するにつれ我々はこの動作の2次的あるいは派生的調整をひきおこす感覚的手がかりと原刺激とを区別していかねばならない。そして相ふさわしい計画に基づく実験とテストで，我々は，嚙む，話す機能の成熟の起源を識別できるようになる。Bosma は以下のように推測している。「感覚誘導による口腔機能の定義は，発生状態の機能にだけ適用できる。口腔機能が成熟したパタンへと安定すると，それらは完成した会話がもっているようにみえるのと似て，運動的自律性をうることができるようになる。この時点では，口腔感覚の差異によってほとんど影響を受けなくなる。(p.553)」

第2回口腔感覚・知覚シンポジュームに報告されているように，Eの事例報告で例示されたこのタイプの最初の患者が，国民衛生協会病院で見出されて以来，その他数多くの臨床観察がなされ，経験研究が報告されてきた。多くの舌，唇，口内粘膜，口蓋の感覚と知覚の測定方法が開発されてきている。ある調査者はプラスチックの幾何学型の「NIH20」のセットを続けて使ってきた。ある人々は，自分たちが口腔領域の感受性や弁別力の情報を付加して，これらの型を修正したり，新しい装置や機構を創り出した。乳をのむのに要求されるような口腔機能は，乳児期のはじめに成熟するが，口中の形態を経口で知覚する能力は年齢とともに増進することが今日ではあきらかなことのようである。他の正常な子どもは，口腔立体認知の現在使用されているテストに反応する能力では大きな差があることもあきらかである。

本著で我々は，口腔，視覚，触覚による形態認識にふくまれる過程の相互関係については知らず，不確定である。さらに，口腔立体認知を評価するために

使われてきたテストが，話しことばと言語の発達とは低い相関しかないこともはっきりしている。しかしながら，このようにほとんどの研究が大まかな臨床的道具で分類し比較した被験児群からなっているのである。知能と経験とがまぜあわせになっている 視覚 ならびに 触覚的様相が 単一の変数として研究されるとき，口腔，咽喉領域の感覚運動の性状はさらに大きな複雑な研究問題となることは疑いもない。

乳・幼児

前言語期

うぶ声とともに始まり，最初の真のことばを獲得するまでつづく前言語期は，乳児の人生での最も劇的な変化の時でもある。しかし，この重要な時期での乳児の総合的な心身の発達は，ある程度，言語の出現と関連して云々できるが，一般的には，後続の資料は乳児の音声とそれと密接に連合する行動に限定されてきた。

乳児の音声行動は，特に生後数カ月の間では Sheppard と Lane (1968) によって，それは「後の言語発達の指標 (p.64)」とみなされている。それゆえ，成熟ならびに環境要因の一機能として乳児の音声を弁別し組織化することはきわめて重要である。

前言語期の音声行動を含む子どもの成長・発達は，多様な記述的ならびに調査方法を適用するそれぞれの学問の代表者によって研究課題とされてきた。ある者は，子ども全体の精神的，生理的発達に焦点をあて，それらの研究の一部分として前言語の発達をある程度詳細に記述している。たとえば，Gesell と Amatruda (1964) は，かの新生児と乳児の発達の古典的研究の中で，子どもが「言語」とその他の行動を発達させている場合「平均」児であると記述するのである。4週のはじめには，Gesell の基準では乳児は笑い，「ベルに気を付け」，のどをならす。同様に言語関連行動が「ママ」のような初語の出現するのは40週の終りであると記述している。

Gesell のような発達尺度に基づいて，他の著者は前言語発達の一定の指標と段階のための総括的な呼称を用意した。こうして，Berry と Eisenson (1956)

は,「言語の正常発達」とのタイトルの章で真の言語に先がける4つの前言語発達の段階を記述した。彼らは新生児の初期の叫声音はまったく反射的であると指摘する。それから6～7週の段階で子どもは自分自身の音響の産出を意識し始める。この時期では子どもはあきらかに音を発することを喜び,音を自分の快のためにつくり出すことが考えられる。このクーイングやのどを鳴らすことと一般的な音声遊びとが喃語と呼ばれている。Carroll (1961) は喃語という用語は,生後,数カ月間のクーイングがだんだん発達し母音と子音のある,より一層音声的にさまざまで,でたらめな発音へと発展した場合の幼児の発声に適用するのがよいと示唆する。Carroll はまた,「喃語期の幼児によって発声される特殊な音節様式は,後の学習とはほとんど関係していない。というのはこの形式は真の言語学習が始まった後で観察される系列とはほとんど無関係な多少ともでたらめな系列であらわれるからである。(p.337)」とする。

Van Riper (1963) は,この種の音声遊びの大部分は子どもが1人でいるとき続けられ,誰かが子どもの間に入ると消失するようにみえることを指摘している。この時期の幼児の言語行動もまた刺激の一般化によって特徴づけられる。相異なる多様な刺激がかなり単一な反応を惹起しよう。幼児は到来する刺激のそれぞれを区別できず,また区別して発声できないため,子どもはかなり大まかな様式でもってこの刺激に反応する (Boone 1965)。

ろう幼児は正常な時期で喃語するが,この子どもたちは自分のつくった音を聞きとれないため,興味を失い,そのため健聴児よりも少ししか喃語しなくなることは,一般的に受け入れられていると考えてよい。もしも,喃語期が長びいた疾病や,はなはだしい生理的異常のような,なんらかの他の要因で阻害されると,言語発達の遅滞や重篤な障害となりうる。Berry と Eisenson らは,幼児の喃語はさまざまな多くの言語の音節を含んで出現するとのべている。事実,人種的,音声言語的に相異なった背景をもつ幼児が,みんな揃って似たように喃語することは広くみとめられている。このことの意味するところは,喃語は前言語発達の後半の段階にそなえる準備にあたるということなのである。

子どもが興味を惹いた事物に視覚を固定し,その対象物を握ることのできる5～6カ月になると,喃語は初期にみられるより反射的なものから,lalling （rを1と発音する）と呼ばれる段階へと変るようである。この時期の幼児を自然観察して上記のレッテルを付した人々に従うと，このlallationの最も重要な点は，聴覚と発音とがここで連合するようになるというところにある。事実，子どもは他人の注意を惹くように発声し，自分の関心や欲求を表現するようにみえる。喃語期において行なったと同様，その記述法に従えば，喃語期の発声のときにみられた子音よりも母音様の音が多くあらわれる。

　2つの前言語的音声行動が9から10カ月に出現するようである。その1つは「抑揚のある音声行動」で，もう1つは「反響言語」である。子どもの発達のこの時期でこの両者のしめす特性は，注目に値するものである。「抑揚遊び」の間，子どもの声の高低は両親の言語のそれと類似した様式で上がったり下がったりし始め，成人の会話の屈折とリズムの一般的特徴を身につけるようになる。質問（英語）に典型的にみられる上昇のピッチのパタンや命令のときの下降抑揚がよく聞かれる。

　反響言語ということばは，子どもが他人のつくる，特にlalling期につくった音節を模倣することをしだした幼児の音声行動につけられるものである。ある両親たちは，話しことばのこの模倣を真の言語と考えがちで，うちの子は話すことを覚えたと宣言する。実際には，真の言語と診断するに足る特定の事象や環境のある側面と単語とを完全に連合しているとの証拠はここにはまだない。この時期を経て，最終的に真の言語が平均約12～18カ月で出現する（Travis 1957, Learning to Talk 1969）。

　前言語期の発声にみられる特定の音響的事象と同じく，幼児の精神と認識発達に関するごく最近開発されたベイレイ精神発達尺度（Bayley Scales of Mental Development）や同種の多くの研究が，話しことばや言語に先立つ要素を生後1年までの多様な外見上の分割をする上での基礎としてとりあつかっている。

　言語発達について，幼児のこの時期の重要性が広く受け入れられているのにもかかわらず，不幸にも，大抵の研究が1人か少人数の子どもの発話の記録からなり，それを1人の観察者が記録をとったり，抽出見本の手段にまったく関心を払ってこなかったことである。

　なぜ幼児の前言語期の発声の研究がそれほどにも困難なのかについては，いくつかの理由があると考えられる。Shirley (1933) は，ずっと以前，自己の25名

の幼児の研究を論じ次のようにのべている。「幼児の話しことばの研究での2つの大きな障害は，言語反応を刺激することとそれらを記録することにある。(p.47)」最近では Sheppard と Lane (1968) が，自然環境での観察から，幼児の音節を信頼できる型で記録をとるのには，いくつかの問題点があるとのべている。そこでは，幼児の発話の純度の高い記録をうるのに解決されねばならない数々の方法上の困難な問題がつづいてのべられている。つまり，マイクロホンの位置，記録に収めたサンプルの長さ，会話記録のための特定刺激の決定等である。未熟な音声，構音，共鳴組織をもつ子どもの非言語的音響事象を信頼度のある，妥当性のある記録としてとることにまつわる多くの問題もある。

しかし，言語をともなわない音波的現象の分析がいくつかの生理的活動では完成されているのである。たとえば，心臓血管活動，咳，咀嚼，胃腸活動である。Logan, Kavanagh および Wornall (1967) は，スペクトログラムの分析を通じて飲み下しの音響的特性の研究のための手段を報告している。視覚検査とスペクトログラムの一般的特性の比較とが合理的な臨床的道具であることを証明したにもかかわらず，研究者にスペクトログラムを分類する標準化した定量的手段がなお必要とされる。こうした手段があってこそスペクトログラムの記録は，幼児の前言語発声を記録しようと試みる人々の武器の中でも最も有効なものとなるだろう。

ごく最近まで，乳児の前言語的発声の記述のほとんどが質的分析にたよってなされてきた。しかしながら，最近，乳児の発声を調査するにあたって量的側面にまとをしぼることがいくつか試みられている。Ringwall, Reese および Markel (1965) は，乳児の発声と行動の相関を研究してきている。これら調査者は，生後数日からはじめて，1年目の誕生日を迎えるまで持続して乳児の発声を記録している。研究の目的はその後の精神発達を予測するものとして乳児の発声の間の相互関係を測定することである。

研究計画の第1報告の中で，調査者らは前言語期の乳児の音声行動についてのこれまでの音声のスペクトログラフの分析は不適当で，過度に時間を浪費するか，達せられうる関連変数の数に限界があると報告した。

Ringwall らは，前言語期の発声の音声的記録の主要な困難点は，発声の長さ，呼吸の流れる方向，呼吸の圧力のような発声にかかわる非言語的特徴があ

きらかにされないという点であるとのべている。彼らは Bullowa, Jones および Bever (1964) が，それぞれ独自に前言語期の幼児の発声研究における音声的記録の使用について上記と同様の結論に達していることに注目している。Ringwall らは前言語期の発声を研究するのに，音節のスペクトログラフだけにたよる場合の主な問題は，一度に分析されうる標本の量，周波数，強度以外の音響学的変数を測定するための信頼のおける資料におけること，幼児の前言語的発話のスペクトログラムを幼児が接近しようとしている成人の音節のような有意味な言語資料へと変えることが不可能であることにあると信じている。それゆえ，Ringwall は，Jakobson, Fant および Halle (1952) の「顕著な特徴」の概念から開発された幼児の発声の符号化の方法を応用したのである。これら8つの顕著な特徴とは，1) 発声（有声—無声），2) 音節の長さ（短—長），3) 発声と発声の間の休止の長さ（短—長），4) 空気の流れの方向（外へ向う—内へ向う），5) 空気の通り口（口腔—鼻腔），6) 筋肉の緊張（しかん—緊張），7) 空気の流れる力（弱い—強い），8) 声帯の振動（有声—無声），である。

　Ringwall らは，はじめの研究において40名の生後3日目の子どもの発声分析に，この顕著な特徴に基づく方法を応用した。調査者らは，この研究から顕著な特徴による分析は，幼児の発声と成長してからの言語と精神発達との関係をあきらかにする研究にとって有効であろうと考えられる資料を得たと結論している。Ringwall に従えば，顕著な特徴による分析は信頼性のあること，幼児の発声の質と量の標準となる資料をもたらすこと，幼児間の個人差の測定をしうることを結果は指摘しているという。彼らは，スペクトログラフと顕著な特徴に基づく分析との両者の適用が，多分，前言語期の幼児の発声に関する最大の情報をもたらすことになろうと報告している。

　幼児の発声の評価に量的側面を重視するもう1つの調査が，Sheppard と Lane (1968) によって報告されている。音声発達についての我々の知識の拡大が，新技術を必要とするとの所信に動機づけられて，Sheppard と Lane は，出生後から5カ月まで，うぶ声から始まり家へ連れ帰って風防ガラス製の「空気寝台」に移されたときも阻止されることなく継続して2名の幼児の発声をひとつのこらず記録した。発声のうちの組織的選出見本の音韻的特性が3つの音響的変数を抽出して分析された。その変数は108の見本それぞれの基礎周波

数,振幅,持続期間とである。

　調査者の報告では,連続140日間を代表するはじめの108の見本に関する発達変化の実験は,出生時の平均基礎周波は約450cpsであること,見本の33番(約45日のところにあたる)で370cpsに低減し,それから上昇し研究の期間中約450cpsで安定した。108見本全体で,発声の持続時間は100msecから800msecの範囲であった。著者らはこれらの資料がしめしていると思う発達の傾向について思案した。これらの変化は,偶然の浮動の結果かも知れないし,幼児の進行する身体的発達のせいかも知れないし,非叫声反応の周波数よりも叫声反応の方が大きい結果かも知れないことを示唆している。彼らは,行動的ならびに生理的変化の両方が,これらの観察された発達の傾向の最終的考慮にくみ入れられることを指摘する。Sheppard-Lane法は前言語的発声の評価のためには有望な手段を提供する。

真の話しことばと言語のはじまりと発達

　ほとんどの他の幼児の発達段階についてと同様に,言語発達をはっきりした段階で切ることは困難である。Carroll (1961) が指摘するとおり,子どもたちは個人的にも,また日ごとに差違がみとめられるばかりでなく,こうした段階を観察するのに一般的に用いられている基準が多少ともひとりよがりのもので,成人の見地によって選択されるからである。このことが特に幼児の初語の出現に関しては事実である。Carrollによれば,この初語という出来事は,通常,真の言語の出発とみなされるが,音声―運動統制が随意の記号伝達のため,すでに発達していた能力に追いついて背を並べる子どもの発達の瞬間を唯しめすのにすぎない。それゆえ,子どもがふさわしい生理的成熟段階に達し,聴取者が,それは大抵両親であるが,幼児が初語を発したとの決定をしようとするとき,子どもは話し始めるようにみえる。

　会話者と聴取者の両者の個人差から差の生じる可能性があるにもかかわらず,幼児は初語を11〜12カ月で生じ,その後の言語発達は次の1年間を通じて比較的ゆっくり進行するということは,およそ一致した見解である。言語発達のこの面の最も完璧な研究の1つであるMorley (1965) の研究は,自身の研究事例から,真の言語の出現の最頂期は9〜12カ月であったことを指摘してい

る。この時期には，Morley の研究の1,000家族の子どもの66％が喃語と区別できる最初の一語文を発した。このグループでの初語の平均年齢は12カ月で，6カ月から30カ月の幅があった。

Morley によると，子どもの73％が1年目の誕生日のときまでに「自分の欲求を表現する」ため少なくとも一語を使ったという。グループの7％は8カ月目前に話せたし，2％は会話が遅れ，2歳すぎになるまで語彙を用いようとしなかったという。最初の真の言語の出現が一時的な沈黙のあとでやってくるか，少なくとも幼児の発声の減少が生ずることは注目に値する。この現象についてはなん度も観察されてきたのだが，なんら適切な解釈はなされていない。

幼児の初語は，マ，パ，ママ，パパのように，通常，単音節か単音節のくりかえしである。これらの音は養育活動と密接に関連し，また口の開閉に要求されるより大まかな統制を表わす両唇音で始まるゆえに初語となるとしばしば，示唆されてきた（Jakobson 1960, Ferguson 1964）。ママ，パパという単語が息をはずませて初語を待ち望む両親にとって最も社会的な意味をにないやすいことは最も考えられそうなことである。子どもは単に成人の発音に似せてある語を発音できるのにすぎないのにもかかわらず，音素の限界内あるいはそれを越えてさまざまな構音を，最少の言語要素を表現するものとして受け入れてやるのが両親の一般的な仕事である。

かくして，「マ」は母親として完全に受け入れられ，「ダー」は犬と受けとられることになる等々である。完全な構音を要求する過度に熱心な両親は欲求阻止をおこすきらいがあり，彼女の熱心さによって子どもの言語発達に遅れを生むかも知れない。最も重要なことは，環境事象を表現するのに歪みがあっても，型にはまった符号を初めて連想し，この符号を他人と交流するために使うという事実なのである。多くの両親が狼狽するのは，たいてい初語のはじまった後で外見的には言語学習をしない時期が続くからである。この時期は数カ月にわたる。これは子どもが同じ時期に歩行の学習をしているときには特に言えるのであり，子どもは2，3の単語をつかう以上に移動能力の増大が子どもに与える多様な新しい視覚的刺激に対して興味をもつからである。

もしも初語の開始が平均12カ月であるとすると，平均的な子どもは18カ月になってわずか9語が加わるに過ぎない（Gesell 1964）。しかし，歩行やその他移

動能力の発達した後では，2年の終りになると，語彙は約270語ほどに発達するものである (Boone 1965)。その後，語彙はあらゆる音声言語的能力と平行を保ちながら急速に発達する。5歳には，子どもの話しことばは1語から約2500語へと増大する (Wellman 1931)。さらに，子どもが12～18カ月から4，5歳の誕生日をむかえるまでには，事実上，完全な成人の文法を獲得する。このようなめざましい成果は，多くの学問領域の研究者をして幼児の言語学習能力について広く理論化するよう刺激鼓舞したのである。

言語発達の理論

　ある問題が認識されてはいるが，なんら明快な，あるいは事実による解答が得られない場合は，諸理論が提起されることになる。我々はすべての事実が1つの説明でかたづかないため言語獲得についての知識を理論化する段階にいまなお至っていない。しかしながら，我々の研究がこの現象を説明しようと努める場合に，言語発達に関するいくつかの事実は心にとどめおかねばならない。以下のことは，伝達能力がどのように発達するかを理解しようと試みるときはいつでも，我々がこの問題とかかわりあうのに役立つ小さな「事実」例である。

　英会話には約45の音素があることは一般に受け入れられている。これらの音素を表現する音節は雪片と同じく，厳密には同一様式で2度とくりかえされることはない。しかし，ほとんど無限に変化しうる音節は正常の話し手によって一般化され，1秒間20の割合で正常な耳によって受けとられる。さらに，この音をつくり受容するまでの過程の時間は，あきらかに話しことばの区別と理解に重要な役割を演じる。しかし，図書とは違って，瞬時的な語の配列は，いわゆる単語とみなす限界をこえ聴取されない。語と語との間よりも1語の中での休止の方が大きいかも知れない。人間の会話を解読できる電子計算機を作製しようとする科学者と技術者は，このことの処理が最も困難で失敗の主原因であると指摘する。語彙と語彙との間に実質的な長さの休止が提供された場合ですら，「聴取機械」は単語として音素の特定グループをみとめるのに大変困難をしめす。こうした訳だから，意味のある文としてこれらの語彙の系列を認知することは，実質的には不可能なことであった。ほとんどの幼児はこの課題に

さしたる困難をしめさない。

　事実として受け入れねばならない言語について考察すべきもう1つのことと，そのため，言語発達に関して受け入れるに値する理論の基礎の一部分となることは，今まで聞いたこともない新しい文章から意味を得る子どもの能力である。人間は新しい文章を理解できるのみならず，実際には，常套文句よりも新しい文章を好むのである。逆に，もっとも精巧につくられた電子計算機でも，おきまり文句に対処するだけである（Davy 1969）。他方，人間の幼児は語彙の言語様連続と非言語様連続との間を容易に理解する。そしてこれは，一見，教授学習させるのに不可能な事態とみえるのにもかかわらず，子どもは4歳にならずして自分の環境にある言語を獲得する。

　子どもの言語の現象的な成長と発達は，さまざまな学問によりさまざまな考え方と理論とを刺激した。ある者は，有機体全体の成熟に依存はしているが，子どもの言語は基本的に成人と子どもの間の「相互限界」と「相互フィードバック」の対人的マトリックスから生じる学習過程であると指摘する（Wyatt 1965）。Wyattが指摘するように，幼児の早期の好首尾な言語学習のための最適条件は，母親と子どもの連続的な分裂のない愛情深い相互関係であり，その関係は言語，非言語両者のひんぱんな，かつ相ふさわしいコミュニケーションによってしめされるものであることは当然なことだろう。このような伝達は，もし母親が子どもの行動と発話から手がかりをえて「正しい修正」をもって子どもにあたるなら，子どもにとって適したものとなろう。同じように，Muriel Morley (1965)は，言語発達はかつて考えられてきたように本能的過程ではないと信じている。彼女によると，言語発達は神経的発達に依存しているが模倣の結果であるという。しかし，模倣は子どもの周囲にあるものに似せようとする子どもの生まれつきの衝動の結果から生じる。子どもは，模倣のために精神と神経―筋肉成熟の漸進過程の中で一定の筋肉群の使用を発達させていく。そして彼が歩くのを学ぶのと同じ方法で自己の周囲で聞く会話音の使用を発達させる。

　誰もが母子関係の重要性ならびに成人のモデルと学習者としての子どもとの間の相互修正を否定するものではないが，ある研究者たちは言語獲得に含まれる学習様式に関する自分たちの以前の意見を放棄した。Eric Lenneberg (1964, 1969)は，人間の種族に固有な言語をつくらせることを可能とする生物学

的素質があるのだろうかどうかという疑問を提供した。彼によると，言語は模倣のみによって獲得されるのではなくてむしろ，「子どもは自分の聞く言語から規則性や関係を抽象するのである。そして子どもはそれらを原則の資料として独力で言語形成に応用する (1969, p.638)」のである。子どもは生理的成熟の状態がととのうとじきに話し始める。平均すると最初の明瞭な単語を誕生後じき話す傾向がみられやすいが，Lenneberg の示唆するところでは，言語発達は子どもの生活年齢と相互関係があるというよりも身体的発育ならびに運動協応とより相関が高くあらわれる。この点を説明するため，彼は始語期が知的発達の正常な子どもと同じ時期で身体的には成熟しているのに精神遅滞のある子どもの多数の観察例について記述している。同様に，身体的成熟の遅れている子どもはまた，言語発達の遅滞する事実をもしめしている。

　その他の観察者はこの種の学習のためになんらかの生まれつきの素質があるに違いないと思えるほど子どもが言語を急速に獲得すること，そしてつまりは，この固有な人間の仕事の完成のために，なんらかのきわめて特殊な方法で人間に発展がおぜんだてされているということをまさしく意味しているということに同意している。しかしながら，これらの人々は，必ずしも，「生理的」差違を信じているのではない。

　幾人かの現代的言語学者は，子どもはあらゆる言語に通ずる「深層構造」の無意識的知識でもって聞くところのことを関連づけるためこれほど効果的に言語を獲得できるのであると理論化した。この理論は，幼児が自分の最初の言語としてアビシニヤ語からズニー語までのどの話しことばをも学習できるという事実と矛盾しない。この理論はまた，子どもが言語的に不毛な家族環境やさまざまな心身の欠陥があるのにもかかわらず，言語を話す能力を獲得するというしばしば観察される事実の説明に役立つ。このことは，子どもの生理的条件や一定の環境条件が言語発達の上で役割を演じえないか，演じないかどうかを云云するものではない。これらが子どもの言語能力の成長に影響を及ぼす因子にしかすぎないことを示唆するだけのことである。

　この研究問題領域で最も重要なのは，Noam Chomsky とその他 Massachusetts 工科大学 (M.I.T.) の人々の業績である。1957年に Chomsky は彼の今日有名な『構文構造』(*Syntactic Structures*) という小著を刊行した。本著書

は言語行動を説明するために心理学者と言語学者によってかつてとられてきた理論的接近をくつがえすことを主要なねらいとして記述されたのである。本著は，言語，心理学徒の間に「熱狂的衝撃」を与えたとみられ，今日では研究と討議の気運が急速に広がっている（Davy 1969, p.B4)。

　Chomsky は，言語獲得に対する幼児の能力に関する古い考え方に多くの学徒が着目し，再実験してみるよう刺激した。Chomsky の業績の結果として，彼の同僚たちは，子どもの能力はかつて表面的にみとめられていた以上に，並みはずれてすぐれた現象であると結論した。これら調査者は，言語は人間に固有にあらわれる，そしてこの能力を研究することは子どもの精神能力と発達に新しい洞察を与えることになるという見解にもう１度ひきつけられたのである。さらにきわめて重要なことは，彼らが大脳機能それ自体の再実験と一層の探究を要する新事実があると感じている点である。

　多くの心理学者と言語学者は Chomsky の理論に賛成してはいないが，彼らは Chomsky が精神言語研究の社会により多大な衝撃を与えたという点では同意している。Chomsky は，今日の膨大な精神言語研究のもといとなる２つの理論概念を導入した。それは，幼児が，(a)言語文法の規則と，(b)言語の深層構造（基本的意味）を表層構造（話しことば）へ変形するための規則を獲得できるということである。次の「文章」は子どもに自国言語の文法規則を認識する個人的能力があることを説明するのにつくられたものである。Chomsky が読者に２つの文を比較するよう要求したとしよう。"colorless green ideas sleep furiously" "furiously sleep ideas green colorless" 読者は単語の２つの系列のどちらにも出会ったことはないのであるが，前文が英語様の文構造であり，第２の方はでたらめにならべられた単語であると判断できる。かくして，Chomsky とある一定の言語学者に従えば，人間は意図的に教えられなくても，自分が話す言語の文法を支配する規則を生後２〜３年で獲得するのである。

　Chomsky はまた，言語の「表層構造」，「深層構造」という自分の理論を説明する文章を提供する。表面的にみると "John is easy to please"（ジョンは喜こばせやすい）と "John is eager to please"（ジョンは喜こばせるのに熱心である）の文章とは同一構造のように思える。しかしながら，私達は John が

第1文では目的であり，第2文では主語であることを知っている。つまり，深層構造は違うのである。文章は違った表層構造をしめしても同一の意味をもつことを説明するのに多くの例がまた準備されてきた。M. I. T. のよく使う例文は "John ate the orange" と "The orange was eaten by John" である。「表層構造」は変えられようとも，我々はこの2つの文章の深層構造は同一であることを知っている。かくして，我々は表面的にはあきらかではない「文法の法則」を知り，相異なった種類の深層構造を変形する規則をも「知る」のである。我々が以前に作ったり，聞いたりしてない広範囲の文章を作り理解を可能ならしめるのはこの能力があるからである。こうしたわけで，Chomsky とその一派の人々は，「変形文法家」と言われるようになったのである。この一連の仮説から予想される多くの成果を求めるのに多大な関心がよせられ，研究が着手されている。たとえば，ある者は，深層構造は本質的には，同一であるのにもかかわらず外国語間で差異が生じるのは，表層構造によってもたらされるのであることを示唆している。多分，あらゆる言語が同一の深層構造，つまり，普遍的文法をもっている。そして言語間の差異は，普遍的な深層構造を表層構造の分類へと変形する書字文法からのべられうるだろう。あきらかに，この領域でのさらに一層の研究が必要とされる。

研究の成果

これらの理論に刺激されて，自然な，また設定された条件下の言語記録の分析を通じて行なわれた幼児言語に関するいくつかの重要な研究がある（Weir 1962, Brown, Fraser および Bellugi 1964）。こうした研究から，精神言語学者は，事実，幼児は自分の言語を形成するのに自分の文法を「一般化」すること，そしてあきらかに成人の話しことばそのままの複写をとるのではないことを結論として出している。かようにして，両親たちの多くは，赤ちゃんくさい，未成熟だとして2，3歳児のことばを診断しつづけるのにもかかわらず，特殊例でふつうの用い方ではない言語の表層構造に子どもが規則を応用するような，はっきりおかしいときにだけそのようにみとめるのがより適合しているだろう。たとえば2歳児が "I went" のかわりに "me did go" というよう

な場合がそれである。

2歳児の子どもに発語された2語文は,成人の語彙から無作為に選択した単語で構成されているのではない。これらの語は子どもの面前か子どもがその語を使うよう子どもの前で強調したものとは必ずしも言えない。もちろんこのことは,子どもが成人の言語を完全に無視することを意味しているのではない。子どもの会話への努力は成人の会話によって影響を受けるが,このお手本は大きく変えられる。それは成人の会話の様子のまるうつしではない。

Brown ら (1964) は子どもと成人の会話の関係を分析した。彼女は子どもが成人の話し手を「模倣」し,彼が成人の発話の長さを縮め,しかし語順を維持することを見つけた。あきらかに,もし子どもが2語文を自発的に発語しているのであれば,より長文から成る成人の会話に対する子どもの反応は同じ語,つまり2つの単語に関してでありつづけよう。子どもは必須でない語を落し,中心の思考を伝達する単語を保持することで成人の会話の長さを縮尺する傾向がある。この事から,子どもの発話は講義を聞いて省略して要点だけをしるしていくノート取りに大変よく似ている。

特に興味をひくのは,これら2,3語文の構文と配列である。Brown らによると,子どもは大きい,小さい2つの精神の目録あるいはとじこみ表の中に語彙を蓄えていると考えられるのである。子どもは1つのとじこみ表から1語を,もう1つの方から2番目の単語を選択することで単語の連鎖(それらは公式の文体という点からみれば,文とはいえないかも知れない)をつくる。おのおのの子どもが相異なった1組の単語をもっているのにもかかわらず,特定の子どもでは自分の言語連鎖をするのにはきわめて首尾一貫している。かくして,学びとられ使われるよう単語の選択を支配する規則を幼児が獲得したとする研究上の事実があると思えるようになる。

しかしながら,子どもはこれらの規則にしばられているのではない。Slobin (1965) は,子どもの両親が言語発達の段階において効果をあげることのできることばの上での変化を記述している。この研究では,両親が子どもによって使われた文を長めにしゃべると,事例の半分では子どもが発話を拡大したのである。そこで,彼は,この研究が子どもが「模倣する」ことの証拠をしめし,またかかる拡張手段は子どもに成人の言語を学ばせる手助けとして使えると結

論している。多分，モデルとして働く成人の話しことばは，子どもの音声行動によって影響されることをもあらわしているだろう。母親から子どもに向けて話された会話についての大学院の研究論文が John Hopkins 大学で行なわれている。この研究課題は，音声的に母親の声に反応する子どもに，親が自分たちのことばを語りかける場合，母親が抑揚をきわめて変化させ広げることを指摘するようである。

過去数年にわたって激しい論評の対象となってきたいくつかの研究論文の1つは，言語の獲得と発達に及ぼす環境の影響である。ある権威者たちは，子どもの早期における言語環境が言語発達の進みぐあいに影響を及ぼす重要な因子であるとの一般的見解を支持する強い証拠があがっていると信じている（Carroll 1961）。一方，他の人たちは成熟がより重要であると考えている。Templin (1957) は，言語発達が社会経済のすぐれた群では，低位群よりも促進し，かつ環境が言語発達に最も重要な要因であると報告している。

事実，さまざまな幼児教育法が幼児の言語発達と言語障害に関連しているだろう。たとえば，寄宿学校に居住する孤児はそうでない子どもよりも言語発達が遅いという多くの事実がある。そして多くの人々は「表層構造」であれ，「深層構造」であれ，幼児のためにあてがわれる言語のモデルや例は，子どもの直接的環境の中にいる成人によって提供され，そのモデルがある程度子どもの言語に影響を及ぼすことには同意している。

言語発達に及ぼす環境効果の極端な1例が，Powell ら (1967) によって心理的矮小体軀症として報告されている。この子どもたちは，恥かしがり屋で内向的で孤立し，極度に言語発達が遅れる。この子どもたちは過食し，粗暴な小児ヒステリー症状を呈する。John Hopkins 大学で調査者は年齢にくらべて極端に小さなため脳下垂体性矮小体軀症と誤診した子どもを発見した。これらの子どもが家庭からつれてこられ，それぞれ前とは違った環境におかれると，彼らのはっきりとした内分泌機能不全は消えて，1カ年に5～10インチも成長した。さらに，彼らの言語も大変すばらしい成長をとげた。この子どもたちが家庭にもどされると即座に身体と言語の発達が止まった。Powell は，この成長遅滞が特殊な身体的機能不全というよりもむしろ両親の愛情と注意深いやさしさが子どもに向けられていないことに関連していると指摘するのである。

他方，Lenneberg (1969) のいうのには，言語障害は聴力に障害のある子どもに生じること，あるいは，もしも子どもが無学の人の話だけしか聞けないなら言語障害になるということはそんなに驚くにあたらないことなのである。Lenneberg その他が関心をよせるのは，子どもには言語のための基本的能力がそなわっているという点である。彼は，ろうの両親をもつ正常の聴力者が結果として１つではなく，ろう両親の言語と地域社会の言語という２つの音体系を学ぶことを観察している。Lenneberg は不毛な環境が言語発達をよい方向へ向けはしないが，すばらしい言語発達は特殊な訓練手段を条件として得られるのではないと結論している。さらに，今後一層の研究が，子どもの身体的成熟と社会的環境の相対的重要性と内的関連を解明するのに必要となる。

　本章のこの節は早年齢の幼児に向けて両親によって頻繁に送られるコミュニケーションの態度について１，２の論述がなされねば完結できないだろう。疑いもなくこの態度は，部分的には，幼児の生まれつきの能力や早期に言語獲得に成功することによって影響される。しかし，いままさに，言語の規則や様式を学ぼうとしている幼児に，すぐれた構音や文法と文章の完璧さを要求したり命令する両親は，子どもの口頭言語の技能をおびただしく遅延させるか，自分が不確実で無能力なのだという感情を発展させてしまう。事実，こうした態度は子どもの生涯を通じてとり残される。吃音という神秘な現象は，まったく本章が取り扱う範囲外のことであるが，子どもに対しきちんとした言語を要求する完全癖の両親が，ある例では，子どもたちに「不可避のあやまち」を心配させたり，さけようとすることを教えこむことになりうる若干の事実がある。いわゆる男の子の「めめしいことば」や女子の男の子らしい言語様式の発達の症状の原因を詳細に論ずるのも本論の範囲外のことである。多くの研究がそれぞれ性に対応した発達を十分に解明するためつづけられねばならない。しかし，上記の言語問題は一般的性格の発達と密接に連合しているとみえる。しかしながら，男児のめめしいことばは，同年の女児のことばとも全く違うことは注目しなければならない。換言すると，「めめしい」は音調の様式や強声法におけるような差と考えるのが適切なレッテルばりにはならないということになるのである。

　２カ国語使用と幼児の話しことばの問題と言語能力の発達に２カ国語環境が

及ぼす影響については，2，3の論述をあげてここで結論を出すことは適切のことと思う。真の2カ国語体験は，同一の力でもって，抑揚，2連の音素のように，それぞれ分離した特徴をもつ2つの相異なる音素符号を獲得するよう，子どもに要求することになることはあきらかである。かかる条件下では，子どもはこれらの要素の配分を統制するそれぞれの言語の規則を学習するよう，要求もされることになろう。

しかしながら，殊に米国ではそうなのだが，ほとんどの場合1つの言語が優位となる。そんな訳で，基本となる1つの言語があるような文化環境下で養育されることになるのである（Kinzel 1964）。妨害は実際的には相互的であるのにもかかわらず，2次言語は基本言語の発達を妨害するようにみえる。子どもは，最近獲得した音韻体系と言語規則に誤って適応し，一時的に2次言語の要素で基本言語の機能を満たすことが生じる。

言語臨床家はしばしば，2カ国語使用児の言語の遅れの例と特殊な方言の問題を報告している。2カ国語体験が音韻的，あるいは言語的発達を妨げない言語学習条件に関してはほとんど報告はない。生後1年目，つまり言語学習の最重要期に子どものあらゆる認識発達と知的発達の上にこうした体験が有益であることをあきらかにする研究もほとんどない。

質と内容の相違した2つの言語が組織的に子どもの環境に提供される，より包括的な統制実験を通じて，子どもの言語学習と一般的認識過程に関する多くの貴重な情報がえられることはあきらかである。

必要とされる研究のまとめ

本章を通じて，しばしば文献が指摘したとおり，子どもの言語獲得と発達のいくつかの局面，この重要な人間の過程に悪影響を及ぼすさまざまな生物的ならびに環境的条件とに対して，一層の研究が必要である。次にかかげる疑問点のリストは，今後の研究をおしすすめる方向をしめすとともに，本章に含まれる話しことばと言語の発生と病因の主要な領域を要約するのに役立つものである。しかし予想されうる研究上の疑問点を細大もらさずかかげたのでは決してない。

1 人間の言語の起源についての理論は，科学的に検証しうるよう発展するだろうか。こうした理論は，幼児の言語獲得と発達を理解する上で役立つだろうか。
2 人間以外の動物の大脳と，話しことばの出現するまでの幼児の大脳の機能とには，どんな関係があるだろうか。
3 人間は生物学的に言語を話す素因をもっているのだろうか。
4 胎生期のどんな状況が話しことばと言語の発達に影響するのか。
5 吸飲のような複雑な神経筋肉行為の胎生期の発達と，後の言語能力とには，どのような関係があるのだろうか。
6 新生児の発声と，その後の言語生活とは，どのような関係があるのだろうか。
7 新生児の聴能力を決定するのに，より信頼のおける実際的，臨床的手段は計画されるだろうか。
8 幼児の聴能力と言語の獲得と発達とには，どのような関係があるだろうか。
9 言語の獲得と発達における音響的ならびに口腔感覚フィードバックとには，どのような関連性と相互依存性があるのだろうか。
10 幼児の前言語発声を記録し分析する，より妥当な信頼性のある手段は考案できるだろうか。
11 はじめての真の言語にしばしばつづいて生じる沈黙期はどんな意味をもっているのか。
12 「読みとり」ができるよりも「聞きとり」のできる機械をつくることの方がなぜ困難なのだろうか。
13 子どもの早期言語環境，動機，言語発達の間にはどのような関係があるのだろうか。
14 2カ国語体験の厳密な統制実験に基づき，子どもの言語・認識発達に関してどんな新しい洞察がえられるだろうか。

言語産出体系の病理に関して，今後研究を必要とするさしせまった理由の1つは，このことは，きわめて重要な意味をもつのだが，正常な言語産出のさらに包括的な理解を得んがためなのである。「ある人々は見過してしまっている

のだが,病理的条件とその及ぼす効果についての情報は,正常な体系——我々の正常な言語産出過程の理解には多くの空隙があるが——に関する資料とぴったりあった比較によってのみ解釈され,理解されることは明白である。(Human Communication and Its Disorders, 1969, p.164)」

さらには,年長児や成人の言語について多くの未解明の問題があり,研究を必要とするが,我々は,殊に幼児の早年齢期についてが今後の研究で重要であると信じている。本章でのべてきたように,それらは,子どものその後の成長発達に重要であるからだけではなく,就学前の早期の子どもの問題は研究者によって等閑視されてきたからでもある。

1969年会計年度の間で,子どもの言語に関する研究助成に基本的に関係している政府は,初語の獲得に関する計画には,校外助成金のうちの2%以下を費したに過ぎないことは注目に値する。

機　　関	計画数	1969年会計年度助成金（ドル）	校外助成金中の（%）
児童衛生・人間発達研究所	17	646,000	1.7
教　育　局	11	330,000	1.5
国民科学協会	9	442,000	1.0
神経病・発作研究所	7	379,000	0.8
精神衛生研究所	2	47,000	0.06
児　童　局	—	—	—

この時期に助成されたのは,かなり少量の研究でしかないのは,大部分,この領域の研究を実施しようと援助を要請するのに,科学的諸団体が力を入れなかったことの反映である。この領域の重要性が十分に理解され,方法上の諸問題が解決されるにつれ,大量の研究が,人生の早期のしかも,多分,もっとも重要な時期へとくり広げられることになるだろう。

文　献

1. BERRY, M. F., EISENSON, J. *Speech Disorders, Principles and Practices of Therapy*, Appleton-Century-Crofts, Inc., New York, 1956.
1a. BOONE, D. R. Infant Speech and Language Development, Report No. 839, The Alexander Graham Bell Association for the Deaf, Inc., 1965.
2. BORTOSHUK, A. K. Human Neonatal Cardiac Response to Sound: A Power Function, *Psychon. Science*, 1:151-2, 1964.

3. BOSMA, J. (Ed.) Second Symposium on Oral Sensation and Perception, C. C. Thomas: Springfield, 1970.
4. BOSMA, J., GROSSMAN, R., KAVANAGH, J. Impairment of Somesthetic Perception and Motor Function in the Oral and Pharyngeal Area, *Neurology*, 17:7, July, 1967a.
5. BOSMA, J., GROSSMAN, R., KAVANAGH, J. Chapter 18—A Syndrome of Impairment of Oral Perception: Symposium on Oral Sensation and Perception. C. C. Thomas: Springfield, 1967b.
6. BRIDGES, W. H. W. H. Bridges Sensory Discrimination and Autonomic Function in the Newborn, *J. Amer. Acad. Child Psychiat.*, 67-82, 1962.
7. BROWN, R., FRASER, C., BELLUGI, U. Explanations in Grammar Evolution: Acquisition of Language, *Soc. for Res. in Child Develop.*, 1964.
8. BULLOWA, M., JONES, L. G., BEVER, T. G. The Development from Vocal to Verbal Behavior in Children: Acquisition of Language, Monog. for the Soc. for Research in Child Devel., Bellugi, U., Brown, R. (Eds.) Society for Res. in Child Devel., 1964.
9. CARMICHAEL, L. The Early Growth of Language Capacity in the Individual: New Directions in the Study of Language, E. Lenneberg (Ed.) Cambridge: The M.I.T. Press, 1964.
10. CARMICHAEL, L. Manual of Child's Psychology. 2nd Edition, 505, New York: Wiley, 1954.
11. CARROLL, J. B. Language Development in Children: Psycholinguistics, S. Saporta (Ed.), Holt, Rinehart and Winston, New York, 1961.
12. CARROLL, J. B. The Study of Language, Cambridge: Harvard University Press, 1953.
13. CHOMSKY, N. Syntactic Structures. The Hague: Morton, 1957.
14. CULLEN, J. K., FARGO, N., CHASE, R. A., BAKER, P. The Development of Auditory Feedback Monitoring: I. Delayed Auditory Feedback Studies on Infant Cry, *J. Speech and Hearing Res.* 11:1, March 1968.
15. DAVY, J. Using Language as an Avenue into the Mind. *The London Observer*, Aug. 1969.
16. DE LAGUNA, G. A. Speech: Its Function and Development. Bloomington: University Press, 1963. (First published in 1927)
17. EISENBERG, R. B. Stimulus Significance as a Determinant of Newborn Responses to Sound. Paper read at Society for Research in Child Development, New York, 1967.
18. EISENBERG, R. B. Auditory Behavior in the Human Neonate: Functional Properties of Sound and Their Ontogenetic Implications. *International Audiology*, Vol. VIII, No. 1, pp. 34-45, Feb. 1969.
19. FAIRBANKS, G. An Acoustical Study of the Pitch of Infant Hunger Wails. *Child Devel.* 13:227-232, 1942.
20. FANTZ, R., NEVIS, S. The Predictive Value of Changes in Visual Preferences in Early Infancy: Exceptional Infant, Vol. 1, The Normal Infant. Brunner/Mazel, Inc., New York, 1967.
21. FERGUSON, C. A. Baby Talk in Six Languages. *American Anthropologist*, Vol. 66, No. 6, Part 2, pp. 103-114, Dec. 1964.
22. FISHER, M. S. Language Patterns of Preschool Children. *Child Devel. Monograph* No. 15, 1934.
22a. FROESCHLS, E. *Psychological Elements in Speech*, Boston Expression Co., Boston, 1932.

10 話しことばと言語の発生と病因 283

23. FULTON, R. T., LLOYD, L. L. Audiometry for the Retarded. Baltimore: The Williams & Wilkins Co., 1969.
24. GESCHWIND, N. Disconnection Syndromes in Animals and Man. *Brain*, 88:237-294, 1965.
25. GESELL, A., AMATRUDA, C. S. Developmental Diagnosis. Paul B. Hoeber Med. Div. of Harper & Row, 1964.
26. GOETZINGER, C. P. Effects of Small Perceptual Losses on Language and on Speech Discrimination. *Volto Rev.* 64:68, 1965.
26a. GOODHILL, V. Deafness research: Where are we? *Volta Review*, Vol. 70, No. 8: 620-629, 1968.
27. GOLUMBA, E. L., SHULEJKINA, K. V., VAINSTEIN, I. I. The Development of Reflex and Spontaneous Activity of the Human Foetus During Embryogenesis. *Obstet. & Gynecol.* (USSR) 3:59-62, 1959.
28. HOIJER, H. The Problem of Primitive Language: in Carterette, E.C. (Ed.) Brain Function, Vol. III, Speech, Language and Communication, UCLA Forum, *Med. Sci.*, No. 4, Los Angeles: Univ. of California Press, 1966.
29. HOLM, V., KUNZE, L. Effect of Chronic Otitis Media on Language and Speech Development. *Pediatrics*, 43:5, May 1969.
30. HUMPHREY, T. The Development of Mouth Opening and Related Reflexes Involving the Oral Area of Human Foetuses. *Alabama J. Med. Sci.*, 5:2, April 1968.
31. Human Communication and Its Disorders—an Overview and Report of the Subcommittee on Human Communication and Its Disorders, National Advisory Neurological Diseases and Stroke Council, National Institute of Neurological Diseases and Stroke. *Nat. Inst. of Health, P.H.S., H.E.W.*, 1969.
32. IRWIN, O. C. Phonetical Description of Speech Development in Childhood: In L. Kaisen (Ed.) *Manual of Phonetics*, North Holland Publ., Amsterdam, 403-4 25, 1957.
33. JAKOBSON, R. Why Mama and Papa? in B. Kaplan and S. Wopner (Eds.) *Perspectives in Psychological Theory*, 124-134, New York, 1960.
34. JAKOBSON, R., FANT, C. G. M., HALLE, M. Preliminaries to Speech Analysis, M.I.T. Press, Cambridge, Mass. 1952.
35. JESPERSON, O. Language: Its Nature, Development and Origin, W. W. Norton & Company, Inc., New York, 1964. (written in 1921)
36. JONES, M. C. An Investigation of Certain Acoustic Parameters of the Crying Vocalization of Young Deaf Children, Univ. Microfilms, Ann Arbor, Mich. 1965.
37. KAVANAGH, J. F., BOSMA, J. F., GROSSMAN, R. C. Disabilities of Mature Feeding and Speech Associated with Defects of Oral Sensation and Perception. Presented at the 45th Annual Meeting of the International Association for Dental Research, Washington Hilton Hotel, Washington, D.C., March 16-19, 1967.
38. KAVANAGH, J. F., BOSMA, J. F., GROSSMAN, R. C. Troubles de L'Alimentation et de la Parole Associés à des Defectuosités de la Sensation et de la Perception Buccales, *Médecine et Hygiene*, Genève, Février, 1968.
39. KAYE, H. The Effects of Feeding and Tonal Stimulation on Nonnutritive Sucking in a Human Newborn, *J. Exper. Child Psych.*, 3:131-134, 1966.
40. KINZEL, P.F. Lexical and Grammatical Interference in the Speech of a Bilingual Child, Vol. 1, Univ. of Washington, Seattle, 1964.
41. LANCASTER, J. B. The Biology of Language, paper presented to the Am. Anthropol. Assoc. meeting, Nov. 1966.
42. Learning to Talk. Speech, Hearing and Language Problems in the Preschool Child. U.S. Dept. of HEW, Public Health Service, N.I.H., 1969.

43. LENNEBERG, E. H. On Explaining Language, *Science*, May 9, Vol. 164, pp. 635-643, 1969.
44. LENNEBERG, E. H. A Biological Perspective of Language. New Directions in the Study of Language. Lenneberg (Ed.) M.I.T. Press, Cambridge, Mass. 1964.
45. LEWIS, M. M. Language, Thought and Personality in Infancy and Childhood, Basic Books, Inc., New York, 1963.
46. LEWIS, M. M. Infant Speech: A Study of the Beginnings of Language, Humanities Press, New York, 1951. (2nd Revised Edition).
47. LIBERMAN, P., HARRIS, K., WOLFF, P., RUSSELL, L. H. Newborn Infant Cry and Non-Human-Primate Vocalization, Speech Research, Haskins Laboratories, New York, 1969. SR-17/18.
48. LIEBERMAN, P. H. Primate Vocalization and Human Linguistic Ability, *J. Acoust. Soc. Amer.*, 44, 1575, 1968.
49. LIEBERMAN, P. H., KLATT, D. H., WILSON, W. Vocal Repertoires of Rhesus Monkey and Other Non-Human Primates, *Science*, 164:1185-1187, June 6, 1969.
50. LIND, J. (Ed.) Newborn Infant Cry, Uppsala, Almquist & Wiksells, 1965.
51. LLOYD, L. L., SPRODLIN, J. E., REID, M. J. An Operant Audiometric Procedure for Difficult-to-Test Patients, *J. Speech and Hearing Disorders*, Vol. 33, #3, 236-245, Aug. 1968.
52. LOGAN, W. J., KAVANAGH, J. F., WORNALL, A. W. Sonic Correlates of Human Deglutition, *J. Applied Physiol.*, Vol. 23, No. 2, Aug. 1967.
53. LURIA, A. R., YUDOVICH, F. Speech and the Development of Mental Processes in the Child, Staples Press, London, 1966.
54. MACINTOSH & HALLIDAY, Patterns of Language, Longman's Green & Co., Ltd., London, 1967.
54a. MANDEL, M. I. Infant responses to recorded sounds, *J. Speech and Hearing Res.*, Vol. 11, No. 4:811-816, Dec., 1968.
55. MCCARTHY, D. Organismic Interpretation of Infant Vocalizations, Child Development, Vol. 23, No. 4, Dec. 1952.
56. MORLEY, M. E. The Development and Disorders of Speech in Childhood, The Williams and Wilkins Co., Baltimore, 1965.
57. PEI, M. Glossary of Linguistic Terminology, Columbia Univ. Press, New York, 1966.
58. PHILLIPS, J. Personal communication to the author from Malcolm S. Preston, the Johns Hopkins University, February 1970.
59. POWELL, G. F., BRASEL, J. A., BLIZZARD, R. M. Emotional Deprivation and Growth Retardation Simulating Idiopathic Hypopituitarism: Part I, Clinical Evaluation of the Syndrome, Vol. 276, *The New England J. Med.*, 23:1271-1278, June 8, 1967.
60. POWELL, G. F., BRASEL, J. A., RAITI, S., BLIZZARD, R. M. Emotional Deprivation and Growth Retardation Simulating Idiopathic Hypopituitarism: Part II, Endocrinologic Evaluation of the Syndrome, *The New England J. Med.* Vol. 276, 23:1279-1283, June 8, 1967.
61. PRECHTL, H., BEINTEMA, D. The Neurological Examination of the Full Term Newborn Infant, William Heineman, Medical Books, Ltd., London, 1964.
62. RINGWALL, E. A., REESE, H. W., MARKEL, N. N. A Descriptive Features Analysis of Pre-linguistic Infant Vocalization. *The Development of Language Functions*, Klaus F. Riegel (Ed.). Report No. 8, Nov. 1965.
63. ROBINS, R. H. General Linguistics, an Introductory Survey, Indiana Univ. Press, Bloomington, Indiana. 1964.

64. SAPIR, E. Language, Harcourt, Brace & World, Inc., New York, 1921.
65. SHEPPARD, W. C., LANE, H. L. Development of the Prosodic Features of Infant Vocalization. *J. Speech and Hearing Res.*, Vol. II, No. 1:94-108, March 1968.
66. SHIRLEY, M. M. Chapter IV, The Beginnings of Speech: Intellectual Development: The first Two Years of Life, Vol. II, The Univ. of Minnesota Press, Minnesota, 1933.
66a. SHULEJKINA, K. V., VAINSTEIN, I. I., GOLUBEMA, E. L. The Development of reflex and spontaneous activity of the human fetus during embryogenesis. *Obstet. & Gynecol.* (U.S.S.R.) Vol. 3: pp. 59-62, 1959.
67. SLOBIN, D. I. The Role of Initiation in Early Language Learning: A paper presented to the Society for Research in Child Development, 1965.
68. SONTAG, L. Implications of Fetal Behavior and Environment for Adult Personality, *Annals of New York Academy of Sciences*, 134:782-6, Feb. 1966.
69. STECHLER, G., CARPENTER, G. A Viewpoint on Early Affective Development, *Exceptional Infant, Vol. 1, The Normal Infant*, Brunner/Mazel, Inc., New York, 1967.
69a. STERN, W. *Psychology of Early Childhood*, H. Holt and Company, New York, 1924.
70. TEMPLIN, M. C. Certain Language Skills in Children, The Univ. of Minn. Press, Minneapolis, 1957.
70a. TRAVIS, L. E. (Ed.) *Handbook of Speech Pathology*, Appleton-Century-Crofts, Inc., New York, 1957.
70b. VAN RIPER, C. *Speech Correction: Principles and Methods* (rev. ed.), Prentice-Hall, Inc., Englewood Cliffs, N. J., 1963.
71. WEIR, R. Language in the Crib, Mouton and Co., 1962.
72. WELLMAN, B. L., CASE, I. M., MENGERT, I. G., BRADBURY, D. E. Speech Sounds of Young Children, Univ. of Iowa Studies in Child Welfare, Univ. of Iowa, 1931.
73. WEST, R., ANSBERRY, M., CARR, A. The Rehabilitation of Speech (Third Edition), be secured from the author.
74. WINITZ, H. The Development of Speech and Language in the Normal Child, *Speech Pathology*, (eds.) Rieber, R. W. and Brubaker, R. S., North Holland Publishing Co., 3:44, Amsterdam, 1969.
75. WOOD, N. E. Delayed Speech and Language Development, Foundations of Speech Pathology Series, Prentice-Hall, Inc., Englewood Cliffs, N. J., 1964.
76. WYATT, G. L. Speech and Language Disorders in Pre-school Children: a Preventive Approach, *Pediatrics*, 36:4, Oct. 1965.

11

聞き取り，言語，聴覚的環境
――自動的評価とその諸問題――

　実際上の諸問題は，それらが十分そうであるならば，直接的な問題をはるかに凌駕する一般的な諸問題を提起する。われわれは，最近，聴覚障害幼児・児童における言語の聞き取りという臨床的な問題の研究に着手した。研究の目標は，中度もしくは重度の聴力損失と言語受容障害をもつ幼児の主観的言語経験を評価したり，言語経験を豊富にするためのよりすぐれた方法をつくり上げることであった。こうした子どもたちの言語受容スキルを評価したり増大させたりすることに関するわれわれの知識が増せば増すほど，彼らの話しことばや言語能力全般の改善・進歩への助力がより容易になるということは，まったく確かなことと言える。こうしたことについて多くの知見を得る前に，自然な日常的環境における子どもたちの聞き取りや適応について，非常に刺激的でありかつ矛盾に満ちた観察・調査の結果をいくつも見出した。ここでは，主としてこれらの問題の実際的な諸側面を扱う。しかし，私としては，論議する実際上の現象に密接に関連する，多数の重要な理論的問題があると思っている。

臨床上および研究上のニード

　乳幼児の言語受容の発達に関する新しい研究にとって重要なことは，次の3つの項目について帰納的な結果を得ることである。すなわち，言語受容の障害が他の諸成長機能に及ぼすインパクト，言語受容障害の出現率，早期経験における言語の受容障害がもつ累加的性質の影響，である。

　言語受容に障害をもっていることが，他の成長の側面にどのような影響をどの程度及ぼすかについては，これまでの研究をもとにおぼろげな輪郭を描くこ

とはできようが，明確な像を描くだけの新知見がほとんど得られていない。種種な領域の専門家たちも，子どもにとってどのようなタイプの障害が決定的な影響を及ぼすかについては，口調があいまいなものになってしまう。しかし，言語発達のいかなる阻害であれ，それが種々な精神発達に大きな影響を及ぼすことは疑問がない。とくに，高次な知的機能や適応能力の発達においては，話しことばと言語が重要な決定的役割をになっている。だが，ある子どもが話し声を効果的に聞き取ったり，それを統合することができないさい，そのことが言語学習への大きな障壁となることの重大性を正当に評価せず，たいしたことではないように判断されがちである。両親や兄弟さらに友だちとの効果的な言語コミュニケーションができない状態の子どもは，認知面の障害だけでなく，社会化や情緒発達に関する2次的な障害をこうむりやすい。しかし，2次的障害がなかったとしても，幼児期や児童期初期に聴力障害やそれに付随する言語の受容障害があると，独立性・自立性の獲得や成人としての自己実現にとって実質的に不可欠な学校中心の発達様式に身を置く機会に厳しい制限が課されてしまうことになる。

　受容機能不全も含めた言語障害の出現率は，おそらく，一般に認識されているよりもずっと高いであろう。聾とか聴覚障害というのはもっとも注目を集めやすい障害であるが，それらは言語障害全体からすると，氷山の一角にしかすぎないものである。ケース発見や治療教育に積極的に取り組んでいる公立学校の記録からは，驚くべき数字が見出されうる。（幼児期や児童期初期の言語に関連した障害について，その人数に関する情報は，集めたり評価することが難しい。というのは，こうした年齢水準の者について，広範で深刻な関心が向けられるようになったのはたかだか10年ほど前からのことに過ぎないからである。）

　たとえば，1968～1969年だと，Wisconsin 州 Madison の特殊教育課は，学齢児童33,000人のうち2,436人になんらかの助力を行なった。この2,436人のうち1,335人（約55％）が話しことば治療，言語治療や言語とか聴覚の障害に相応した特別な助力を受けた。換言すると，全ケース（これには，精神遅滞，情緒障害，身体障害といった包括的な名称の障害も含まれている）の半数以上が実質的に言語機能不全だったのである。事態をさらに複雑なものとしている

のは，言語面での助力を必要とした1,335人のうち，聾とか聴覚障害という問題をもつものは10％以下であり，構音の見かけ上の障害のために単に支持的治療だけを必要としているのはほんの少数だけという事実である（Gruenwald 1970）。こうした子どもたちのうち最も多いのは，言語の受容面と表出面の両過程がほとんど密接にからみあっているコミュニケーション障害という厳密さを欠いた名前の障害者であり，言語発達の遅れとか言語機能障害といった大ざっぱな名称で呼ばれているものである。

（この全学齢児33,000人中およそ1,200人という数は，おそらく，一般人口中の言語受容障害を含む言語障害の出現率よりかなり低率だと言える。これにはいくつかの理由がある。この数字は，学校で主訴として読みの障害があるとしている子を含んではいない。読みの治療を必要としている子どものうちかなりの数の者が，おそらく，入力面の言語障害に帰せられうるであろう。かりに言語に障害があったとしても，主訴が言語障害になっていない子は，言語障害児の中に入れられていないのである。また，特定の人種だけが住む居住地区で生活し，そのことからもたらされる社会文化的孤立が，公立学校の価値構造で支配的な中産階級の文化に遭遇したときに生み出す言語的疎外や，それによる言語障害も含まれていない。Madison地区は社会―文化的に比較的等質化されており，社会・経済的ゲットーや人種的ゲットーはほとんどないので，この問題は無視してもよいであろう。）

これらの付加数があろうとなかろうと，理解面に障害をもつ言語障害の問題は，相対的にも経済的にも，人々からの適切な理解を得がたい多数の子どもたちを内包するということがわかる。あらゆる点を考慮に入れると，掛値なしに，この障害のカテゴリーに入るものは他の障害カテゴリーに入るものよりも，影響を大きくこうむるといえる。

児童期の言語障害の累加的性質と同じく，これら障害に共通する特性の1つは，いつ障害が始まったのかがわからないということである。伝染病や外傷の結果として，正常な言語発達が急激に著しく阻害された子どもたちのケースがときどきみうけられる。しかし，こうしたケースはめったにない。長期間かかり，発達阻害の原因の明確な指揮もほとんどなく，障害がしだいに顕在化し，それが認識されるようになる，というのが一般的である。子どもが非常に大ま

かか大ざっぱに規定された発達規準の低限をずっと下まわるようになり，問題がだんだんと姿を明確に現わしてくるまでに，数週間か数カ月いや数カ年をも経過してしまう。こうした状況下において，子どもに対していろいろな事柄が企てられる。しかしながら，軽度であれ重度であれ，はじめの障害は，ふつうの成長なら毎日の数多くの偶然的な言語学習の機会に生ずる累加的な言語学習経験を奪われるという2次的な障害によって，さらに大きなものとなる。

聴力損失は重度でも発声機能には障害のない2～3歳児の貧弱な発声は，言語学習連鎖の1つの重要な輪が破られたか，なくなってしまったときに生ずる漸進的・累積的な機能不全の驚くべき1つの例と言える。ほとんどすべての場合に，これらの子どもたちは，普通のやり方で発声し喃語を用いはじめる。しかし，言語表出についての障害がない場合でも，聴覚経験と自己自身による強化が欠如しているために，生後1年目の終りごろになると，表出性の言語パタンは消失してしまうようになる。補聴器による音の増幅は，とくに補聴器が十分早期に装用されるならば，発声にとって実質的な援助物となるであろう。言語の聞き取りの機会が，部分的であれ回復されたならば，その子の将来の言語発達は心配ないとする楽観的な見解の人たちもいる (Ling 1970)。しかしながら，これまでになされた研究は，いずれもわずかの人数の子どもを対象にしたものにすぎず，子どもとセラピスト間のパーソナルな相互交渉という要因に強く左右され，実際に作用した変数については不明確なままなのである。

もしも，われわれが，聴力損失以外に聴知覚を歪めうる多くの方法を考えてみるならば，累加的障害の問題は新しい次元を見せることになる。聴知覚の心理的複雑さは，伝統的に，視知覚ほど十分に研究されてこなかった。しかし，聴感覚の錯雑性と微妙な易変性とは，おそらく，きわめて大きいものなのであろう。言語の明確な信号特性は，きわめて微妙な音響エネルギーの相違によって生み出されうる。イントネーションのほんのちょっとした違いによって伝えられる意味や引照の差異は，単語やその音韻構成を特徴づける示差的特徴と同じように微妙なものなのである。もしも幼児や児童が，自分とコミュニケーション対手との間に，十分な言語的コミュニケーションを行なおうとするならば，これらの特徴を認識し，統合し，解号しなければならないし，さらに，流れのある話しことばの音響的特性をつくり上げている語の時間的順序とか騒音

と信号比関係といった精妙な信号情報を認識し，統合し，解号しなければならない。

これら情報操作過程の驚くべき精巧さは，中枢神経系の精巧さに対応し，中枢神経系が作動することによって機能するわけであるが，こうした精巧なことは，多くの原因による機能不全をとくにこうむりやすくさせている。言語情報の処理の生理学的・心理学的基礎は，出産前に母親が風疹に罹患したことからおこる比較的まれな障害から，幼児期によくみられる高熱の持続による障害に至るまでの複合した原因によって，不可逆的に阻害されることが知られている。

幼児の話しことばの認識や統合に，遺伝や発育途上の偶発的事故のうち，どれほどのものが能力を鈍化させたり，崩壊させるのかは明らかでない。しかし，成長にとって臨界的な時期を過ぎていないにせよ，いるにせよ，とにかく認識や統合の能力がどんどんと鈍化したり崩壊していくさいは，聴知覚はおそらく諸音の相違を認識できないほど歪んだものになってしまうことは避けられない。

I　幼児の言語の聞き取り

目　的

われわれの直接的・実際的目的は，言語習得の基礎として役立つ幼児の聞き取り経験を構成する実体が何であるかを明らかにし，それらを測定することである。受容過程に研究を集中するよう，多くの事柄がわれわれをかりたてた。これらのうち，最も説得性があるのは，適切な言語受容が他のすべての言語発達の主要な前提条件だということが一致して認められているにもかかわらず，子どもの言語発達における入力機能はほとんど完全に無視されてきたか，非常に軽視されてきたということである。幼児の聴覚的感受性を評価することの重要性を認識してきた聴能学という分野は，1つの貴重な例外と言える。新生児期の臨床的・実験的な聴能学的研究は，多大な進歩を示してきている。しかし，幼児の聴力測定に関する情報間には大きなギャップがみられるし，聴能的機能としての幼児の聴くことと，心理言語的機能としての幼児の聞き取りの間にも大きなギャップが存在する。これらのギャップは，きわめて緩慢に，長期

間かかってしか埋められないものであろう。

　実際的にいって，言語習得についてのすべての研究者は，Myklebust による「出力（話すこと）は入力（聞くこと）の後になる」(1960) という簡潔な陳述に基本的には賛同している。この原則は，効果的な受容（聞き取り）の統合が話しことばや言語能力の発達にとって必要不可欠だということを支持している。言語の運動能力の達成に，入力経験と出力経験のそれぞれが果す役割については考え方に大きな不一致が認められるが，入力が出力に先行しなければならないし，先行するという点については，ほとんどの者が同意している。

　たとえ最も強硬な教条主義のスキナー派の人でも，おそらく Skinner 自身さえも，真の言語行動を行なう前に，かなり聞き取り行動に従事することがヒトの幼児の本質であることは認めるであろう。この時期の比較的受身な聞き取りということが，かなりの非常に重要な受動的学習を内包しているということの確率あるいは事実は，無視しえないものであろう。また，Harvard 大の最も教条的な認知論者でさえも，幸せな支持的両親をもつ幸福な赤ちゃんは，相互的バブリング，赤ちゃんのおしゃべり，早期の電報文的な話しことばに多くの喜こびにあふれた強化を得る，ということを認めるであろう。しかし，入力過程が言語発達において実際にどのように機能するのか―それらが操作する重要な刺激材料―について，現在の知見はほんのわずかなことしか述べることができない。

　われわれの次の目標は，普通の赤ちゃんが最適の環境で言語について非常に多くを学習するように思われる生後数カ月から数カ年の臨界的な時期に関し，言語受容面の発達を形づくる経験についての知見をさらに深めることにある。この知識を，臨界的な早い時期に非常にわずかしか言語刺激を与えられなかった子どもに対し，後になって豊富な補足的な言語学習の機会を提供するために適用したい。臨床的なデータや観察 (Fry 1966) は，中度や重度の聴力損失のある子どもでも，できるだけ早い時期に補聴器を装用されれば，話しことばを習得するのに利益をうるであろうことを示している。もしも聴力損失がはっきりと確認されたならば，生後18カ月あるいはもっと以前でも，補聴器の装用が早すぎるということはない，とされている。これらのデータや観察は，知覚学習のあらゆる領域で早期経験の重要性を強調している「ニュールック心理学」派

の見解と一致する。

　しかし，ただ補聴器を早期に装用するだけでは，臨床的な問題を真に解決しはしない。多くの聴覚障害幼児は，学齢に達するまで聴覚の障害が発見されないままでいる。また，聴力それ自体には障害がなくとも，中枢レベルでの聴覚障害をもつ子どもたちもいる。補聴器は，聴覚感受性の問題の解決には役立つであろうが，中枢性の障害には役に立たない。これは，眼鏡や明るい照明が，図と地の関係の視知覚に障害のある場合や形の恒常性に歪みをもつ子にはほとんど役に立たない，ということと事情は同じである。さらに，聴覚障害児には，程度はいかようであれ，精神薄弱の人たちがいる。音の増幅というだけでは，こうした子どもたちの言語学習問題を解決できない。要するに，聴覚障害児の早期言語経験の問題は解明されていないのである。聾児，知覚障害児，一般の子どもたちについて，言語発達の入力側における統合過程に関するわれわれの知識は，いまのところ，まったく不十分なものだと言わざるをえない。

手 続 き

　言語受容に関する評価とその促進プログラムの実際的諸問題を扱おうとするさいは，幸いなことに，第1歩からスタートする必要はない。知覚学習の一般概念装置に加えて，幼児の聞き取りの環境や聞き取り行動の重要な諸要素を同定するのに有用な，2つのタイプの自動式の装置がある。これらのうちの1つは，時間見本法の方式で音声を録音するテープ・レコーダーである。このレコーダーは，協力してくれる家に置かれ，赤ちゃんが部屋から部屋へと移動するにつれて動かされ，家庭における普通の言語的相互交渉に関するとてつもなく豊富な記録を速やかに累積する。こうしたテープの注意深い聞き取りや再聞き取りは，幼児の聞き取り行動や聞き取りの発達に最大のインパクトをもつ言語環境の諸側面についての，ほとんど無尽蔵とも言える仮説を提供することになる。これについては後に再述する。

　別の自動的な装置はPLAYTESTシステム*である。PLAYTESTは，家庭や学校の普段の環境（場面）での子どもの聞き取りの好みについて実験的研

---

　* 研究や評価のためのPLAYTESTの用法に関する情報はNew YorkのHarper & Brothers社へ。

究を行なうことができる，自動式で2チャンネルの視聴覚フィードバックがある玩具である。子どものベビーサークルに，ステレオ・テープ・プレーヤーからの聴覚的フィードバックだけを与えるタイプの PLAYTEST がとりつけられる。子どもはベビーサークルにいるとき，いつも自由に遊んでいる。別のタイプのものは，聴覚的フィードバックと同じように，閉回路ビデオ・テープ・レコーダーから視覚的フィードバックを与える。〔ビデオ・テープ装置は高価であるため，このタイプの PLAYTEST は，いまのところ，毎日多数の子どもたちを検査できる学校でしか使われていない。価格が低額になり，さまざまな技術的問題が解決されるにつれて，いま用いられている聴覚的システムと同じように赤ちゃんのいる家庭で使えるようになるであろう。最近，Rosenbloom と Aronson は，生後3～8週の乳幼児が視聴覚のモダール間の統合の不調和を検知できるということを，実験的に示した (Bruner 1969)。この知見は，なんらかの発達上の障害が疑われる赤ちゃんについては，これまでなされてきたよりも，ずっと組織的にこれらの機能を評価することが可能であると同じく，必要であるかもしれないことを示唆している。視聴覚的システムを用いた，一般の子どもと就学前の言語障害児による音のレベル弁別に関する研究は，他のところで記述される。(Friedlander 1969, Friedlander と Putzer 準備中)〕

聴覚的 PLAYTEST システムおよび視聴覚的 PLAYTEST システムの両者とも，反応記録機は，前もってプログラムされているフィードバックの種々な対について選択する子どもの反応の頻度と持続時間とを記録する。これによって，適切に選択された刺激フィードバック対，機械的な実験的統制，子どもの反応データの統計的分析といったことと共に，乳幼児や就学前児が，複雑な聴覚的・言語的刺激のどのような特性を実際に区別できるのかをかなりはっきりさせることが可能になる。

初期の調査・研究

これまでになされた研究や現在進行中の研究から，聞き取りだけに基づく赤ちゃんの選択的弁別能力の検査のためにプログラム化されうる言語的・聴覚的変数がわかる。生後8～15カ月の赤ちゃんについてなされた実験から，一般の

幼児は、話しことばが前でなされているか後なのか、母親の声と見知らぬ人の声、平坦で澄んだイントネーションで話されるよく知っている人の声とあまりよく知らない人の声、短く冗長な話とあまり冗長でなく情報量の大きな長い話、それぞれの弁別をきちんとやれることが明らかになっている（Friedlander と Kessler 1965, Friedlander 1968）。赤ちゃんたちについてなされた最近の研究は、幼児の言語的冗長度の再認についての以前の結果を非常に明確に支持している（Friedlander と Wisdom 準備中）。また、いま進行中の研究がその初期に得た結果によれば、一般の赤ちゃんは、大きさのレベルの基本的・音響的特性も同じように機敏に弁別するし、おそらく、遮断周波数についても弁別ができるだろう。

図1は、生後15カ月の男の子の例である。AとBの2段階からなる16日の研

図1　2つのレベルの聴覚的フィードバック刺激への選択的聞き取り反応
頭の良い生後15カ月の男の子。(A)子守歌と単調な電子雑音とを急速に弁別 (B)低冗長度の長いお話を選択

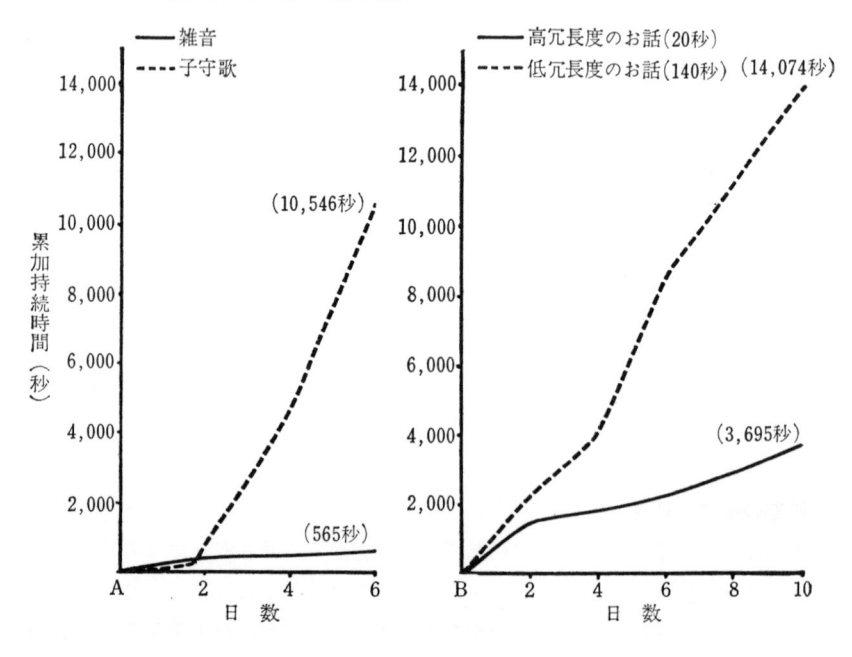

究期間中,ベビーサークルに聴覚的 PLAYTEST が据えつけられた。はじめの6日間は,ベビーサークルにとりつけられている2つのスイッチの一方を押すと,ラウドスピーカーから面白味のない電子雑音が聞こえてき,他方を押すと,魅力的な子守歌が聞こえてくるような仕掛けになっていた。赤ちゃんがスイッチを押しつづけるかぎり,音(雑音か子守歌)は出つづけた。反応記録機が,赤ちゃんがスイッチを押していた(反応の)秒数を記録した。

(これらの研究においては,いつもそうであったが,各フィードバックと結びつく玩具の位置は,位置による反応を防ぐために,定期的に変えられた。こうした位置による反応は,赤ちゃんの場合,しばしばみられることである。調査者たちは,家庭を定期的に訪問し,これらの位置調整を行ない,反応データを記録し,必要な場合は,刺激プログラムの変更を行なう。調査者たちが家を訪問しない日は,母親が定められた方法で,調査者に電話でデータを報告する。)

このA段階の目的は,赤ちゃんが PLAYTEST に興味を示しながら遊べるし,遊ぶであろうこと,しかもそれが価値あるデータを得ることができるだけの高度な活動水準でなされること,興味のレベルから明らかに非常に異なる2つのフィードバック間を弁別し,どちらかに好みを示すこと,これらを疑問の余地なく明確にすることであった。この赤ちゃんの反応から,彼がこの弁別を行なうのに困難さや不確かさがなかったことがわかる。子守歌の聞き取りは,6日間で累計10,000秒以上も行なったのに,電子雑音を聞く反応は600秒以下であった。換言すれば,この赤ちゃんは,母親が彼を昼寝,就寝のためにベビー・サークルに入れておいたり,彼が朝目をさましつつあるとき,総計でほぼ3時間も子守歌を聞き,雑音は10分以下しか耳にしなかった。(PLAYTEST の自動式時計は,赤ちゃんが起きるやいなやすぐ PLAYTEST で遊べるよう,赤ちゃんが普段目ざめる15分ほど前にスイッチが入るようにセットされていた。このことは,家事を行なっている母親にとっても都合のよいことであった。)

図1のB段階も,A段階とほとんど同じような,劇的ともいえる弁別を行なっている。しかも,B段階では,A段階よりもずっと微妙な刺激特性の相違に反応しているのである。この段階のフィードバックは,どちらのスイッチを押しても,同じ子どもについての物語からとられた会話体の話が用いられた。会

話は，男性ひとりと女性ひとりのやりとりでなされており，長さの異なる2つのものが用意された。一方のスイッチを押すと，20秒の長さの話が聞こえ，20秒たつと再び同じ話が繰り返して聞こえてくるようになっていた。他方のスイッチを押すと，140秒後に同じ話を繰り返すようになっていた。後の方のチャンネルの方が明らかに語られる情報量がずっと多かった（ウサギとアヒルについての会話部分が多くなっている）。両チャンネルは，男性の声と女性の声の分布，語りかけの様式，イントネーション，語彙のタイプについては同じようにされていた。

　データから，この赤ちゃんは，短く高冗長度の話よりも，長く冗長度が低い話の方を好んだことが明らかである。長い方への聞き取り反応は約14,000秒なのに，短い方へは約3,700秒しか反応していない。このような幼児の非常に微妙な弁別反応について，さらに7人の赤ちゃん（平均年齢14.6カ月）について調べてみたところ，ほぼ同じ結果が得られた。この7人は，年齢，性，選択反応パタンといった要因について検討した，規模の大きな研究の一部に参加していた者たちであった（Friedlander と Wisdom）。

　赤ちゃんたちのうち6人は，非常にはっきりとした交差反応を示した。この子たちは，始めのうちは短く冗長度の高い話を好んで聞いていたが，後になって長く低冗長度の話（情報内容がずっと豊富）に切り換えた。こうした反応は，次のように解釈された。赤ちゃんたちは始めのうち，自分たちが容易に同化することができる簡単な素材を好んでいたのだが，だんだんと，もっと長く入り組んだ話への好みを認識するようになった。つまり，滋養分がずっと豊富なメニューの方に一種の心理的食欲を示すようになっていったのである。

　別のデータを示そう。施設に入所している2歳半の重度精神薄弱児。ダウン氏症候群の男子である。この子の聞き取り反応の一部を呈示する。これによると，冗長度の弁別にみられる選択反応の特徴は，発達段階が異なっても同じように認められる，かなり一般的なものであることが示唆される。図2を参照しよう。これは大きな病院様の施設の非常に騒がしい幼児病棟で，13日間にわたって調べたものである。この子の表出言語は，きわめて限定されていた。希望や不満を緊急に表明したいらしい折のブツブツ言うこと，満足そうに思われるさいにみせるクックッとのどを鳴らすこと，これだけであった。聾ではないよ

図2 冗長度の異なる話への選択反応記録
2歳半の施設入所中のダウン症男子

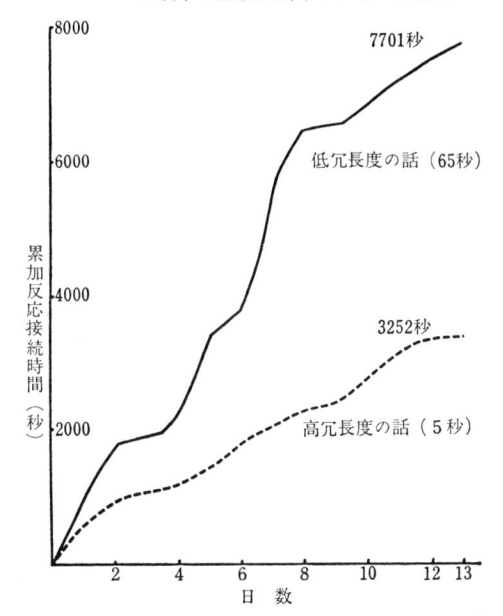

(グラフ:
縦軸 累加反応接続時間（秒）0〜8000
横軸 日数 0〜13
低冗長度の話（65秒）7701秒
高冗長度の話（5秒）3252秒)

うだったが，言語受容に関してははっきりしたことがわからなかった。病棟のお手伝いさんたちとは遊ぶことができた。しかし，このさいどの程度の言語的相互交渉が行なわれたかをはっきりさせることはできなかった。

お手伝いさんのうち，1人の人はとりわけおしゃべりで，この子に心のこもった世話をしていた。そこで，PLAYTEST のテープ録音のさいには，彼女の声が用いられた。冗長度の低い話は65秒の長さであり，高冗長度の方は5秒の長さであった。両方の話とも，お手伝いさんの声はラウドスピーカーから流れ出るようにされ，子どもがどちらかのスイッチを押せば，声が聞こえてくるようになっていた。この子には，一般の子どもよりも簡単な課題が与えられた。すなわち，長さの相違がきわだっている話が用いられたのである。

図2のデータに関しては，2つの事柄がとくに注目する価値をもっている。その1つは，冗長度の異なる言語フィードバックをちゃんと弁別したということである。この子は，はじめからきちんと区別することができた。高冗長度の

話よりも，低冗長度の話を聞き取った時間の方が長く，最終データでは2倍以上になっている。他の1つは，この子の言語能力は表向き非常に低いレベルであったにもかかわらず，たいへん長い時間聞き取りをしていたということである。このデータから，言語受容の経験について，次のことが示唆されうる。たとえ彼が多くの幼児と同じように，遊びや会話で相互的な言語交渉を行なうことができなかったとしても，こうした経験が，環境への適応にとって重要な役割を演ずるなんらかの心理的機能を形成させているということである。彼が2つのタイプのフィードバックを明解に弁別していることは，彼の反応は，たんに新しい玩具に対する自由なオペラント行動であるにすぎないという可能性を否定する。

　この子どもについて，彼が弁別できなくなるレベルを明らかにするため，さまざまな冗長度の話を用いて調査を行なうことが望まれよう。残念なことに，子どもの肺炎が再発し，このため研究は中止されてしまった。彼が回復した頃には，われわれは別のプロジェクトのために PLAYTEST 装置を使用しなければならなかった。

　このような，いくらかずつ相違する言語的特徴に対する弁別反応パタンは，精神発達が進むにつれしだいに精妙なものになっていく。前言語期の幼児における言語入力への反応能力については，順序立った尺度化も可能となるであろう。しかし，このためには，現在よりもずっと包括的なデータが集積され，この予備的・暫定的仮説が支持されるかどうかが十分に吟味されなければならない。このことは，今後の研究に委ねられるであろう。

　PLAYTEST を用いる手続きは，これまでに述べた変数の弁別に関する評価のためだけでなく，さらに，大きさとか高さといった音刺激や言語刺激の音響特性に対する幼児の感度を調べるためにも利用できる。この適用例が図3に示されている。これは，大きさのレベルおよび高さがかなり異なる2つの刺激への弁別反応である。被験者は，ふつうの生後12カ月の男の子。この子の家のベビーサークルで調べられた。

　調査は，第1段階と第2段階それぞれ4日間ずつ行なわれた。左側に示されているのが第1段階の結果である。被験者は，2つのスイッチのどちらを押しても童謡を聞くことができた。片方のスイッチを押すと，70～73dB 範囲の音

11 聞き取り，言語，聴覚的環境　299

図3　生後12カ月の男の子による，童謡を聞くさいの
声の大きさと高さに対する選択反応

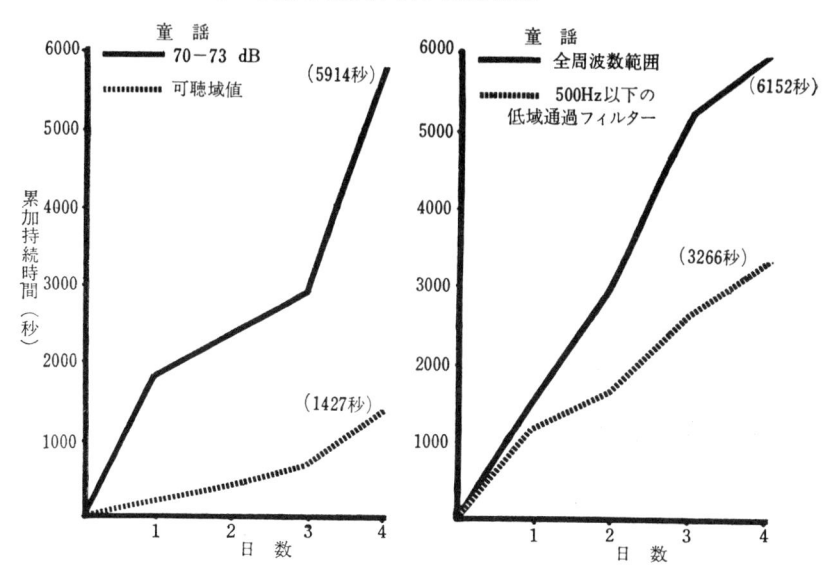

（左図）童謡　70～73 dB　(5914秒)　可聴域値　(1427秒)
（右図）童謡　全周波数範囲　(6152秒)　500Hz以下の低域通過フィルター　(3266秒)

縦軸：累加持続時間（秒）　横軸：日数

が聞こえてくるし，他方のスイッチを押せば，可聴域値（44～46dB）の強さの音が聞こえてきた。可聴域値レベルは，やっと聞こえる程度—部屋の周囲の騒音よりほんのわずか上—であった。しかし，注意して聞けば，成人ならほとんどの者がはっきり聞くことができる程度であった（音の強さの測度は，すべて B＆K 2203 型音圧計によった）。この子は，4日間で大きさのレベルが上への反応が5,914秒で，大きさのレベルが下のものへの反応は1,427秒であった。このように，大きな声で歌われた童謡の方への好みをはっきりと示した。

第2段階でも童謡が用いられた。声の大きさは，70～73dB 範囲である。2つのスイッチのうち，片方は全周波数範囲の童謡，他方は非常に限られた低い周波数範囲だけの童謡が聞けるようになっていた。後者は，Kron-Hite 3550 型低域通過フィルターによって，500Hz 以上の周波数が遮断されたものであった。

（低周波なり高周波を遮断してしまう周波数フィルタリング効果について十分な知識をもっておられない場合は，次のように考えていただけばよいだろ

う。低音部が高められ，高音部は低められ，ボリュームがいくぶん減じるハイファイ・システムの極端な形式なのだと。ところで，どちらのスイッチを押しても同じ強さの音が出るよう，音の強さを音響測定装置を使用して等しくしたとする。これをいくら慎重にやってみても，どちらの音の方が大きく聞こえ，どちらの音が小さく聞こえるかの判断を成人に求めると，例外なく遮断周波数の方がいくぶん小さく聞こえるという主観的判断がくだされる。こうした音響に関する基礎知識になじんでおられない読者の場合は，聴覚からの入力情報の適切な処理は，音の強さという特性の弁別と同じように音の周波数特性の弁別に依存するのだ，ということに気づかないでおられるかもしれない。音の大きさに対する感能と高さ（周波数）に対する感能は，ヒトの聴覚感受性の統合力を評価するさいに同程度の重要性をもつし，両感受能力は，片方に障害があれば他方も同じように障害をこうむっている。）

　第2段階のデータによると，大きさの相違の弁別ほどの明確さには欠けているが，この子は，周波数スペクトラムの相違をちゃんと弁別している。全周波数範囲の方には6,152秒，低い周波数音だけの方には3,266秒間聞き取りを行なっている。この子は，第1段階で可能域値の強さで聞いた時間よりも，かなり長く第2段階の低周波数の音（童謡）を聞いたのであるが，選択の好みは，毎日はっきりとしていた。全周波数の童謡の方を好んだのである。最初の日は，両方をほとんど同じくらい聞き取っていた。どうやら，第1段階とは異なるパタンを慎重に比較しているらしかった。しかし，2日目になると，選択の好みは非常にはっきりとした。

　8日間全体のデータをまとめてみると，選択される頻度の高い方と低い方とには，統計的に有意な差（Wilcoxon の検定法による。両側検定で危険率1％）が認められた。

　こうした結果から，PLAYTEST を使用する技法は，乳幼児による自然音（声）の諸特性の弁別に関する，これまでよりも分析的な評価を可能にするものだと言える。

　しかし，PLAYTEST の有用性が確認されたとしても，現在われわれが得ている知見には，大きな制約があることを十分認識しなければならない。PLAYTEST 法そのものの検討も必要である。われわれは，PLAYTEST を使って，

これまでに50人近くの乳幼児たちを調べてきた。いずれも自然な環境（日常的な場面）で，乳幼児がくつろいでいるときに自然な音刺激を与えるというやり方であった。こうした手続きは，クリニックで子どもたちを調べるさいよりも，はるかに時間がかかったし，費用も多額になるという短所はあるが，それでも長所の方がずっと多かった。自然な環境ということは，何よりも大切なことと言えよう。短所の方は，改善への努力を積み重ね，次第に解消する方向をとる必要があろう。図3に示されている弁別データは，この報告を書きはじめた時点ではまだ完了していなかったものである。これは，幼児の音響諸変数の弁別を測定することを目的とした基礎調査の一部であり，いちばん最初の被験者の記録なのである。この子のほかにも数人の子どもたちが調査されたが，その結果によると，大きさの弁別では同じような好みの選択反応がみられている。しかし，高さについての弁別では，矛盾した一貫性のない結果が示され，いまのところ，その解釈ができないでいる。これらの一貫性のみられない結果は，方法に問題があるのか，幼児たちには音の高低に無関心のものがいるためなのか，子どもたちの中に高音難聴の子がまぎれこんでいたのか，いずれによるものか判然としない。

　こうしたことは，速やかに解決されなければならない問題である。これらの解決が，PLAYTEST法を乳幼児の聴覚的・受容的な言語能力を測定する十分妥当な方法として受け入れるための前提条件となる。聴覚感受性については，多数の乳幼児を被験者とし，いろいろなレベルの強さの音，さまざまな遮断周波数，種々なタイプの音などについての検査が必要である。また，聴知覚については，時系列や信号／雑音比などに関する問題について，さまざまな調査・実験が要請される。言語とコミュニケーションに関しては，話しことば刺激と非話しことば刺激の相違の弁別，イントネーションと強調の刺激価，音韻的・形態的な示差的特徴，反復と冗長度，話しことば音と環境（周囲）の出来事との関係，言語聴取能力の統合における上記以外の主要な諸特性，などについて調べる必要がある。

　上記のような諸問題についての情報を得ることには，方法的にも概念的にも，途方もないような煩瑣さ・困難さが存在する。しかしながら，これらの問題の着実な解明こそが必須の要請だと言える。これによって，言語発達の規準

の確立,聴力や聞き取りの障害の発見・評価,必要な効果的教育・指導・治療プログラムの立案と実行,などについてのすぐれた方法が見出されることになるであろう。

　このような見通しをもって研究を進めていくのが肝要である。言語受容の発達は,その秘密を容易に明らかにすることのないような,あまりにも錯雑な過程である。PLAYTEST といった比較的簡単な手続きで,音や話しことばの世界をわがものとしていくための重要な臨界的な諸変数を明らかにできる,などと考えるのは,あまりに楽観的すぎるであろう。しかし,入り組んだ現象の基底を把握するための1つの方法として,それなりの有用性は評価されねばならない。幼児は言語を実際どのように聞き取っているのか。PLAYTEST による研究は,自然な日常的な場面での幼児の聞き取りの実態を解明し,言語学習経験の基本的・一次的なデータを提供してくれる。一般の子どもの場合,言語受容の機能はどのようにして形成されていくのか,障害をもつ子の場合,どのようにして誤った形成がなされるのか,こういった問題についての解答も,着実なデータの積み重ねをまつよりない。1歩1歩と地味な努力を払わずに,問題を過度に単純化した抽象的議論に走ったりすべきではない。

II　幼児の言語環境

　自然な家庭環境(場面)における家族の言語的相互作用のテープ録音をとってみると,複雑な現象を簡単に説明しようなどとする傾向が,いかに危険なものであるかを示すデータを得ることになる。ここでは,言語学習にとって重要な段階にある幼児や児童がいる家での家族の自発的な言葉のやりとりのテープ録音のいくつかの例を記述し,それについて論ずるであろう。これらの録音は,赤ちゃんにとって言語学習経験の基礎となる,実際の音環境の忠実な記録である。討議のために選ばれたテープ録音を,この本に添えて示すことができないのが残念である。これらのサンプルの,重要な音響的・言語的要素を十分に認識するための唯一の方法は,テープそのものを実際に聞いてみることである。

　良質な音響機器を使って録音された家庭内の言語的やりとりの注意深い分析は,普通の生活環境における言語学習過程のとてつもない錯雑さを,いまさら

に思い知らせる。こうした録音を耳にすると，騒がしい家庭内で幼児をとりまいている，粗雑で，混とんとし，こんがらかっていて，統制がとれておらず，まるで出鱈目のような素材から，どうして言語のような精巧微妙な織物が織り出されてくるのか，まるで証明ができないように思われる。

　言語受容過程やその発達に影響を及ぼす変数を研究するさいに，まず最初に考慮されなければならない問題は，おそらく，幼児が自然な環境で耳にするほとんどの話しことばは，その刺激特性という面に関して分析するのがきわめて困難だ，ということである。乳幼児は，自分が耳にする言語信号を，比較的に安定した一貫したカテゴリーの中へ選び分けていくという驚くべき困難な課題に直面する。われわれが調べたアメリカの家庭では，おとなや兄弟たちの会話のさいの話しことばの明瞭度は，どの場合もあまり高くない。（研究に協力してくれた外国生まれの親たちの中には，アメリカ生まれの者の英語より，子音の発音がずっと正確な人たちがいた。）話しことばや言語信号は，背景音の中に深くうずもれて，よく聞こえなくなってしまいがちである。しばしば，声の強さのレベルが，聞き取りがたいほど低かったり，やたらに高かったりする。また，話しことばがやたらに速かったりする。しばしば，2～3人以上の者が一時におしゃべりをしている。また，文法的に不完全な文や，非常におかしな文章を話すのが頻繁に認められる。こうした話のさいは，何が刺激となるのであろうか。

録音による調査

　上述のような言語刺激の特性は，夫婦と生後6カ月の女の子との家庭で交わされた会話の録音によって例証されうる。この乳幼児は，ときどき，親たちの発声に反応していた。このことは，親たちの話の内容から明らかであり，親たちの話しことばには，この女の子によって誘発されたものがある。この家族の会話の第4番目の参加者は，この家で飼っていたネコである。（ネコに向けられた発声と女の子に向けられた発声の数はほぼ同じである。会話の流れからでは，ネコの発声は誰に向けられたものかは判然としない。）会話のテンポはかなり速い。オルゴールの断続的な音が，親たちの話の中に繰り返し侵入してくる。ふつう，単純でたいしたことはないと考えられているような音源（たとえ

ばオルゴール）が，やたらに妨害的に聞こえるのである。

　テープ録音の聞き手は，熟達した者であったので，特別な努力なしに会話の流れについていけるのだが，それでも，内容を了解できる程度は非常に低いといわざるをえない。了解度がどれほど低いかということは，以下の例からも察しがつくであろう。われわれは，若妻が夫に，ネコを普通とは違う異常なやり方で愛撫するのを勧めているように聞こえることばを耳にし，たいへん驚いてしまった。ところが，よく注意して分析的に聞き取りをしてみると，その若妻は夫に，ネコに対してもっと思いやりがあるべきだということを示唆し，ネコに「禿げたところをひっかいてやりなさい」と言っていたのであった。構音の正確さや音の強さが急に低下し，話の終りの部分のイントネーションが下ってしまうことが，われわれの誤解をひきおこさせた原因だったのであり，このことは詳細な分析を行なってやっとわかったことであった。テープを繰り返して聞き返しても，母親の話しことばのかなりの部分が同じように不明確であることがわかった。しかし，聞き取り経験が豊富な者には，文脈や冗長度から彼女の言っていることの意味がほぼ完全に理解できた。

　ひと続きの話の文脈や冗長さの要因を利用する経験に乏しい幼児が聞き手となった場合，どのようにしてイントネーションの変化だとか，伝達のさいのあやふやなあいまいともいえる発声を区別して，正しく分類し，整理することを学習するのか，まったく不思議と言わざるをえない。私の知る限りでは，この質問への答は，以下の答にならない答を除いては存在しない。a）幼児や児童は，言語的な混乱にきわめて影響をこうむりやすい。b）この影響の受けやすさにもかかわらず，ほとんどの者は，言語を適切に学習する。

　多数の子どもたちが，言語を適切に学習しないということは，すでに述べてきた。こうした，言語学習がうまく出来ないということは，幼児や児童が最適とはみなしえない環境で聞き取りの経験をしていること，臨床症状として現われてはいないが聴知覚機能不全があること，この両者の組み合せが原因となっているのかも知れない。こうしたことからも，幼児の普通の聞き取り環境における言語的相互作用の分析は，とくに意義があると言える。

　すでに一部分記述したテープ録音に話をもどそう。この女の赤ちゃんの言語環境で最も関心をそそる側面は，この家庭では2カ国語が使われているという

ことである。母親は,子どもの面前でいつも英語を話している。父親は Milwaukee 出身で,Wisconsin 大の大学院に在籍し,スペイン語を専攻している。彼は,子どものいるところでは,いつもスペイン語を話す。これは,自分のスペイン語の練習のためではなく,娘が大きくなったら,英語とスペイン語の2カ国語を駆使できるようにという意図からであった。(父親の希望は十分に満たされた。2年後におけるこの家での録音によれば,女の子 Tena は,英語もスペイン語も同程度の流暢さで会話することができる。)

この家庭状況は,幼児の信号認知の主要な問題を考察するための素晴らしい機会を提供してくれている。生後6カ月では,赤ちゃんはスペイン語を話せなかった。彼女は,英語も話せなかった。両方ともに意味の判然としない音を出していただけであった。ところでわれわれは,英語はすらすらと話せるので,不明確な母親の話しことばの刺激信号を理解しえたし,同時に,娘さんの刺激信号も全体の流れの中で理解することができる。われわれの広範な英語の知識をもとにして,娘さんの片言もきちんと文法的単位に分割することができるし,欠陥のある刺激信号もなんとか知覚し,理解することが可能である。しかし,われわれにはスペイン語の知識がなかったし,父親の言っていることもちんぷんかんぷんでは,娘さんの発するスペイン語の信号特性も知覚できないし,理解できない。スペイン語を話さない者にとっては,意味と関係なく,ただ発せられた音だけを聞き取るということさえできないのである。

われわれは,以下のことを仮定しなければならないであろう。この赤ちゃんは,われわれが父親のスペイン語の音信号を知覚するさいに経験した困難さと同程度,もしくはそれ以上の困難さを,母親の英語の音信号を知覚するさいに経験したことであろう。われわれは,少なくとも1つの国語については経験を積んでいる。こうした経験が豊富であるならば,彼にとってよく知らない言語も,究極的には構造がわかるようになってくる。しかし,赤ちゃんの場合には,こうしたことがあてはまらない。無知の状態から出発する赤ちゃんが,話しことば音,イントネーション,文法といったものをわがものとしていくのである。これは,まったく大変な状況と言えよう。しかし,ほとんどの子どもたちは,周囲にさまざまな音刺激や兄弟たちを欠いているときでさえも,われわれにはほとんど想像もできないほどの複雑さをもっている言語というものを学

習するのである。これは，航空エンジニアたちが，マルハナバチがどうして飛行できるのか，いくら分析してみてもわからない状況と類似した不可思議なことがらである。

　聞き慣れていない言語を耳にするさいの問題を検討すると，言語の習得がスムーズでない子どもの言語学習困難についての別の次元に関する洞察を得ることになる。こうした子どもたちは，話しことばの明瞭度の低さという問題を処理しなければならないだけでなく，表面上の不規則さのうちにひそんでいる言語の規則性を見出して，それを意味に関連づけなければならない。こうした複雑な仕事である言語の学習に，かなり多数の者が障害をもつということは，少しも驚くべきことではないはずである。おそらく，真に驚嘆すべきことは，非常にわずかの子どもしか言語学習に障害を示さず，ほとんどの者が学習しうるということである。

　幼児期・児童期の言語学習を促進もしくは抑止すると考えられる要因について，いくつかの家庭の自然な音環境のテープ録音が，その手がかりを与えてくれた。ひとりっ子の数家庭での録音は，幼児の言語運用力の増大の様子，親と子どもとの音声的やりとりの様子についての豊富な情報を提供した。ある家庭では，幼児の理解力に合わせ，親たちの話しことばのやりとりの仕方を調整していた。いくつかの家庭では，明らかに，子どもの言語指導を意図的に行なっていた。また，子どもの言語発達の状態に特別な考慮を払わない家庭もいくつかみられた。幼児が発声したさい，それが相互的対話にとって適切な時になされたものであれば，たとえそれがきわめて限られた発声であっても，両親たちから自然に受け入れられることもよくみられた。ある母親は，赤ちゃんは時おりクークー言ったり，バブバブ言ったり，ブツブツ言ったりするだけなのに，かなり長い複雑な対話を交わしていた。この母親は，赤ちゃんが自分の話しことばの意味内容をすべて理解しているなどとは思っていないだろうし，対話自体が真に相互的なものではないことも十分承知していることであろう。友だちだったならば相互理解のためにかなり長い話し合いが必要かもしれないが，彼女は，おそらく，赤ちゃんのことを，こうした話し合いの必要がない完全に満足できる会話の友とみなしているのである。（小説 *David Copperfield* には，これと関連した記述部分がある。著者の Dickens は，作中人物 Dick につい

て，次のような示唆をしている。すなわち，Dick さんは，いつも数シラブルのことばしか話さなかったにもかかわらず，Betsey 叔母さんから，信頼の置ける価値ある友とみなされていた，というのである。われわれがこの小説を読んで，Dick さんは誠実な人なのではあるまいかと気づく部分は，彼が David への理解を告白する記述のくだりだけなのである。）

　子どもが1人だけの諸家庭の録音を調べてみると，言語を促進したり抑止すると推定される影響が，ちゃんとバランスがとれているように思われる。しかし，調査している子どもの上に活発でよくしゃべる兄や姉がいる言語環境のさいは，しばしばあまりにも騒がしく，大混乱と混とんとした状況を生み，適切な記録がとれなかった。ある家庭には，1歳ごろの赤ちゃん，4歳と6歳の兄たち，おだやかで静かな話し方の父，しばしば甲高い声を出す母親がいた。この家族の夕飯時のテープ録音は，モスクワ交響楽団が Tchaikovsky の序曲1812年のフィナーレの鳴り響く大砲の砲声を演奏している時よりも，ずっとさわがしい激烈な音を再現した。この家庭では，夕飯時にも隣りの部屋のラジオやテレビがボリュームいっぱいのままつけられ放しになっており，おそろしく賑やかで，子どもたちはあちこちを駆けまわっていた。しかし，こうした騒がしい家庭環境にあっても，赤ちゃんの言語は他の子たちと同じように，スケジュール通りちゃんと発達しているようであった。この子は，18カ月以前に2〜3語文を話せるようになったし，実質的な言語理解力を必要とするようなかなり複雑な言語的指示にきちんと従い，指示通りにやることができた。

　兄たちが戸外にいるような折に，この赤ちゃんは母親と2人だけの対話をする時間を持っていた。この経験の結果として，言語発達がスムーズにいったのであろうことは確かであろう。しかし彼の全体的な言語環境は，家族の活動がおだやかに遂行され，兄弟もいないといった幼児の言語環境とは，はるかに異なっている。この子の騒々しい言語環境は，この子の言語発達を妨げたとは思われない。しかし，この子のような無統制で混乱した騒がしい言語環境に育つ子どもが，すべてちゃんと言語を発達させうるかどうかは判然としない。もしも，この赤ちゃんがこうした環境の中にいて，言語受容面になんらかの障害をもっていたならば，言語発達にどのような影響があったであろうか。受容面に障害のあった場合，言語学習がスムーズに行なわれたかどうか，想像すること

も難しい。

組織的録音調査
　家庭という言語環境内の幼児・児童についてテープ録音をとってきたが，これらは，非常に多くの関心のある問題をひきおこした。これらの問題の解明には，もっと組織的な録音や整理がなされなければならないことを痛感した。初期になされたテープ録音は，豊富な観察情報を含んでいたが，これらの情報をいくつかのカテゴリーに分類し，言語形成に影響をもつであろう特定の変数を見出すために，数量化するための変換法を検討した。しかし，組織的にデータを集積していなかったので，個々の録音が，どの程度その調査対象家庭の典型的な言語環境をちゃんと代表できるのかどうか，確かめることすらできなかった。家庭間の比較も，大ざっぱなことしか明らかにしえなかった。幼児の言語環境のタイプやその実体の言語的特性は，異なる家族や異なる発達段階にある幼児それぞれの言語入力のタイプを項目化したり，数量化しないかぎり，明らかにさせることができない。

　これらの方法上の問題を処理するために，2つの技法が役立つことがわかった。これらの技法については，他のところで記述される（Friedlander, Cyrulik および Davis）。ここでは，詳細を述べない。

　録音は時間見本法によってなされた。あらかじめきちんと定められたスケジュールに従い，家庭内の音や言語環境を定期的に記録した。テープレコーダーは，前もってセットされた自動式の時計で調整される。一定の時間になると自動的に作動し，ある時間間隔が経過すると録音をやめる。20分の録音をし，そのうち5分間ぶんが整理・分析された。幼児が覚醒している間中，1時間ごとに20分の録音がされたが，これは，研究の進行とともに，目的に応じて変更された。

　（テープレコーダーを幼児から隠す手だては特にとらなかった。レコーダーのケースの横の上の赤ランプがついているときは，マイクロフォン回路が on であることを示していた。親たちは，録音されるのを望まない会話の間，マイクをはずすことが認められていた。親たちのプライバシーを守るため，家族の録音についての選択権を尊重することは，研究プログラムを支障なく遂行する

ためにも不可欠なことがらである。家族のプライバシーを守るために，さらに次の手段がとられた。家族の名前は記号化され，デモンストレーション用にテープ録音を使うさいは，どの家族かがわからないようにされた。）

　これまでに，小さなアパートに住んでいる家族について調査がなされた。乳幼児や親たちがほとんどの時間を過ごす，居間とダイニングキッチンとの間にマイクを据えつけた。もっと大きな家の場合，必要な数だけマイクをいくつも据えつければよいわけで，こうした家についても調査が進行中である。

　幼児の言語環境を調査する仕事の中では，テープ録音を集めるのは比較的簡単な仕事といえる。録音したテープを再生し，信頼できるカテゴリーによって数量化する仕事は，ずっと困難度が大きい。統制がまったくなされていない家族の相互交渉における自発的話しことばの音響特性や言語特性の微妙な相違を弁別しなければならず，訓練を受けた聞き手にとっても，特別な判断力や技能・忍耐を要求される課題なのである。きまりきった分析を行なうだけでも，1時間分の録音テープの処理に2〜3時間はかかるのが普通である。発声の言語的特性を詳細に分析しようとすれば，処理に4〜5時間はかかることになる。この作業は，録音の際に，ラジオやテレビや蓄音機などが on になっていた場合，きわめて困難なものとなる。

　（マス・メディアが家にあることは，アメリカの家庭では当り前のことである。後に示されるように，子どもたちが耳にする全言語的刺激のうち，メディアからの刺激はかなり大きな割合を占める。これらの主要な影響源に触れることなしに言語習得を説明しようとすることは，現実的だとはみなされえない。しかし，驚くべきことだが，言語発達に関する専門文献中に，マス・メディアの要因についての討議は，ほとんど見出すことができないのである。）

　さて，集められたデータには，次のようなものが含まれている。1) 家族——夫婦だけでなく乳幼児や来客，さらにラジオやテレビのような話しことば源も含まれる——の個々のメンバーによって発せられた発声の分布。2) 乳幼児に向けられた発声の分布。3) 乳幼児に向けられた発声のうち，反射的拡張，模倣，模倣の誘い出し，直接強化，指導的モデリングなどのカテゴリーに分類される発声の分布。

　これらのデータは，家の中で誰が誰に向かって話しているか，乳幼児に向け

られる言語はどれほどか，乳幼児が参加者のひとりとなっている家族内の言語的交渉のタイプ，などについて数量的推定を可能にする。

　こうした種類のデータの主要な価値は，おそらく，家庭における言語的やりとりの量と質とについての情報を与えることにある。とりわけこれらのデータは，言語障害だとわかっているか，その疑いのある幼児や児童の言語発達上の諸機会について，評価を行なうのに役立つことになるであろう。Elonen(1970)によると，聴覚障害乳幼児は，意図的に無視されたのではないにしても，言語的に無視された犠牲者であるかもしれない，という。とくに，他の子どもが親や他の人たちの言語面での注意のほとんどを独占してしまっているような家庭では，それがあてはまるであろう。家族によっては，子どもが聴覚障害であり，言語的相互交渉を子どもに要求することができないため，不本意ながら無視することになる。こうした家族は，たいてい，障害児の障害にみあった，一種の回り道的な非言語的コミュニケーション様式をつくり上げている。Elonen は，補聴器が装用されてから後も，こうした非言語的コミュニケーションが続けられているならば，子どもの言語発達にとりわけ大きなマイナスの影響を与えるだろう，と述べている。こうした場合，補聴器装用によってもたらされるとされている最大量の言語経験ということが，否定されることになるからである。

　さて，家庭における言語的やりとりの録音は，家族の言語パタンを評価する機会を提供することになる。こうした評価は，それぞれの言語環境を子どものニードに適切に合致するよう再構成する方法について，両親に助言するのに役立つ。ある場合は，絶え間なくつけっぱなしにされているラジオの使用を制限するよう親に勧告する，といった簡単なことだけでよいかもしれない。補聴器を装用している子に必要な情報を伝達するさいは，周囲の音源を off にすることが肝要である。組織的に集積されたテープ録音を基にして，子どもの聴環境を再構成することは，すでに，ある施設で試みられている。施設のスタッフたちは，録音の聞き取りから，子どもたちの言語発達にとって望ましくないと思われるいくつかの要因を見つけ出した (St. John 1970)。

　表Ⅰのデータは，それぞれ異なる2家族が，幼児の言語障害という点に関して，非常に相違しているところと，きわめて類似度の高いところのあることを示している。この表はまた，テープレコーダー利用による時間見本法でやるこ

表I　生後12カ月の幼児がいる Smith 家と Jones 家の言語環境

		Smith 家	Jones 家
発声全体	母　親	22%	11%
	父　親	18	4
	幼　児	35	15
	その他(来客，ラジオ，テレビ)	25	70
幼児に向けられた発声	母　親	67%	73%
	父　親	30	24
	来　客	3	3

とができる，簡単な数量化の一つのタイプをも示している。ともに生後12カ月になる幼児がいる Smith 家と Jones 家は，社会・経済的状態が同程度であり，両家の父親は Wisconsin 大の大学院生であった。

　表の上欄を見よう。両家が幼児にテレビを見せている（これは「その他」の主要な部分を占めている）割合，父親と母親の発声の割合，幼児自身の発声の割合は，いずれも驚くほど相違している。もっとも，これだけのデータから，これらのうち，どれが幼児の全言語環境の相違に決定的な役割をになっているのかは明らかにできない。家族の者によるのではない声（「その他」）は，Jones家だと話しことばの3/4を占めているが，Smith 家では1/4にすぎない。Jones家の父親の発声のパーセンテージは，Smith 家の父親の1/4ほどしかない。また，Smith 家の幼児が Smith 家の発声全体に占める割合は，Jones 家の幼児が占める割合に比し，2倍以上なのである。

　これに対し，表の下欄は，異なった様相を示している。幼児に向けられた発声の割合は，両家ともきわめて類似しており，各カテゴリーについて数％の相違しかみられない。

　相違から類似へのこの顕著な転換は，おそらく，Jones 家の父親の役割によるものであろう。Jones 家の父親は，発声全体のデータだと4％しか占めていないが，このことから，この父親は家族の中で目立たない存在だという印象を受ける。しかし，幼児に向けられた発声の場合だと，幼児が受けた個人的発声のほぼ1/4を占めている。この割合は，Smith 家の幼児の言語環境における父親の役割とほとんど同じである。換言すれば，Jones 家の父親は，全言語環境

では小さな役割しか演じていないが，幼児の個人的言語環境では重要な役割を演じているのである。

　この個人的な言語環境と全言語環境間の相違は，理論的にも実際的にも重要なことである。Jones 家の父親は，スペイン語を教えようとして，子どもの前ではスペイン語だけしか話さない父親であった。幼児に向けられた発声についてのデータによれば，幼児が父親から聞くスペイン語の量は，母親から聞く英語の1/3ほどのものであった。テープ録音や，子どもが22カ月になったときの家庭訪問による観察からは，この子が英語と同じくらいの流暢さ（こうした判断をくだすための客観的な検査はない）でスペイン語を話せるようになったことを示している。

　父親は，子どもが生後12カ月のとき，幼児の全言語環境のわずかなパーセンテージ（4％だけ）しか占めていなかったのに，2カ国語を教えるという目的をこのように現実化したことは，たいへん注目に値する事柄である。

　言語習得の理論という点からみると，これらの観察結果は，言語習得の基本的問題に，光明をもたらす潜在的可能性をもっているように思われる。とりわけ，言語障害もしくは言語障害が疑われる幼児・児童の言語習得を助力する問題に大きな示唆を与えることになる可能性があるであろう。解明されなければならない問題は，幼児や児童が言語を学習するさい，どの程度まで環境に依存するのかということと，言語運用能力を身につけるには言語環境のうち何が必須のものなのか，ということである。問題を過度に単純化することは危険であるが，Shipley らは，言語習得に関する2つの対立する見解を次のようにまとめている（Shipley, Smith および Gleitman 1968）。Shipley らによれば，2つの対立する見解は，氏か育ちか論争の1つの変形に還元することもできるという。

　さて，心理学者たちは，幼児について，自分が耳にする話しことばから言語的規則性を帰納することができる帰納的般化形成の一般的能力をもつもの，というように考える傾向がある。幼児の言語的規則性習得は，基本的に一種の学習過程とみなされ，子どもをとりまく環境と言語集成体（linguistic corpus）とにまったく依存している。これに対して，言語学者たちは，言語集成体というものは驚くべき複雑性を有しており，幼児がその混沌とした不規則性を選別し，帰納的般化をちゃんと形成できるほど簡単なものではない，と主張する。言語

学者たちは，経験からひき出された帰納に基づく学習という考え方に反対する。彼らによれば，子どもというものは，自然の話しことばによって与えられる集成体から，生得的な機構を利用して，文章や構文構造を演繹するのだという。このような生得的な機構を重視する言語学者たちは，子どもをとりまく言語入力の全体を含む包括的な言語集成体の重要性を強調し，子どもの学習という課題にあまり関心を払わない。他方，心理学者は，効率的な学習がなされるための選択性の要因の重要性を強調する。子どもの外的・内的環境のうち，子どもの適応にとって特に重要なものが選択的に学習されるのであり，言語についてもこれが当てはまると主張する。

　Jones家で娘にスペイン語を教えることに成功したことは，選択主義者の立場を支持しているように思われる。なぜならば，言語環境全体のうちのほんのわずかな部分だけによって，子どもが言語学習を行なったからである。しかし，見かけはそうであっても，これは選択主義者の主張を即座に肯定する根拠にはなりえない。というのは，この家での非人格的な言語的「生活空間」の大部分を占めているテレビの言語学習へのインパクトが明らかにされていないからである。テレビがなんらかの役割を占めていることは，Jones氏の次の報告からもはっきりと認められる。すなわち，生後22カ月のとき，この女の子は，親が教えたりしないのに，テレビ番組「セサミ・ストリート」をみていて，ひとりで数えることを覚えてしまっていた。

　この報告は，たいへん関心をひいたので，2人のこの報告に批判的な調査者がJones家を訪問し，このことを確かめてみた。すると，実際に，子どもが1から7までの数を誤りなく暗誦できることが確認された。そして，この子は，自己練習によって8，9，10というようにだんだん上へと進んでいった。もっとも，この子に数概念が獲得されているという証拠はなかった。しかしとにかく，この子はテレビを見たり聞いたりすることによって，数字を含めてかなりの話しことばを学習していたことは間違いなかった。この子が学習したであろうもののうち，容易に暗誦することができないものはどれほどあるかは，推測することができるだけである。こうしたことからも，2つの対立した見解のうち，どちらが子どもの言語学習における環境の影響をもっとも適切に記述できるかは，おそらく，推論するだけになってしまう。

（今後の研究が，この互いにもっともらしい2つの見解が，両者ともに全般的な言語学習の記述に不適切であるということを示すようなことがあるかもしれない。たとえば，生まれつき高い知能をもち，豊かな環境条件に恵まれた幼児や児童だったら，包括的言語集成体との幅広い偶然的な接触の結果，容易に急速な言語学習を行なう，といったことが明らかになるかもしれない。他方，恵まれた条件下にない子どもは，特定者との緊密な関係の下で，幅狭く選択的な言語集成体からの言語入力によって学習するのが望ましい，といったことが認められるようになるかもしれない。）

　最後に，言語障害幼児・児童の問題に再びもどってみよう。Jones家の赤ちゃんがスペイン語を学習したという事実，とくに彼女の父親の話しことばは彼女の全言語環境のほんの一部でしかなかったのに，彼女が学習できたということは，言語障害児の問題に大きな教訓となるであろう。わずかな言語刺激に基づく学習であっても，それが適切なものであり，適切な時期になされるのであるならば，言語能力の発達に，不つり合いなほど大きなインパクトをもちうるということが示唆されうる。言語学習過程は，あまりにも複雑な過程であり，この過程にはなんらかの基底的な単純な枠組があるのではないか，それがコミュニケーション技能の発達を促進するのではないか，といったことが考えられよう。Jones家の赤ちゃんが，たやすくしかも流暢さをもって2カ国語を学習したということは，その事態になんらかの重要な構成要素があったのであろうと思われる。この構成要素が，1カ国語の学習に異常なほどの困難さを経験している子どもたちのニードに適合させられうるかもしれない。

　問題は，どのような言語学習経験が適切なものであり，言語を開花させるにはいつが適切な時期なのかを同定することである。むろん，これらは将来の研究に委ねられる問題であり，ここ当分は，最終的な答が出されはしないであろう。心理学的・言語学的・教育的技法の組み合せによって，聾児に流暢な話しことばを教えようと試みたLingの研究(1970)は，これまで実質的に望みがないとみなされてきた言語障害に対して，きわめて効果的な働きかけが考えられうることを示している。

　この報告に記述された研究技法は，聞き取りの障害を明確にすること，一般の子どもたちの言語受容過程に関するこれまでの知識をさらに増大させるこ

と，言語環境が言語的コミュニケーションの出現や抑止にどのように影響を及ぼすかについて十分な知識を得ること，に役立つ有用な技法である。これらの技法は，言語学習が困難で，自然な言語発達の代りに，しばしば報われざる努力を払わなければならない多数の幼児や児童たちのニードを満たそうとするさい，大きな助けとなるであろう。

文　献

BRUNER, J. S. Annual Report, Center for Cognitive Studies. Harvard University, 1969.

ELONEN, ANNA. Personal Communication, 1970.

FRIEDLANDER, B. Z. The effects of speaker identity, voice inflection, vocabulary, and message redundancy on infants' selection of vocal reinforcement. *J. Exp. Child Psychol.*, 1968, 6, 3, pp. 443-459.

FRIEDLANDER, B. Z. Preschool children's self-measurement of listening discrimination of four loudness levels of natural sounds with an automated videotape free-play game. American Speech and Hearing Assn., Chicago, 1969.

FRIEDLANDER, B. Z. Receptive Language development in infancy: Issues and problems, *Merrill-Palmer Quarterly*, vol. 16, No. 1, 1970.

FRIEDLANDER, B. Z. & KESSLER, J. W. Longterm monitoring of an infant's selective play for perceptual rewards. Society for Research in Child Development, Minneapolis, 1965.

FRIEDLANDER, B. Z., CYRULIK, ANTOINETTE, & DAVIS, BARBARA BERGMAN. Time-sampling analysis of infants' natural language environments in the home. In preparation.

FRIEDLANDER, B. Z. & PUTZER, R. K. Automated testing of the effect of sound intensity level on preschool children's self-selection of video reinforcement. In preparation.

FRIEDLANDER, B. Z. & WISDOM, SARA. The effect of message redundancy on language listening preference in the home among infants at two age levels. In preparation.

FRY, D. B. The development of the phonological system in the normal and the deaf child. In Smith, F. & Miller, G. A. (Eds.), *The Genesis of Language*. Cambridge, Mass., M.I.T. Press, 1966.

GRUENWALD, L. Personal Communication, 1970.

LING, D. Personal Communication, 1970. (Ling has done pioneering work in teaching fluent speech to persons who are profoundly deaf. His work is documented in tape recordings. Inquiries should be directed to Daniel Ling, Ph.D., McGill University Project for Deaf Children, Beatty Hall, 1266 Pine Avenue West, Montreal, Quebec.)

MYKLEBUST, J. R. *The Psychology of Deafness*. New York, Grune & Stratton, 1960.

SHIPLEY, ELIZABETH F., SMITH, CARLOTA S. & GLEITMAN, LITA R. Technical Report VIII: A Study in the Acquisition of Language: Free Response to Commands. Eastern Pennsylvania Psychiatric Institute, 1968.

ST. JOHN, R. Personal Communication, 1970.

12

未熟児の早期刺激看護と訓練計画のための理論的，研究的基礎

序

　本章の目的は，未熟児の発達に関するいくつかの点をあげ，それらの子どもの発達に影響を及ぼすことを約束する一定の技術を準備することである。これらには下記のごとき事項を含んでいる。

(1)　未熟児はきわめて危険を有する群で，発達のあらゆる側面で障害を受けやすい。

(2)　未熟児の障害の受けやすさは，幼児期にもしもわずかしか感覚—運動刺激のない環境の下で育てられると大変増大する。

(3)　低社会経済環境は，幼児に最少の感覚刺激を与えることになりがちである。このことは，発達を最大限に広げるのと同じく発達の尺度を増進するのにはある種の働きかけをきわめて必要とするが，こうした場から未熟児を遠ざけることになる。

(4)　早期刺激の諸技術は，発達を最大限にまで伸ばすのと同様，発達の尺度をも増進させうる発達的働きかけの効果的手段をあたえることになる。

　下記資料は，低社会経済環境の未熟児に生後間もない時期に膨大な量の刺激濃厚化を準備するよう研究計画をたてるために，特別な計画とならんで，理論的，研究的基礎について記述することになる。準備された刺激と検証するのに用いられた測定手段，その他，刺激濃厚化の影響についての評価が解説され，第1次パイロット研究の資料が報告されよう。

未 熟 乳 児

　低体重の乳児と月数不足の乳児とのことばを区別するのに特別な注意が払われているように,「prematurity」ということばがなにを意味するかを規定することの重要性がますます増大している。Yerushalmy (1968) はかような区別の重要性を強調して,胎生36週かそれ以下を真の未熟と規定しようとする。Hodgman (1969) の研究は小さい赤ちゃんと真の未熟とを区別する重要性を支持している。12,000名の乳児の研究で未熟児の約50％は出生時体重が2,500g以上であったこと,これら身体の大きな未熟児は新生児全体の8％にあたると彼女は報告している。全人口の残り8％が2,500g以下であると推定される (Sinclair 1968)。体重の大小いずれの未熟児も発達の予後は同一のように思えるが (未熟児の発達的特徴は次ページで論じられる),2,500g以下の乳児ではあきらかにより厳しい予後像をしめす。Hodgmanは真の未熟児と身体の小さい乳児とを区別できると考える7つの指標をあげている。それらは,低体重で肥ってないこと,ゼラチン状でうろこ状でない皮膚,外耳が堅くなってなく軟骨が少なくない,ちちれ毛,胸肉が少ないこと,しまりのない姿勢,きわめて貧弱にしか発達してない反射である。骨のX線は有益ではなかった。

　研究で規定されたように未熟は,36週かそれ以下の胎内年齢ならびに出下体重2,500g以下の2つをふくんでいるのであるが,未熟児に関するほとんどの研究が出生時の体重だけの基準にもっぱらたよっている。概して,これらの資料はほとんどあらゆる領域での発達的欠陥をおこしやすいことを指摘する。今までに5つの広範囲に及ぶ文献展望が実施されてきている (Benton 1940, Alm 1953, Dunham 1955, Wiener 1962, Braine, Heimer, Wortis および Freedman 1966)。これらの展望は一般的には未熟児研究について批判的であるが,殊にその理由は適当な統制群と量的測定を用いていない点からである。いくつかの批判点は,社会経済状態の影響や,しばしば未熟をともない,かつ発達障害の主要部分とみなされる新生児の損傷因子等のような重要な統制変数の処理を欠くさまざまな研究に向けられてなされている。たとえば,Braine ら (1966) は低酸素症や新生児体重減少などの新生児の損傷因子が出生後15カ月間は発達障害の

主要な部分をしめることを示唆している。Drillien (1959), Wortis と Freedman (1965) の研究は、もしも未熟が低社会経済環境の中に惹起すると発達障害の影響は一層増大することを示唆している。この線から、Dann, Levine および New (1958) は私費医療家庭に生まれた未熟児は、そうできなかった家庭に生まれたものよりも高IQであることを見出している。これもまた、単純な未熟それ自体よりもむしろそこには社会経済的変数が含まれうることを示唆するものである。

生後の発達に未熟が及ぼす影響を調査している研究に多くの批判があるのにもかかわらず、これら研究の成果はまったく似たようなものとなりがちで、また未熟児は少なくとも生後2年間で発達遅滞を経験することをしめしている (Brandt 1924, Forschner-Boke 1924, Gesell 1925, 1928, Korthauer 1929, Levy 1928, Looft 1921, Mohr と Bartelme 1934, Wall 1913, Baedorf 1938, Drillien 1958, Knoblock, Rider, Harper および Pasamanick 1956)。未熟児の文献調査もまた生後2年間の経過で、未熟児で生まれた幼児の大部分が「追いつき」の過程にはいり始め、そこで大部分は正常範囲内の発達水準へこぎつくことを示唆している (Looft 1921, Ziechen 1926, Comberg 1927, Melcher 1937, Drillien 1959)。ほとんどの未熟児は正常範囲内の発達水準へ達するのであるが、子どもたちはあらゆる領域で正常児よりも有意味に低水準で機能するグループであることをつづける。しかし、Braine ら (1966) による展望では、未熟の程度（通常は体重により規定される）が発達遅滞と「追いつき」がおこる範囲を規定する決定因子であることを示唆する。

身　　長──未熟児の低体重は後の身体と対応する欠陥を生む可能性をおこすことは明らかである。Lubchenko, Horner, Reed, Hix, Metcalf, Cohig, Elliott および Bourg (1963) は出下体重1,500g以下の197名を10年間にわたって研究しようと試みた。これらのうちで1年目を生存した94名のうちの41%が体重についてはこの年齢集団の10パーセンタイル以下であった。47%が身長において10パーセンタイル以下であった。この研究者たちは出生後の数週間での栄養不全が、多分、発達遅滞をつくりだすメカニズムとなると推測している。

視　　覚──155名の未熟児と439名の普通児を研究して、Eames (1945) は正常児よりも 20/30 以下の視力をもつ未熟児が有意に高率であることを発見し

た。25名の未熟児と25名の統制群による，その次に実施した研究でも，Eames (1946) は，Snellen 視力表で未熟児が視力の劣っていることを明らかにした。Lubchenko ら (1963) は，調査した 63名の未熟児のうちの38名 (60％) が中度から重度の視力障害のあることを報告した。多くの研究者 (Patz, Hoech および De La Cruz 1952, Kinsey, Jacobus および Hemphill 1956) が，過去の古い研究では特にそうだが，大抵の未熟児の視力障害は新生児期の酸素過剰提供から由来し，後水晶せん維増殖症を惹起すると考えている。

聴　力——未熟児には聴覚障害が高率で発現するとしている研究はないが，Shirley (1938) は50名の熟産児と比較した50名の未熟児では聴刺激に過敏であることを見出している。この知見は50名の未熟児と熟産児で再度確かめられた。

神経発達——Dann ら (1958) と Drillien (1959) の両者とも未熟児の中枢神経系の発達の経過は貧弱であると結論をくだしている。Alm (1953) は999名の未熟児のサンプルの中で，脳損傷児が高率にいるとの報告をしている。Mohr と Bartelme (1930) は113名の未熟児を研究して35名の脳損傷児を見出している。Lubchenko ら (1963) は未熟児にモンゴリズムが高率であらわれると報告した。彼らは未熟児が持続性・非持続性の足間代 (ankle clonus) でと同じように深部腱反射亢進で統制群よりも劣ることも報告している。Mohr と Bartelme (1930) は痙ちょくの高い出現率を報告している。Harper, Fischer および Rider (1959) は3歳から5歳までの 460名の未熟児と 440名の統制児を調査したが，統制群では神経運動の偏倚が少ないことを見出した。Rossier (1962) は出下体重1,500ｇ以下の4歳から7歳の幼児125名を研究して，その20％に運動発達の異常があり，7％では重度な運動障害をしめすことを見出している。Baedorf (1938), Schoberlein (1938)，Shirley(1938, 1939)，Beskow (1949)，Lilienfeld, Pasamanick および Rogers (1955) による研究のすべてが，未熟児は正常児よりも衝動的で，散乱的であると結論を下している。わずかに，2研究(Davis 1951, Lezine 1958) が，神経と運動の発達で未熟児と統制児との間になんらの差もないと報告しているだけである。概して，未熟児は神経障害をこうむる傾向が強く，微小脳損傷と学習障害とが結合した症状を呈すると思える。

言語発達——言語発達の上に及ぼす未熟の影響に関しては，研究者の間に意見

の相違がある。Drillien (1959) は,言語発達は未熟児の間では最も障害をうける領域であると結論している。これは,主に,未熟児が2歳時で統制群と比較して言語能力に遅れていたという研究知見に基づいている。Lezine (1958) によると,未熟児は8カ月前まではほとんど発達しないが,初語と文章を使いはじめる年齢には未熟児と正常児との間にはなんらの差もないとのことである。Mohr と Bartelme (1930) も,もし早産分の実質的期間が手加減し加えられるなら初語期には遅れがないことを明らかにしている。

一般的知能発達——Asher (1946) は217名の未熟児に知能検査を実施し,体重とIQ間に有意な逆相関のあることをみている。Hess と Lundeen (1949) は,出下体重1,250g以下の3歳児から17歳児までの212名の未熟児を実験した。この実験群のうち,126名だけが正常の知能を有していた。Dann ら(1958)は34名の未熟児を その同胞と比較して 未熟児群で有意に低IQをえた。Lubchenko (1963) は WISC を未熟児に実施したところ,全IQで90以下の得点しかえないものが60名中25名であったと報告している。Davis (1951) は,未熟児はWISCの動作性,言語性,全IQで統制群よりも低得点をえたことを報告している。Douglas (1956) もまた未熟児が語彙検査では統制群よりも 悪い得点であったことを報告している。

重篤な障害——Barlow (1945) は6歳から8歳までの501名の熟産児と514名の未熟児とを比較した。そして,未熟児は統制群 (11%) の3倍 (34%) ほど,ある程度の精神遅滞をしめすものがいることを 見出した。Pasamanick と Lilienfeld (1955) は276名の精神遅滞児 (IQ80以下) と232名の統制群の体重を検査した。未熟児のしめる割合は統制群よりも精神遅滞群に有意に高率であった。Levine と Dann (1957) は出下体重約1,000gの68名のサンプル中で30名がIQ90以下であったことを報告している。

学業成績——Asher と Roberts (1949) は英国の文法学校の生徒4,800名の出下体重とIQを調査した。なんらかの学習上の問題をもつ877名の児童は,残りの児童と比べて出下時体重が有意に低かった。Douglas (1960) は,統制群(22%)よりもわずかの割合(10%)でしか未熟児が英国文法学校への入学試験に合格してないと報告している。しかし,Davis (1951) と Blegan (1952) は,集団としては未熟児群にはっきり学習障害があるとはいえないと報告している。

読　　み——Uddenberg (1955) は，10歳児で64名の未熟児と同数の統制群を比較して，未熟児は一般読書テストでは統制群よりも有意に低得点であることを報告している。Douglas (1956) は，年齢，性，家族順位，母親の年齢ならびに社会階層をそろえた407名ずつの8歳の未熟児と統制群とを調査した。その結果，未熟児は読み能力で明らかに有意に障害があることがわかった。これらの所見は，11歳時の未熟児と統制児355名の対比較で再度たしかめられている (Douglas 1960)。

量的測定手段に欠けるとか，他の統制の場合と同じく統制群を上手に使えないとか，未熟の定義がいろいろであるといった方法上の問題があるにはあるが，この領域の文献研究は，身体と認識発達の上に遅滞をおこしやすいものとして未熟児像を首尾一貫してえがいている。だから彼は，発達を加速させる，また発達の上限をあらんかぎり拡大する働きかけの効果的手段を求める必要性が大いにあるわけである。

発達加速の一手段としての早期刺激

近年，発達に及ぼす早期刺激の有益性をしめす資料が出現してきた。ほとんどのこの研究は，人間以外の被験動物で実施されてきたのであるが，人間に及ぼす早期刺激の効果を測定するという困難な課題に2，3の研究が着手している。この研究の基本的，理論的根拠は，Hebb (1949) の神経心理学的理論とPiaget (1947) の発達理論とに見出される。

理論的根拠——Piaget の業績は，解釈的であるというより記述的であり，なにゆえにある子どもが他の子よりも急速に発達するのかという疑問にこたえるよりも，子どもが認識過程で通過していく位相の段階や指標の体系を明らかにすることに基本的に関心をよせている。Piaget は，彼自身が「感覚運動期」と名付けて呼ぶ生後2年間に最大の理論上の力点をおく。Hunt (1961) は，この段階における Piaget の発達に関する記述を，過去経験からほとんど大部分派生する戦略を処理する「位相的構造，あるいは象徴的表現と情報」からの出現として解釈する (p.109)。もし Hunt の Piaget の作業についての解釈が正確だとすると，「過去経験から大部分は惹起する」との見解は，Piaget の早期刺激

の重要性を言及する部分とすじ違いになるといえよう。Piaget の理論の詳細は，Hunt (1961) と Flavell (1963) の研究であたってみることができよう。

Hebb: Hebb (1949) は2つの難問を考察し その結果として 知的発達にはじめて関心をよせることになった。その1は，早期（生後2年まで）と後年（青年以後）の脳損傷のそれとわかる影響に関心をよせたことである。彼は人生の後期のかなり重篤な脳損傷が比較的問題となる影響をもたらさないのに比べて生後2年までのそれよりも比較的微小な傷害やはく奪が学習や知能の上に大きな影響をもたらすのに驚嘆した。第2には，Hebb は低次の動物と比して，人間の知的未発達の状態が長期間に及ぶことに当惑したのである（例，多くの脊椎動物は生後2年までの人間よりも学習する能力があるという事実）。

自己の理論を築くにあたって，Hebb は脳組織の2つの型を区別した。第1の組織の機能は感覚入力と運動出力に関連する神経インパルスを統御することにある。これは，この機能が出生前にあらかじめ決められているから，「付置組織」(committed tissue) と呼ばれる。第2のタイプの組織は，この組織の機能が出生時には決定されておらず，創造されねばならないことから「連合組織」(associative tissue) と呼ばれる。多分，連合組織は新しい学習や新しい連合が生じた場合に関与する。

Hebbは，連合組織と感覚運動組織とのもう1つの重要な区別をする。人間の有機体（連合組織を使うことで）が「自動中枢過程」となりうると考えられるのにかかわらず，感覚運動組織は外刺激によって賦活されねばならない。換言すると，連合組織と自動中枢過程は，人間の有機体が行為へと自分自身をかりたてさせることのできる手段なのである。Hebb は感覚運動組織と連合組織との比率を A(連合)/S(感覚)比と名称を付し，知能の限界はこの比率によって決定されるとの理論をつくった。感覚運動組織に対する連合組織の割合が多くなればなるほど，複雑な認識能力への有機体の能力が増大する。A/S比は種によって違いのあることは明らかで，またこのようにして（少なくとも Hebb に従えば）系統発生的尺度に基づくさまざまな点で有機体ごとの知能の違いを説明するのである。しかしながら，我々の関心は，人間という単一の種の中の知能差に関してである。Hebb の理論は，人間が知能に差があることに2つの意味を考えさせる。その1つはA/S比の遺伝形質のちがいである。もう一つは連

合組織の機能が獲得され，創造される程度の違いから惹起しよう。

　このことが，Hebb の理論の最も重要な側面へと，我々をして導くのである（少なくともそれは早期刺激へかかわりのあるものとして）。つまり，高次認識機能の基礎となる連合組織がつくられる様式という側面へである。この点に関する Hebb 見解は，自動中枢過程と同じく連合組織は，出生後2年までの感覚運動体験の成果からつくり出されるというものである。これらの生後の早期間では有機体の行動の大部分が複雑でなく，多分に感覚運動組織によって支配されている。しかし，特に積極的ではないが，連合組織と自動中枢過程がつくられているのである。それゆえ，種の中にみられる知能差（特に人間）は連合組織と自動中枢過程がつくられる程度の違いで基本的には説明がつく。再度ふれるが，確立の程度はこの重要時期（生後18カ月から24カ月まで）での感覚運動経験の総量に依存していることに十分注意しなければならない。上記の説明から，Hebb を当惑させ，まずもって彼に理論化させる原因となった2つの考察事項に対して，彼の理論がどのように説明し得ているかをよみとることができる。人間の知的未発達の状態が長期間であることは，人間では確立されるべき膨大な量の連合組織を所有している事実によって説明される。それゆえ，生後数カ月は主として感覚運動に費されるが，その一方ではより進んだ過程（連合組織を含む）も確立されつつある。大量の付置組織をもつ他の有機体は，多くのより無意識的あるいは反射的機能を実行するのにこの時期が使われる。また動物の少しの連合組織は，その機能が確立されるのに短時間しか要さない。人間がより多くの連合組織をもつという事実は，連合組織が確立されるまでの時間，長い未熟期を必要とするのみならず，より多くの連合組織が確立されるということは，一旦，この過程が始動すると他の種の知的能力をはるかにしのぐことを人間に可能とさせる。

　Hebb の理論は，また初期と後期の脳損傷がまったく異なった影響をもたらすこと，つまり，彼の理論化を惹起した第2の疑問を説明することを可能とする。初期の脳損傷は連合組織と自動機能の確立過程を阻害すると考えられる。こうして，大部分の連合組織が確立されないために障害が広範囲に及ぶわけである。しかし，後期の脳損傷は大部分の連合組織と知的機能がつくられた後で生じるため大きな衝撃を与えないと考えられる。早期刺激に関する仮説が

Hebbの記述からごく自然の帰結としてひき出されることは，上文でみるとおり，まったく自明なことである。生後数カ月の感覚運動経験を奪取されたどんな有機体でも認識発達においてそれ相応の割合で減少を惹起することが，この理論の結果から当然ひき出される。それは，連合組織とそれに付随する機能が完全に確立していないことからおきるのである。それだから，感覚刺激の濃厚な環境を経験するいかなる有機体でも認識発達の上でそれ相応の増進を経験するはずなのである。

　生後間もない時期の感覚運動経験の豊富な準備を強調するHebbの理論は，一定の感覚様相を通じて提示された刺激の総量よりも，有機体がとりたててどうというのではなく，刺激されるような様式での，刺激の量的側面に力点がおかれている。このことは発達させられるべき感覚様相が直接的に刺激される必要がないことをも示唆する。たとえば，運動機能は視刺激やその他の刺激を通じて加速されるだろう。このような刺激の「間接的」形態が認識発達の早期では可能であるとの事実がいくつかの研究によって支持されている（DanzingerとFrankl 1934, DennisとDennis 1941, ThompsonとHeron 1954）。しかしながら，すでに以前から指摘されているように（Wright 1968），Kephart (1960), Doman, Spitz, Zucman, DelacatoおよびDoman (1960) によって示唆されているように，生後2年後の間接刺激（子どもの歩行の平衡をとらせるようなことで読書能力の改善をするような）の効果については，まったく証明されていないのである。

　刺激の量的側面が生後2年の間で最も重要であるらしいとの事実はこの点をこえてまで一般化しているとは思えない。事実，人間にとって刺激の質的側面が4歳児には基本的なものとなることを示唆する理論的，研究的証明がある（GrayとKlaus 1965）。それゆえ，かなり，大まかな型で提示された感覚運動刺激が生後2年までは発達の加速に有効であるが，この時期以後では，直接刺激，矯正，訓練（換言すると，人々が加速させたいと望む行動へ直接的に働きかけること）が望ましいのみならず，必要になる。

　刺激濃厚化を用意する計画の中で考えられねばならないもう一つの重要な因子は，刺激の恒常性対可変性についてである。いく人かの研究者（Pratt 1934, IrwinとWeiss 1934a, 1934b, 1934c, Brackbill, Adams, GrowellおよびGray

1966, Denenberg 1966) は，継続刺激の希釈，省略効果を強調している。有機体は，多分，それぞれの刺激の属性を消失させるような方法で刺激に「適応」するのであろう。より変化のあるランダムな様式で提示されると同一刺激でも明らかに一層大きな反応を生じさせるか，さもなければ発達加速のためのより大きな力をもたせることになるだろう。

早期刺激の効果に関する研究の成果

感覚奪取の人間以外の動物研究——ネズミ，ウサギ，イヌ，チンパンジーのような人間以外の動物では，早期刺激の奪取が決定的な影響をもたらすとする数多くの研究がある。これらには，Hebb 自身の研究 (1937, 1947) もあり，Riesen (1947)，Brattgard (1952)，Guaron と Becker (1959)，Forgays と Forgays (1952)，Forgus (1954, 1955a, 1955b) ならびに Thompson と Heron (1954) がある。

人間の刺激奪取の研究——人間の早期刺激奪取の文献はきわめてあいまいで，また方法上の問題を伴う。これらの研究のほとんどは暗い部屋にとじこめられドアのすき間から食物をあてがわれる子どものような（例，Mason），あるいは野生の動物の両親におそらく養育された野生児（例，Gesell 1941）のような「隔離」の調査から成っていた。野生ならびに隔離児の発見当初の機能の報告は，早期のしつけがその後の発達に対して極端な強い影響を及ぼすことを示唆している。しかしながら，こうして報告された事例が実在のものかどうかに疑問をさしはさむのと同様，これらの物語の正確性への疑問が物語に多くの信用をおくことをひかえさせる。孤児院やその他の収容施設で養育された子どもに関連する奪取の研究は，一般的にはより容易に実証的資料を提供するのにもかかわらず，ここでも方法的立場から批判がなされている。研究上の示唆をふくむこの領域のすぐれた総括評が Yarrow (1961) によってなされている。彼の主たる結論は以下のとおりである。(1)発達遅滞を生ずる母親奪取児の事例では決定的な影響がある。(2)この影響（多分なんらかの型の刺激奪取を含む）が明らかにされ，研究される必要がある。(3)この領域の研究はより組織的で精力的なものであり，また少なくとも提出された疑問に解答が出るチャンスのあるような

方法で計画がなされる必要がある。

刺激濃厚化の人間以外の動物研究——刺激奪取を含む研究が刺激濃厚化の効果の調査によって近年成功するようになった。人間以外の動物で実験する最も重要な研究は，Levine, Denenberg, Kretch 実験室からもともとは生じたのである。刺激の増大をこうじる手段は，手でふれる，遊具を準備することから，軽い衝撃にまで及ぶあらゆるものを含んでいる。これらの調査では，ネズミに対する増大刺激は血漿のコルチコステロン反応の可変性，副腎収斂酸性反応の早期化，開目の早期化，エストロゲンの発生の早期化，体重の増加，成熟時の体重の増大，病気に対する抵抗性をもたらすことをしめした（Denenberg と Karas 1961, Levine 1962, Levine, Haltmeyer, Karas および Denenberg 1967, Haltmeyer, Denenberg および Zarrow 1967)。問題解決能力が増大し，探索行動が増進すること，情動性が低減することが，Denenberg, Morton (1962), Schaeffer (1963), Denenberg と Karas (1961), Levine と Wetzel (1963), Denenberg (1967) によって実証されている。早期刺激は学習に影響を及ぼすのみならず，後の剖見から決定をみたように，大脳の化学的，解剖学的変化をもたらすことを Krech (1966, Krech ら 1962) は明らかにしている。

人間における刺激濃厚化——近年，人間の幼児を含む心理学的研究の数の上昇が生じている。いく人かの研究者（Rheingold, Gewirtz および Ross 1959, Kagan と Lewis 1965, Lipsitt, Pederson および De Lucia 1966）は，早期学習と条件づけについての印象深い実験を公開している。彼らは，幼児がかつて考えられた以上にずっと早い時期に学習したり，発声したり，社会的応答をすることを明らかにした。このような結果は，幼児の発達尺度が加速されつつあることを明らかにしめすことの証明である。しかし，この効果が条件づけ経験と付随していて，また発達を増進する早期の認識刺激からひきおこされたのかどうか，あるいは，この効果が条件づけの原則だけを基盤として説明されうるかどうかを区分することは，もしたしかめられるとしても困難なことだろう。

ほとんどの早期刺激に関する研究は，過去ほんの数年このかたのうちに実施されたのであるが，この一般性質に関する研究は，Pratt (1934) の論文にまでさかのぼることができる。彼の調査は新生児の一般的活動に及ぼす継時的聴覚刺激の効果についてであった。彼は粗大全身行動が被験児に聴覚刺激を提示す

る期間で増大することを見出した。Prattは，聴覚刺激が新生児の活動を増大するという事実以上には結論を広げなかったのである。だがしかし，現代の研究者は，新生児の活動の比率を増大するどんな変数でも，発達の尺度を増大させる上でなんらかの力になると考えている。

早期刺激の効果に関する最近の研究は，少なくとも2つの一般的な組み分けが可能である。その1つは，正常な養育コースであてがわれた刺激の総量の調査（通常，乙が甲の後におこったから，甲が乙の原因であると考える論理的な誤り）である。これらは通常，母親から得られる質問紙か母親の自然観察をふくんでおり，このことから，彼らの養育活動を評価しようと目論むのであり，特に母親が行なう感覚運動とその他の形の刺激量を評価しようとするのである。母親は，通常，高刺激者と低刺激者とに分類される。次に発達の一定の変数と母親の刺激との関連づけを試みようとして子どもの発達の結果の測定手段が集められる。

HopperとPinneau (1957) は，各食事前に10分間の特殊な刺激（手でふれる，ゆする，振る，くるくるまわす，抱く，くすぐる，ピョンピョンはねる等に限定）を母親に与えさせることで，はきもどしの頻度を低減させようとして21名の新生児（統制21名と比較）に実験をしてうまくいかなかった。彼らの資料によれば，はきもどしの頻度がこの研究をはさんだ5週間後には両群ともに減少したことを指摘している。これは，はきもどしの頻度と発達との間にはなんらかの関係があることをしめしている。つまり，年長になれば，はきもどしが減少するということなのである。もしこの研究が刺激を与えることで，はきもどしの頻度を減少させることに成功したとすると，発達尺度を加速する最も早い早期刺激法の成功例の1つとなったことであろう。結果が不首尾に終ったので，本研究は主として早期刺激の仮説を検証する早期の試みを代表するという点で重要となる。

MossとKagan (1958) は，Yellow SpringsにあるFelds研究所で全施設人口の中から19名の男子と25名の女子を抽出して調査を行なった。両親行動評価手段 (A Parent Behavioral Rating Instrument) が実施されたが，また，そこでは両親が，自分の子どもが歩いたり，話したり，ころがったりなどすることを学ぶ尺度に「押す」，あるいはそのことに関する心配をしめす尺度を評価

するために用いられた。この結果（第1,第2研究とも同じ結果であった）は, 男子の場合, 3歳児では両親の刺激とIQとに有意相関があり, 6歳児ではそうではないこと。女児では, 母親の加速とIQの間には3歳児, 6歳児のいずれでも相関はなかった。用いられた「刺激」のタイプが特別な種類の行動ではなく, 多分, 母親の関心と連合したものであることは注目されねばならない。おそらくこれは, 刺激が実験的に操作される実験室研究で用意される通常の形の感覚運動刺激とはまったく違うものだからだろう。しかしながら, 本研究の結果はいくつかの興味深い疑問を惹起せしめる。女児とは反対に, 我々は男児に対しては刺激濃厚化に関して性差を期待できるのだろうか。刺激は発達尺度そのものを増進させることはありうるが, 発達の上限をひろげるとは考えられそうにない。少なくともこの研究では, 刺激の効果は男児, 女児と別々に影響を及ぼし, 6歳になると影響がなくなってしまっているようである。

Rubenstein (1967) は, Moss と Kagan の研究と同一の研究を行なった。彼女は44名の5カ月児にそそがれた母親の愛撫（母親が注視する, 触れる, 支えあげる, 話をしかける回数に限定）を時間見本で蒐集した。そして11カ月児の探索行動とこの愛撫との関係をみようと試みたのである。乳児は, 高, 中, 低の愛撫群に分類された。行動のサンプルは, 子どもが5カ月になった時点でそれぞれ3時間ずつ, 2回にわたってとられた。新奇刺激がただ1つ提示されると, 高愛撫群は, 中・低愛撫群よりも新奇刺激に対して注視し, 触れ, 話をしかけるという点でまさっていた。母親の愛撫という型の早期刺激は, 探索行動（幼児の認識発達の重要な早期指標）を促進することができると結論された。

Irwin (1960) は, 35年前 (Irwin と Weiss 1934a, 1934b, 1934c) に幼児への刺激の効果に関する研究を行なっているが, 彼は, 自然の, あるいは母親の与える刺激効果という興味ある研究を進めた。彼は18カ月間, 毎日提示された15分から20分の聴刺激の効果を調査した。刺激は子どもへの母親の読書である。被験児は13～30カ月間の24名の実験対象児と統制児である。基準の手段をえるために, 彼は全実験中2カ月に1回ずつ実施した家庭訪問の際の子どもの自発的発声数を単純に計算した。17カ月前の発声頻度の平均値では, 2群の間にほとんど差がなかったが, この時点以降からは, 実験群は統制群より高得点を常に

うるという型で差がひろがった。

　Schaffer と Emerson (1968) の論文は，人間を被験児とする自然観察をふくむ研究と第2の型の刺激濃厚化プログラム，つまり実験室でつくられ実験的に導入された刺激との間のなんらかの橋わたしをするものであった。彼らの関心は，環境刺激と発達検査の成績との関連性に向けられていた。被験児は生後5カ月から6カ月までの20名の乳児で，これらは2つの等質群に分けられ，3日間にわたってグリフィス発達尺度検査 (Griffith Developmental Scale) が実施された。1つの群は3日間とも単純な無刺激期の後で検査されたのであるが，一方，他の1群は，最初の1日だけ無刺激で，第2，第3日は，刺激期に検査を受けた。刺激濃厚化は3分間子どものベッドによりかかって，笑い，話しかけること，3分間子どもの顔と手をなぜて身体にふれる，3分間子どもをだきあげ，ほおずりをする。それからベッドにもどして最初の3分間に提示したのと同一刺激をさらに3分間与えることで子どもとおとなとが交渉することから成っていた。無刺激児（実験群の初回テスト分を含む）の上記発達尺度の平均発達指数は103であった。第2，第3テストの実験児の平均値は113であった。刺激を受けない統制群の第1，第2，第3テストの間には有意差はなかった。しかし，実験児の発達指数は初回（無刺激）と第2，第3テスト間に有意差がみとめられた。

　発達検査によって測定される行動と刺激経験とが類似し結びあっている上記のテスト期と刺激の時間的接近は，手続き自体がなんらかの型でテストを「導く」活動とさせてしまうことになる。これは多分に当惑する論点であるのにもかかわらず，重要な問題をひきおこす。早期刺激はただ実験対象者の発達尺度を増進する手段なのか。それとも，子どもの発達を評価するためにもうけられた基準により有効に反応するよう対象児の能力を増大させるよう働く要素を含んでいるのか。もしそういうことがあれば，さまざまな研究から報告された全体進歩のどの部分が，発達におけるより真実な増大に対する「導き」と言えるだろうか。この疑問に対する解答は大変困難で整然としえないという事実が，しばらくの間，早期刺激論文に尾をひき散見されるといったことを生じさせるかも知れない。しかしながら，基準テストのためと明らかにわかる訓練から構成されていない刺激を提供するのと同様に，一時的に刺激とテスト期間とを分

離するよう注意を払うことは，この種の混合のおそれを減少させることに役立つ。Sayegh と Dennis の研究 (1965) でもこの疑問を暴露する。彼らの操作法は Schaffer と Emerson の方法のように訓練や指導からなっているようにはみえないのにもかかわらず，その計画は，実験操作が子どもの発達に影響を及ぼしたのか，それとも単にテストをやる能力に影響を及ぼしたのか若干の疑問が残る。

特に，Sayegh と Dennis は，レバノンのベイルートの幼児施設，The Creche の子ども，5実験対象児，8統制児を用い実験をしたのである。この施設でほとんど一様に経験する子どもの遅滞は，テスト事態と関連する様な経験の不足に大いに原因がある。施設に居住する4カ月から12カ月までの31名をキャッテル発達尺度検査（Cattel Scale）で測定したところDQは60であった。被験児は生後7カ月から18カ月目までの13名であるが，ひとり坐りができなかった。子どもたちは生活年齢と精神年齢について等質となるように，実験児5名と統制児8名とに分類された。実験児は15日間1時間ずつ刺激増大時間をあてがわれた。これらの経験内容はまっすぐ坐るよう習慣づけすること，事物に興味をもつよう援助する，事物をいじりまわす方法をみつけるのに手をかすなどの試みをふくんでいる。被験児全体が1カ月の間隔をおいて再検査されたが，実験群の発達年齢の増進はテスト前にしめした発達の割合の4倍となった。統制群は実験群よりも有意の結果をえなかったが，実験前にしめしたよりも急速な変化をしめした。著者は，統制群にみられた発達年齢の成長尺度の増進は研究者によってはかりえない実験手段そのものにふくまれる補助的経験によるものと説明できると結論を下している。実験群への補助的経験が停止した際には，両群とも実験にひきつづく次の期間では発達年齢にほとんど増進をしめさなかったことは注目に値する。

刺激が提示されるのとおよそ同じ時期に基準測定がなされるのではないのにもかかわらず，キャッテル尺度のようなテスト内容となんらかの馴れをもっているものは誰でも Sayegh と Dennis の実験的操作（すわる，事物をいじることを手伝う）と発達検査に必要となる能力の間の類似性に気づくことになるだろう。だから，結果の一部は，訓練や導き方によってえられた可能性が残る。

White と Castle (1964) は，この国の幼児に実験的に導入した刺激の効果

を調査しようとした最初の実験者のうちの1人にあたる。彼らもまた施設で生育した子どもを調査している。彼らの実験児は10名で，18名は統制児であり，生後6日目から30日目までの間，毎日20分ずつ特別な取扱いがなされた。注視物をいじる，みえている物の方向へ近づく，体重，ゲゼル発達検査の成績，病気の発現頻度に及ぼす影響が測定された。みえている物の方向へ近づくこと，体重，一般的健康，ゲゼルの成績には差がなかった。しかし，環境への注視に関しては2群の間に有意差があった。その後の研究（White と Held 1964，White 1967）は2カ月目と3カ月目とで視覚的に注意をひいた事物をいじることの増大と身近かな事物をさわって探索することには有効であることを強調している。そして，White (1967) は手を触れることが対象物をみてそれを口へもっていく行動（Piagetによるとこの行動は発達的観点から重要なものである）が施設乳児で観察される年齢を加速させることを強調している。この研究では，実験対象児は89日から98日目の時期でこの機能を行ないえたが，統制群の同一行動は100日から147日目となり，きわめて大きな有意差が生じたのである。

　幼児の早期刺激の領域でのもう1つの重要な研究は，Casler (1965a) によって行なわれた。孤児院の11名の実験児に10週間にわたって接触刺激が1,000分あてがわれた（週5日，朝10分，午後10分）。この手続きの効果は，ゲゼル発達尺度検査による11名の幼児の成績から測定された。実験群でよい成績をうるという型で有意差がえられている。しかしながら，言語刺激を補足する1,000分の特別時間の効果を測定した同様な研究は（Casler 1965b），ゲゼル発達尺度からは実験群と統制群との間に有意差を生み出しえなかった。

　Ottinger, Blatchley および Denenberg (1969) の論文は，早期刺激の効果に関する最近の，しかもより注意深く設定された特殊調査の1例を代表するものである。White と彼の仲間の場合と同様に，彼らは注視に及ぼす早期刺激の効果に関心をよせた。この研究は Franz (1958) によって記述されたものと類似した視覚固定に関するもので，14実験児と同数の統制児の成績の測定からなっている。実験児は生後3日目に主に触，体感覚的刺激が140分提示された。4日目に，実験児は Franz の課題の2変数で統制児よりも良好の成績を得た。ここで，実験児はより長時間，開目して，まとに視覚を固定した。Ottingerらの資料は，いわゆる導きといったものを明らかに含んでいない。というのは

提示された刺激のほとんどは，触もしくは体感覚的性状の刺激であり，測定基準には視機能があてられているからである。しかしながら，この調査の分子的性質が他の疑問を惹起する。どのくらい長い間，この種の刺激効果が持続するかを決定するなんらかの手段があるのだろうか。視覚の発達が生後4日目で有意に促進されるとの事実は，視覚やその他の型の認識の発達に持続的に有効であると期待をよせるのはあまりできないことである。しかし，この調査は，発達尺度の検出にたえる有意な差が，このごく小さい乳児に，しかもただの140分ほどの外刺激の結果として生じることを明らかにしたのである。

Greenberg, Uzgiris および Hunt (1968) は，早期刺激の効果の最も最近の調査の1つを行なっている。彼らもまた早期刺激の効果を測定する手段として，視機能の発達（まばたき反応の生じる年齢）を選んでいる。10名の実験児は生後5週目から実験が始められ，8週間行なわれたが，実験は子どものベッドの視線内の場所に対象物が付けられることであった。統制児はベッドになんらこうした方法がとられなかった。まばたき反応の生じる年齢には実験・統制児との間に有意差があった。

研 究―序 論

実際の調査数はわずかであるが，前記の研究は，人間，人間以外の動物両者の発達に効果を及ぼすとして早期刺激の促進効果と早期刺激奪取の衰退効果に関する仮説を強化するのに役立つ。Oklahoma 大学医学センターでの我々の研究の観点に立つと，未熟児に用意された早期刺激の拡大プログラムが発達尺度を増進し，発達の上限をひきあげていくとの正当な期待をよせるに足る内容をふくんでいると考えるのは，もっともなことと思える。この点で，我々は我我自身の一連の調査に着手することを決定した次第である。

早期刺激の課題にとりくむと決定がなされた段階ではまずもって，いくつかの戦略が決定されねばならない。これらの中には，その研究が子どものまばたき反応の可能になる年齢のような，きわめて微小な発達のある側面の影響をみようとするのか，それとも発達尺度の成績で測定されるような，かなり一般的な側面の影響をみようとするのかの論議がある。ある点から見れば，これは精

密対実用性のいずれをとるかという疑問である。もしも実験操作がまったく特殊なものであれば，高度の精密さが用いられ，また提示された疑問にきちんと答える大きなチャンスがある。しかしながら，実験の精密性に貢献する疑問の分子的性質は，臨床的目的のための当面の問題から注意をそらしてしまう。両親と臨床家とは，まばたき反射がどのように促進するかよりも，子どものあらゆる側面の発達の尺度をどのように加速できるかに関心をよせているのである。

いくつかの違った方法の刺激がこの種の研究の中で提示されうるかどうかという第2の論議が生じる。たった1つの形の刺激を提示する場合，この操作の結果からでてきたものは，この変数に基づくものといいきれる。しかし，もしも多くの形がとられ，刺激量にちがいがある実験操作がある効果を生じたとすると，増進を生じたと予想される原因が，どんな割合でえられた効果の上に実際にその役割をになっているのかを追跡することはなお今後の研究に残されている課題である。前文で論じられてきた大部分のものとは違い，我々の研究は，未熟児の発達の上に大きな衝撃を与えようとの意図のもとに長時間にわたってさまざまな種類の刺激を大量に提供するという戦術を選んだ。もし，実験が大きな効果を生み出すのに成功するとするならば，低社会経済環境の未熟児の臨床問題に対して，この結果を応用すべきなんらかのことがただちに知られるはずである。しかしながら，増進に対しての責任を負っている実験操作のこれらの側面を精製していくために追加研究が必要となってくるだろう。

研 究 計 画

目　的——我々の研究の固有なねらいは以下のように要約される。

1　早期刺激が未熟産と社会経済環境と結びついた影響を阻止しうるかどうかを決定する。
2　いくつかの刺激法で調査し，またさまざまな発達過程の上で，それぞれの刺激のもたらす影響を評価することによって，早期刺激により予想される効果を探っていくことを軽減する。
3　数年間にわたって縦断的に発達を評価することによって実験の効果の方

向と「保持能力」を決定する。
4　刺激濃厚化手段の終了後のさまざまな時期で発達を評価することによって実験の効果の持続を詳細に決定する。
5　被験児が統制をしない刺激よりも自発刺激の方がおそらく有効であるといえるかどうかを決定する。
6　「両親の提示する」刺激の一定の形と同じように機械的な家庭刺激器の効用の発展と評価を行なう。
7　乳児の発達評価のための測定基準の有効性に関する詳細な知見をうる（キャッテル尺度 (Cattell Scale)，ハント―ウズギィリス尺度 (Hunt-Uzgiris Scale)，ベイレイ尺度 (Bayley Scale)，幼児条件づけ課題，神経検査，血漿，体重，叫声行動，心拍等）。
8　低社会経済層の家庭の未熟児のための一般的家庭看護訓練の知見をうる。
9　低階層の未熟乳児のための小児医学的看護と管理と一体となるような刺激法を期して開発を進める。

被験児——我々の研究の第1段階の被験児は体重2,500g以下，胎生36週以下でOklahoma大学医学センターの未熟児室へ入所した子どもである。これらの子どもは2,000gかそれ以上で，体温調査，酸素供給を要しないか，その逆に隔離を必要とするものである。全被験児は医療面の責任をもつ小児科医の看護下におかれ，実験手段を加えることで逆に悪化するおそれがあると医師が診断した子どもはこの研究から省かれる。

被験児の両親は，低社会経済水準のものたちであり，年収は，3,000ドル以下，扶養家族1人に付き500ドル増しと限定された。被験児の親となりうる両親は，付加刺激を子どもにあてがうことと基準の測定に必要な資料とを提供し喜んで協力することに賛意をしめしている。両親には，この研究に受け入れた子ども全部が刺激濃厚化を受けるのではないが，基準の測定だけは全員に行なわれると話される。両親の同意がえられた後で，被験児は統制群か3つの実験群のどれか1つに割りふられる。

手つづき——すべての被験児が研究の最初の21日の間に同一の経験を受ける。これは以下のごとき毎日8期間から成る。

1 毎5秒で頭からつま先の方向へ動作することで1回が完了するようゆりかごをゆすって与えられる体感覚刺激。被験児の頭は周期の始めと終りでは水平より15°の高さの位置となり，周期の中間で40°となる。ゆすることは被験児の毎8回の摂食に先だつ1時間前からはじまり，幼児がゆすられない5分から10分の中断にはさまれ，5分から10分間ずつランダムで生じる。この過程は自動計によって統御されていて，3時間の周期の各々で実際のゆすりは約30分となる。

2 FMラジオの音楽と会話から成る約 50db の音楽刺激。刺激の変数を増大するため自動計が5分から10分のランダムの間隔でラジオを聞かせたり止めたりする。これは，3時間周期で各8回とも1日約90分の音響刺激を生じた。

3 触・体感覚，視刺激が，被験児を抱きあげ，部屋へ運び，子どもに毎8回の食事の前後に約10分ずつ，さまざまな広範な視覚手がかりを与える看護婦によって提供された。視刺激も全被験児のベッドにしまのあるシーツを用意することで増大される。

21日間の病院を基にした計画が完了すると，一定の基準の測定が全被験児からえられる。実験群はそれから3つのタイプの家庭刺激付ベッドの1つがあてがわれる。病院の刺激プログラムの終了にひきつづき9カ月までは，子どものベッドに刺激付ベッド以外になにもつけ加えないことを当該研究の両親は，前もって同意している。保健婦と助手がこれらの家庭を訪問し，刺激付ベッドがふさわしく使われているかどうかを確認し，装置の破損や前記プログラム以外の方法を両親がとればすぐ改善させるようにした。

Piaget の第3の発達段階,「第2次循環反応」はほぼ3カ月から8カ月目の時期に生ずる。この時期は，我々の実験児がそれぞれの刺激付ベッドで過ごす時期に相当する。Piaget に従うと，子どもがはじめて，なぜある事象が生じるか慎重に原因をさぐるのがこの時期にあたるという。彼は3カ月児である自分の娘 Lucienne のかかる行動例（Piaget 1952）をあげている。自分の足をぶるぶるふるわせると，快を生みだす体験が惹起することをはじめて発見したのはこの時期であった(ベッドの上につるされた人形が運動する)。この結果，子どもはベッドと人形を動かそうとして足を精力的に頻繁にぶるぶるさせることとな

り,そこから期待した行動が生じると,あけひろげに大笑いするのである(p.157)。Piaget の観察に基づくと, これらは, 自己の環境に対して子どもが統制を働かせる最初の出来事の一典型例である。しかし, この自己の環境を人が操作することの重要性は, 大げさに話しても話しつくせないほど重要なことである。成人の観察によると, ある者は高度に統制を働かせるが, ある者は自己を統制するのに環境のなすがままにまかせているようであることは明瞭である。文化奪取児の無関心, 低階層間の福祉事業に対する今日のアメリカの社会的関心は, 環境と環境が個人のために準備するべきものに対して, 受動的に依存するよりもむしろ, 環境に対する個人の慎重な訓練による統制の重要性を劇的に表現するものである。Piaget によれば, 個人がまず自己の環境を統制し始める時期にあたる3カ月から8カ月までの経験は, 無関心, 依存性あるいはさまざまな型の認識領での模写のような成長後の成人行動にとって決定的なものとなるといえる。もしもこの時期にぐあいよく環境を操作する機会をうると, こうした行動は, この発達の真の臨界期のこの時期ですべての重要な「よい出発」をきることになる。他方, もしもこの時期に自己の環境を操作する機会が少ないと, 環境に参加し, 環境を操作することに対する気のりうすさや冷淡な過程がつくられてしまう。これらの理由から, 我々は被験児が統制を練習できるある種の刺激を調査の中にくみ入れることを決定した。

　刺激群Ⅰ：この集団の刺激付ベッドは毎日10時間, 自動計によって活動する。正確な時間は, 家族の養育パタンによって変るが, 一般的には, おおむね午前8時から午後6時までである。刺激付ベッドは振動し, ラジオの音楽と会話を提供し, かつさまざまの多色彩幾何学的光パタンを提示する。この3つの刺激のそれぞれが, 1時間30分の間に15分ずつ提示され, それにひきつづいて15分ずつの無刺激期間がある。このようにして被験児は3つの刺激のそれぞれの順位が変りつつ, その刺激ごとに15分ずつ交互に刺激, 無刺激期がくることになる。このように各被験児は刺激付ベッドの中で, 標準的な刺激経験が保証されることになる。さまざまな長さの時間でもって刺激付ベッドの中で両親から抱かれ, 被験児にちがいを生じさせる刺激経験の差違は, グループを通じてランダム化され, グループ間で偏りのないようにされねばならない。

　刺激群Ⅱ：この集団の刺激付ベッドもまた毎日10時間ずつ活動する。 この10

時間の時期も家族の生活様式によって変るが,一般的には,およそ午前8時から始まり午後6時まで持続する。各10時間の始めには,装置が自動的に15分の振動,15分の音楽と会話,多色彩幾何学的光パタンによる15分の視覚刺激からなる全部で45分の刺激を提示する。この装置は前と同じように,毎日10時間の刺激期間の終りの45分間にも刺激を自動的に提示する。2つの自動的に提示された刺激をはさむ8時間半のあいだ,この装置はベッド内の被験児の運動だけで活動する。このベッドは,身体全体を40°回転する,腕か脚のどちらかを60°屈伸する,頭を90°回転するかそれ以上の被験児の運動によって1つのタイプの刺激が1分ずつ仕分けされ働くようにつくられている。頭の運動は音刺激を,腕と脚の運動が視刺激を,身体全体の回転が振動刺激を賦活させる。自動計測器は,各被験児が所与の時間中に活動した1分の刺激時間の数とタイプを記録する。

　刺激群Ⅲ:この集団の刺激付ベッドはⅡ群のベッドと同じ方法で操作される。しかしながら,1分の刺激時間は,叫声よりも小さな被験児の発声によって活動する。これは遠隔操作の原理で働き,声帯のちょうど上の首につるされる声の電鍵の手段で実行にうつされる。適切な発声であればどんなものであっても振動,音響,視覚層の刺激を交互に賦活させる。しかしながら1度に1つの型の刺激しか賦活されない。

　家庭刺激付ベッドによって刺激が与えられて9カ月の終りになると,どのような方法をとるか戦略の決定が行なわれねばならない。1つの選択はその後の数カ月にわたって早期刺激の効果を測定しつづけるが,この時点で刺激を与えることを中止することである。第2の選択は,自然な(両親のさしだす)刺激を準備する訓練を被験児の両親に与えさせることである。1歳児それ以上の年齢で得られる基準の測定は総合刺激計画の効果に関する資料を提供しはするが,最後の10カ月間に与えられた刺激の持続効果の追跡をおさえることになるだろう。現在の36カ月実験期の終りででも,調査者は,この時点で追加刺激を同一乳児に与えるべきか否かに関して戦略の追加の決定をせまられることになる。もしも刺激の提示継続を決定すると,生後10カ月間に提示されたような間接刺激の形態よりもむしろ疑いもなくより直接的な形態をとることになるだろう。

基準の測定——身体的成熟は，退院時（最初の21日刺激プログラムの終了），3，6，9，12，24，36カ月に身長，体重の測定で検査される。Beintemaと Prechtl (1968) によって示唆されたものと同様の量的神経検査が，21日の刺激期の始めと終り，6，12，24，36カ月目になされる。この検査は，被験児の属する集団（実験群か統制群か）を知らない小児神経科医によって実施される。ハント—ウズギィリス尺度，キャッテル乳児知能検査，ベイレイ乳児発達検査が，全被験児に6，9，12，18カ月目に実施される。Siqueland と Lipsitt (1966) によって考案された新生児条件づけ課題を実行する被験児の能力が21日刺激期終了時に検査される。強化を目的として，子どもがパネル板をふむことを要求する条件づけ課題の実行能力は12, 24, 36カ月目に測定される。Lipsitt, Pederson および De Lucia (1966) は12カ月児はこの装置手段で条件づけできると主張している。音響分析が被験児の叫声行動によって最初の21日刺激期の終了時に，また，それに続く9カ月の家庭刺激付ベッド経験終了時，さらに12, 24, 36カ月目に実施される。この分析は発声を持続，周波数，叫声音の属性のような要素に分類のできる装置を用いて，ゴムバンドで子どもの足を叩き，泣き声を記録することからなっている。Karelitz と Fisichelli (1962) の従前の研究は，中枢神経系の完成と叫声とを関連づけている。Caldwell と Woodcock（未公開資料）は早期刺激と関連した発達変化と叫声の感受性との関連を強調している。ゴムバンド刺激に対応する心拍数もまた同時に記録される。というのは，Woodcock (1969) は発達とこのような刺激に対する心拍数との間には関連性があると主張しているからである。2つの研究（Haltmeyer, Denenberg および Zorrow 1967, Levine, Haltmeyer, Karas および Denenberg 1967）がネズミの血漿コルチコステロンは早期刺激と関連していることを証明している。この発見は，コルチコステロンとその他の糖性皮質性ステロイド群のような副腎皮質機能が，発達に及ぼす早期刺激の有効性を説明する基本的機構なのであるという推量を生じさせたのである。この理由から，糖性皮質性ステロイド群は基準測定として我々の調査のうちに含めた。これらの測定は，最初の21日刺激期の初日，10日目，12日目の無刺激期間のねむりの状態から覚醒の状態へ移る被験児からえられる。彼らの場合もゴムバンド刺激に対応する叫声と心拍数の測定とが同時に調査された。無刺激とゴムバンドで叩くという2

つの条件下で，糖性皮質性物質をうることは，最大限の刺激と最小限の刺激という条件下で子どもの反応を測定する可能が最も大きい。

上記の調査が，現在実施されているのであるが，実施すべき，あるいは報告できるようになんらかの統計処理を加えた十分な資料はまだ得られていない。しかしながら，21日刺激期の効果についての手つづきを調整し，若干の考え方を得るのに実行された第1次パイロット研究の成果はまとめられている。これらの結果は下記のとおりである。

パイロット研究

第1次パイロット研究は，最初の21日刺激計画に対し5名の実験児と同数の統制児をあてることから成っている。基準測定には，実験前後の神経検査，体重，糖性皮質性物質，Siqueland と Lipsitt (1966) により記述された頭をふりむける条件づけ検査への反応とを含む。実験群と統制群には2男児，3女児がいる。研究開始時には両群で体重差はなく，全被験児とも重篤な疾病と欠陥とを有していない。

実験前後の神経検査の測定によって両群に差がみられなかった。

実験群と統制群の体重の増化は表Iにしめされるとおりである。有意差はなかったが，実験児の方が実際にはわずかしか体重の増化がないことが示唆される。糖性皮質性物質の検査は上記の本計画とは違って，5，10，15日目に行なわれた。表Iは血漿 17-OH コルチコステロイドのミクログラムの数値をしめしている。表Iから，刺激の与えられた乳児は，統制群が生じたよりも少ししか糖性皮質性物質を生じなかったことがわかる。この発見に対する最も信用のおける解釈は，糖性皮質性物質を測定するのに必要な血液の採取は，子どもを覚醒させ，腕にゴムバンドをまき，静脈に注射針をさしこみ1ccの血液をとることを含むそれ自体が緊張を与え，そして刺激を与える経験となるらしいということである。刺激の与えられた乳児は，ストレスにより抵抗的となり，少なくとも最少の反応をとるように思える。

Siqueland と Lipsitt (1966) によって記述された新生児条件づけ課題に基づいて1つの試みが，各5名の実験，統制乳児の能力を測定するため実施され

表I　実験，統制群の3基準測定値

被験児	体重増（g）	17-OH コルチコステロイド			30試行中の探索行動の数
		5日目	10日目	15日目	
実験 I	580	24.1	21.9	13.1	21
II	700	25.5	21.2	13.4	20
III	560	27.9	19.8	11.4	17
IV	730	20.9	11.4	11.2	22
V	580	27.7	11.7	11.4	16
統制 I	800	63.5	52.4	34.0	4
II	660	45.5	41.4	53.8	10
III	740	55.5	44.1	39.4	5
IV	700	51.4	45.8	59.3	6
V	685	55.1	51.4	41.4	7

た。この課題はブザーの音に対し（乳首をさがして頭をめぐらす）探索反射をするよう学習させる古典的条件づけの手つづきから成っている。条件づけは，探索反射を惹起するよう乳首や綿糸で乳児のほおを刺激すること（無条件刺激）で実行される。無条件刺激（子どものほおにふれる）が提示されると同時にブザー（条件刺激）が鳴る。条件反応は，ベルが鳴ったときにだけ頭をめぐらすことである。我々の期待とは逆に，未熟児の被験児たちは，21日刺激期の終りでは十分に発達した探索反射を有するものがいなかったのである。それゆえ，条件刺激に対してこの反射を出させる被験児を条件づけるのは不可能であった。こうした情況から，この検査で測られた測定は，予期していたように条件反応の数の測定ではなく，むしろ，被験児のほおに対する刺激に応じて探索反射が出される回数となったのである。被験児は口もとから約3cmのほおの部分に乳首をあてがわれる30試行に応ずるようにされた。頭を回転する反応は，乳首刺激で吸飲する機会ごとに3秒間強化された。そのためには甘味溶液が与えられた。表Iは実験群と統制群によって発せられた頭回転反応の数（30試行中の数）をしめしている。

　我々のパイロット研究から生じたはっきりした，しかし推量できない資料がある。それは刺激群と統制群に対する看護スタッフの反応である。最初の実験に統制，実験群が付されている期間，看護スタッフたちは，「実験児にはなに

が行なわれているのか」という関心を表わした。結果として明らかになったのであるが，彼らの関心がなぜおきたかの基礎には，刺激された実験児はより長く起きており，泣き，一般的には，より反応的で要求的であったということがあげられる。統制児は，静かに（ほとんど植物のように不活発）ベッドに横たわって満足しているようであり，それが順送りにスタッフを不活発にさせるばかりか関心を大変とぼしくさせることになった。保母の懸念は，要求が多く反応性があるのは悪いことの徴候というよりむしろよい傾向であるとの説明で解決された。しかし，いく人かの保母は，21日計画の終了時に頭回転課題で実験群の方に改善がみられたことを観察できるようになるまで，この手つづきに完全に満足がいかなかった。

要約と結論

これまで，未熟児の早期刺激濃厚化計画のため，研究と理論的根拠を記述してきた。子どもが未熟で出産し，低社会経済環境で養育されると発達遅滞や欠陥を生じる危険が大きくなる可能性がある。この傷つきやすさを支持する資料が提供されている。早期刺激の効果を継続的に調査する実験計画が略述され，第1次パイロット研究の成果が報告された。パイロット調査は，糖性皮質性物質の量と神経発達（被験児の探索反射として測定）では実験群と統制群で顕著な差を生じたが，体重あるいは総合的神経発達の面では有意差を生じなかった。我々の第1次パイロット研究と同様に，理論的，研究的基礎は，早期刺激計画が未熟児の発達尺度をはっきりと増進させ，発達上限を拡大するとの仮説を強化するのに役立つ。

文　献

ALM, I.: The long-term prognosis for prematurely born children: follow-up study of 999 premature boys born in wedlock and 1002 controls. *Acta Paediat.* (Stockholm) 42 (suppl. 94): 1953.

ASHER, C.: The prognosis of immaturity. *Brit. Med. J.* 1: 793-796, 1946.

ASHER, C., & ROBERTS, J. A. F.: A study of birth weight and intelligence. *Brit. J. Prev. Soc. Med.* 3: 56-68, 1949.

BAEDORF, K.: The mental development of children with birth weight below 1,700 grams. *Z. Kinderheilk.* 59: 218-235, 1938.

BARLOW, A.: Prognosis in prematurity. *Arch. Dis. Child.* 20:184-185, 1945.

BEINTEMA, D. J. & PRECHTL, H. F. R. *A neurological study of newborn infants.* Lavenham, England, William Heinemann Medical Books, Ltd., 1968.
BENTON, A. L.: Mental development of prematurely born children: Critical review of literature. *Amer. J. Orthopsychiat.* 10: 719-746, 1940.
BESKOW, B.: Mental disturbance in premature children of school age. *Acta Paediat.* 37: 125-145, 1949.
BLEGAN, S. D.: The premature child. *Acta Paediat.* 42: (No. 88) 1952.
BRACKBILL, Y., ADAMS, G., CROWELL, D. H., GRAY, M. L.: Arousal level in neonates and preschool children under continuous auditory stimulation. *J. Exp. Child Psychol.* 4: 178-188, 1966.
BRAINE, M. D. S., HEIMER, C. B., WORTIS, H., FREEDMAN, A. M.: Factors associated with impairment of the early development of prematures. *Monogr. Soc. Res. Child Develop.* 31 (Serial No. 106): 1966.
BRANDT, P.: The destiny of prematures. *Mschr. Kinderheilk.* 27: 209-221, 1924.
BRATTGARD, S. O.: The importance of adequate stimulation for the chemical composition of retinal ganglion cells during early postnatal development. *Acta Radiol.* (Stockholm) (suppl. 96): 1952.
CASLER, L.: The effects of extra tactile stimulation on a group of institutionalized infants. *Genet. Psychol. Monogr.* 71: 137-175, 1965a.
CASLER, L.: The effects of supplementary verbal stimulation on a group of institutionalized infants. *J. Child Psychol. Psychiat.* 6: 19-27, 1965b.
CHOW, K. L., & NISSEN, H. W.: Interocular transfer of learning in visually naive and experienced infant chimpanzees. *J. Comp. Physiol. Psychol.* 48: 229-237, 1955.
COMBERG, M.: The fate and development of premature infants up to early school age. *Z. Kinderheilk.* 43: 462, 1927.
DANN, M., LEVINE, S. Z., & NEW, E.: The development of prematurely born children with birth weights or minimal postnatal weights of 1,000 grams or less. *Pediatrics* 22: 1037-1053, 1958.
DANZINGER, L., & FRANKL, L.: On the problem of functional maturity. *Z. Kinderforschung* 43: 219-54, 1934.
DAVIS, D. C.: Comparative study of the growth and development of premature and full term children with special reference to oral communication. Unpublished doctoral dissertation, Northwestern University, Evanston, Illinois, 1951.
DENENBERG, V. H.: "Animal studies on developmental determinants of behavioral adaptability," in Harvey, O. J. (ed.): *Determinants of behavioral adaptability*, New York: Springer Publishing, 1966.
DENENBERG, V. H.: "Stimulation in infancy, emotional reactivity, and exploratory behavior," in Glass, D. C. (ed.): *Neurophysiology and emotion.* New York: Rockerfeller University Press, 1967.
DENENBERG, V. H., & KARAS, G. G.: Interactive effects of infantile and adult experiences upon weight gain and mortality in the rat. *J. Comp. Physiol. Psychol.* 54: 685-689, 1961.
DENENBERG, V. H., & MORTON, J. R. C.: Effects of preweaning and postweaning manipulations upon problem-solving behavior. *J. Comp. Physiol. Psychol.* 55: 1096-1098, 1962.
DENNIS, W., & DENNIS, M. G.: Infant development under conditions of restricted practice and minimum social stimulation. *Genet. Psychol. Monogr.* 23: 149-55, 1941.
DOMAN, R. J., SPITZ, E. B., ZUCMAN, E., DELACATO, C. H., & DOMAN, G.: Children with severe brain injuries. *JAMA.* 174: 257-62, 1960.

12 未熟児の早期刺激看護と訓練計画のための理論的, 研究的基礎 343

DOUGLAS, J. W. B.: Mental ability and school achievement of premature children at eight years of age. *Brit. Med. J.* 1: 1210-1214, 1956.
DOUGLAS, J. W. B.: "Premature" children at primary school. *Brit. Med. J.* 1: 1008-1013, 1960.
DRILLIEN, C. M.: Growth & development in a group of children of very low birth weight. *Arch. Dis. Child.* 33: 10-18, 1958.
DRILLIEN, C. M.: A longitudinal study of growth & development of prematurely and maturely born children. Part III: Mental development. *Arch. Dis. Child.* 34: 487-494, 1959.
DUNHAM, E. C.: *Premature infants.* New York: Harper, 1955.
EAMES, T. H.: Comparison of children of premature and full term birth who fail in reading. *J. Educ. Res.* 38: 506-508, 1945.
EAMES, T. H. Comparison of the eye conditions of hypermature, premature and full term school children. *Eye, Ear, Nose & Throat Monthly*, 1946, 43, 36-41.
FLAVELL, J. H.: *The developmental psychology of Jean Piaget.* Princeton, N. J.: Van Nostrand, 1963.
FORGAYS, D. G., & FORGAYS, J. W.: The nature of the effect of free environmental experience in the rat. *J. Comp. Physiol. Psychol.* 45: 322-328, 1952.
FORGUS, R. H.: The effect of early perceptual learning on the behavioral organization of adult rats. *J. Comp. Physiol. Psychol.* 47: 331-336, 1954.
FORGUS, R. H.: Influence of early experience on maze-learning with and without visual cues. *Canad. J. Psychol.* 9: 207-214, 1955a.
FORGUS, R. H.: Early visual and motor experience as determiners of complex maze-learning ability under rich and reduced stimulation. *J. Comp. Physiol. Psychol.* 48: 215-220, 1955b.
FORSCHNER-BOKE, H.: A description of prematures from the Children's Hospital. *Arch. Kinderheilk.* 75: 20-35, 1924.
FRANTZ, R. L.: Pattern vision in young infants. *Psychol. Record* 8: 43-47, 1958.
GESELL, A.: *The mental growth of the pre-school child.* New York: Macmillan, 1925.
GESELL, A.: *Infancy and human growth.* New York: Macmillan, 1928.
GESELL, A.: *Wolf child and human child.* New York: Harper and Bros., 1941.
GRAY, S. W., & KLAUS, R.: An experimental program for culturally deprived children. *Child. Develop.* 36: 887-98, 1965.
GREENBERG, D., UZGIRIS, I. C., & HUNT, J. McV.: Hastening the development of the blink-response with looking. *J. Gen. Psychol.* 113: 167-176, 1968.
GAURON, E. F., & BECKER, W. C.: The effects of early sensory deprivation on adult rat behavior under competition stress: an attempt at replication of a study by Alexander Wolf. *J. Comp. Physiol. Psychol.* 52: 689-693, 1959.
HALTMEYER, G. C., DENENBERG, V. H., & ZARROW, M. X.: Modification of the plasma corticosterone response as a function of infantile stimulation and electric shock parameters. *Physiol. Beh.* 2: 61-63, 1967.
HARPER, P. A., FISCHER, K., & RIDER, R. V.: Neurological and intellectual status of prematures at 3 to 5 years of age. *J. Pediat.* 55: 679-690, 1959.
HEBB, D. O.: The innate organization of visual activity: II. Transfer of response in the discrimination of brightness and size by rats reared in total darkness. *J. Comp. Psychol.* 24: 277-299, 1937.
HEBB, D. O.: The effects of early experience on problem-solving at maturity. *Amer. Psychologist* 2: 306-307, 1947.
HEBB, D. O.: *The organization of behavior.* New York: Wiley, 1949.
HESS, J. M., & LUNDEEN, E. C.: *The premature infant,* ed 2, Philadelphia: Lippincott, 1949, pp. 318-323.

HODGMAN, J. E.: Clinical evaluation of the newborn infant. *Hospital Practice* pp. 70-85, (May) 1969.

HOPPER, H. E., & PINNEAU, S. R.: Frequency of regurgitation in infancy as related to the amount of stimulation received from the mother. *Child Develop.* 28: 228-235 (No. 2), 1957.

HUNT, J. McV.: *Intelligence and experience.* New York: The Ronald Press Company, 1961.

IRWIN, O. C.: Infant speech: Effect of systematic reading of stories. *J. Speech Hearing Res.* 3: 187-190 (No. 2), 1960.

IRWIN, O. C., & WEISS, L. A.: Differential variations in the activity and crying of the newborn infant under different intensities of light: A comparison of observational with polygraph findings. *Univer. Iowa Stud. Child Welf.* 9: 139-147, 1934a.

IRWIN, O. C., & WEISS, L. A.: The effect of clothing on the general and vocal activity of the newborn infant. *Univer. Iowa Stud. Child Welf.* 9: 151-162, 1934b.

IRWIN, O. C., & WEISS, L. A.: The effect of darkness on the activity of newborn infants. *Univer. Iowa Stud. Child Welf.* 9: 165-175, 1934c.

KAGAN, J., & LEWIS, M.: Studies in attention in the human infant. *Merrill-Palmer Quarterly* 11: 95-127, 1965.

KARELITZ, S., & FISICHELLI, V. R.: The cry thresholds of normal infants and those with brain damage. An aid in the early diagnosis of severe brain damage. *J. Pediat.* 61: 679-685, 1962.

KEPHART, N. C.: *The slow learner in the classroom.* Merrill Books, 1960.

KINSEY, V. E., JACOBUS, J. T., & HEMPHILL, F. M.: Retrolental fibroplasia: Cooperative study of retrolental fibroplasia and the use of oxygen. *AMA Arch. Ophthal.* 56: 481-543, 1956.

KNOBLOCK, H., RIDER, R., HARPER, P., & PASAMANICK, B.: Neuropsychiatric sequelae of prematurity. *JAMA* 161: 581-585, 1956.

KORTHAUER, O.: What do we achieve with institutional care of the very small premature? *Z. Geburtsh. Gynerkol.* 94: 104-122, 1929.

KRECH, D.: Environment, heredity, brain and intelligence, read before Southwestern Psychological Association, Arlington, Texas, 1966.

KRECH, D., ROSENZWEIG, M. R., & BENNETT, E. L.: Relations between brain chemistry and problem-solving among rats raised in enriched and impoverished environments. *J. Comp. Physiol. Psychol.* 55: 801-807 (No. 5), 1962.

LEVINE, S. "Psychophysiological effects of infantile stimulation," in E. L. Bliss (ed.): *Roots of behavior,* New York, Harper, 1962.

LEVINE, S., HALTMEYER, G. C., KARAS, G. G., & DENENBERG, V. M.: Psychological and behavioral effects of infantile stimulation. *Physiol. Beh.* 2: 55-59, 1967.

LEVINE, S., & WETZEL, A.: Infantile experiences, strain differences, and avoidance learning. *J. Comp. Physiol. Psychol.* 56: 879-881, 1963.

LEVINE, S. J., & DANN, M.: Survival rates and weight gains in premature infants weighing 1000 grams or less. *Ann. Paediat. Fenn.* 3: 185-192, 1957.

LEVY, S.: About physical and mental development of premature babies. *Kinderheilk* 121: 41-84, 1928.

LEZINE, I.: The psychomotor development of young prematures. *Etudes Neo-Natales* 7: 1-50, 1958.

LILIENFELD, A. M., PASAMANICK, B., & ROGERS, M.: Relationships between pregnancy experience and the development of certain neuropsychiatric disorders in children. *Amer. J. Public Health* 45: 637-643, 1955.

LIPSITT, L. P., PEDERSON, L. J., & DELUCIA, C. A.: Conjugate reinforcement of operant responding in infants. *Psychology Science* 4: 67-68, 1966.

LOOFT, C.: The small brain and the development of intelligence. *Acta Pediat.* 1: 282-297, 1921.
LUBCHENKO, L. O., HORNER, F. A., REED, L. H., HIX, I. E., METCALF, D., COHIG, R., ELLIOTT, H. C., & BOURG, M.: Sequelae of premature birth. *Amer. J. Dis. Child.* 106: 101-115, 1963.
MASON, M. K.: Learning to speak after six and one-half years of silence. *J. of Speech Disorders,* 7: 295-304, 1942.
MELCHER, R. T.: Development within the first 2 years of infants prematurely born. *Child. Develop.* 8: 1-14, 1937.
MOHR, G. J., & BARTELME, P.: Mental and physical development of children prematurely born. *Amer. J. Dis. Child.* 40: 1000-1015, 1930.
MOHR, G. J., & BARTELME, P.: "Development studies of prematurely born children," in Hess, J. H., Mohr, G. J. and Bartelme, P. (eds.): *The physical and mental growth of prematurely born children,* Chicago: University of Chicago Press, 1934, pp. 57-217.
MOSS, H. A., & KAGAN, J.: Maternal influences on early IQ scores. *Psychol. Rep.* 4: 655-661, 1958.
OTTINGER, D. R., BLATCHLEY, M. E., & DENENBERG, V.: Stimulation of human neonates and visual attentiveness, read before APA, Washington, D.C., 1969.
PASAMANICK, B., & LILIENFELD, A. M.: Association of maternal and fetal factors with development of mental deficiency; abnormalities in prenatal and paranatal periods. *JAMA,* 159: 155-160, 1955.
PATZ, A., HOECH, L. D., & DE LA CRUZ, E.: Studies on the effect of high oxygen administration in retrolental fibroplasia: I Nursery observations. *Amer. J. Ophthal.* 35: 1248, 1952.
PIAGET, J.: *The psychology of intelligence.* London: Routledge & Kegan Paul, 1947.
PIAGET, J.: *The origins of intelligence in children.* New York: International Universities Press, 1952.
PRATT, K. C.: The effects of repeated auditory stimulation upon the general activity of newborn infants. *J. Genet. Psychol.* 44: 96-114, 1934.
RIESEN, A. H.: The development of visual perception in man and chimpanzee. *Science,* 106: 107-108, 1947.
RHEINGOLD, H. L., GEWIRTZ, J. L., & ROSS, H. W.: Social conditioning of vocalizations in the infant. *J. Comp. Physiol. Psychol.* 52 :68-73, 1959.
ROSSIER, A.: The future of the premature infant. *Develop. Med. Child. Neurol.* 4: 483-487, 1962.
RUBENSTEIN, J.: Maternal attentiveness and subsequent exploratory behavior in the infant. *Child Develop.* 38: 1088-1100, 1967.
SAYEGH, Y., & DENNIS, W.: The effect of supplementary experiences upon the behavioral development of infants in institutions. *Child Develop.* 36: 82-90 (No. 1), 1965.
SCHAEFFER, T., JR.: Early "experience" and its effects on later behavioral processes in rats: II. A critical factor in the early handling phenomenon. *Trans. N.Y. Acad. Sci.* 25: 871-889, 1963.
SCHAFFER, H. R., & EMERSON, P. E.: The effects of experimentally administered stimulation on developmental quotients of infants. *Brit. J. Soc. Clin. Psychol.* 7: 61-67, 1968.
SCHOBERLEIN, W.: Zur Frage der Entwicklung der Unreifgeborenen. *Monatschr. Kinderheilk,* 1938, 76, 80, 106 In Benton (1940).

SHIRLEY, M.: Development of immature babies during their first two years of life. *Child Develop.* 9: 347, 1938.
SHIRLEY, M.: A behavior syndrome characterizing prematurely born children. *Child Develop.* 10: 115-128, 1939.
SINCLAIR, J. C.: Low birth weight infants: Physiological considerations, in Barnett, H. L. (ed.): *Pediatrics,* New York: Appleton Century-Crofts, 1968, pp. 78-90.
SIQUELAND, E. R., & LIPSITT, L. P.: Conditioned head-turning in human newborns. *J. Exp. Child Psychol.* 3: 356-376, 1966.
THOMPSON, W. R., & HERON, W.: The effects of restricting early experience on the problem-solving capacity of dogs. *Canad. J. Psychol.,* 1954.
UDDENBERG, G.: Diagnostic studies of prematures. *Acta Psychiat. Scand.,* suppl. 104, 1955.
WALL, M.: On the subsequent development of premature children with special reference to later nervous, psychiatric and intellectual disturbances. *Mschr. Geburtsh. Gynakol.* 37: 456-486, 1913.
WHITE, B. L.: An experimental approach to the effects of experience on early human behavior, read before the Minnesota Symposium on Child Psychology, Minneapolis, 1967.
WHITE, B. L., & CASTLE, P. W.: Visual exploratory behavior following postnatal handling of human infants. *Percept. Motor Skills* 18: 497-502, 1964.
WHITE, B. L., & HELD, R. M.: Observations on the development of visually-directed reaching. *Child Develop.* 35: 349-364, 1964.
WIENER, G.: Psychological correlates of premature birth: A review. *J. Nerv. Ment. Dis.* 134: 129-144, 1962.
WORTIS, H., & FREEDMAN, A.: The contribution of social environment to the development of premature children. *Amer. J. Orthopsychiat.* 35: 57-68, 1965.
WOODCOCK, J. M.: The effect of rocking stimulation on neonatal reactivity. Unpublished doctoral dissertation. Purdue University, 1969.
WRIGHT, L.: "Highlights of human development, birth to age eleven," in Sloan, M. R. (ed.): *Perceptual-Motor Foundations: A Multidisciplinary Concern,* Wash., D.C.: Amer. Assoc. Health, Physical Educ. & Rec., pp. 1-18, 1968.
YARROW, L.: Maternal deprivation: Toward an empirical and conceptual reevaluation. *Psychol. Bull.* 58: 459-490, 1961.
YERUAHALMY, J.: The low-birthweight baby. *Hospital Practice.* 3: 62-69, 1968.
ZIECHEN, T.: *Mental disorders including mental deficiency and psychopathology in childhood.* Berlin: Rewther and Reichard, 1926.

13

精神薄弱の発生率と有病率の時代的変化

　疾病の歴史的変化は疫学者にとって，商売道具ともいえるものである。疾病の変化は，その疾病の原因の変化をも意味する。したがって，病因研究は傾向分析や，その傾向に関係する要因の分析によって進められる。その結果，公衆衛生の予防施策の的が明らかにされる。予防不可能な慢性疾患に関しては，治療や看護の計画に必要な基礎的知識が得られる。

　精神薄弱という障害は，個人内にあっても，集団内にあっても，どちらかというと固定的な現象と見られがちである。しかし，今日のような急速な社会的変化の影響を全く受けない健康障害というようなものは考えられない。本章では，まず，精神薄弱の時代的傾向を分析する際の，2，3の特別な困難点について指摘する。つぎに，技術革新や社会の進歩が，精神薄弱の時代的傾向にどのように影響しているかを考察する。そして，最後に，その考察結果を公衆衛生にどのように適用するかを考えることにする。

傾　向　分　析

　時間的傾向に関しては，社会集団内における健康障害の分布について述べられる場合はつねにそうであるように，発生率* (incidence rate) と有病率**

---

*　訳注
　　発生率(または罹病率，罹患率)＝$\frac{ある期間内(通常1年間)の疾病発生件数}{年間平均人口(または7月1日の人口)}$×100　(または 1,000　100,000)

**　訳注
　　有病率(または発見率)＝$\frac{ある特定時点での有病者数}{上記と同じ時点での人口}$×100 (または 1,000　100,000)

(prevarence rate）に基づいて 説明される。 この2つのいずれの 基準にも問題がないわけではない。

　発生率は，一定期間内に，一定の社会集団内に発生した疾病の頻度を意味する。発生率を調べることによって，健康障害の分布や時間的傾向についての原因究明を，最も効果的になしうるのである。時間的順序性は因果関係を立証する上で不可欠な基準であるが，発生率は疾病と，その疾病発生時あるいは発生以前の環境条件を関係づけることに役立つ。しかしながら，たいがいの発生率に関する資料は関係官庁から入手しなければならないのが実情である。したがって，措置の必要から登録されたものであり，それは疾病の発生と一致しないかもしれない。疾病にかかったすべての人を網羅してはいないかもしれない。このような資料に基づく発生率は，必要上の数値というよりは要求上の数値を表わしていることになる。疾病が重いものであり，かつ関係機関の措置が適切であるときにのみ，要求と必要の両数値が一致するのである。

　有病率は，疾病の発生時期に関係なく，特定の時点で，一定の社会集団内に存在する疾病件数の割合を意味する。したがって，この数値は，疾病の存在に対して用意されるべき 必要な措置の程度を 明らかにする上で 有効な 基準となる。有病率調査では，調査者が現地に出向いて，一定の社会集団を代表する標本中に存在する疾病を発見し，数えることができるという利点がある。その調査時点以後にどう変るかを待つ必要はないのである。しかし，有病率は疾病の原因を究明する上で，発生率ほど有効ではない。有病率は，ある時点での社会集団の体験を横断的に示すものであって，長期にわたり，しかも変動する疾病の発生する環境条件を明確にすることはできないのである。

　さらに，標本抽出の方法自体に，健康障害を 横断的に見るという 性格がある。ある時点で流行している疾病の標本は，特定の社会集団によって体験されているすべての疾病の，偏りのない標本とはならない。流行性感冒は概して見落されるだろうし，胎児期および分娩時死亡をもたらす先天異常もまた把握されないであろう。これに反し，長期間持続する疾病については調査で発見されやすい。重度の精神薄弱の場合には，障害は回復することなく，生涯持続する。このように，ある者は発生率には数えられるが，有病率に数えられるほど長生きはしないし，長生きした場合は，有病率に関係する異常者の数を増加させた

り，偏らせたりする。それゆえ，頻度を測定する基準としての発生率と有病率は，相互に交換できる用語ではないのである。発生率と有病率の相違は，疾病の持続期間が，人により大きく異なる場合や時により変る場合に，いっそう大きくなる。いずれによるにせよ，障害の重い精神薄弱は把握される。

発生率と有病率の関係については，以下のように簡単に述べることができる。症状の流行は，その疾病の発生と持続の結果である。だから，発生率，持続期間，有病率，の3つの中の2つについてわかっていれば，精神薄弱の時間的傾向の分析ができることになる。発生率と持続性のいずれか一方がわかっていれば，他方は有病率調査から推論することができるのである。精神薄弱の発生率や持続性についてよく知られていないことが，その障害についての史的推論の論拠を弱いものにしてしまう。それにもかかわらず，あえて推論を試みようと思う。

精神薄弱に関する疫学での特別な問題点は，症例をいかに限定するかということである。症例が取り上げられるためには，症例でないものから区別されなければならないが，精神薄弱についての概念規定が混乱しているために，症例と非症例の境界線が不明瞭になっている。精神薄弱という障害は社会的特質として認められる。すなわち，生活のそれぞれの場で，個人に要求されている社会的役割を果すことができなかったときに，精神薄弱として認められるのである。社会的役割がどのように課せられるかは，社会の体制によってきまる。それゆえ，特定の社会的役割に期待されるものは，時代により，社会により，あるいは，同一の社会であっても階層のいかんにより変るものである(161)。

精神薄弱が社会的特質として認められることには，少なくとも3つの要素が含まれている。すなわち，器質的，機能的，社会的各要素である。第1の器質的要素を器質的障害（impairment）とよぶことができる。脳損傷あるいは脳の代謝異常による器質的障害は，臨床医学的方法によって診断される。機能的要素については機能的劣弱（disability）とよぶことができるが，これは器質的障害や器質的障害に対する心理的反応によって，個人の機能に負わされた能力的限界からおこるものである。精神薄弱においては，機能的劣弱は知的欠陥として現われるが，これは心理学的方法によって診断される。精神薄弱の社会的要素については，個人に課せられた社会的役割のいかんによって明らかにされ

る。この社会的能力の限界を精神的なハンディキャップ(handicap)とよぶことができる。この語によって，器質的障害や機能的劣弱のために，社会的役割を期待されたようには遂行できなくなった状況が説明される。ハンディキャップについては，社会学や社会医学の方法によって診断される。

　器質的，心理的，社会的各基準で見出される精神薄弱の頻度には相違があり，各基準から知ることができる精神薄弱の条件は全く異なるものである。各基準によって測定される精神薄弱の要素には相互に対応する関係があるわけではなく，各要素はそれぞれ異なる状況で明らかにされるものである。ダウン氏症候群の場合のように，出生時に器質的障害が認められ，同時に，それに対応するものとして機能的劣弱や精神的なハンディキャップが予想されるのは例外的なことである。脳性麻痺は脳損傷の徴候によって認められる器質的障害であるが，脳性麻痺は，常に，知的欠陥の機能的劣弱や，社会的役割を果す上でのハンディキャップを伴うわけでない。脳水腫は解剖学的変形であるが，器質的障害，あるいは機能的劣弱，あるいは社会的ハンディキャップを伴うかもしれないし，伴わないかもしれない。フェニールケトン尿症は遺伝的な代謝障害であるが，かならずしも機能的劣弱をもたらすわけではなく，適切な治療がなされれば，機能的劣弱や社会的ハンディキャップを避けたり，改善させたりすることができるのである。

　以上の場合とは逆に，機能的劣弱が認められていても，明確な器質的病変と関係づけられないことがある。精神薄弱の症例の多くは，重度の知的欠陥をもつ場合でさえ，明確な臨床医学的診断を下しがたい。このような症例の場合には，器質的障害の存在が単に推測されるにすぎないのである。＊　明確な臨床医学的診断がなされない重度の精神薄弱は，器質的障害とは別のその他として分類される。それは機能的劣弱や社会的ハンディキャップと同じ類のものである。

　一方，軽度精神薄弱の場合，"文化性・家族性"症候群の知的欠陥や機能的劣弱が明らかになる以前に，器質的障害が発見されるということはない。ま

　＊ 条件を統制した上での研究ではないが，死体解剖で90％以上の者に脳病変が発見されている。

た，その知的欠陥や機能的劣弱が，かならずしも社会的ハンディキャップを伴うわけではない。ときには，器質的障害も機能的劣弱もないのに，社会的ハンディキャップをもつ者として扱われることがある。社会的扶助が欠けたことと行動上の障害が結びついたことで"措置"されて，不注意から，そのような扱いをされることがある。こうして，多くの精神薄弱施設に在所する者の中には，明確な臨床医学的病変もなく，IQが平均以下でもない者が含まれている。

発生率の調査においては，3つの基準の有効性の順序は，器質的基準，心理的基準，社会的基準の順となる。このように順位づける実際的理由は，年齢段階別の分析がなされたとき，各基準から得られる情報に，そのような時間的順序があるからである。もし，乳幼児期に社会的基準で精神薄弱をとらえようとしても，その発生を把握することが困難であることは無論であるが，発生率とは何かを概念規定することさえ困難である。社会的役割を果すことにおける困難性は，明確な発生時点なしに，徐々に現われてくるものである。幼児期には依存的な状態にあるので，役割を果すことの失敗は見過ごされるかもしれないし，親によって否定されることさえある。したがって，社会的役割がより明確になる学齢期になって初めて，それを果すことの困難性が明らかになるのである。機能的劣弱を測定することも幼児期には困難である。年少幼児期における精神測定法には信頼性がないので，新しい症例の発生を明白には指摘できないのである。

社会的ハンディキャップや心理的劣弱の場合とは対照的に，ある種の器質的障害の状態—たとえばダウン氏症候群—は，疫学者が踏査（population surveys）するに当って最も願うような，きわめて明白な実体を備えている。しかしながら，この種の障害であっても，測定上の問題がないわけではない。個体の生命は受精卵の形成とともに始まる。ある種の染色体配列異常は，受精卵の形成を妨害してしまう。ある種の染色体異常は受精卵の分裂を可能にするが，胎児の生存を妨げる。また，ある種の染色体異常は生後数日の生命しか許さない。21トリソミーのダウン氏症候群は，受精以降，高率の死の危険を伴いながらも，生命を維持する。実際に，重度精神薄弱児のもつ器質的障害の大部分は，胎児期に発生しているのである。したがって，器質的障害をもつ精神薄弱の発

生数は，せいぜい，出生時の器質的障害の出現に基づいているのであって，それ以外の知られざる数の精神薄弱児は胎児期早期に流産していることになる。

　厳密に言えば，出生時の器質的障害についての数値は，器質的障害に関する特定年次の有病率であって，発生率ではない。器質的障害をもって生まれた者の数が，ほぼ全受胎数中の障害者数を示すと見るのは，あくまでも不確かな仮定なのである。したがって，出生時の器質的障害からわかることは，同年齢者中に発生した実際の障害者数と，その状態の発生と，仮定される原因との時間的関係だけである。器質的障害が直ちに明らかにならない場合は，後になって，機能的劣弱や社会的ハンディキャップから推測しなければならない。しかしながら，いくつかの器質的障害については，疫学的推論によって，障害の発生時点を，ある程度の範囲内で決定することができるようになった。ダウン氏症候群やフェニールケトン尿症，さらに，胎児期の放射線照射や風疹感染による精神薄弱については，発生のおおよその時期を推定できる。

　有病率の研究においては，社会的，心理的，器質的 各基準の 有効性の 順序は，発生率の場合とは逆になる。有病率は現時点における治療や保護などの措置の必要度を最も端的に表わすものである。精神薄弱の場合，措置の必要度は社会的ハンディキャップの程度のいかんにかかっている。社会的ハンディキャップが器質的障害や機能的劣弱を包含していると言える。精神薄弱の社会的ハンディキャップを発見することは，機能的劣弱や器質的障害を発見することより容易である。学業遅滞や職業上の失敗によって，社会的に精神薄弱とされる者については，諸記録を見たり，面接をなすことで明らかになる。機能的劣弱の水準を決定するには，精神測定法によるテストを必要とする。学童についての知能検査結果は，学業成績よりもむしろ容易に入手できるが，成人の場合には，検査されることを望まない人たちを相手に，検査を特別に実施しなければならないのが普通である。器質的障害の有無を決定するには，さらに綿密な臨床的検査や，より面倒な調査を必要とする。

　以下，この論文では，精神薄弱の生存や成長に影響する作用についての証拠をまとめようと思う。論点を明確にするために，精神薄弱の器質的，心理的，社会的各指標の意味について理解し，そして，それらの指標によって把握した数を分子として算出する発生率と有病率の意味を心に留めておくことが必要で

ある。最初に、発生率を変化させてきたと思われる要因について考え、つぎに、有病率を変化させてきたと見られる要因について考えることにする。発生率にしても有病率にしても、概して上昇する方向に変化しつつあることを示唆することになるであろう。この変化は公衆衛生や医療政策などのあり方と関係するものである。

発生率の変化

A 化学的要因

科学技術の発達が、精神薄弱の原因を増加させ、おそらく、その発生率を高めてきたと思われる。医学的治療や産業の進行、さらに戦争などの副次的影響によって、人々は広範な化学的、物理的病因の前にさらされている。

LSD* のような薬物は染色体に影響することがありうる (77,35,36)。よく知られているダウン氏症候群のように、染色体異常はある種のタイプの精神薄弱の基礎になっているので、このような薬物に対し、精神薄弱の原因として疑いが向けられている。サリドマイドのような薬物は、ともすれば LSD もその可能性はあるが (193,73,157)、胎児期の発達に悪影響を及ぼすので (92,104)、この点からも精神薄弱の原因として疑いがもたれている。薬物が精神薄弱の原因となることについては、まだ十分に証明されているわけではない。ネズミに胚子奇形を発生させるメクロザイド (82) の研究では、先天異常 (89,191) ないしは精神薄弱の基礎となる器質的障害との関係を明らかにすることはできなかった。イギリスの Birmingham 市における調査でも、1957年から1963年にかけての、先天異常発生率の上昇的変化が、サリドマイドを別として、妊娠中の薬物使用に関係しているということを明確にすることはできなかった(88,89,90)。

重金属である水銀と鉛が精神薄弱の原因となることは証明されている。これら重金属は、水、食物、空気の汚染をはじめとする、さまざまな経路で人体に達し、影響を及ぼし続けている。日本の水俣湾では、工場から廃棄された水銀が湾内の貝類に蓄積された。これらの貝類を妊娠中に常習的に食べていた母親から生まれた子どもが脳性麻痺や精神薄弱であるということが、数年以上にわ

---

* Lysergic Acid Diechylamide

たっておこった (72,109,163)。水銀汚染の抑制が、そのような疾病の発生を減少させた。最近，アメリカで少なくとも1家族が，水銀中毒による精神障害の被害を受けている。この家族は，水銀農薬を使用した穀物で飼育された豚の肉を食べていたのである。水銀農薬は害虫駆除のために使用されたものである (177,178)。

鉛中毒が脳疾患や精神薄弱をひきおこすことについては，ずっと以前から知られている (24,17)。最近，はげかかった壁のペンキに鉛が含まれていたスラム街の幼児に，鉛中毒による精神薄弱が多く認められるようになってきた。この増加は，発生率の真の上昇をまねいた(111)。鉛中毒は特に軽度の精神薄弱の原因としても，疑いがもたれてきている。というのは，一般に軽度の精神薄弱が多く見出されるスラム街地域で，鉛による被害が明らかにされたからである (183,62,65)。環境において人体に有毒な鉛 (115,125) を増加させている1つの源は，自動車の排気ガスである (166)。したがって，自動車交通の激しい地域は，幼児や年少児童にとって危険な状態にあると言えよう。

枯葉剤が，ネズミを用いた実験で，先天異常をひきおこすことが明らかにされてきた (181)。Kennedy, Johnson, Nixon 各大統領の下でのアメリカの政治政策によって，この有毒物質が多量かつ無差別に，ベトナム国民の上に散布された。この枯葉剤が，川で貝類に蓄積され，この貝類が子どもや妊婦の日常の食物の一部となっているのである。枯葉剤の人体への影響については，まだ研究報告がなされていないので，その危険性については断定することはできないが，危険性なしとして問題を片づけることはできないのである。

精神薄弱は，もっと込み入った過程を経て，他の化学的原因と関係しているかもしれない。一定基準以下の出生時体重の幼児は，死亡したり，精神薄弱となる危険性は高い (12,60,182)。したがって，出生時体重を低下させる化学的原因は，精神薄弱の発生率を高めることに関与しているかもしれない。妊娠中の喫煙は出生時の平均体重を低下させている。その影響のメカニズムについては，いくつかの考え方がありうるが，いずれも生化学的なものである。ある大規模な研究 (59,22) によると，妊婦の喫煙は，低出生時体重をもたらすのと同じ割合で，分娩時死亡率を高めるという。かならずしもそうは言えないとの報告もある (149,190)。喫煙と精神薄弱の直接の関係についての資料では利用でき

るものはない。複数出産は，しばしば低出生時体重の原因となる。すでに知られている双生児と精神薄弱の関係は (98,16)，おそらく低出生時体重と成長の遅れということから，間接的にもたらされるものであろう (3,32,79)。複数出産の新しい生化学的原因として，受精率を高めるために使用する性ホルモンが注目されている。また，低出生時体重の原因で，最近増加しつつあるものに，母親の麻薬常用がある (80)。

以上の，いくつかの例に見られるように，低出生時体重が精神薄弱の原因と関係があるかどうかは確証されてはいないけれども，世の婦人たちが，ますます多くの低出生時体重の原因の前にさらされるようになってきたのである。アメリカにおける全国傾向も，この点で不一致がないかもしれない。アメリカで低体重児が出生する率は，黒人の母親間では増加し，白人の母親間では横ばい状態にある (31)。その率が減少しているイギリス (2) や，同じようにその減少が推測されている日本 (68) の傾向とは対照的である。

喫煙人口は，アメリカの大概の地域で減少する傾向にある (71)。したがって，化学的原因で精神薄弱の発生率が上昇する危険性は，主に，妊婦が有害な薬物や投薬，環境汚染の前に，無統制にさらされていることにある。

B 物理的要因

すでに知られている精神薄弱の物理的病因のうちで，最も重大なものは放射線照射である。研究対象となった放射線源の第1のものは，治療用および診断用の照射である。その第2のものは，人口稠密な広島，長崎両市で爆発した原子爆弾である。これは，第2次世界大戦の末，1945年，連合軍に対する日本の抵抗が衰退しつつあるとき，故 Truman 大統領の命令によって投下されたものである。

妊娠初期の腰部への放射線照射は，脳損傷をもたらすことがある。このことに関する臨床観察資料は，1929年に初めて報告されている (116)。1945年8月6日の広島爆撃についての疫学的観察資料もある。爆撃の影響で，精神薄弱，小頭症，白血病などが発生している。放射線を受けたときの胎児の年齢の相違からくる放射線に対する感受性* (susceptibility) の相違と，受けた放射線の量

---

* 訳注　病原体に感染しやすい度合，あるいは障害要因の影響を受けやすい度合。

の多少に対する反応の相違とによって，これらの病状の変化がもたらされたものである。精神薄弱が発生する場合，継続的な放射線の照射-反応の影響ではなくて，胎児がその影響を受けやすい決定的な時期があるように思われる。これとは対照的に，小頭症が発生するための放射線に対する感受性は，全胎児期を通じて存在し，特にその影響を受けやすい決定的な時期というのはないようである。しかし，小頭症を発生させる放射線の決定的もしくは最少の量的限界はあるようである (108)。白血病となる放射線に対する感受性は，全生涯にわたって存在し，この場合は，継続的な放射線の照射-反応の影響であるように思われる (110)。

原爆被爆による精神薄弱の症例中，最も重大な影響を受けたのは，爆心地から 1,200m 以内にいた，妊娠 7～15 週の 8 名の婦人であった。生まれた 8 名の子どもは，いずれも精神薄弱であった。妊娠 7～15 週以外の妊婦から精神薄弱児が生まれた率は，通常の率をほとんど越えるものではなかった (図1)。診断や治療のためのX線を受けて，胎内で損傷をこうむった26の症例報告を検討した結果でも，胎児が最も被害を受けやすいのは 7～15 週の時期であることが明らかになった(50)。

妊娠初期 6 週間は放射線の影響を受けないという，実験に基づいた 1 つの仮説があるが (133,74)，それによると，6 週以内の胎児は放射線に対する感受性がないということである。この説と全く対立する仮説では，妊娠 6 週以内の放射線照射は，生存可能な胎児に障害をもたらすのではなく，胎児の生命そのものを奪ってしまうことが多いのだと主張する。長崎での既往調査* (retrospective study) では，放射線は，時には，妊娠初期の胎児を死に至らしめることがありうるという説を支持する結果が得られている (188)。

このように強度の放射線にさらされた母親たち自身のその後の報告では，一般の母親たちより，胎児を亡くした体験がより多い上に，妊娠の回数がより少ないということが示された。広島の場合，妊娠 6 週間以内の胎児期に放射線にさらされて出生した幼児の症例が，利用しうる報告書中の標本の中には，ほとんど見当らなかった。期待した数が得られず，その上，標本の整理の仕方の点

---

* 訳注　現在より過去にさかのぼって行なう調査方法。

13 精神薄弱の発生率と有病率の時代的変化　357

図1　広島で胎児期に原爆を受けた子どもにおける精神薄弱と小頭症

(文献108より)

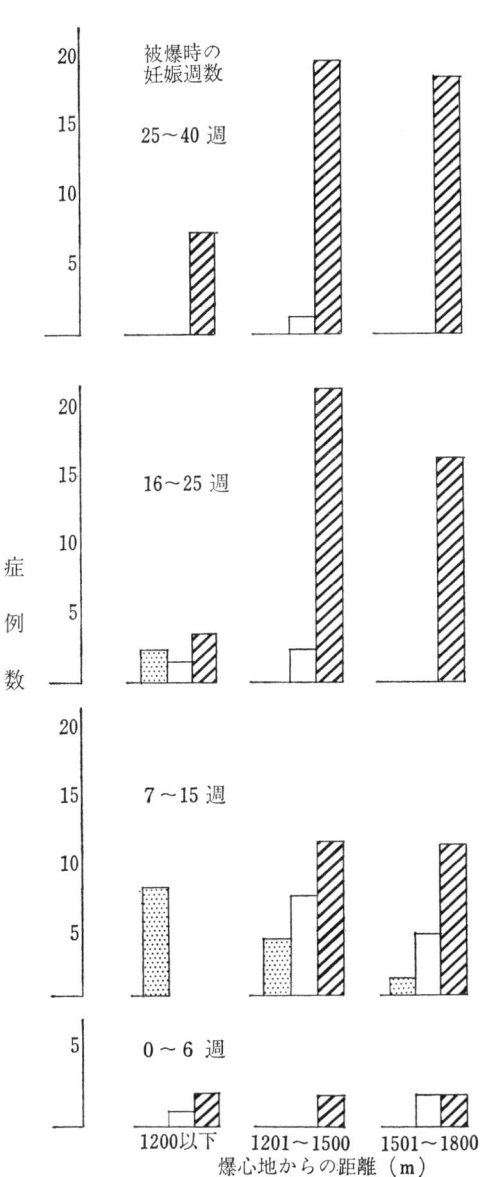

頭囲	知能
－3SD以上（点描）	低
－3SD以上（白）	普通
普通（斜線）	普通

被爆時の妊娠週数
- 25〜40週
- 16〜25週
- 7〜15週
- 0〜6週

縦軸：症例数
横軸：爆心地からの距離（m）　1200以下／1201〜1500／1501〜1800

で各報告書間に不一致があったので，われわれ自身で計算することもできなかった (132,108)。

　17年後の再調査 (follow-up) の結果，原子核放射線の知的機能への影響の仕方は，胎児期の特に放射線の作用を感受しやすい時期にあっては，放射線の量いかんによって変ることがわかった。知的機能の劣弱がもたらされる危険性に関しては，妊娠7～15週で，爆心地から1,200m以上離れたところで被爆した母親から出生した子どもたちにおいても高かった。もちろん，その危険性は，1,200m以内の所で被爆した場合に比べれば低かった (185)。

　小頭症は，精神薄弱とは多少別個な原子核放射線の影響の現われであることがわかった。多くの小頭症児は，知的劣弱をもたずに成長しており，爆心地から1,500m以内で被爆した場合に限って発生している。一方，妊娠中いつ被爆しても，小頭症が発生しているようである（生後被爆した子どもたちにさえ，小頭症が発生している）。

　父もしくは母の被爆後に妊娠した子どもへの放射線の影響についても調査がなされている。この影響を調べるために，原爆被害を受けた両親から，1948～1959年の間に生まれた日本の子どもたちについて調査がなされた。

　1948年1月1日以降，妊娠5カ月の全母親の約90%が，統制外の食糧補給を条件に登録され，同時に研究の対象とされた。生まれた幼児は出生時に調査され，その中の一部の幼児は数カ月後に再調査された。その結果は，先天性異常，精神薄弱いずれの発生においても，妊娠前の被爆の影響は発見されなかった。ダウン氏症候群に関しては，5,582名の母親の子どもの中から見出された症候数は，予期した数の半分に過ぎなかった (143)。女児の生まれる率を高めることに作用したのではないかと言われたこともあったが (142)，これは後に取り消された (144)。

　妊娠以前における生殖腺への放射線照射と，その後に精神薄弱児が生まれることの関連性については，最近再び問題にされるようになってきた。Sigler らは，病歴調査で，216名のダウン氏症候群児の両親の放射線照射経験と，母親の年齢を対応させた同数の統制群の放射線照射経験を比較した (148)。その結果によると，透視診断用または治療用の放射線照射を受けたことのある母親が，ダウン氏症候群児を生む危険性は統制群の2.3倍あった。さらに，透視診断

用，疾病診断用，治療用の各放射線照射を併せ受けた母親の場合には，その危険性は統制群の7倍になっていた。この調査では，放射線照射経験についての情報は家族の報告から得ている。これらの報告内容の真偽を臨床記録によって確認できる範囲には限りがあるが，上記の結果を認めるには，その確認を待たなければならない。

Sigler らの研究結果は，カナダの Uchida らの計画調査*(prospective enquiry)によって支持されている (174)。この調査では，腹部に放射線照射を受けたことのある 2,200 名の婦人に受胎し，その婦人から出生した 972 名の子どもが調査対象とされた。この母親の標本は，生殖年齢で放射線照射を受けたことのある 6,062 名の婦人（いずれも面接で居所がつきとめられている）を代表するものである。統制群の 972 名は，大部分，上記 2,200 名の母親が，放射線照射を受ける以前に出産した子どもである。両群の子どもたちの出生時における母親の年齢は同程度になるようにしてある。なお，統制群の子どもの一部は，上記母親たちが放射線照射を受けたときと同じ頃に放射線照射を受けた他の母親たちが，照射を受ける以前に出産した子どもによって補充されている。

妊娠前に放射線照射を受けたことがあり，かつ高年齢の母親から生まれた子どもに，ダウン氏症候群が多く発生していた。40歳以上の母親81名から5名のダウン氏症候群児が生まれており，これは，放射線照射を受けない同年齢の母親の場合と比べて，2.5倍の発生率であった。この調査の提示の仕方は複雑で，用いられた方法が正確であったかどうかについて疑問がある。

精神薄弱の発生との関係で研究されてきた物理的環境に関するその他の要因に，出生時の季節，天候，気温などがある。このことに関する諸研究の結果には，かなりの不一致が見られるが (124,86,45)，いずれにしても，季節や天候は，ここでのわれわれの主要な興味の対象である現代的傾向に，測定できるほどの変化をもたらすことはないであろう。

以上のように，精神薄弱の発生傾向に関与する主要な物理的要因は，なんと言っても，放射線である。その主な発生源は軍用武器と医療である。将来は，

---

* 訳注　既往調査と異なり，現在より将来に向って発生状況を調べる方法。あらかじめ健康集団全員について詳細な調査を行なった後，その中からの対象疾病の発生状況を検討する。cohort study, population study とも言われる。

さらに原子力発電がこの発生源に加わることが予想される。放射線によって精神薄弱が発生する危険性は，癌の場合と同様に，放射線の量と直線的な関係があるので，その量がいかなる水準であっても，全く安全であるとは見なすことができない(119,63,75)。なるほど，放射線の量が少なければ，精神薄弱が生起しないということは示されている。しかしながら，放射線がどの程度以下であれば無害であるという基準を示すにたる証拠は何もないのである。

C 感染的要因

精神薄弱の発生に影響する感染には多種多様なものが含まれている(179)。大概の場合，感染性疾病の時代的変化は，器質的障害ないしは精神薄弱の発生率を低下させている。ある種の感染性疾病においては，目立った時代的変化はない。また，ある種の感染性疾病においては，かつては致命的であったものが生命をとりとめられるようになったことで，器質的障害の有病率は高まり，その結果，機能的劣弱や精神的なハンディキャップの発生率も高まっている。

精神薄弱の全症例中，既に知られている感染的要因によるものは，ごく少数である(107,23,15)。したがって，感染的要因による精神薄弱の発生率の低下からもたらされる全精神薄弱の発生率の低下は，おそらく微々たるものであろう。感染性疾病発生の変動は，細菌の毒力*(virulence)や宿主**(host)の抵抗力の変化と，新しい予防法や治療法の適用などによっておこる。

細菌の毒力の変化は，人々の健康状態とは無関係におこるもので，予測することは困難である。風疹，流行性感冒，流行性耳下腺炎，麻疹などの流行の激しさは時により変るものである。それらの疾病によって，少数ではあるが，精神薄弱が発生する。一般に疾病の流行は，過去におこったときより，激しさを増すものである。

感染の影響の変化が，細菌の毒力の変化によってもたらされたものか，それとも，宿主である人々の発病性(vulnerability)の変化によってもたらされたものかを決定することは困難なことが多い。妊娠中の風疹感染による損傷度で

---

* 訳注　病原体が宿主体内に侵入して増殖する力，あるいは有毒物が宿主の生活機能を阻害する力。
** 訳注　病原体の宿る生物体。

は，1950年にイギリスで流行したときより (101,147)，1964年に New York で流行したときのほうが(42)，より大きかった。しかしながら，New York における流行の際には胎児への影響が大きく認められたにもかかわらず，感染による精神薄弱の発生は，それほど多くはなかった。精神薄弱が発生した場合は，感覚器官の病変を伴っていた。イギリスでの流行の際も，他の障害を伴わない単純な精神薄弱は発生しておらず，10年後に再調査された胎児期風疹感染児の平均知能指数は低下してはいなかった (147)。

流行性感冒のビールスは変化しやすく厄介なものであることは，よく知られている。菌株が一定しておらず，毒力が時によって著しく変る。妊娠中の感染によって，食道病変，口蓋裂，食道閉鎖 (91) や無脳症の発生率を高めることが時にある。しかし，精神薄弱との直接的な関連については知られてはいない。

アメリカにおける調査報告によると，流行性耳下腺炎による脳炎の致死率においても，年々いくらかの変動がみられる (175):

	症例数	死亡者数	致死率
1963	671	6	0.89
1964	932	18	1.93
1965	634	4	0.63
1966	628	10	1.6
1967	849	8	1.14
1968	408	2	0.49

しかしながら，上記表においては，症例数が非常に少なく，致死率の数値もきわめて小さいので，症例報告の手違いや死亡の誤分類が，致死率の変動に影響しているかもしれない。

麻疹感染の激しさは，宿主集団の性格いかんによる(122)。幼児における麻疹による死亡率は，先進国に比べて発展途上国においてより高く，さらに，同じ発展途上国内ならば，食生活水準の低い地域において，その率がより高い(113, 114)。脳炎や精神薄弱のような重大な併発症は，おそらく死亡率が高くなるほど多く発生するものと思われる。したがって，社会の進歩に伴って，この種の原因による精神薄弱の発生は多少減るかもしれない。1960〜1966年の間に，アメリカでは，毎年約250件の麻疹脳炎が報告されている。ということは，推定で

毎年平均22名の精神薄弱がこの原因で発生していることになる*。

単純な麻疹でも精神的な後遺症を残すことがある (6)。このような仮定的な影響も，宿主の特性と感染の相互作用のいかんによると考えられる。麻疹による知的劣弱をチェックするために，入学時に読みのレディネスを調べた一連の研究がある (19,20,57,58)。生活程度の高い地域から選ばれた麻疹病歴をもつ子どもたちは，同地域の他の子どもたちと比べて差はなかったが，生活程度の低い地域から選ばれた子どもたちの場合は，その統制群の子どもたちと比較して，いくらかの遅れが見られた。

ビールス性脳炎は散発的ではあるが，精神薄弱の発生にいくぶん関係している。流行した場合，幼児における死亡率や精神薄弱を伴う脳損傷率は高い(13)。まれにある原発性脳炎に関しては，その発生率においても，それによっておこる精神的後遺症の現われる率においても減少する傾向は見られない。

麻疹発生を抑制するための免疫計画そのものが，まれに精神薄弱を生起させることがある。百日咳の免疫注射によって脳炎にかかり，精神薄弱となることがありうる (102,14)。しかしながら，こと精神薄弱に限っても，これらの伝染病に対する免疫計画が拡大されることによって失われるものより，得られるものがはるかに多いことは，疑う余地のないことである。

第1次的予防と同様に効果的な治療も，いくつかの感染性疾病と精神薄弱の発生との関係を変えてきた。先天性梅毒は，疑いもなく，精神薄弱の感染性原因の1つである。梅毒は，ヨーロッパのいくつかの国においては，ほとんど撲滅されており，アメリカでも減少傾向にある。しかし，この減少傾向も，世界的に見れば小さいものである。

先天性梅毒が減少することによって精神薄弱の発生がどの程度減少したかを査定することは，いささか困難なことである。それというのも，過去における先天梅毒性精神薄弱の発生率が確実に把握されていないからである(169)。30〜60年前に，欧米で実施された，施設における精神薄弱者を対象とした横断的な有病率調査の結果では，梅毒の血清陽性者の占める割合は10％以上となっている (70)。この数値を，先天梅毒によって生ずる精神薄弱の率として受け取るわ

---

* 麻疹脳炎患者のうち生命をとりとめる者が80％，そのうちの約3分の1は2歳以下の幼児，さらにその3分の1が精神薄弱となることが推定される。

けにはいかない。なぜなら，血清検査で陽性であるということは，神経機能に障害があるという十分な証拠にはならないし，さらに，1950年代の中頃までの血清検査の多くは，それほど精度の高いものではなかった(151)。その上，陽性者は"文化性・家族性"精神薄弱を生み出しそうな家庭から多く出ていた。したがって，陽性者の分布の意味をはっきりさせるには，条件を統制した比較研究が必要である。まだ血清検査が実用化される前の1908年に，Tredgoldは，1,000人の精神薄弱者(aments)中わずか5人を先天梅毒によるものとしている(170)。彼は，病院で診療を受けた先天梅毒の患者中に精神薄弱者が少ないと述べている(171)。血清検査が実施されるようになってからではあるが，第2次世界戦争中にも，梅毒による精神薄弱の出現頻度を1％以下と推定した調査がいくつかある(48,11)。1930年代の初めに，Penroseは，梅毒の随伴徴候をもつ精神薄弱の率を，4％もしくは3％と推定している(126)。1959年には，BergとKirmanは，その率を0.6％と推定している(15)。

治療技術の向上が，かならずしも，精神薄弱の発生率を低下させる方向にのみ作用しなかった事実を，結核性髄膜炎の例に見ることができる。第2次世界戦争後の10年間に，新しい治療法は，結核性髄膜炎を致死の病から生存可能な病に変えた。しかし，このことによって生命をとりとめることができるようになった乳幼児の一部は，脳に器質的障害を保持することになるので，精神薄弱による知的劣弱や社会的ハンディキャップの発生率は高まった(84)。1960年代になると，初感染結核やその併発症の発生は減少し続け，治療もより効果的になしうるようになったので，結核性髄膜炎による精神薄弱の症例は，ほんのわずかしか現われないようになった(99,169)。

他の髄膜炎において目立った増減傾向が見られないことについては，治療方法，生存の可能性，器質的障害の残存率，の3条件の交互作用ということから，一部説明できるかもしれない。アメリカ，Massachusetts州のWalter E. Fernald病院からの一連の症例報告では，感染による精神薄弱の症例の約3分の1は細菌性髄膜炎（結核性のものは別として）であった(134)。この症例報告においては，先天梅毒，結核性髄膜炎，他の細菌性髄膜炎，の各疾病の有病率が年齢段階の相違によって異なることについては，同一年齢群に対する特有の世代の影響として説明することが可能である（表Ⅰ）。この資料では，先天

表I　年齢段階別・原因別精神薄弱者の分布
　　　　　—1966年，Fernald 学校—

年齢段階	先天性神経梅毒	結核性髄膜炎	他の細菌性髄膜炎
0〜 9		7	6
10〜19		7	11
20〜29	2	2	11
30〜39	9	1	1
40〜49	17	1	8
50〜59	14		8
60〜69	12		5
70〜79	1		2

(文献 134 より)

梅毒は減少傾向にあること，結核性髄膜炎は特定の短期間の年代に集中していること，細菌性髄膜炎は年代にかかわりなく率が一定していること，などが示唆されている。

アメリカにおいては，過去半世紀にわたって，細菌性髄膜炎は，期間はそれほど長いものではないが，流行期をもって発生してきた。30年前から，サルフォンアミド剤が使用されるようになって，この症例の致死率* (case-fatality rate) は急激に低下した (47)。その時点では，続発症である精神薄弱の発生率も下降したかもしれないが，その後増加した多数の生存者の中から，以前と同じくらいの多くの数の精神薄弱が出現するようになってしまったのである (52,150)。このような感染と治療の交互作用は進展し続けている。髄膜炎菌は化学療法や抗生物質に対する抵抗性を強めてきたが，最近，いくつかの抵抗性の強い伝染病菌を逆襲するために，抗菌性病原体が開発されてきた (49)。

出生時前後におこるある種の感染については，最近，神経病学的病原体によるものという疑いがもたれてきた。シトメガロビールスも精神薄弱の原因と見られている (9,156)。それはまた，幼児の痙縮や発作，そして，おそらく小頭症とも関係がある。痙縮や発作，小頭症，いずれも精神薄弱者にはよく見られ

＊訳注　　致死率(または致命率) $= \dfrac{\text{ある疾患による死亡数}}{\text{ある疾患の患者数}} \times 100$

るものである。ごく最近わかったビールス様の病因ミコプラズマの感染もまた，精神薄弱の原因と疑われるようになってきたが，まだ確固たる証拠に欠ける(29,30)。出生前性トキソプラズマ症は，精神薄弱の原因としてはまれな，しかし，よく報告されている原虫類によるものである (55,165,187)。アメリカ東部の諸都市でなされた妊娠婦人に関する大がかりな縦断的研究では，妊娠3～4カ月時に，1,000人中2人にトキソプラズマに対する抗体ができていた(146)。出生前性プラズマ症はその中の4分の1の者に現われており，その発生率は1,000人中0.5人ということになる。この原因による精神薄弱を予防することは，技術的に可能な段階にきつつある。これら感染のいずれの場合も，精神薄弱全体の発生率を変えるほどの影響をもったという証拠はない。

感染は器質的障害発生原因のごく一部に過ぎないが，すでに知られている感染による精神薄弱の発生は，時代とともに減少しているものと結論することができる。社会の変化により，宿主たる人間の抵抗性や免疫を強め，環境の統制を果し，そして，梅毒，細菌性髄膜炎，百日咳，麻疹，耳下腺炎，風疹などの感染性疾病の予防と治療の技術が開発された。感染性疾病を統制することからもたらされる，いっそうの利得が容易に手の届くところにあるように思われる。脳炎やトキソプラズマ症，シトメガロビールスなどについて，より徹底した解明がなされれば，従来不明だったそれらの発生率を低下させることができるかもしれない。しかしながら，それらが同時になされても，成果が急激に現われるということはないであろう。

D 社会的要因

社会的要因は精神薄弱の分布と密接に関連している。ここでは3つの大きな要因だけを取り上げて言及する。その第1は産科診療に関係する要因であり，第2は貧困に関係する要因であり，第3は人口動態に関係する要因である。

産科診療： 産科診療のあり方が，妊娠および出産時の併発症の発生に，明らかに影響がある。いまだ明確にされていない影響もあるかもしれない。その併発症としては，妊娠中毒症，急産，胎盤早期剝離，遷延分娩，脳の酸素欠乏症，早産などがある。これらの個々の併発症と精神薄弱との関係については多くの検討がなされてきている (46,45,123,94,67,136,7)。疫学的な研究にしても

病理学的な研究にしても，諸研究の結果には一致が見られていない。

産科診療や新生児小児科診療が，分娩時の事故の発生率や生存の可能性を変えることは確かである。先進国においては，以前と比べて，より多くの出生児が生存できるようになり，脳損傷の危険にさらされる出生児の数は少なくなった。このように脳損傷を受ける危険にさらされる出生児の数は減ったが，出生児全体の生存の可能性が高まったことで，脳損傷児の生存の可能性も高まり，より多くの出生児が脳損傷を持ちながら生存しうるようになったのである。これらの生存における選択要因は，時，場所，社会階層などによって分離される環境によって変化する。したがって，出生時障害から器質的障害や知的劣弱，精神的ハンディキャップのもたらされる可能性は，環境の相違によって異なるのである。

アメリカ，Connecticut 州のある施設の最近の研究では，出生時の粗大脳損傷を原因とする精神薄弱は全収容者中の1.8％であることが報告されている(189)。そのため，このような既往分析の進歩について観察する余地は，あまり大きくはないのである。60年前に，Tredgold は以下のように書いている。「精神薄弱(amentia)の原因としての分娩異常については……分娩異常の直接的な結果である精神薄弱の総数は非常に少なく，おそらく，全精神薄弱の1～2％以上にはならないであろう。」* 30年前に，Penrose は，イギリスのある精神薄弱施設に在所する 1,280 名の精神薄弱者の約1％が分娩異常によることを報告している(127)。難産の結果についての既往調査では，精神薄弱との関係は，かならずしも見出されてはいない(10,56,8)。これらいずれの静態的データ**(prevalence data)でも，器質的障害の発生率の低下や生存率の高まりが，分娩異常による精神薄弱の発生に，どのようにかかわっているかを解明することはできない。われわれは，ただ，諸調査の結果に大きな違いがないことを知りうるだけである。妊娠中の他の併発症についての調査でも，同じように結果

---

* Tredgold は，精神薄弱の第1の原因が神経病素質 (neuropathic diathesis) にあると考えた産科学的異常の病歴をもつ症例を除外している。全体の約17％が産科学的異常の病歴をもつ者とされている。産科学的異常の対照資料で利用しうるものはない(172)。
**訳注　一時点における健康異常者の分布状況を表わす資料。

の不一致がおこっている。

　妊娠の結果を良好なものにするには，出生前から，多くの状況で，産科診療がなされなければならない。新生児のRh血液型不適合による核黄疸を予防するために考案された方法は，劇的な成功をおさめているが (186,66)，これによって，精神薄弱の原因となる核黄疸は徹底的に排除されるであろう。生存者についての最近の再調査によれば，重症の新生児黄疸 (15 mgms 以上のビリルビン) の症例のうち，約0.5％が精神薄弱となっている (76)。精神薄弱施設における最近の有病率調査では，この原因による症例を約1％としている(189)。

　一般に認められている妊娠中の診療方式が，いくつかの点で再検討を必要としている。

　胎児期の診療によって，妊娠中毒を発見し，抑制することは可能なはずである。妊娠中毒は，おそらく，脳障害の時間的連続に関与するものであろう (21)。現状の胎児期診療では，出生時体重を増加させたり，早産を予防することを確実にはできない。現状では，極度の貧困階層の妊婦の栄養状態をよくしたり，妊婦の喫煙を少なくすることでしか，最上の期待をもちえないのである (18)。

　このように，産科診療によって，出生時の粗大脳損傷を減少させたり，核黄疸を予防したり，妊娠中毒を抑制したり，梅毒を治療したりすることは可能である。精神薄弱をひきおこすそのほかの潜在的な胎児期原因に対し，産科診療がどう対処しうるか，まだわかってはいない。

　貧困： 精神薄弱と貧困の関連性については，少なくとも，今世紀の初めごろから認められるようになった。研究者たちは，精神薄弱と貧困のいずれが先行条件であるかについて疑い続けてきた。しかし，社会ダーウィン主義*(social Darwinism) の人種淘汰説が力を失ったので，環境の貧困は精神薄弱の結果としてよりも，精神薄弱に先行する原因として，大きく問題にされるようになってきた。貧困と関係の深い"文化性・家族性"症候群は，臨床的病変の見当らない軽度の知的劣弱の一類型であり，軽度精神薄弱の最も一般的なタイプである。この症候群は，ほとんど，最低社会階層の"普通の (demotic)"家庭の子どもに現われるものである。このような分布状況と，一般に知られている結婚

---

　* 訳注　ダーウィンの生物進化論を社会進化に適用しようとした主張。

例，有能な活動性などを考えあわせ，さらに成人期における障害の回復を考慮すると，この種の精神薄弱は，成長・発達期における社会的環境の結果であると推論することができる (158, 153)。

"文化性・家族性"症候群は，あるタイプの家族の特徴であるが，このことは，この症状の原因がそのような家族内にのみ存在するということを意味しない。低社会階層の家族は一様に，苛酷な社会的，物理的環境の中で生活し，貧弱な教育経験しか得られない。貧しい環境と精神薄弱の関係を仲立ちする要因は何かということについては，まだ十分に解明されてはいない。けっして証明しつくされているわけではないが，その1つの要因として，胎児および新生児の栄養状態が考えられる (44, 43, 184, 154)。飢饉と窮乏についての昔物語は，以下の2つの新しい事態を通じて，上記の仮説的な原因関係に突き当る。第1は，栄養失調が，ある社会では，生存と精神薄弱の間のバランスに影響しているかもしれないということである。すなわち，医療施設が乳幼児に対し効果的な治療を施し，激しい栄養欠乏による致命の率を減少させれば，生存者は増加するが，この生存者の増加は器質的障害の危険にさらされる者の数を増加させるのである。

乳幼児の栄養失調に関する第2の新しい要素は，母乳に代る食物を与えるには，あまりにも貧し過ぎ，無学すぎる家庭で，母乳育児が減少する傾向にあるということである。発展途上にある諸国においては，おそらくアメリカにおいても，この栄養上の貧しさは，新しく都会化した移住家族の母親が家を出て賃金を得る必要から生じたものである。

軽度の精神薄弱と貧困の結びつきには，他の多くの要因が関与していると思われる。裕福な人たちと比べて貧困な人たちは，感染性疾病にかかることが多いだろうし，それでいて治療を受けることが少なく，その結果，より重大な悪影響を受けることになるであろう。家族の永続的な結びつきを楽しむことが少なく，また，あらゆる種類の機能的劣弱や身体的ハンディキャップを，より高頻度で負わされる。彼らは貧しい学校教育しか受けられず，社会的，公的生活では差別を受け，犯罪に走りやすい傾向をもたされてしまうのである。これらの要素はすべて，知的劣弱をもたらすことに寄与し，精神的なハンディキャップをもつ者としての社会的役割を割当てることに寄与するのである。

もしも，これらの要素が本当に"文化性・家族性"精神薄弱の発生に寄与しているのであれば，知的劣弱の発生は減少しているはずである。ヨーロッパや北アメリカにおいては，貧困階層の人たちの今日の状態は，50年前と比べて，栄養，医療，罹病，教育などの諸点に関して，目に見えてよくなっている。貧困との結びつきが深い，結核，ペラグラ*，くる病，乳児死亡，発育不全などの疾病は顕著に減少している。

　しかし，精神薄弱という障害の社会的成分（social component）に影響する要因の作用方向は知的劣弱や器質的障害に作用する方向とは，かならずしも同じではない。社会的役割は以前より複雑化しており，今日の社会は人々により高い水準の教育を要求している。学校や軍隊や職場で，これらの社会的役割の要求に応ずることに失敗すると，精神的ハンディキャップをもつ者としてレッテルがはられる。社会的役割成就の基準が上がっているにもかかわらず，知的劣弱にしても精神的ハンディキャップにしても，その発生率が上昇しているという証拠は何もない。むしろ逆なのかもしれない。

　時代の傾向を見るのに役立つのは，年齢段階別の有病率に関する調査資料である。"文化性・家族性"精神薄弱に関しては，児童期における有病率は，かなり一定した発生率の関数であるように思われる。精神薄弱の症状は小学校段階において最も多く現われる。測定知能は顕著な環境欠損に反応して，年齢とともに低下し，やがて知的機能劣弱の段階に至り，さらに社会的ハンディキャップも認められるようになる (53,105,162)。"文化性・家族性"精神薄弱者の場合，成人期になって，精神的ハンディキャップの役割を捨て去ることができるようになることがしばしばある。保護によってその役割にくぎづけにされるようなことがなければなおさらである。最近，監禁的保護の度が弱まってきたことで，ハンディキャップの持続期間が短縮しているかもしれない。幸い，学童期のような年少層にあっては，そのような影響を大きく受けていないので，特定年齢段階の有病率が時代傾向を見るのに利用しうるのである。学童中では，有病率で発生率を推測することができるわけである。

　表Ⅱは，イギリスの学童についての調査結果である。まず，過去50年の間

---

　* 訳注　不完全な食物の摂取または同化によるビタミンB，特にニアシンの欠乏に基づく疾病。古くは，イタリアらいと言われることもある。

表Ⅱ—A　イングランド学童中の軽度精神薄弱有病率
（注a）　（重度精神薄弱は除く）

検査年次	対象地域	年齢	基　準	受検数	有病率(1000人当り)
1925～27	イングランドの6抽出地域	7—10	＜70IQ	36,692	20.7
1955～59	イングランドのSalford	10	＜80IQ	19,500	13.3 (注b)

表Ⅱ—B　スコットランド知能調査低得点者数

| 1932 | スコットランド | 11 | 集団精神発達調査19点以下 | 87,498 | 188 |
| 1947 | 〃 | 〃 | 〃 | 70,805 | 165 |

（注a）　文献 153, 145より引用。
（注b）　日数率（ある時点における精神薄弱者発生の可能性をもつ人口に対する判別された症例数の比）については，発生率資料から10歳時のものを概算。

に，軽度精神薄弱の有病率に低下があったことが示されている。また15年間の間隔をおいて2回実施された全国的な知能検査の結果でも，知能的劣弱者の減少傾向が明らかになっている(145)。異なる2時点で得られたこの資料には，同一の高次の比較性はないけれども，精神的ハンディキャップの減少傾向はいっそう明瞭であった(153)。軽度精神薄弱の施設への入所者もまた減少している*。

　スウェーデンの研究者たちも，特定年齢段階の精神薄弱有病率に，明らかな減少傾向が認められたことを報告している。一定の精神薄弱の判別基準によって兵役義務を免除された若者の数は，第2次世界大戦以後減少しているのである (135)。この減少傾向は，孤立した一村落において特に顕著であった。研究者たちは，この減少を社会の進歩によるものとはせずに，閉鎖的な結婚習慣がくずれたことからもたらされた遺伝子の交雑によるものであるとしている。彼らの見解によれば，精神薄弱は大部分，遺伝学的要因によって決定され，そして，孤立化した村落内での同型交配が，有病率を現状維持あるいは上昇させるのだという。このことは，人口学的要因について考察することの必要性を，わ

---

　* 入所者数は，精神薄弱の発生傾向を見る基準としては粗雑なものである。その数値の減少的変化について説明できることは，ある期間内に入所者数の比率を下げるような政策変更があったということだけであろう。

れわれに示唆するものである。

人口統計： 同型交配は2つの幅広い配偶条件下でおこる。第1は，配偶が多かれ少なかれ任意であったり，親族間で禁止されていて，生殖人口が少ない場合である。このような場合における配偶は同型結合性を高め，2つの異なった型質をもつ雑種の遺伝子や劣性遺伝子の現われる機会を高めるであろう。Akesson の調査結果によると，スウェーデンの人口密度の希薄ないなかの村落においては，精神薄弱児施設への入所者数は，予想以上に多かったということであるが，このことは上記の推論の過程を裏書きするものである(1)。しかし，前記のスウェーデンの軍隊資料によると，知能が低いために兵役免除になった者の割合は，孤立した村落においてのみ低下したのではなく，その地域一帯，さらに低下の度は小さいが，スウェーデン全体においても低下したのである。こうした傾向は，孤立化した中での生殖ということに基づいた遺伝学的仮説にそぐわないし，短期間の調査では，明確な遺伝的要因による変化を把握することは困難なことでもある。他国の場合と同様に，スウェーデンにおいても，前後2回の調査の間に社会的変化が広まっていたことは疑うまでもない。イングランド北部から抽出された精神薄弱者に関する結婚や社会的流動性についての資料でも，任意同型交配が文化性精神薄弱症候群の発生における有意な要因であることは示されていない(161)。

同型交配の第2の状況は，近親相姦やいとこ結婚のような親族間の配偶によっておこる。小規模な調査であるが2つの調査結果で，人間の場合，近親相姦が，生殖の喪失，重度の精神薄弱，ある種の先天性異常などを子孫にもたらすことが認められている(141,27)。親子間の配偶に比べれば同胞間の配偶は，社会的に異常性の少ない状況下でおこるように思われるが，子孫に重い精神薄弱や先天性異常が発生するという点では相違がないようである。以上は，同型交配についての，もっともらしい遺伝学的推論である。満足な対照群を見つけることも困難であるが，近親相姦は，いかなる母集団の代表としても考え難いので，その影響については社会集団の中で予想される以上に悪く見られている。

近親相姦は血族結婚の極端な形である。他の血族結婚については，より多くの調査がなされているが，最後的には悪い影響は見出されてはいない。血族結婚についての研究で，他の社会的要因を除外することは困難である。結婚とい

う行為は特定の社会集団を特徴づけるものであるからである。日本では血族結婚は一般的なものであるが，社会階級の衰退とともに一部の社会階層ではそれがさらに増加し，血族結婚の結果とも見なしうる精神薄弱や幼児死亡の発生も増加している。一方，これまで血族結婚についての調査が等質社会集団内でなされた場合，血族結婚のとらえ方が不満足なことが通例であった。たとえば，大西洋上の離れ小島，Tristan da Cunha において，1817年の同島発見以来，全家系が追跡調査されてきた。同型交配と関係づけられた知能水準についての評価は低いものであったが，その知能診断は，たった1人の医師による主観的判定によるものであった (140)。

同型交配が精神薄弱の発生にかかわる一要因であるならば，その要因の精神薄弱発生への寄与は，おそらく減少しつつあるであろう。閉鎖的な結婚習慣は明らかにこわれつつあり，同時に，血族結婚をうながす血族関係組織や社会的固定が以前より少なくなっている (162)。

母親の年齢についての人口学的要因は，同型交配とは全く別種のものである。この要因は，重度の精神薄弱の最も一般的な型，ダウン氏症候群の発生の変化に寄与する。ダウン氏症候群の子どもを産む率は，受胎児の母親の年齢の増加とともに急激に高まる (図2)。父親の年齢や出産経歴も母親の年齢と密接に関連するが，それらはダウン氏症候群の発生には影響しない (131, 96)。

母親の各年齢におけるダウン氏症候群の出生時発生率には，調査の時や場所が違っても，高い程度の一致が見られる (130, 103, 95)。したがって，ダウン氏症候群有病率への高年齢母親の寄与の程度は，以下の3つの傾向のいかんによる。第1は，出産人口の年齢構成，第2は，その人口の年齢別妊娠率，そして第3は，ダウン氏症候群者の平均余命である。全出産頻度は，出産人口を含む年齢段階の女性の割合と，その年齢段階の女性の各年齢別妊娠率によって決定されるが，非常に変動しやすい (41)。したがって，ダウン氏症候群の全出生児の割合もまた変りやすいものである。

われわれは，過去15年間に New York 市の女性に生まれたダウン氏症候群症例の数を推計した。Collman と Stoller によって示された年齢別発生率(39)を用いて推計したところ，1953年には約203症例であったが，1967年には約165症例となり，その数に減少が見られた。同じ1953年と1967年の両年に，生命を

図2

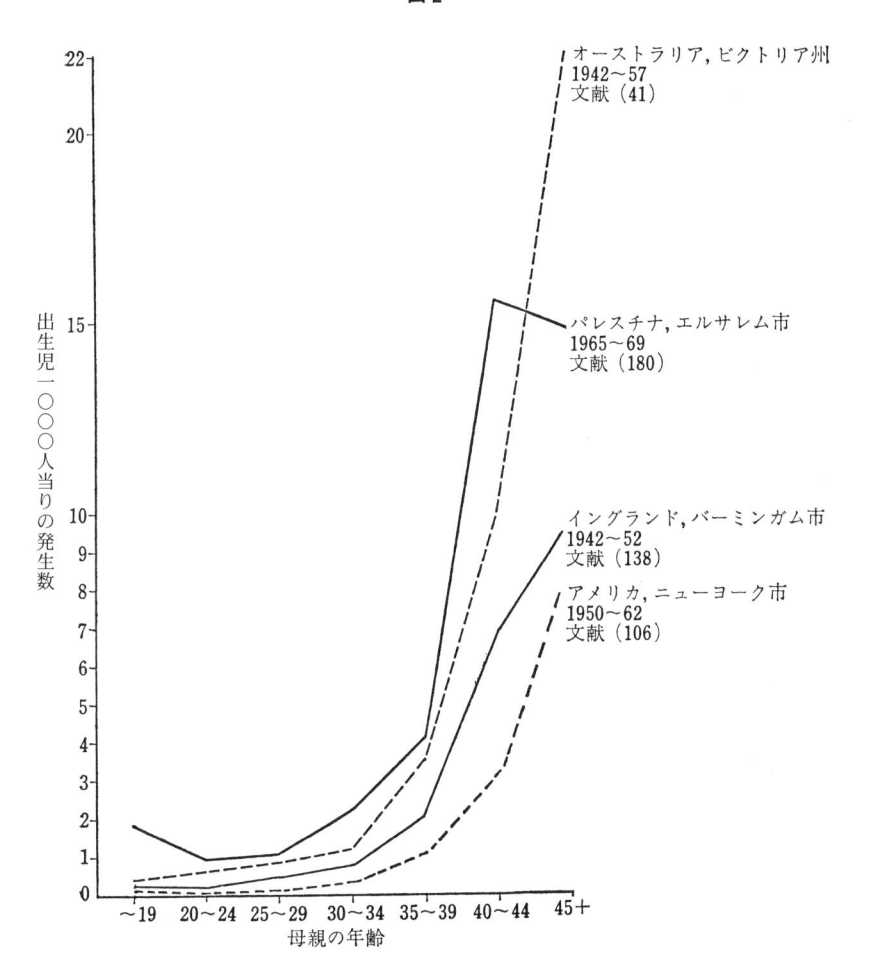

母親の年齢別出生児1000人当りの発生数

- オーストラリア, ビクトリア州 1942〜57 文献 (41)
- パレスチナ, エルサレム市 1965〜69 文献 (180)
- イングランド, バーミンガム市 1942〜52 文献 (138)
- アメリカ, ニューヨーク市 1950〜62 文献 (106)

もって生まれた全出生児数は，161,455人と145,708人であり，その数は減少している。高年齢の母親からの出生児数に比べて，若い母親からの出生児数が相対的に増加しているので，ダウン氏症候群の大まかな発生率は，1000人中1.25人から1,000人中1.13人に低下しているものと推定された。高年齢の母親の妊娠数には減少がなかった。もし，全年齢段階の母親におけるダウン氏症候群発生率を，若い母親におけるその発生率と同程度に低くすることができれば，現在の発生率の約3分の1は削減できるであろう。現在，ダウン氏症候群は，重度の精神薄弱幼児の全症例中15〜25%を占めるとされているので(64,164)，ダウン氏症候群児の出生が3分の1減少するということは，きわめて重要な意味をもっている。

　上記のような出産において見られる自然な変化は，自発的妊娠制限によって精神薄弱の発生頻度を低下させることができる可能性を指摘している。この可能性は，主に高年齢の女性と罹患児を出産する危険性のある少数の女性に開かれている。遺伝相談で，遺伝的に異常な子どもの生まれる蓋然性について両親に告げても，精神薄弱の発生を減少することには大して役立たない。Edwardsは，相談によってダウン氏症候群数例を予防することができたとしているが(54)，フェニールケトン尿症の場合には，罹患児出生後の出産だけは相談で避けることができるであろう。

　精神薄弱の発生傾向についての考察をまとめると，精神薄弱の主な社会的原因は減少する傾向にある。この傾向は感染における場合と似ているけれども，一般的な社会力*(social force)の衝突は，特定の感染を抑制する場合のそれより，より大きいようである。精神薄弱の物理的原因と化学的原因だけは，以前よりも広範囲にわたる危険性を提示しているように思われる。これらの危険性の多くは，はっきりしたものであるよりは潜在的なものであり，管理・統制において注目すべき緻密な試みがなされない限り，その危険性は減少しそうにない。全体的に見て，これまで指摘したあらゆる原因に考慮がはらわれるならば，器質的障害，知的劣弱，精神的ハンディキャップの発生率は，おそらく低下するであろう。その低下の度は明確ではないが，かなりの程度のものになるはずで

---

　*　訳注　　社会的行動や社会的現象をひきおこす原動力。

ある。つぎに，有病率について考察する。

有病率の変化

　他の多くの場合と同様に，精神薄弱者人口も力動的であり，流動的である。たえず新しい症例が加わり，古い症例が無くなるという意味で力動的なのである。無くなるものと加わるものとのバランスが変化するということで流動的なのである。

A　長寿化と有病率

　精神薄弱者人口の減少は，以前よりゆっくりした速度でおこるようになっている。これは死亡率が低下し，生命がのびたからである。その証拠を，すぐれた疫学的指標であるダウン氏症候群の場合を例にして見ることにする。ダウン氏症候群の診断は，医学的に最も明確にできるものの1つであり，その症例群は精神薄弱の全種類の中で，最も完全で代表的なものの1つである。ダウン氏症候群の症例をもとにまとめられた生命表によると，過去30年間に，明らかに長寿化の傾向が見られる(26,40)。10歳児における有病率が，1929年には4,000人中1人であったが(64)，1949年には2,000人中1人となり(149)，さらに，1960年には1,000人中1人となり(64)，その率は上昇している。

　内科的，外科的治療方法，公衆衛生および感染性疾病に対する免疫技術，物理的環境や災害抑制など，各面における進歩改善がダウン氏症候群の死亡率低下に関与している。随伴する精神薄弱の症状を軽減・回復することをしないが，生命を延長しているのである。過去においては死亡の主要な原因であった呼吸器感染は(173)，抗生物質療法によって著しく減少している。今日では，死亡は心臓や消化器などの異常によることがほとんどである(121,138)。わずかではあるが，白血病で死亡する場合もある（およそ95人中1人）(110)。ダウン氏症候群で生まれた幼児の半数は，5歳の誕生日までに死亡しているが，5歳以後まで生き得た者は，その後数10年間，かなり健康で生き続ける傾向がある。そのため，晩年には，早老徴候や糖尿病が一般的なものとして認められるようになる(7,8)。産業社会にあっては，今やダウン氏症候群は，地域社会，

表Ⅲ　イングランド，Salford 市において登録された
重度精神薄弱者数（文献 151 より）

A　年齢段階別構成比（％）

調査年次	N	年齢段階							不明	全
		0～9	10～19	20～29	30～39	40～49	50～59	60～69		
1948.1.1	147	8.0	25.2	27.5	22.9	9.5	3.8	2.3	0.8	100
1963.1.1	238	15.5	21.4	15.1	16.4	16.0	10.1	3.8	0.9	100

B　年齢段階別 100,000人当り有病者数

調査年次	年齢段階							全
	0～9	10～19	20～29	30～39	40～49	50～59	60～69	
1948.1.1	70	290	270	221	96	49	39	150
1963.1.1	152	209	182	198	180	113	61	220

＊ 0～9歳群における上昇率が高いのは，1963年の5年ほど前から開始された積極的な症例発見計画の結果である。それより年長群には大きな影響がなかった。

収容施設のいずれにおいても，重度の精神薄弱の有病率に，最も大きな単独の寄与をなしている。

　ダウン氏症候群は，あらゆる型の重度精神薄弱の範例的なものとして存在するわけであるが，家庭や地域社会が特別に保護しなければならない障害者の総数も増加している。二分脊椎＊(spina bifida)や水頭症は，しばしば重い身体障害を，時には精神的障害を随伴するが(87,100,139)，それらの疾病をもつ子どもの生命は，外科的措置によって延長されるようになった。1950年から1960年の10年間に，全先天性異常の死亡率のピークが，0～5歳群から5～14歳群に移行している(112)。

　長生きはすべてのタイプの精神薄弱の有病率に反映している。イングランドの Salford 市においては，登録簿をもとにまとめた資料によると，重度の精神薄弱者の生存期間が，1948年におけるより1963年において，より長くなっている(151)。その15年の間に，毎年，平均して100,000人中4.75人の割合で，登録された精神薄弱人口が増加している。この増加は老齢化に伴っておこってい

　＊　訳注　脊椎裂の1型で，脊椎管が先天的に背面に開いている。

ることが表Ⅲで示されている。最も顕著な増加は高年齢群において見られるのである。各年齢群内で移住や新登録が平均しておこらないことも上記の結果に関与しているかもしれない。しかし，この点を考慮しても，過去15年の間に寿命が延びたことが，重度の精神薄弱の有病率を上昇させたと結論できるであろう。

連続的な時点でなされた有病率調査の諸結果によると，精神薄弱人口の新しく補充される傾向に変化が見られる。その傾向の変化は，先進国における寿命の延長と発生率の低下を示唆している。高年齢の母親が子どもを産む期間を短縮するようになったので，ダウン氏症候群の発生は，おそらく，以前より減少

表Ⅳ　ダウン氏症候群の有病率から推論された他の
重度精神薄弱の発生率の傾向

		1931年	1961年	変化率(%)	文献番号
(1)	7～14歳における重度精神薄弱有病率(0/00)，(イングランド，Middlesex州)	3.88	3.54	－9	64, 168
(2)	出生時におけるダウン氏症候群の推定率(0/00)	1.3	1.15	－12	138, 130
(3)	10歳における生存者推定率(%)	25	50	＋100	129, 26, 40
(4)	7～14歳におけるダウン氏症候群の推定有病率(0/00)	0.325	0.575	＋77	
(5)	7～14歳におけるダウン氏症候群の有病率(0/00)，(イングランド，Middlesex 州)	0.34	1.14	＋235	64, 168
(6)	7～14歳におけるダウン氏症候群以外の重度精神薄弱児の推定有病率(0/00)	3.55	2.875(a)	－19	
(7)	ダウン氏症候群以外の重度精神薄弱児の推定発生率(0/00)				
①	死亡率の低下を仮定しない場合	3.55(k)	2.875(k)	－19	
②	ダウン氏症候群と同様の死亡率の低下を仮定した場合	14.20	5.75	－59.5	

(a) 1961年の Middlesex 州における調査で見出されたダウン氏症候群の有病率は高過ぎるように思われる(上記(5))。だから，上記(2)および(3)に基づいて推定された控え目な数値(4)が計算に用いられている。

(k) は発生率と有病率の間の一定の関係を示す要因。

しているはずである。他のタイプの重度の精神薄弱の発生も，多分　著しく減ってきているはずである。しかし，生存者の生命は，以前より長くなっているのである。

1960年，イングランドで，GoodmanとTizardによって調査された10歳児のダウン氏症候群有病率は，それより35年前にLewisによって調査されたものより高率であった。しかし，他のタイプの重度の精神薄弱有病率では，3分の2に低下していた(64,168)。あらゆるタイプの重度の精神薄弱者の寿命が延びているにもかかわらず，ダウン氏症候群以外の精神薄弱有病率が低下したことについては，発生率にかなりの低下があったためという以外に考えようがない (表Ⅳ)。

公衆衛生や内科的，外科的医療の進歩改善と社会的変化が，器質的障害や知的劣弱の発生を明らかに減少させたけれども，それは，それらの進歩や変化が寿命を延ばし，有病率を高めたことに比べれば緩慢である。

B　有病率の低下

有病率を下げるには以下の2つの方法が有効のように思われる。その1つは，明白な器質的障害が認められたときに，胎児の発育を止めてしまうことである。もう1つの方法は，器質的障害をもつ者の機能的劣弱や社会的ハンディキャップを最小限に抑え，知的，社会的潜在能力を最大限に開発することである。

器質的障害の有病率を低下させるために，妊婦は出産計画を考えておく。妊婦は容易に認知され，利用する衛生機関に届けられる。さらに，出産の結果は法的規定によって登録され，通知や専門的観察がもれないようにする。産科診療が，障害を受けやすい子どもを判別する疫学的チェックの役割を果すようにする。

高年齢の母親がダウン氏症候群の子どもを産む危険性の程度については，すでに考察した。第1次的予防は発生を減少させることである。したがって，高年齢の母親には危険性について知らせ，妊娠を回避させて，若い女性に妊娠を集中させることが意図される(97)。もし，高年齢者が意図的に，あるいは誤って妊娠しても，染色体異常の胎児の妊娠を判別することが可能である。妊娠14

〜16週の時期には，ダウン氏症候群の診断は正確かつ安全になしうる(117,97)。妊娠20週以前の19症例のうち17症例において，細胞が培養されたことが報告されている。また，別に，妊娠8〜20週の事例200以上を含む8,000例以上の羊膜穿刺*(amniocenteses) の結果が報告されている。妊娠8〜20週の200例においては併発症が認められなかったが，この全検診の結果，50例が満期まで妊娠を続けることが許されなかった。

　知的劣弱と精神的ハンディキャップの有病率は，つぎの2つの方法で低下させることが可能である。フェニールケトン尿症やクレチン症のような代謝障害の場合には，基礎となっている器質的障害を治療することによって，器質的障害が知的機能や役割成就能力にまで及ぶのを抑制することができる。他の症状の場合には，知的機能や役割成就能力を直接的に改善することを企てることになる。

　知的劣弱の基礎となる器質的障害の抑制は，フェニールケトン尿症において—まだ症状が明確になるほど進行していなければ—，最も効果的になしうるようになった。未治療症例の場合でも，器質的障害と知的劣弱は，かならずしも1対1の対応関係にはない。有病率の変化，選別手順の改変，治療や入院がなされるようになったことなどによって，その臨床像がいっそう複雑なものになっている。おそらく，フェニールケトン尿症の場合も，他の精神薄弱の場合と同様に，平均余命が延びているはずである。1930年の中ごろ，Penrose はイングランドの Colchester 市において，1,280名の精神薄弱者を対象に調査したが，発見されたフェニールケトン尿症は，わずか，1,000人中1人の割合であった(128)。1960年になされた別の調査では，同類施設における有病率は，およそ1,000人中10人であった(28)。平均余命が延びたことに合わせて，新しい症例探索法が用いられるようになったことが，有病率を10倍に高めたのかもしれない。施設収容者を対象とした調査から，フェニールケトン尿症の人の親族を対象とする調査へと，スクリーニングの範囲を拡大するようになったことが，症例数を増加させた。新しい選別方法によって，生化学的な障害はあるが知的劣弱のない症例が見出された。その後，新生児対象の定例のスクリーニン

　＊ 訳注　中空の針をさし込み羊水を吸出して，胎児の染色体異常を調べる方法。

グで，1次的な生化学的損傷だけをひきおこし，知的劣弱をもたらさない，別のタイプのフェニールアラニン代謝異常が明らかにされた。

　誕生時にスクリーニングにより選別がなされるようになったことで，知的劣弱や精神的ハンディキャップの有病率だけでなく，器質的障害の有病率も上昇しているかもしれない。生化学的な障害が明らかにされたことによって，医学的面からの注意がより高まり，その結果として，生命延長がおこった。誕生時に判別されたフェニールケトン尿症児に対する幼児期，児童期における食餌療法が，おそらく，知的劣弱の程度を軽減し，ともすれば，その有病率をも低下させているかもしれない (192)。

　知的機能を発達させることによって，知的劣弱の有病率を低下させることができることについては，軽度精神薄弱者についてのいくつかの調査で示唆されている (155)。第1に，精神薄弱者の施設に入所した成人に関する縦断的資料によると，20代までIQが上昇し続けてきた例がある (33, 34)。第2に，"文化性・家族性"精神遅滞があって，学校時代に"教育的遅滞 (educationally subnormal)"というレッテルのはられた人を対象とした計画調査で，成人期に入ってIQが上昇したことが見出されている (152)。第3に，就学前の3年間の特殊教育が，軽度の精神薄弱児のIQやSQを上昇させた (83)。このように，軽度精神薄弱者の知的機能に改善のおこることが知られており，教育学的，社会的手法を適用することによって，その改善の促進が約束される。これらの手法が広く適用されることが，知的劣弱の有病率を下げたり，程度を軽減する上で必要である。

　精神的ハンディキャップは，精神薄弱者の社会的潜在能力を十分に発達させることによって軽減させることができる。軽度精神薄弱の年齢別有病率を見ると，20代の中ごろから急激に下降する (160)。この下降の時期は，軽度精神薄弱者がいくぶん遅れて，おとなの役割を果すようになる時期と一致する。結婚したり，働くことによって経済的自立をなし得た若者は，もはや，精神薄弱者の役割を領有しない。軽度の精神薄弱者についての再調査によると，3分の2ないしは4分の3が，一般の社会環境の中で定住している (135, 81, 167, 168, 38, 37, 6)。軽度の精神薄弱の場合，成人の役割への社会化 (socialization) によって，社会的ハンディキャップの回復を促進させ，ひいては，そのハンディキャ

ップの有病率を低下させることができるのである。

　社会化についての考え方は,重度の精神薄弱者に対しても全く同じように適用しうるであろう。大きな施設に住んでいた重度の精神薄弱児が,小さな家庭的施設に移され,より個別的な世話を受けるようになったとき,統制群に比べて,精神検査の得点においても社会的技能においても,より大きな上昇,進歩を示した(168)。成人の場合であるが,"中度の (moderate)"精神薄弱者が授産施設に寄宿し,働くことによって半自立的段階に達するよう励まされたとき,彼らの"依存 (dependency)"の度は低下している (25)。このように,教育的,社会的,生活的面における進歩を積極的に意図したプログラムによって,精神的ハンディキャップが軽減されているのである。このようなプログラムが立てられるようになったのは最近のことであるが,将来,もっとも多く採用されるようになることが期待される (85)。

何をなすことが必要か

　公衆衛生施策を進めるにあたっては,これまで述べてきた知見のうちの,どれを適用すべきかの選択をなさなければならない。生態学的アプローチは全体環境を優先することに集中される。社会的アプローチは,国家から家庭に至るまでの社会的単位を優先することに集中される。人道的アプローチは個人を優先することに集中される。各アプローチは知的には受け入れられるかもしれないが,それぞれが道徳的,道義的選択を主張するであろう。

　発生率と有病率の両方を低下することに関係する計画が立案されなければならない。しかし,最も大きな結果は発生率を低下させることによってもたらされる。したがって,われわれは,既述のような多くの発生原因のそれぞれの先を越すことを考えなければならない。それと同時に,器質的損傷を受けた者の劣弱性やハンディキャップを軽減することに努めなければならない。既述の傾向分析の過程で,多くのアプローチの仕方が示唆されている。

1. 監視組織を広範囲かつ有力に発展させることが必要である。戦争,工業,医療などによってひきおこされる新しい物理的,化学的危険性をチェックするために,環境監査がなされなければならない。薬や食品をあらか

じめ検査し，その配布を統制したり，検閲して，警戒することの必要性については一般に認識されており，アメリカではそうした方法が実施に移されつつある。人々が危険にさらされている物質の有害作用を探知する迅速なフィードバック監視組織の必要性については，まだ多くの注意が払われていない。サリドマイドによってひきおこされた粗大な異常については，何千人という不具な子どもが生まれるまで，ヨーロッパで，その原因がつきとめられず，薬の発売は中止されなかった。知らぬ間に進行する作用は，いっそう大きな危険を出すものである。公衆衛生は，幼児，児童における異常の発生率や有病率を記録する有力な組織を備えなければならない。すでに，カナダには，そのような組織がある(120)。急速に変化する環境の中で，この重要な危険防止組織が絶え間なく，全国的に，できれば国を越えて維持されることが必要である。

2. 感染を抑制する努力が続けられなければならない。過去の成功経験から，精神薄弱の感染原因のひとつひとつが除去されることへの期待が高まっている。

3. 精神薄弱の原因の中の戦争と貧困の役割について認識すべきである。第2次世界大戦は，ソビエト，ドイツ，オランダに飢饉をもたらし，ベトナムには枯葉剤が投下された。平和時でさえ，核攻撃や生物学的，化学的戦争の準備は，示威的に環境の危険を増加させている。一方，平和は貧困を減少させる世界資源の利用を可能にする。貧困の精神薄弱への多種多様なかかわりについては，すでに述べた通りである。

4. 家族計画によって，精神薄弱，特にダウン氏症候群の頻数が減少する可能性を実現化すべきである。第1の予防は，健康教育や産児制限を通して，第2の予防は，選択的妊娠を決定する羊膜穿刺診断によって行なわれる。

5. 精神薄弱者の指導や訓練のために適切な機関が用意されるべきである。精神薄弱者の数は，しばらくは増加し続けるものと思われる。"適切な(adequate)"ということの意味は，家庭や地域社会への適応の可能性を全面的に実現できるような，ということである。医療のほかに社会的訓練や教育計画が，知的劣弱性を回避したり，克服する上で必要である。社会的

ハンディキャップや依存性を軽減するには,社会的施策が必要である。
6. 発生率を低下させるためには,新しい科学的知識が探究されなければならない。このことは,最も生産的な活動領域なのである。衛生科学,行動科学,社会科学に関係のある諸研究のために,公的資金援助がなされることが,この活動を進める上で不可欠なことである。

文　献

1. AKESSON, H. O.: *Epidemiology and Genetics of Mental Deficiency in a Southern Swedish Population*. Sweden, the Institute for Medical Genetics of the University of Uppsala, 1961, p. 74.
2. ASHFORD, J. R., FRYER, J. G. & BRIMBLECOMBE, F. S. W.: Secular trends in late foetal deaths, neonatal mortality, and birthweight in England and Wales, 1956-65 *Brit. J. Prev. Soc. Med.* 23:154, 1969.
3. BABSON, S. G., KANGAS, J., YOUNG, N. & BRAMHALL, J. L.: Growth and development of twins of dissimilar size at birth. *Pediatrics* 33:327, 1964.
4. BAILAR, J. C. & GURIAN, J.: Congenital malformations and season of birth; a brief review. *Eugen Quart.* 12:146, 1965.
5. BAILAR, J. C. & GURIAN, J.: The medical significance of date of birth. *Eugen Quart.* 14:89, 1967.
6. BALLER, W. R., CHARLES, D. C. & MILLER, E. L.: Mid-life attainment of the mentally retarded: a longitudinal study. *Genet. Psychol. Monogr.* 75:235, 1967.
7. BARKER, D. J. P.: Low intelligence and obstetric complications. *Brit. J. Prev. Soc. Med.* 20:15, 1966.
8. BARKER, D. J. P. & EDWARDS, J. H.: Obstetric complications and school performance. *Brit. Med. J.* 2:695, 1967.
9. BARON, J., YOUNGBLOOD, L., SIEWERS, C. M. F. & MEDEARIS, D. N.: The incidence of cytomegalovirus, herpes simplex, rubella, and toxoplasma antibodies in the microcephalic, mentally retarded, and normocephalic children. *Pediatrics.* 44: 932, 1969.
10. BENARON, H. B. W., BROWN, M., TUCKER, B. E., WENTZ, V., & YACORZYNSKI, G. K.: The remote effects of prolonged labor with forceps delivery, precipitate labor with spontaneous delivery, and natural labor with spontaneous delivery on the child. *Amer. J. Obstet. Gynec.* 66:551, 1953.
11. BENDA, C. E.: Congenital syphilis in mental deficiency. *Amer. J. Ment. Defic.* 47:40, 1942.
12. BENTON, A. L.: Mental development of prematurely born children: a critical review of the literature. *Amer. J. Orthopsychiat.* 10:719, 1940.
13. BERENDES, H. W.: The role of infectious diseases in the causation of mental subnormality: a brief overview. *In* U.S. Department of Health, Education, and Welfare: *The Prevention of Mental Retardation through Control of Infectious Diseases*. Washington, D.C., Public Health Service Publication no. 1692.
14. BERG, J. M.: Neurological complications of pertussis immunization. *Brit. Med. J.* 2:24, 1958.
15. BERG, J. M. & KIRMAN, B. H.: Syphilis as a Cause of Mental Deficiency. *Brit. Med. J.* 2:400-404, 1959.

16. BERG, J. M. & KIRMAN, B. H.: The mentally defective twin. *Brit. Med. J.* 1:1911, 1960.
17. BERG, J. M. & ZAPELLA, M.: Lead poisoning in childhood with particular reference to pica and mental sequelae. *J. Ment. Defic. Res.* 8:44, 1964.
18. BERGNER, L. & SUSSER, M. W.: Prenatal nutrition and low birthweight: an epidemiological analysis. *Pediatrics.* 46:946, 1970.
19. BLACK, F. L., FOX, J. P., ELVEBACK, L. & KOGON, A.: Measles and readiness for reading and learning: 1. Background, purpose, and general methodology. *Amer. J. Epidem.* 88: 333, 1968.
20. BLACK, F. L. & DAVIS, D. E. M.: Measles and readiness for reading and learning: 2. New Haven study. *Amer. J. Epidem.* 88:337, 1968.
21. BUCK, C., GREGG, R., STAVRAKY, K., SUBRAHMANIAM, K. & BROWN, J.: The effect of single prenatal and natal complications upon the development of children of mature birthweight. *Pediatrics.* 43:942, 1969.
22. BUTLER, N. R. & ALBERMAN, E. D. (Eds.): *Perinatal Problems: The Second Report of the 1958 British Perinatal Mortality Survey.* Edinburgh and London, E. and S. Livingstone Ltd., 1969, pp. 72-84.
23. BYERS, R. K., RIZZO, N. D.: A follow-up study of pertussis in infancy. *New Engl. J. Med.* 242:887, 1950.
24. BYERS, R. K.: Lead poisoning: review of the literature and report on 45 cases. *Pediatrics.* 23:585, 1959.
25. CAMPBELL, A. C.: Comparison of family and community contacts of mentally subnormal adults in hospital and in local authority hostels. *Brit. J. Prev. Soc. Med.* 22:165, 1968.
26. CARTER, C. O.: A life-table for mongols with the causes of death. *J. Ment. Defic. Res.* 2:64, 1958.
27. CARTER, C. O.: Risk to offspring of incest. *Lancet.* 1:436, 1967.
28. CENTERWALL, W. R. & CHINNOCK, R. F.: Phenylketonuria: Replies from a letter to institutions for the mentally retarded. *In* U.S. Department of Health, Education, and Welfare: *Four Surveys of Phenylketonuria High Risk Groups.*
29. CHANOCK, R. M.: Mycoplasma infections of man. *New Engl. J. Med.* 273:1199, 1965.
30. CHANOCK, R. M.: Mycoplasma infections of man (concluded). *New Engl. J. Med.* 273:1257, 1965.
31. CHASE, H.: Infant mortality and weight at birth: 1960 United States birth cohort. *Amer. J. Public Health.* 59:1618, 1969.
32. CHURCHILL, J. A.: The relationship between intelligence and birthweight in twins. *Neurology* (Minneap.) 15:341, 1965.
33. CLARKE, A. B. D. & CLARKE, A. M.: Recovery from the effects of depriavtion. *J. Midland Ment. Defic. Soc.* 4:58, 1957.
34. CLARKE, A. B. D., CLARKE, A. M. & REIMAN, S.: Cognitive and social changes in the feebleminded: three further studies. *Brit. J. Psychol.* 49:144, 1958.
35. COHEN, M. M., MARINELLO, M. J. & BACK, N.: Chromosomal damage in human leukocytes induced by lysergic acid diethylamide. *Science.* 155:1417, 1967.
36. COHEN, M. M. & MUKHERJEE, A. B.: Meiotic chromosome damage induced by LSD-25 *Nature.* 219:1072, 1968.
37. COLLINS, J. E. & SPEAKE, J. G.: Success in employment of educationally subnormal children. *Med. Officer.* 101:167, 1959.
38. COLLMANN, R. D. & NEWLYN, D.: Employment success of educationally sub-normal ex-pupils in England. *Amer. J. Ment. Defic.* 60:733, 1956.

39. COLLMANN, R. D. & STOLLER, A.: A survey of mongoloid births in Victoria, Australia, 1942-1957. *Amer. J. Public Health.* 52:813, 1962.
40. COLLMANN, R. D. & STOLLER, A.: A life table for mongols in Victoria, Australia. *J. Ment. Defic. Res.* 7:53, 1963.
41. COLLMANN, R. D. & STOLLER, A.: Shift of childbirth to younger mothers, and its effect on the incidence of mongolism in Victoria, Australia, 1939-1964. *J. Ment. Defic. Res.* 13:13, 1969.
42. COOPER, L. Z.: German measles. *Sci. Amer.* 215 (1):30, 1966.
43. COURSIN, D. B.: Relationship of nutrition to central nervous system development and development. *Fed. Proc.* 26:134, 1967.
44. CRAVIOTO, J., DE LICARDIE, M. S. & BIRCH, H. G.: Nutrition, growth, and neurointegrative development: an experimental and ecologic study. *Pediatrics Suppl.* 38:319, 1966.
45. CREAMER, B.: Toxaemia of pregnancy and the child. *J. Obstet. Gynaec. Brit. Comm.* 62:914, 1955.
46. DARKE, R. A.: Late effects of severe asphyxia neonatorum: a preliminary report. *J. Pediat.* 24:148, 1944.
47. DAUER, C. C., KORMS, R. F. & SCHUMAN, L. M.: *Infectious Diseases.* Cambridge, Mass., Harvard University Press, 1968, p. 48.
48. DAYTON, N. A.: Congenital syphilis as a cause of mental deficiency. *Boston Med. Surg. J.* 193:668, 1925.
49. DEAL, W. B. & SANDERS, E.: Efficacy of rifampin in treatment of menigococcal carriers. *New Engl. J. Med.* 281:641, 1969.
50. DEKABAN, A. S.: Abnormalities in children exposed to x-radiation during various stages of gestation: tentative timetable of radiation injury to the human fetus, part 1. *J. Nucl. Med.* 9, suppl. 1:471, 1968.
51. DENNIE, C. C.: *A History of Syphilis.* Springfield, Ill., Charles C. Thomas, 1962, p. 33.
52. DESMIT, E. M.: A follow-up study of 110 patients treated for purulent meningitis. *Arch. Dis. Child.* 30:415, 1958.
53. DEXTER, L. A.: *The Tyranny of Schooling: An Inquiry into the Problem of "Stupidity."* New York, Basic Books, 1964.
54. EDWARDS, J. H.: Experience in Birmingham. Paper presented at New York Academy of Sciences' and National Foundation—March of Dimes' conference on Down's Syndrome (Mongolism), 1969.
55. EICHENWALD, H. F.: Congenital toxoplasmosis: a study of one hundred fifty cases. *Amer. J. Dis. Child.* 94:411, 1957.
56. FAIRWEATHER, D. V. I. & ILLSLEY, R.: Obstetric and social origins of mentally handicapped children. *Brit. J. Prev. Soc. Med.* 14:149, 1960.
57. FOX, J. P., BLACK, F. L., ELVEBACK, L., KOGON, A., HALL, C. E., TURGEON, L. & ABRUZZI, W.: Measles and readiness for reading and learning: 3. Wappingers Central School District study. *Amer. J. Epidem.* 88:345, 1968.
58. FOX, J. P., BLACK, F. L. & KOGON, A.: Measles and readiness for reading and learning: 5. Evaluative comparison of the studies and overall conclusions. *Amer. J. Epidem.* 88:359, 1968.
59. FRAZIER, T. M., DAVIS, G. H., GOLDSTEIN, H. & GOLDBERG, I. D.: Cigarette smoking and prematurity: a prospective study. *Amer. J. Obstet. Gynec.* 81:988, 1961.
60. FREEDMAN, A. M. & WILSON, E. A.: Mental retardation associated with conditions due to trauma or physical agents. *In* Carter, C. H. (Ed.): *Medical Aspects of*

Mental Retardation. Springfield, Ill., C. C. Thomas, 1965.
61. GIBBS, F. A., GIBBS, E. L., CARPENTER, P. R. & SPIES, H. W.: Electroencephalographic abnormality in "uncomplicated" childhood diseases. *J.A.M.A.* 171:1050, 1959.
62. GIBSON, S. L., LAM, C. N., MCCRAE, W. M. & GOLDBERG, A.: Blood lead levels in normal and mentally deficient children. *Arch. Dis. Child* 42:573, 1967.
63. GOFMAN, J. W. & TAMPLIN, A. R.: *Federal Radiation Guidelines for Radiation Exposure of Population-at-large-Protection or Disaster?* testimony presented before the Sub-Committee on Air and Water Pollution of the Committee on Public Works of the U.S. Senate, 1969.
64. GOODMAN, N. & TIZARD, T.: Prevalence of imbecility and idiocy among children. *Brit. Med. J.* 1:216, 1962.
65. GORDON, N., KING, E. & MACKAY, R. I.: Lead absorption in children. *Brit. Med. J.* 2:480, 1967.
66. GORMAN, J. G., FREDA, V. J. & POLLACK, W.: Intramuscular injection of new experimental gammaglobulin preparation containing high levels of anti-Rh antibody as means of preventing sensitization to Rh. *Proc. IXth Congr. Int. Soc. Hemat.* 2:545, 1962.
67. GRAHAM, F. K., PENNOYER, M. M., CALDWELL, B. M., GREENMAN, M. & HARTMANN, A. F.: Relationship between clinical status and behavior test performance in a newborn group with histories suggesting anoxia. *J. Pediat.* 50:177, 1957.
68. GRUENWALD, P., FUNAKAWA, H., MITANI, S., NISHIMURA, T. & TAKEUCHI, S.: Influence of environmental factors on the foetal growth in man. *Lancet.* 1:1026, 1967.
69. HALLGREN, B. & HOLLSTROEM, E.: Congenital syphilis: a follow-up study with reference to mental abnormalities. *Acta Psychiat et Neurolog,* suppl. 93: 1954, p. 17.
70. *Ibid.,* pp. 9-17.
71. HAMMOND, E. C. & GARFINKEL, L.: Changes in Cigarette Smoking 1959-1965. *Amer. J. Public Health.* 58:30, 1968.
72. HARADA, Y., ARAKI, Y., SUDAH, H. & MIYAMOTO, Y.: Minamata disease in children. *Bulletin Kumamoto Domon Kaishi.* :6, 1965.
73. HECHT, F., BEAKS, R., LEES, M. H., JOLLY, H. & ROBERTS, P.: Lysergic-Acid-Diethylamide and cannabis as possible teratogens in man (letter). *Lancet.* 2:1087, 1968.
74. HICKS, S. P.: Developmental malformations produced by radiation. *Amer. J. Roentgen.* 69:272, 1953.
75. HOLCOMB, R. W.: Radiation risk: a scientific problem? *Science.* 167:853, 1970.
76. HYMAN, C. B., KEASTER, J., HANSON, V., HARRIS, I., SEDGWICK, R., WURSTEN, H. & WRIGHT, A. R.: CNS abnormalities after neonatal hemolytic disease or hyperbilirubinemia. *Amer. J. Dis. Child.* 117:395, 1969.
77. IRWIN, S. & EGOZCUE, J.: Chromosomal abnormalities in leukocytes from LSD-25 users. *Science.* 157:313, 1967.
78. JERVIS, G. A.: Premature aging of the mongoloid. Paper presented at the N.Y. Academy of Sciences' and National Foundation-March of Dimes' conference on Down's Syndrome (Mongolism), 1969.
79. KAELBER, C. T. & PUGH, T. F.: The influence of intrauterine relations on the intelligence of twins. *New Eng. J. Med.* 280:1030, 1969.
80. KAHN, E. J., NEUMANN, L. L. & POLK, G. A.: The course of the heroin withdrawal syndrome in newborn infants treated with phenobarbital or chlorpro-

mazine. *J. Pediat.* 75:495, 1969.
81. KENNEDY, R. J. R.: *The Social Adjustment of Morons in a Connecticut City.* Hartford, Conn., Mansfield-Southbury Social Service, 1948.
82. KING, C. T. G.: Teratogenic effects of meclizine hydrochloride on a rat. *Science.* 141:353, 1963.
83. KIRK, S.: *Early Education of the Mentally Retarded.* Chicago, University of Illinois Press, 1958.
84. KIRMAN, B. H.: Tuberculous meningitis as a cause of mental deficiency (letter). *Brit. Med. J.* 2:1515, 1958.
85. KUSHLICK, A.: A Method for Evaluating the Effectiveness of Pediatric Care for the Severely Subnormal. In *56th Ross Conference on Pediatric Research,* pp. 54-61, Columbus, O., Ross Laboratories, 1967.
86. LANDER, E., FORSSMAN, H., AKESSON, H. O.: Season of birth and mental deficiency. *Acta. Genet.* (Basel). 14:265, 1964.
87. LAURENCE, K. M.: The survival of untreated spina bifida cystica. *Develop. Med. Child. Neurol.* suppl. 11:10, 1966.
88. LECK, I. & MILLER, E. L. M.: Short term changes in the incidence of malformations. *Brit. J. Prev. Soc. Med.* 17:1, 1963.
89. LECK, I.: Examination of the incidence of malformations for evidence of drug teratogenesis. *Brit. J. Prev. Soc. Med.* 18:196, 1964.
90. LECK, I., RECORD, R. G., MCKEOWN, T. & EDWARDS, J. H.: The incidence of malformations in Birmingham, England, 1950-1959. *Teratology.* 1:263, 1969.
91. LECK, I., HAY, S.. WITTE, J. J. & GREENE, J. C.: Malformations recorded on birth certificates following A2 influenza epidemics. *Public Health Rep.* 84:971, 1969.
92. LENZ, W. & KNAPP, K.: Fetal malformations due to thalidomide. *Ger. Med. Month.* 7:253, 1962.
93. LEWIS, E. O.: *The Report of the Mental Deficiency Committee, part 4.* London, His Majesty's Stationery Office, 1929, p. 191.
94. LILIENFELD, A. M. & PASAMANICK, B.: The association of maternal and fetal factors with the development of mental deficiency: 2. Relation to maternal age, birth order, previous reproductive loss and degree of mental deficiency. *Amer. J. Ment. Defic.* 60:557, 1956.
95. LILIENFELD, A. M. & BENESCH, C. H.: *Epidemiology of Mongolism.* Baltimore, Md., the Johns Hopkins Press, 1969, pp. 27-38.
96. *Ibid.,* pp. 38-41.
97. LITTLEFIELD, J. W.: The pregnancy at risk for a genetic disorder. *New Engl. J. Med.* 282:627, 1970.
98. LOOFT, C.: L'évolution de l'intelligence des jumeaus. *Acta. Paediat.* (Stockholm). 12:41, 1931.
99. LORBER, J.: Long-term follow-up of 100 children who recovered from tuberculous meningitis. *Pediatrics.* 28:778, 1961.
100. MACNAB, G. H.: The development of the knowledge and treatment of hydrocephalus. *Develop. Med. Child. Neurol.* suppl. 11:1, 1966.
101. MANSON, M. M., LOGAN, W. P. D. & LOY, R. M.: Rubella and other virus infections during pregnancy. *Rep. on Public Health and Med. Subjects.* 101:1960.
102. MASDEN, T.: Vaccination against whooping cough. *J.A.M.A.* 101:187, 1933.
103. MATSUNAGA, E.: Parental age, live-birth order and pregnancy-free interval in Down's syndrome in Japan. *In* Wolstenholme, G. E. W. (Ed.): *Mongolism.* Boston, Little, Brown, and Co., 1967.
104. MCBRIDE, W. G.: Thalidomide and congenital abnormalities (letter). *Lancet.* 2:1358, 1961.

105. MERCER, J.: Social system perspective and clinical perspective: frames of reference for understanding career patterns of persons labelled as mentally retarded. *Soc. Prob.* 13:19, 1965.
106. MILHAM, S. & GITTLESOHN, A. M.: Parental age and malformations. *Hum. Biol.* 37:13, 1965.
107. MILLER, H. G., STANTON, J. B. & GIBBONS, J. L.: Para-infectious encephalomyelitis and related syndromes: a critical review of the neurological complications of certain specific fevers. *Quart. J. Med.* 25:427, 1956.
108. MILLER, R. W.: Delayed effects occurring within the first decade after exposure of young individuals to the Hiroshima atom bomb. *Pediatrics.* 18:1, 1956.
109. MILLER, R. W.: Prenatal origins of mental retardation: epidemiological approach. *J. Pediat.* 71:455, 1967.
110. MILLER, R. W.: Delayed radiation effects in atomic-bomb survivors. *Science.* 166:569, 1969.
111. MONCRIEFF, A. A., KOUMIDES, O. P., CLAYTON, B. A., PATRICK, A. D., RENWICK, A. G. C. & ROBERTS, G. E.: Lead poisoning in children *Arch. Dis. Child.* 34:1, 1964.
112. MORIYAMA, I. M.: *The Change in Mortality Trend in the U.S.* Washington, D.C., National Center for Health Statistics, series 3, no. 1., Government Printing Office, 1964.
113. MORLEY, D.: Severe measles in the tropics—1. *Brit. Med. J.* 1:297, 1969.
114. MORLEY, D.: Severe measles in the tropics—2. *Brit. Med. J.* 1:363, 1969.
115. MUROZUMI, M., CHOW, T. J. & PATTERSON, C.: Chemical concentrations of pollutant lead aerosols, terrestrial dusts, and sea salts in Greenland and Antarctic snow strata. *Geochimica et Cosmochimica Acta.* 33:1247, 1969.
116. MURPHY, D. P.: The outcome of 625 pregnancies in women subjected to pelvic or roentgen irradiation. *Amer. J. Obstet. Gynec.* 18:179, 1929.
117. NADLER, H. L. & GERBIE, A. B.: Amniocentesis in the intrauterine detection of genetic disorders. *New Engl. J. Med.* 282:596, 1970.
118. NEEL, J. V. & SCHULL, W. J.: *The Effect of Exposure to the Atomic Bombs on Pregnancy Termination in Hiroshima and Nagasaki.* Washington, D.C., National Academy of Sciences—National Research Council Publication, 461, 1956.
119. NEWCOMBE, H. B.: Radiation protection in Canada part VI, problems in the assessment of genetic damage from exposure of individuals and populations to radiation. *Canad. Med. Ass. J.* 92:171, 1965.
120. NEWCOMBE, H. B.: Pooled records from multiple sources for monitoring congenital anomalies. *Brit. J. Prev. Soc. Med.* 23:226, 1969.
121. OSTER, J., MIKKLESON, M. & NIELSON, A.: The mortality and causes of death in patients with Down's syndrome. *Int. Copenhagen Congr. Sci. Study Ment. Retard.* 1:231, 1964.
122. PANUM, P. L.: *Observations Made During the Epidemic of Measles on the Faroe Islands in the Year 1846.* Cleveland, Delta Omega Society, 1940.
123. PASAMANICK, B. & LILIENFELD, A. M.: Association of maternal and fetal factors with the development of mental deficiency: 1. Abnormalities in the prenatal and paranatal periods. *J.A.M.A.* 159:155, 1955.
124. PASAMANICK, B. & KNOBLOCH, H.: Seasonal variations in complications of pregnancy. *Obstet. Gynec.* 12:110, 1958.
125. PATTERSON, C.: Contaminated and natural lead environments of man. *Arch. Environ. Health.* 11:344, 1965.
126. PENROSE, L. S.: *A Clinical and Genetic Study of 1280 Cases of Mental Defect.*

London, His Majesty's Stationery Office, 1938, p. 38.
127. Ibid., p. 41.
128. Ibid., p. 49.
129. PENROSE, L. S.: The incidence of mongolism in the general population. *J. Ment. Sci.* 95:685, 1949.
130. PENROSE, L. S. & SMITH, G. F.: *Down's Anomaly*. Boston, Little, Brown. and Co., 1966, pp. 155-158.
131. Ibid., pp. 157-158.
132. PLUMMER, G.: Anomalies occurring in children exposed *in utero* to the atomic bomb in Nagasaki, *Pediatrics*. 10:684, 1952.
133. PLUMMER, G. Anomalies occurring in children exposed *in utero* to the atomic bomb in Hiroshima. *Pediatrics*. 10:687, 1952.
134. POSKANZER, D. C., SALAM, M. Z.: Mental retardation related to infectious diseases in patients at Walter E. Fernald State School. In *The Prevention of Mental Retardation through Control of Infectious Diseases*. Wash., D.C. Public Health Service Publication No. 1692.
135. RAMER, T. The prognosis of mentally retarded children. *Acta. Psychiat. et Neurology*. suppl. 41: 1946.
136. RAURAMO, L., GRONROOS, M. & KIVIKOSKI, A.: A comparative study of the obstetrical history of pupils in schools for backward children and elementary school pupils. *Acta. Obstet. et. Gynec. Scandinav.* 40:321, 1961.
137. RAYNER, S.: An investigation of the change in prevalence of mental deficiency in Sweden. *Hereditas*. 51:297, 1964.
138. RECORD, R. G. & SMITH, A.: Incidence, mortality, and sex distribution of mongoloid defectives. *Brit. J. Prev. Soc. Med.* 9:10, 1955.
139. RICKHAM, P. P. & MAWDSLEY, T.: The effect of early operations on the survival of spina bifida cystica. In *Hydrocephalus and Spina Bifida. Developmental Medicine & Child Neurology*, Supplement 11, 1966, 20-26.
140. ROBERTS, D. F.: Incest, inbreeding, and mental abilities. *Brit. Med. J.* 4:336, 1967.
141. SCHULL, W. J.: Empirical risks in consanguineous marriages: sex ratio, malformations. and viability. *Amer. J. Hum. Genet.* 10:294, 1958.
142. SCHULL, W. J. & NEEL, J. V.: Radiation and the sex ratio in man. *Science*. 128: 343, 1958.
143. SCHULL, W. J. & NEEL, J. V.: Maternal radiation and mongolism. *Lancet*. 1:537, 1962.
144. SCHULL, W. J., NEEL, J. V. & HASHIZUME, A.: Some further observations on the sex ratio among infants born to survivors of the atomic bombings of Hiroshima and Nagasaki. *Amer. J. Hum. Genet.* 18:328, 1966.
145. Scottish Council for Research in Education: *The Trend of Scottish Intelligence: A Comparison of the 1947 and 1932 Surveys of Intelligence of Eleven-Year Old Pupils*. London, University of London Press, 1949.
146. SEVER, J. L.: Perinatal infections affecting the developing fetus and newborn. In *The Prevention of Mental Retardation through the Control of Infectious Diseases*. Wash., D.C. Public Health Service Publication No. 1692.
147. SHERIDAN, M. D.: Final report of a prospective study of children whose mothers had rubella in early pregnancy. *Brit. Med. J.* 2:536, 1964.
148. SIGLER, A. T., LILIENFELD, A. M., COHEN, B. H. & WESTLAKE, J. E.: Radiation exposure in parents of children with mongolism (Down's syndrome). *Bull. Johns Hopkins Hosp.* 117:374, 1965.
149. SIMPSON, W. J.: A preliminary report of cigarette smoking and the incidence of

prematurity. *Amer. J. Obstet. Gynec.* 73:807, 1957.
150. SMITH, E. S.: Purulent meningitis in infants and children: a review of 409 cases. *J. Pediat.* 45:425, 1954.
151. SMITH, A. & RECORD, R. G.: Maternal age and birth rank in the aetiology of mongolism. *Brit. J. Prev. Soc. Med.* 9:51, 1955.
152. STEIN, Z. A. & SUSSER, M.: Families of dull children, part 4, increments in intelligence. *J. Ment. Sci.* 106:1311, 1960.
153. STEIN, Z. A. & SUSSER, M.: Mild mental subnormality: social and epidemiological studies. *In* Redlich, F. (Ed.). *Social Psychiatry.* U.S.A., Research Publication of the Association for Research in Nervous and Mental Disease, vol. 47, 1969.
154. STEIN, U. A. & KASSAB, H. J.: Malnutrition and mental retardation. In Wortis, J. (Ed.). *Mental Retardation: An Annual Review, vol. 2.* New York, Grune and Stratton, Inc., 1970.
155. STEIN, Z. A. & SUSSER, M.: Mutability of Intelligence and Epidemiology of Mild Mental Retardation. *Review of Educational Research.* 40:29, 1970.
156. STERN, H., BOOTH, J. C., ELEK, S. D. & FLECK, D. G.: Microbial causes of mental retardation: the role of prenatal infections with cytomegalovirus, rubella virus, and toxoplasma. *Lancet.* 2:443, 1969.
157. STUBBS, V. & JACOBSON, C. B.: LSD and genetic damage. *George Washington Magazine*: 26, 1968.
158. SUSSER, M.: *Community Psychiatry: Epidemiologic and Social Themes.* New York, Random House, 1968, pp. 299-321.
159. *Ibid.*, p. 287.
160. *Ibid.*, p. 281.
161. *Ibid.*, p. 386.
162. SUSSER, M. & WATSON, W.: *Sociology and Medicine* (ed. 2). London, Oxford University Press, 1971.
163. TAKEUCHI, T. & MATSUMOTO, H.: Minamata disease of human fetuses. In Nishimura, H., Miller, J. R., and Yasuda, M. (Eds.): *Methods for Teratological Studies in Experimental Animals and Man: Proceedings of the Second International Workshop in Teratology, Kyoto, 1968.* Tokyo, Igaku Shoin, Ltd., 1969.
164. TARJAN, G., EYMAN, R. K. & MILLER, C. R.: Natural history of mental retardation in a state hospital, revisited. *Amer. J. Dis. Child.* 117:609, 1969.
165. THALHAMMER, O.: Congenital toxoplasmosis. *Lancet.* 1:23, 1962.
166. THOMAS, H. V., MILMORE, B. K., HEIDBREDER, G. A. & KAGAN, B. A.: Blood lead of persons living near expressways. *Arch. Environ. Health.* 15:695, 1967.
167. TIZARD, J. & O'CONNOR, N.: The employability of high-grade mental defectives. 1. *Amer. J. Ment. Defic.* 54:563, 1950.
168. TIZARD, J.: *Community Services for the Mentally Handicapped.* London, Oxford 1964.
169. TODD, R. M. & NEVILLE, J. G.: The sequelae of tuberculous meningitis. *Arch. Dis. Childh.* 39:213, 1964.
170. TREDGOLD, A. F.: *Mental Deficiency (Amentia).* London, Bailliere, Tindall and Cox, 1908, p. 21.
171. *Ibid.*, pp. 21-22.
172. *Ibid.*, p. 28.
173. *Ibid.*, p. 188.
174. UCHIDA, I. A., HOLUNGA, R. & LAWLEY, C.: Maternal radiation and chromosomal aberrations. *Lancet.* 2:1045, 1968.

175. U. S. Department of Health, Education, and Welfare: *National Communicable Disease Center Annual Encephalitis Summary* 1963, 1964, 1965. 1966, 1967, and 1968.
176. U. S. Department of Health, Education, and Welfare: *National Communicable Disease Center. Weekly Report Annual Supplement.* 17, no. 53:1969, p. 24.
177. U. S. Department of Health, Education, and Welfare: *National Communicable Disease Center Weekly Report.* 19, no. 3, 1970, pp. 24-25.
178. U. S. Department of Health, Education, and Welfare: *National Communicable Disease Center Weekly Report.* 19, no. 4, 1970, p. 40.
179. U. S. Department of Health, Education, and Welfare: *The Prevention of Mental Retardation through the Control of Infectious Diseases.* Washington, D.C., Public Health Service Publication No. 1692.
180. WAHRMAN, J. & FRIED, K.: The Jerusalem prospective newborn survey of mongolism. Paper presented at the N. Y. Academy of Sciences' and National Foundation—March of Dimes' conference on Down's Syndrome (Mongolism), 1969.
181. WHITESIDE, T.: Defoliation. *New Yorker* : 32, Feb. 2, 1970.
182. WIENER, G.: Psychologic correlates of premature birth. *J. Nerv. Ment. Dis.* 134: 129, 1962.
183. WIENER, G.: Varying psychological sequelae of lead ingestions in children. *Public Health Rep.* 85:19, 1970.
184. WINICK, M.: Malnutrition and brain development, *J. Pediat.* 74:667, 1969.
185. WOOD, J. W., JOHNSON, K. G., YOSHIAKI, O., KAWAMOTO, S. & KEEHN, R. J.: *Mental Retardation in Children Exposed in Utero to the Atomic Bomb—Hiroshima and Nagasaki.* Atomic Bomb Casualty Commission technical report 10-66, 1966.
186. WOODROW, J. C., CLARKE, C. A., DONOHOE, W. T. A., FINN, R., McCONNELL, R. B., SHEPPARD, P. J., RUSSELL, S. H., LEHANE, D., KULKE, W. & DURKIN, C. M.: Prevention of RH hemolytic disease: third report. *Brit. Med. J.* 1:279, 1965.
187. World Health Organization : *Toxoplasmosis: Report of a WHO Meeting of Investigators.* Geneva, World Health Organization technical report 431, 1969.
188. YAMAZAKI, J. N., WRIGHT, S. W. & WRIGHT, P. M.: Outcome of pregnancy in women exposed to the atomic bomb in Nagasaki. *Amer. J. Dis. Child.* 87:448.
189. YANNET, H.: "Discussion" of Poskanzer, D. C. and Salam, M. Z.: Mental retardation related to infectious disease in patients at Walter E. Fernald State School. In *The Prevention of Mental Retardation through Control of Infectious Diseases,* p. 28. Wash., D.C., Public Health Service Publication No. 1692.
190. YERUSHALMY, J.: Mother's cigarette smoking and survival of infant. *Amer. J. Obstet. Gynec.* 88:505, 1964.
191. YERUSHALMY, J. & MILKOVICH, L.: Evaluation of the teratogenic effects of meclizine in man. *Amer. J. Obstet. Gynec.* 93:553, 1965.
192. YI-YUNG HSIA, D.: The role of phenylalanine in mental development. Paper presented at the N. Y. Academy of Medicine's third International Conference, "The Future of the Brain Sciences," 1968.
193. ZELLWEGER, H., McDONALD, J. S. & ABBO, G.: Is Lysergic-Acid diethylamide a teratogen? *Lancet.* 2:1066, 1967.

第3部

行動異常と精神病理

14

幼児における身体小奇形と多動性行動

行動に寄与する先天的因子の存在

5つの独立した研究において，われわれは衝動制御における個人差に対して先天的に寄与する因子がありそうだという証拠を発見した。この証拠は比較的制御されない速い動きの多動性行動は，小児においてある種の身体小奇形の存在と関係あるという発見に基づいている。われわれは，身体小奇形を高率にもついわゆる"正常"な男児は（それが生下時よりあったものにせよ，幼児期の発達形成として現われたものにせよ），保育園においては錯乱的な，我慢のできない，とりあつかいにくい子どもに，また小学校においては多動性行動の問題をひきおこしやすい子どもになりやすい傾向があるということを発見した。十中八九，妊娠初期の数週間に働く同じ因子が形態学的異常と衝動的な速い動きの行動をひきおこす素質の両方の発現に作用していると思われる。多動性行動の子どもを見るとき，われわれはしばしば正常範囲を越えた頭囲，眼内角贅皮（エピカントス），両眼隔離症（ハイパーテロリスム），第5指内彎，耳朶の癒着，第1趾と第2趾間の大きな間隔のような身体小奇形を伴っているのを発見した。同時に女児においては，行動異常と小奇形の存在は一致しないこともわかった。1つの研究では男児も女児も同様の結果が得られ，もう1つの研究ではそうではなかった。つまり，1つの研究では制御されない衝動的なとりあつかいにくい傾向をもつ"正常な学齢前の子ども（男女とも）"は，小奇形を平均値よりも多くもつことがわかり，もう一方の研究では制御されすぎ，抑制されとりあつかいにくい"正常な学齢前の女児"も，これらの奇形を多くもっていることがわかった。これらの研究から奇形を多くもつ女児は，一方では制御

されすぎ，一方では制御されがたく，とりあつかいにくい。

　これらの小奇形は，ひとまとめにしてダウン氏症候群や他の大奇形とともに存在していることが多いので，これらは染色体異常や胎生期に作用した何らかの障害によるものと考えられてきている。

　この章では，5つの独立して完成された研究についてふりかえってみることにする。それは，身体小奇形を多くもつ子どもと，そうでない子どもとの間の行動と発達の差異について焦点をあてたものである。加えて最近行なわれている3つの研究についても簡単にふれてみよう。

　5つのうち3つの研究は，現在行なわれている国立精神衛生研究所小児研究部門の長期研究計画の一部として行なわれた。最初の原研究（Waldrop, Pedersonおよび Bell 1968）は，研究用の保育園に通っている2歳半の子どもを対象に行なわれた。2番目の追試研究（Waldrop と Halversen 1971）は，同じ保育園に通っている異なった2歳半の子どもを対象に行なわれた。この2番目の研究の目的は，原研究の結果の正当性を点検するためであった。3番目は，安定性の研究といわれる追跡調査（Waldrop と Halversen 1971）で，原研究と同じ対象が7歳半になった時点で行なわれた。この研究の目的は，奇形と行動との関係の安定性を確かめるものであった。第4，第5の研究は，研究用保育園の子どもが対象ではない。4番目のは，Easter Seal 研究（Waldrop と Halversen 1971）と呼ばれ，先天性の言語障害と聴力障害の，両方またはどちらか一方をもつ子どもを対象にして行なわれたもので，大奇形をもつものが小奇形を併せもつかどうかを調べるために行なわれた。5番目のものは小学校の研究（Waldrop と Goering 1971）で，公立小学校に通っている子どもを対象にした。目的は，学童においても小奇形の存在は明らかに多動性行動と関係しているかどうかを調べるためのものであった。

奇形：点数と記述

　われわれの調査で用いられた小奇形の表は，Goldfarb と Botstein が，分裂病の子どもと正常な子どもを区別するために用いたものである。この研究の結果を用いて以下の得点表を作成した。分裂病と正常な子どもを有意に区別す

る9つの小奇形に対して，われわれはその奇形が正常の個体差からかけはなれている程度に応じて1点または2点とした。これらの9つの奇形は，
- ① 細い毛髪
- ② 正常範囲外にある頭囲
- ③ 眼内角贅皮（エピカントス）
- ④ 両眼隔離症（ハイパーテロリスム）
- ⑤ 耳介低位置
- ⑥ 耳朶の癒着
- ⑦ 高口蓋
- ⑧ 第5指内彎
- ⑨ 第3趾≧第2趾

われわれは，分裂病と正常な子どもとの間に見られるほど有意でない6つの小奇形に1点を与えた。それらは，
- ① 耳の奇形
- ② 耳の左右不対称
- ③ 深いしわのある舌
- ④ 猿　線
- ⑤ 趾の部分的合指症
- ⑥ 第1趾，第2趾の大きな隔離

加えて他の3つの奇形のあるなしが総合点につけ加えられるが，得点にはならない。それら3つは，
- ① つむじが2つ以上ある
- ② やわらかくしなやかな耳
- ③ 地図状舌

これらは分裂病においてはより意味をもつが，正常の対象ではあまり意味がない。18の小奇形における，記述と描写と得点の数え方を以下に示す。いろいろな理由でわれわれの研究のすべてがこの表を正確に用いたわけではない。現在使われている表は後に示す。（この表をいかに変更したかは，それぞれの研究の参照欄に記す。）それぞれの奇形の，それぞれの研究における頻度はこの章の最後にのべる。

頭部における奇形

1. **細い毛髪**（1点または2点）

    非常に細い髪（通常金髪）で，簡単に櫛でおさまらないものは2点。下に2点と判定した子どもの髪の写真を示す。細い髪で，櫛でおさまるものは1点。1点にしようか2点にしようかと迷うときは2点にする。

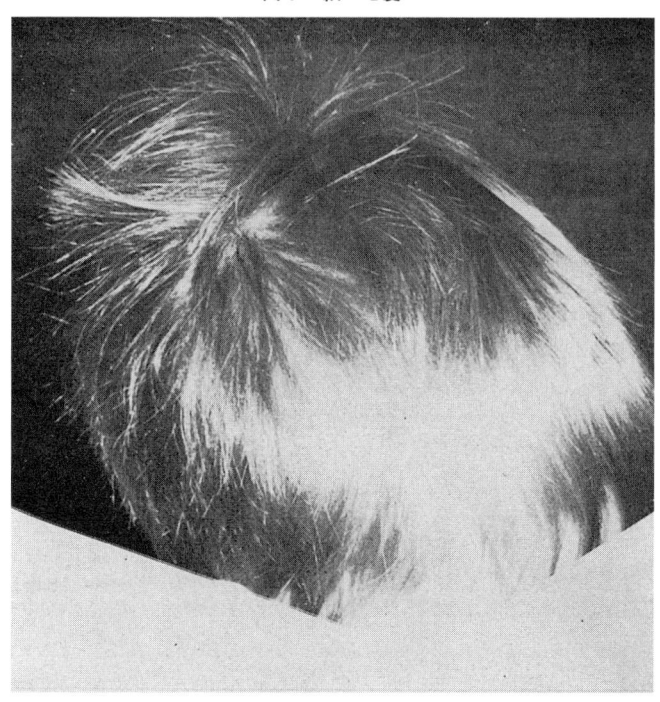

    図1　細い毛髪

2. **2つ以上のつむじ**（0点）

    多くの人は頭頂に1つのつむじがある。つむじは右側にも左側にもあらわれる。2つ以上つむじがある人も，点状のつむじのかわりに線状のつむじをもつ人もいる。私たちは，2つ以上のはっきりしたつむじも，1インチ以上の線状のつむじも共に奇形であると考えた。

3. **正常範囲外にある頭囲**（1点または2点）

    われわれは頭囲が平均値から1標準偏差以上へだたっている場合奇形と

する。1から1.5標準偏差のへだたりを1点，1.5標準偏差以上のへだたりを2点とする。頭囲の計測はかなり困難である。1つには正確で一様な巻尺を手にいれること，もう1つには，巻尺をどの程度しっかりとひっぱって計測するかということである。われわれは，巻尺をしっかりと頭に巻き，前は上眼線，後は後頭部を通り，それを最大頭囲とした。最大頭囲を与えるものならどの点を通ってもよいこととした。正常な対象で調べられたものをもとに，われわれの平均と標準偏差値を，出版されている正常のもの (Vickers と Stuart 1943) とくらべてみた。1つの研究では，標準偏差値は正常のものと同じであったが，平均値が異なっていたのでわれわれはそれぞれの子どもの得点に適当な調整を行なった。原研究では，$27\frac{1}{2}\%$ を正常範囲を超えたものと考えた。頻度分布から，平均から最もかけはなれた$27\frac{1}{2}\%$を選んだのである。経験的に，この$27\frac{1}{2}\%$の間に頭囲が2点となるべき値がある。この方法における問題点は，正常範囲外とは何かを決定することが，測定された対象に依存するということである。

眼における奇形

1. 眼内角贅皮（1点または2点）

　眼内角贅皮は学童よりも，乳児やよちよち歩きの子どもに多く見られることはよく知られている。事実3カ月の子どもでは75%近くの眼内角贅皮がみられた。ゆえに眼内角贅皮は小児期初期まで続かなければ，奇形とは考えられないようにみえる。眼内角贅皮の存在は，みた感じできめられ1点または2点とする。この判定には，まず，検者と子どもの眼を同じ高さにする。まっすぐを見ているとき，どちらかの眼の垂直の皮膚のヒダが涙丘を全部または一部おおうとき，眼内角贅皮が存在すると考える。垂直のヒダが涙丘を部分的におおえば1点，ほとんど全部おおえば2点とする。われわれは，どちらの眼に眼内角贅皮が多いかを調べたが，差はなかった。眼内角贅皮を判定するこの方法は，Taylor と Cameron (1963) が眼内角贅皮を4段階にわけた方法と似ている。図3は，2点と判定された子どもの眼内角贅皮の写真である。

図2 眼内角贅皮の得点の図

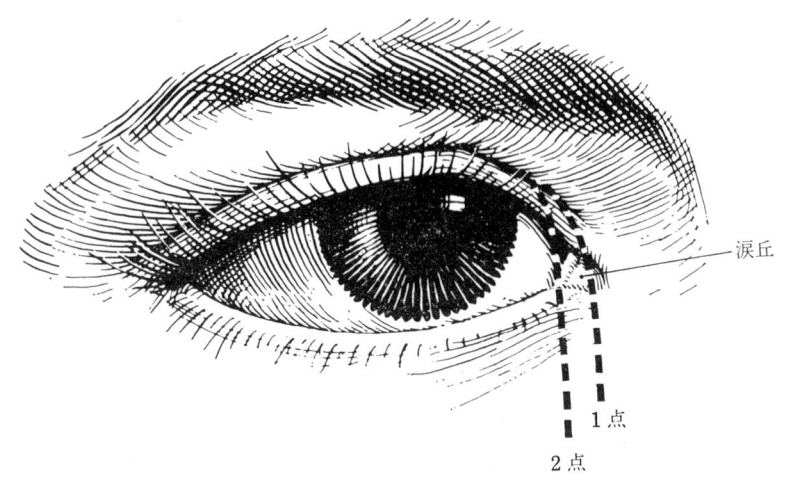

——涙丘
1点
2点

2. **両眼隔離症**（ハイパーテロリスム）（1点または2点）

両眼隔離症はふつう，両眼の間隔が広いことをいう。これについて，内眥間隔が正常よりも大きいという意味でこのことばを使う人々もいる（Pryor 1969）。子どもを拘束せずに，この間隔を正確に測定するのは非常にむずかしい。われわれは，以下のようにして概算を求めることにした。巻尺を鼻橋をよこぎってもち両眼の間隔を測定するのである。

Pryor (1969)，Laestadius, Aase および Smith (1969) もわれわれと同様にこの値に民族差があることを発見した。それゆえ，公表されている正常値を用いる場合注意すべきである。白人のために，われわれは原研究の結果を基礎にした。つまり，14%または$27\frac{1}{2}$%の半分の高い値が両眼隔離症の値をきめる。また2点を与える値も決められた。われわれの測定方法は，Taylor と Cameron (1963)，Pryor (1969) らの正常値と一致した。Taylor と Cameron は新生児から92歳に及ぶ681名の男子と705名の女子の白人について測定した。Pryor は，新生児から15歳に及ぶ白人，メキシコ人，日本人を含む数千人を対象に測定した。両眼隔離症において，性差が報告されているが，われわれの測定は性差をつけるほど正確ではなかった。年齢別の閾値は以下のようである。

	1点(mm)		2点(mm)
新生児	≧25	≦26	≧27
3カ月	≧26	≦27	≧28
2年半	≧29	≦30	≧31
7年	32		≧33
8年	33		≧34
9年	33		≧34
10年	34		≧35
11年	34		≧35
12年	34		≧35

図3に示すのは2点の両眼隔離症である。

図3　眼内角贅皮と両眼隔離症

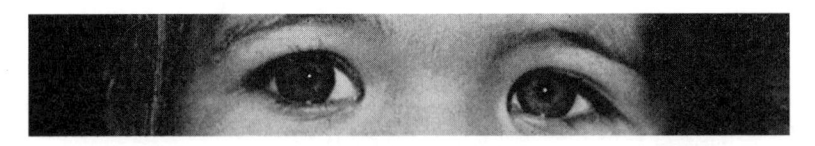

耳の奇形

1. **耳介低位置**（1点または2点）

　耳介低位置は新生児において，種々の先天異常に伴って見られる。たとえば，Vincent, Ryan および Longennecker (1961) は，腎臓の大奇形を伴った乳児に高い確率で耳介低位置が見られることを発見した。もちろん子どもにおいては，両眼隔離症や耳介低位置を正確に測るのはむずかしいが，われわれは巻尺の下端が，前は鼻橋を通り目尻を通り，後は耳介の上部を通るように測定することにした。巻尺の下端によってつくられる線が，耳介上部接合部よりも，上0.5cm まであれば1点，0.5cm 以下であれば2点とする。図4に計測法を示す。

　もしも目尻が眼窩中央と鼻橋の線上にないようにみえたら眼窩中央と考えられるところを用いた。つまり，まれではあるが，目尻が線上にないような症例は鼻橋から眼窩中央と考えられるところを通って耳介上部接合部まで伸ばして計測したわけである。

図 4 耳介低位置判定法の図示

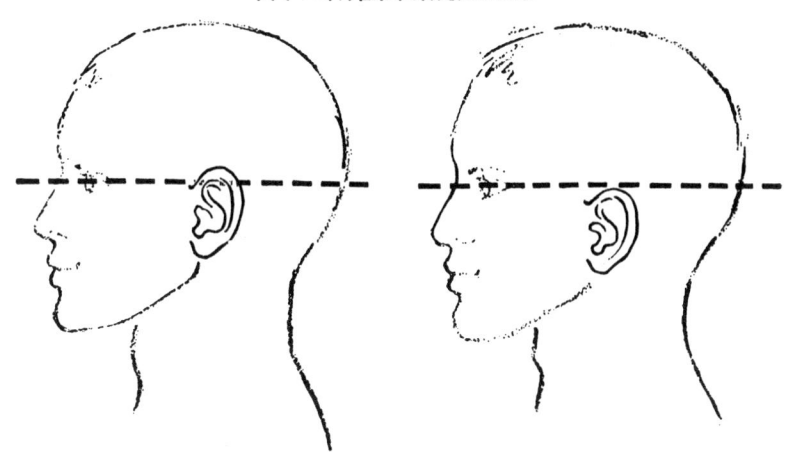

2. **耳朶の癒着**（1点または2点）

　この奇形は，耳の下端が頭部との結合部下端より少しでも下まであれば存在しないと考える。耳の下端が，頭部後方へのびていれば1点，頭頂へのびていれば2点。この違いは図5に示す。

3. **耳奇形**（1点）

　耳奇形は非常にまれだと考えられている。非常に異常な形の耳にのみ1点を与えた。

4. **非対称性の耳**（1点）

　明らかに左右の耳が互いにそれぞれ異なっているとき，非対称性の耳という。差異が少なくて計測を必要とするような場合は考慮されない。この奇形と考えられる場合は，たとえば一方が異常に小さい（または大きい）のに，もう一方は正常だとか，一方が突出しているのに，もう一方が頭にくっついているとか，一方の耳の形がもう一方の耳の形と違うとかいう場合である。さらに，一方の側がもう一方より，より耳介低位置であるとき，耳介低位置＋非対称性の耳として計算する。

5. **やわらかくてしなやかな耳**（0点）

　この奇形は，耳に軟骨がないためにピンとはっていられずに，ペシャッとなっていることではなくて，親指と人差し指とではさんだとき，ゼリー

のようにやわらかく，前や後によく動くのを意味する。このやわらかくてしなやかな耳は，前にひっぱって離したとき，すばやく後へはいかない。ほとんどの耳は軟骨を硬く感じるが，この耳ではやわらかく感じる。

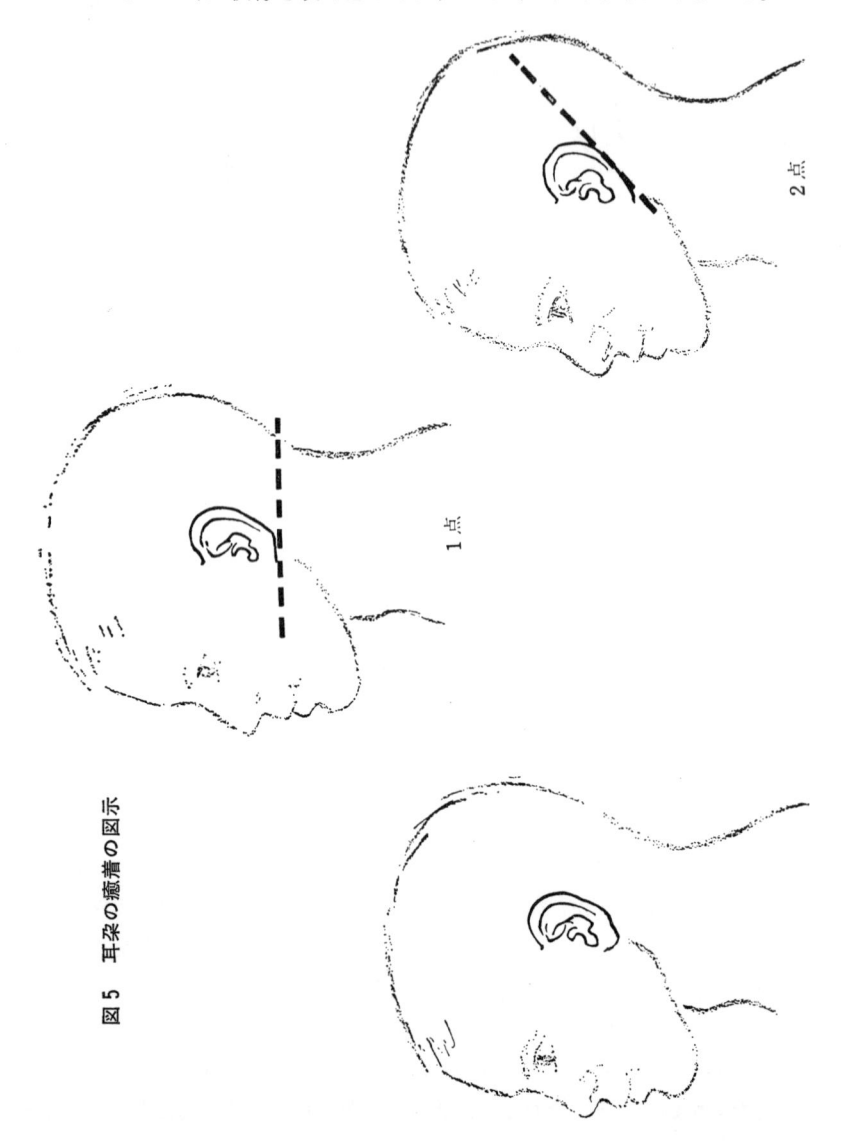

図5 耳架の癒着の図示

口の奇形

1. 高口蓋（1点または2点）

　口蓋のほとんどのものは，円屋根を描くので，その高部での横断面は弓を描く。その横断面が弓でなく，角を示すものが2点の奇形と考えられる。両側からの間にせまい平坦部のあるものを1点とする。図6にこれら

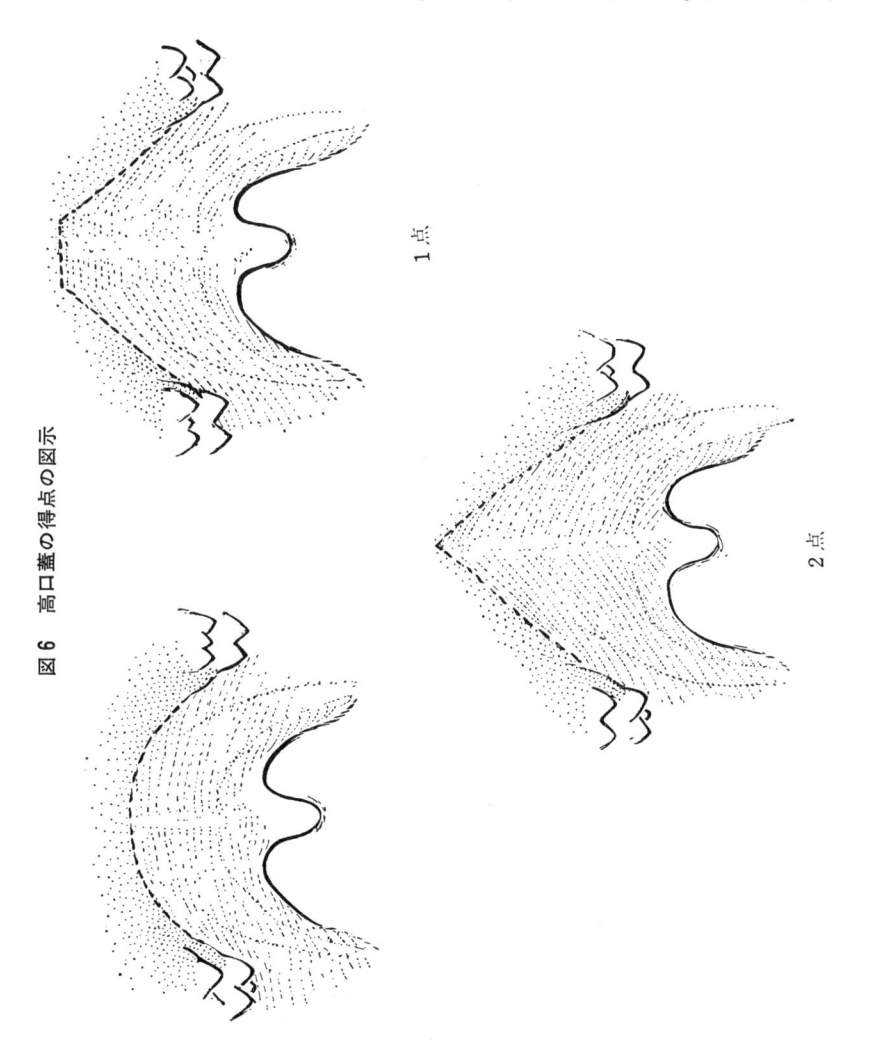

図6　高口蓋の得点の図示

1点

2点

3つの形を示す。

　Silman (1964) は，口蓋の形は，生後1年間は変化しうると指摘した。高口蓋をもった2歳以上の子どもが，生下時にどんな口蓋をもっていたか知りえない。しかし，われわれは，新生児においても，3カ月の乳児においても，いろいろな口蓋の形があることを発見した。

2. 溝のある舌（1点）

　舌の溝，または亀裂について，われわれの発見は，Gibson と Frank (1961) によって実証されたが，彼らは，この奇形は年齢と関係がありそうだといった。われわれも乳児や学齢前の子どもより小学生の方にこの奇形を多く見つけた。通常真ん中の線にそっていない1つ以上の深い溝をもった舌を1点とする。

3. 地図状舌（1点）

　上皮が局所的に厚くなっている舌を地図状舌，または平滑，粗な斑点を

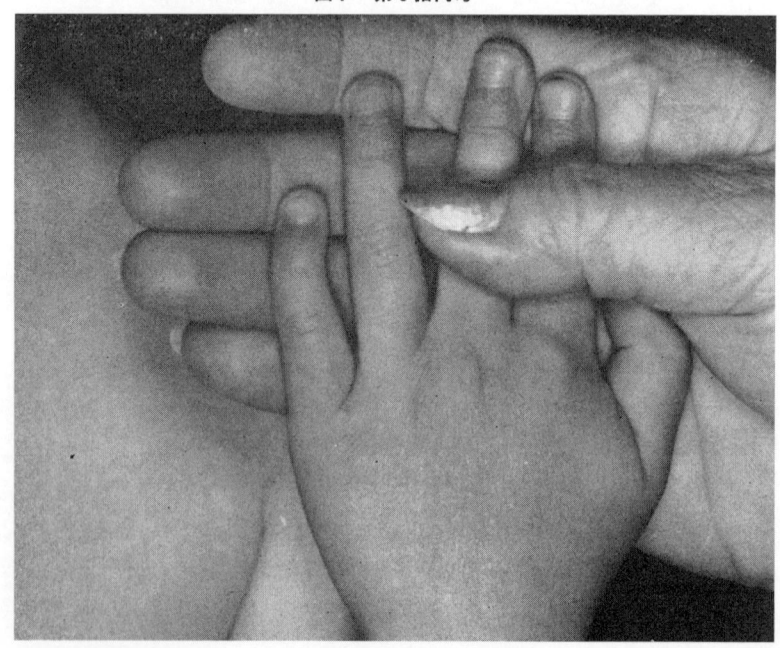

図7　第5指内彎

もつ舌という。これを舌乳頭が突出している舌と，まちがわないことが重要である。というのは，最近食べたものの作用で舌乳頭が突出することがありうるからである。われわれの対象の中に，地図状舌は存在しなかったが，これを見たら1点を与えてよい。

手の奇形

1. 第5指内彎（1点または2点）

第5指先端が他の指の方へ内彎しているものは奇形と考えられる。どれを1点，どれを2点にするかはとてもむずかしいが，経験がそれを可能に

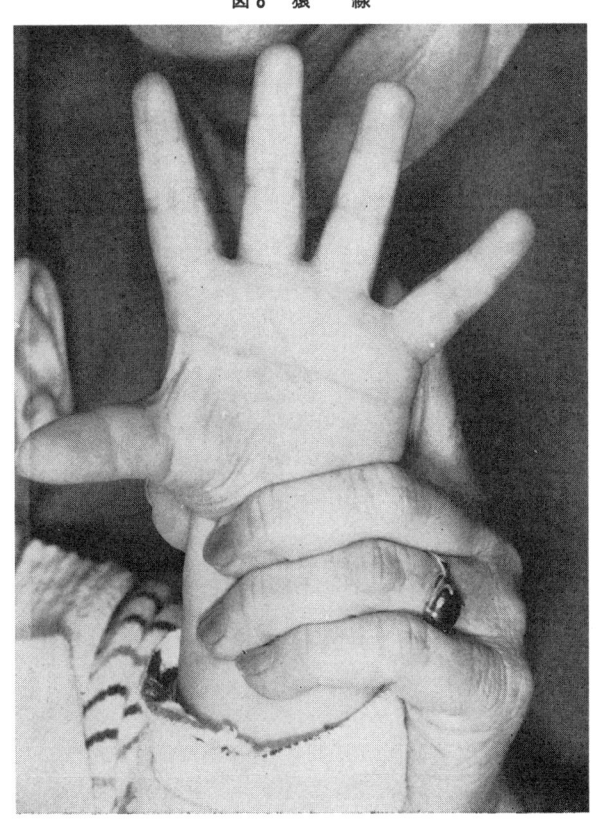

図8 猿　線

する。図7は，われわれが2点とした子どもの手の写真である。屈曲の度合いが少なければ1点とする。

2. 猿線（1点）

単一横断掌皺襞は猿線ともよばれ手掌を大体まっすぐに横断している1本の線である。ダウン氏症候群のみがこれをもつ頻度が正常よりも有意に高いのではなくて，よく知られる奇形発生因子（風疹）をもつものにも高頻度に見られる（Achs, Harper および Siegel 1966）。この奇形を片手または両手にもつ場合1点となる。図8にはっきりした猿線を示す。

足の奇形

1. 第2趾より第3趾の方が長い（1点または2点）

奇形の頻度についてのわれわれの報告に見られるように，この奇形は，部分的には年齢に関係している。他の奇形と関連して考えるならば，この奇形は2歳半くらいの子どもによく見られ小学校に入ると減少する。この奇形の存在を調べる場合，子どもをいすにすわらせて，足指をリラックスさせて行なった。足指をのばしてみたとき，第2趾と第3趾が同じ長さならば1点，はっきり第3趾の方が長ければ2点を与える。図9の写真は2点のものである。

2. 中間の2本の趾の部分的な合趾症（1点）

部分的合趾症は，第2，第3趾間におこる。第2，第3趾間におこり，また，第3，第4趾間におこることもまれにある。ほとんどの人は多少の合趾傾向（贅皮）があるので，部分的合趾症の判定は困難である。われわれは，趾の基に，4つの彎入のかわりに，3つの彎入しかないものをこの奇形と判定した。加えて贅皮が，趾の関節の先端近くまでのびているものをこの奇形とした。図9に中間の2趾の部分的合趾症を示す。

3. 第1趾，第2趾間の大きなへだたり（1点）

第1趾，第2趾間に，大きなへだたりがあり，いかにも1つの趾が欠損しているように見えるものがある。このへだたりを，奇形であると判断するには，そこに第2趾の½の広さ以上の平坦な部分があることが必要である。この奇形も図9に示す。

図9 第3趾が第2趾より長く，部分的合趾症，第1趾第2趾間の大きなへだたり

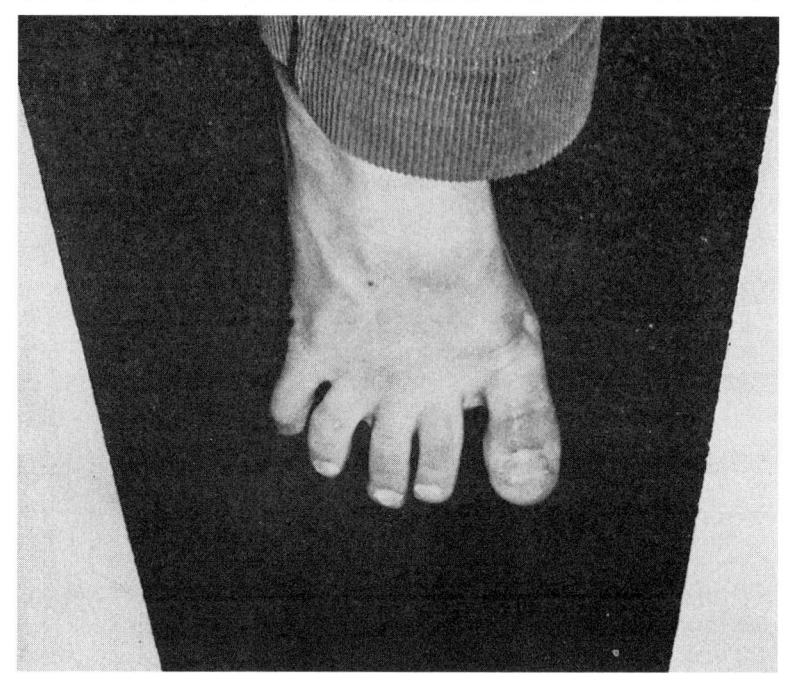

表Ⅰ（p.408）は，18の奇形のその簡単な記述および得点について示してある。この表と似たものを，われわれは対象小児の奇形を記録するために用いた。

5つの完成された研究

原 研 究

原研究のデータは，74人の2歳半の正常児（男43人，女31人）がわれわれの研究保育園に通っているとき，5～6グループに分け，1グループに5週間かけて，2年余にわたって集積したものである。これらの学齢前の子どもは新生児期に観察を行なっており，妊娠分娩時に合併症がないと考えられたものである。保育園に通っている間，各小児について18の小奇形の存在を調べた。各小児とも奇形について2つの得点法を行なった。1つは18の奇形の中の総数を得

表I 奇形のリストと得点法

奇形	得点
頭	
細い毛髪	
櫛でおさまらないくらい	2
細いが櫛でおさまる	1
2つ以上のつむじ	0
正常範囲外にある頭囲　$>1.5\sigma$	2
$>1.0\sigma \leq 1.5\sigma$	1
目	
眼内角贅皮	
上下眼瞼と鼻をむすぶひだが涙丘を	
ほとんど全部おおう	2
一部おおう	1
両眼隔離症	
涙管の間の距離　$>1.5\sigma$	2
$>1.0\sigma \leq 1.5\sigma$	1
耳	
耳介低位置	
耳介の上部が鼻橋と目尻を結ぶ線上にない	
0.5 cm 以下低い	2
0.5 cm またはそれ以上低い	1
耳朶の癒着	
耳の下端が	
頭部の後上方へのびる	2
後方へまっすぐ頸の方へのびる	1
耳の奇形	1
非対称の耳	1
やわらかくしなやかな耳	0
口	
高口蓋	
口蓋	
角を示す	2
頂にせまい平担部	1
溝のある舌（深い隆起に1つ）	1
地図状舌	1
手	
第5指内彎	
他の指に向って著しく曲がる	2
他の指に向って少し曲がる	1
猿線	1
足	
第3趾が2趾より長い	
著しく長い	2
ほぼ等しい	1
中間の2本の趾の部分的合趾症	1
第1趾第2趾間の大きなへだたり	1

14　幼児における身体小奇形と多動性行動　409

点としたものであり，もう1つは程度によって重点をおいた得点の合計である。

すでに発表したように，最初の研究では1つの重要な奇形（頭囲が正常範囲外にある）を報告していない。そして後には除外した1つの基準が加えられている。「人差し指が中指より長い」という点を後の研究で考慮の対象外としたのは，これはわれわれの最初の子どものサンプルにも Goldfarb および Botstein のサンプルにも発見されなかったからである。「頭囲が正常範囲外にある」点を最初の論文から除いたのは，測定に際し評価の点が残されていたとはいえ誤りであった。したがって後に，最初の研究のデータの再検討を行なった。この検討の結果は，報告した有意の相関の大きさを少し増加させたにすぎなかった。

最初の研究における男児のサンプルでは，奇形の総数と重点をおいた総得点との相関は0.96であり，女児のサンプルではこの相関は0.90であった。このように高い相関があることはデータの解析に際してこれらの方法の中一方のみが必要であることをしめす。われわれは，重点をおいた総得点を採用した。これは幾分範囲が大きくなるし，行動計測の大部分とより高い相関がえられたからである。

74人の中10人および一般保育園の14人の子どもについては，2人の検査者が別々に18の小奇形のおのおのの存在および重点をおいた得点の判定を行なった。これら18の小奇形の存在および重点をおいた得点に関する2つの別々の判定の間には0.70の信頼係数がえられた。

われわれが遂行しつつある縦断的研究計画の保育園に関するものの一部として，男児のサンプルについて101の信頼性のある観察，実験，得点が有効であり，女児については96のこのような行動計測が有効であった。行動計測* は2つの要素からなっている。1つの要素は研究保育園における子どもたちの観察よりなり，本質的にはいろいろな行動のカテゴリー（たとえば水遊び，パズル

---

* この研究に関し，広範な縦断的研究に使用した行動計測の定義はアメリカ文書研究所補助出版における文書9862号として Washington, D.C. 20540 国会図書館，複写サービスに保存されている。コピーは文書番号を記し$2.50または35mm マイクロフィルムは$1.75を添え申込まれたい。前金払いが必要である。チェックでも現金でもよい。国会図書館，複写サービス主任宛。

をとりあつかう)に費す合計時間および行動の特殊な形(たとえば友達に対しての攻撃的な行為)を行なう頻度よりなる。これらの計測は,累積ストップウォッチおよび2秒間隔でうてるカウンターによって行なった。観察者は,次々と子どもの行動を追跡する。2人の観察者が1人の子どもについて,3回にわたって午前中ずっと観察を行なったので,1人の子どもについて6つの完全な観察がえられた。観察のカテゴリーの信頼性の半分は次の2つの合計の相関に基づいていた。すなわち1つは観察1,3,5の回数および時間であり,もう1つは観察2,4,6である。5週間以上にわたって高度に安定している観察者のカテゴリーのみを分析に使用した。

行動計測の第2の要素は,男女教師によってなされた得点による。得点は11の項目について3段階よりなり,別々の10日間,別々の7日間,さらに5週間の終りの1回に行なった。教師の得点の信頼性は17人の男児,17人の女児について,男教師,女教師によって別々に行なわれている得点に基づいている。すべてのケースにおいて,追跡された材料は Spearman-Brown 公式(McNemar 1959, p.157) に適合しており,分析に用いられた得点,すべての観察または2人の教師による得点に基づいた得点の信頼度に対し,最良の評価をすることができた。行動得点と合計時間の観察者間の信頼度を定期的にチェックし,これらの計測の信頼度0.90以上であることを常に発見した。

このデータ分析は,本質的には奇形の重点得点と,すべての行動計測の間の累積相関を調べることである。この方法は偶然の関係を必然的に伴うので,男児と女児の独立したサンプルとしてとりあつかった。2群が類似しているときのみ,関係があると承認された。一方は男児,一方は女児について2つの相関行列** をつくることが,すべての行動評価の因子,奇形の重点得点と有意に相関することをみつけるために有効である。

おのおののサンプルにおいて奇形得点と有意の相関をしめす行動評価の数は,それにひきつづいて行なう因子分析の変数の数が十分小さくなるにしたがって減少する。そこで2つの換算法を使用した。(a) 0.75以上の相関がある2

** 一方は男児,一方は女児についての奇形の重点得点とすべての行動評価の因子との間の有意相関を求めるための2つの相関行列については,アメリカ文書研究所の補助出版における文書9862号を参照されたい。コピー請求は前ページ* と同じ。

つの計測の中の1つは除外する。奇形とより高い相関のある方の1つの計測を残す。(b) 他の計測との間に1つ以上の有意の相関をしめさないものは、男児の相関行列、女児の相関行列のいずれからも除外する。

この研究において男児の21.4%、女児の32.3%は小奇形の得点は0であった。23.8%の男児と12.9%の女児は得点は1であった。54.8%の男児と54.8%の女児は得点2以上であった。男児の平均は2.24で標準偏差は1.98であった。範囲は男児は0から8まで、女児は0から6までであった。

男児における101の行動評価の中18、女児における96の行動評価の中16は、小奇形の得点と有意の相関があった。これらの関係の中9つは男女両群で同様であった。

表Ⅱはおのおのの行動計測に対する2つの Pearson の累積相関係数をしめす。すなわち1つはその計測の信頼度であり、もう1つは奇形得点との関係である。下線でしめした9つの計測は男女とも奇形と有意に相関していた。

43例の男児のサンプルに対する因子分析は16の因子に基づいている。31例の女児のサンプルに対する分析は10の因子に基づいている。各分析における最初の2つの主成分に対する因子負荷は表Ⅲにしめし、各因子に対する分散の値を加えた。また2つの分析で重複している計測には下線を入れた。

男女両サンプルで奇形得点と有意の相関をしめした9つの行動計測の中2つは、因子分析にもちいるため、計測の因子の数が減少する過程で除外された。"人の中に割って入る"は男児のサンプルにおいて"乱暴な遊び""待つことができない""攻撃的"とおのおの、0.77, 0.78および0.88の相関であったので、2つの分析から除いた。女児のサンプルにおいては"人の中に割って入る"は"友だちと争う"と0.79の相関であった。"拒否的"は女児の分析では"友だちと争う"と 0.86 の相関であったので除いた。男女両サンプルで奇形得点と有意の相関をしめした他の7つの計測はまた、サンプルのおのおのにたいし第1の因子に有意の負荷をもっていた。これら2つの第1の因子は、男女両サンプルにおいて分散が42%および49%であったので、大体有意と考えられた。2つの第1の因子における有意性を証明するものとして、1つを除いたすべての計測が第1の因子に有意の負荷をしめしているという事実があった。

2つの分析において重複していた7つの計測を、男女両サンプルにおける第

表Ⅱ 行動の因子と小奇形との関係
(原 研 究)

	男児*		女児**	
	信頼度	奇形得点との関係	信頼度	奇形得点との関係
観　察				
屋内での遊び				
友だちと争う	.88	.34*	.91	.32**
友だちをみつめる	.93	−.31*	.71	−.26
まっすぐ歩く	.68	.44*	.74	.02
屋外での遊び				
大まかな動き	.73	.30*	.25	NR***
遊びの連続	.65	−.11	.67	−.33**
金切声を出す	.75	.41*	.82	−.13
歌　う	.74	.40*	.47	NR***
じっと動かないでみている	.88	−.39*	.64	−.20
休憩時				
ねている	.88	−.02	.88	−.57**
おきあがる	.91	−.12	.88	.38**
おきあがって動きまわる	.89	.20	.81	.51**
食べたりしゃべったり				
場所をかわる	.67	.23	.77	.34**
得　点				
10日間				
拒否的	.89	.36*	.93	.52**
他人をまきこむ	.86	.09	.68	.39**
活　発	.91	.20	.90	.33**
7日間				
乱暴な遊び	.77	.42*	.95	.58**
人の中に割って入る	.94	.41*	.97	.39**
動き回る遊び	.94	.38*	.92	.41**
物をこぼしたり投げたりする	.90	.40*	.93	.39**
待つことができない	.84	.50*	.92	.46**
攻撃的	.75	.31*	.99	.17
総括				
保続	.59	.55*	.73	.60**
従順	.81	−.46*	.87	−.54**
地誌的見当識	.77	−.39*	.60	.04
律動的	.97	−.30*	.60	−.11

　*$p < .05$ に対して $r = .30$　N = 43.
　**$p < .05$ に対して $r = .30$　N = 31.
　*** このサンプルに対しては信頼性がない

表Ⅲ 2つの分析による因子負荷
(原研究)

行動因子（男児）	因子 I	因子 II	行動因子（女児）	因子 I	因子 II
待つことができない	.85	－.18	待つことができない	.85	.15
動き回る遊び	.85	.35	他人をまきこむ	.78	－.29
乱暴な遊び	.84	－.24	乱暴な遊び	.77	－.11
物をこぼしたり投げたりする	.83	－.04	動き回る遊び	.77	－.39
攻撃的	.71	－.35	保続	.74	.35
金切声をあげる	.69	.28	友達と争う	.71	.39
友達と争う	.67	.09	物をこぼしたり投げたりする	.66	－.09
保続	.65	－.45	おきあがって動き回る	.44	－.66
拒否的	.59	－.23	遊びの連続	－.56	.40
大まかな動き	.54	.27	従順	－.66	－.56
まっすぐ歩く	.51	.43			
律動的	.06	.58			
地誌的見当識	－.32	.61			
従順	－.52	.57			
じっと動かないでみている	－.52	－.53			
友達をみつめる	－.68	－.48			
分散	41.91%	15.52%		48.66%	12.42%

1の因子とした。7つの中6つは高度の正の負荷を有していた。すなわち"待つことができない""動き回る遊び""乱暴な遊び""物をこぼしたり投げたりする""友だちと争う"および"保続"である。"従順"は第1の因子と高度の負の負荷を有していた。

ここで示した行動は，しばしば多動性としてレッテルをはられている一群のものに属する。小奇形が多ければ多いほど，子どもは攻撃的，多動性で，とりあつかいにくい。今回の成績では，多動の本質的な要素が，正常の集団で容易に発見されうることをしめしている。実際今回のサンプルは学齢前の子どもの心理学的研究にふつう用いられたいかなるサンプルよりも正常とみなすべきものである。なぜなら妊娠分娩時に合併症の証拠のあるものは除外されているからである。その上，組み合せは直接観察しうる行動に限られており，また外見上正常から逸脱しても，行動が実際上，外見に対する他人の反応によって影響

されているほど顕著でない子どもで行なっているのである。

われわれはこの第1の研究の結果から次のような疑問がおこってくることを禁じえない。すなわち，これと同じ結果が，同じ保育園の学齢前期の子どもの他のサンプルでも，再現されるであろうか？　この研究の対象になった子どもは，年長になってもこの奇形を有しており，小学校になってもなお多動性とみなされるであろうか？　新生児はこれらの奇形をかなりの頻度でもっているだろうか？　言語および聴力の両者または一方に欠陥のあるような先天的欠陥のある選択されたグループでは，正常な学齢前期のサンプルより小奇形をたくさん有しているだろうか？　多動性の小学校の子どもでは，多動性でない同じ学校の子どもより多くの奇形をもっているだろうか？　奇形得点の高い子どもは染色体異常を有し，奇形得点の低い子どもは有していないだろうか？　高度の奇形のある子どもは，皮膚紋理に先天的な異常と考えられるものをもっているであろうか？

われわれはこれらの疑問に対する答のいくつかを，これに続く研究で発見した。他の答はなお途上にある研究で発見されるかもしれない。

追 試 研 究

追試研究では2歳半の幼児で，原研究と異なり，妊娠分娩の合併症がないという病院の記録のあるものを選択したものではない。追試研究を行なった26人の子どもは，両親が新婚のとき国立精神衛生研究所小児研究部門の縦断的研究計画の他の部門に参画したために選ばれた。その上これら26人は新生児期に観察を行なっている。他の32人の子どもはわれわれの研究保育園の近くに住んでいた。方法と計測はしかしながら，33人の男児と25人の女児に対し，われわれの研究保育園に通っているとき5グループに分け5週間，原研究において行なったと同様に行なった。原研究においてはすべての学齢前の行動計測は奇形得点と有意な関係があるか，男児と女児について因子分析を行なった。その結果速い行動，衝動性，制御しがたい行動の計測値は，男児に対して第1因子，女児に対して第1因子に大きく負荷された。男児および女児に対するこの2つの第1因子は，多動性のレッテルがはられた。第2因子は男児ではとりあつかいやすさの因子，女児では第2因子はとりあつかいにくさと抑制を代表してい

た。

　追試サンプル33例の男児における平均奇形得点は4.09であり，標準偏差は2.08であり，その範囲は1から9であった。この第2の研究の男児のサンプルにおける奇形得点の相関は，第1の研究におけるサンプルに似ていたので，われわれは第2のサンプルにおける男児のおのおのに対しても先の多動因子に重点をおいた因子得点がえられた。（この追試の男児のサンプルに対し，行動得点および観察の信頼度は0.72から0.92の範囲であった。）この多動因子得点は奇形得点と有意に相関していることを見出した（$r=0.49$　$p<0.01$）すなわち追試研究においても高い奇形得点を有する男児は，多動因子も高い傾向にあった。この関係の実証はさらに奇形得点が小児が教師によって休み時間の間束縛されている時間の客観的な数と相関することによってえられた（$r=0.46$　$p<0.1$）。乱暴な衝動的な制御のわるい行動はまた小奇形の平均数がより多い学齢前の子どもに特徴的であることが見出された。

　追試研究の25例の女児の平均奇形得点は3.56であり，標準偏差は2.20であり，範囲は0から7にあった。第1の研究における女児のサンプルにおける多動因子を形成する因子群に対する関係は，追試の女児のサンプルでは再現しなかった。その代りあつかいにくさ，抑制の因子を形成する因子は，追試の女児のサンプルでは，奇形得点の高いものに特徴的のようであった。先にえられた第2因子から重点をおいた計測に基づいた女児の得点は有意に奇形得点と相関していた（$r=0.42$　$p<0.05$）。すなわち小奇形の数の多い女児は，それが少ない女児より動き回ることが少なく，友達と争い，保続の傾向が強かった。女児の追試サンプルに対しては行動得点および観察に対する得点間の信頼度は0.53から0.92の範囲であった。他の相関は保育園の5週間の間，高い奇形得点を有する少女は，教師の採点により，こわがりやすい（$r=0.48$　$p<0.01$），ぼんやり物をみつめる（$r=0.63$　$p<0.01$），おとなの側にくっついている（$r=0.44$　$p<0.01$）といった点が奇形得点の少ないものより多いことが明らかにされた。これら3つの計測は0.80より大きい得点間の信頼度を有している11の得点に基づいている。こわがりやすい傾向の高い子どもは警戒心がつよく，用心深く，防衛的，心配性で，おびえており，臆病であるようにみえるのが特徴であると記載される。おとなにくっついている傾向の強い子どもは，先

生にまつわりついていたり，目をかくしたり，視覚あるいはその他の方法で場所をさがせない時間がことのほか長いことが記載されている。ぼんやりみつめる傾向のつよい子どもは，動きが少なく他の子どもよりずっと頻回に焦点が定まらず物をみつめていることが記載されている。これら3つの計測は有意に相関しているのでこの3つの得点について合計した標準得点を合計とする。この合計は奇形得点と有意の相関があった（$r=0.59$　$p<0.01$）。このようにこのサンプルにおける奇形得点の高い女児は，多動というより制御されやすい，抑制のつよい，手におえない，保続の傾向があった。

最初の研究に比較して追試研究における小奇形の頻度が高かったことは，異常に対する基準として正常からの偏位を小さく設定することを可能ならしめるより正確な正常の基準を有しているためである。また先にのべたように，第1の研究で報告しなかった"頭囲が正常の範囲外にある"奇形を追試では加えることにしている。

安定性の研究

奇形と多動性行動の安定性の研究のデータは，原研究で行なった2歳半の35人の男児および27人の女児が7歳半になったときの追跡研究からえられた。2歳半におけるこれらの子どもたちを知らず，以前の奇形得点および保育園における行動を知らない人が，子どもの小奇形の評価を行なった。奇形評価に対する一致は満足すべきものであった（$r=0.96$）。7歳半における衝動的な動きのはげしい行動は自由に遊ばせたときとテスト場面における子どもに対する1つの客観的計測と2つの信頼すべき得点法によって行なった。2つの得点法とは，"乱暴な行動""待つことができない"についてで，以前の子どもに対する知識なしに行なわれた。"乱暴な行動"で高い得点のある子どもは，それ以外のものより衝動的で，動きのはげしい，むだな，多動性の行動をしめした。"待つことのできない"で高い得点のある子どもとは，いかなる行動においても待つことが必要なとき，異常に待っていることができないものである。自由に遊ばせたときの多動の客観的評価は20分間自由に遊ばせている間，位置の動きに対して時間で割った距離（床を 9″×9″ 平方に仕切ってある）でしめした。この設定は2歳半のときに用いた遊戯室に非常に似ている保育園の遊戯室

で行なった。データは観察者によってテープレコーダーに継続して話された物語によってえられ，ひきつづいておのおのの動きの位置と速さが動きの数として得点された。いろいろな数字の間の信頼度はふつうきわめて高いものであった（一致は93%）。

　小奇形と，衝動的な動きのはげしい行動の評価の他に，これらの子どもたちに IQ と共同運動の検査を行なった。IQ の測定（WISC）は認識行動の縦断的な関連と関係する広範な評価法の一部であった。われわれはその他この観点からみた研究の報告を計画している。共同運動の個人差に関するわれわれの考えは"ぎごちなさ"が奇形得点と関係しているかもしれないということである。なぜなら粗大または微細な運動が拙劣であるのは，しばしば多動と定義される一連の症状と関連していることを見出しているからである。"多動"または"大げさな動き"とアテトーゼ運動やバランスをとることができないなどの運動の障害の両者は微細脳障害の"微症状"と考えられている。微細および粗大な共同運動の個人差を測定するために，われわれは運動発達の Lincoln Oseretsky 検査の変法（Sloan 1955）と Ozer の神経学的検査（未発表）を組み合せた尺度をつくり上げた。Oseretsky 検査からわれわれは，われわれの年齢層ではやさしすぎたりむずかしすぎたりする項目を除き，Ozer の神経学的検査からいくつかの問題を加えた。

　最終的な案は34の項目よりなっており，その大部分は簡単に合否の判定のできる得点法であった。子どもに命令して行なわせる典型的な課題としては片足で少なくとも10秒間立ってバランスをとること，親指と他の指をできるだけ早く次々にうちあわせること，できるだけ早く箱の中にマッチ棒を入れることなどであった。運動の尺度に関するこれら項目間の一致度はきわめて高いものであった（$r = 0.97$）。

　安定性の研究の結果は表Ⅳにしめした。この表は7歳半における奇形得点と次のそれぞれとの相関をしめしている。(a) 2歳半のときの奇形得点, (b) 衝動性, 動きのはげしい行動の3つの尺度, (c) 共同運動の尺度, (d) IQ 測定値, (e) 原研究における男児では多動因子，女児でも多動因子をふくんだ重点尺度による因子得点，および, (f) 子どもたちが2歳半のときの"乱暴な遊び"と"待つことができない"に対する得点。興味あることは7歳半における"乱暴

な遊び"が2歳半のときに別に行なった同じ得点と有意に相関して$\frac{1}{2}$であることである。すなわち女児では0.34（$p<0.05$），男児では0.64（$p<0.001$），"待つことができない"の年齢間の相関は，男児では0.50（$p<0.01$），女児では0.40（$p<0.05$）であった。

表Ⅳ　7歳半における奇形得点の相関

（安定性の研究）

因　子	男児　$N=35$	女児　$N=27$
	$\overline{X}=4.91, \sigma=2.66$,範囲:1-11	$\overline{X}=3.74, \sigma=2.33$,範囲:0-10
2歳半の奇形得点	.71***	.70***
7歳半時の自由遊びの際の動き	.30*	.36*
7歳半時の"待つことができない"	.39**	.63***
7歳半時の"乱暴な遊び"	.34*	.52**
7歳半時の共同運動	－.41**	－.48**
7歳半時の全IQ	－.34*	－.46**
7歳半時の言語性IQ	－.35*	－.33*
2歳半時の多動因子	.47**	.69***
2歳半時の"待つことができない"	.49**	.41*
2歳半時の"乱暴な遊び"	.45**	.43*

　IQとの相関は全奇形得点により，その他の相関は重点をおいた奇形得点によった。
　*$p < .05$
　**$p < .01$
　***$p < .001$

　このデータは次のことをしめすものである。(a) 重点をおいた奇形得点は5歳を過ぎても不変である。(b) 高い奇形得点を有している子どもは，奇形の少ない子どもより，やはり乱暴な傾向があり，行動の制御ができにくい。(c) 7歳半で高い奇形得点を有する子どもは運動がぎこちない傾向がある。(d) 7歳半で平均以上奇形得点の高い子どもは平均IQより低い傾向がある。(e) 乱暴，動きのはげしい行動は5歳過ぎになっても続く。(f) 7歳半で奇形得点の高い子どもは2歳半のときより多動の傾向がある。換言すれば一般的に奇形得点とそれに関連して多動性行動は5歳以後になっても不変であった。また7歳

半で高い奇形得点を有する子どもは共同運動が拙劣な傾向があり，言語能力も平均以下であった。

言語聴力の両者またはいずれかに欠陥のある小児における研究

もし小奇形が胎芽期の発育の異常の結果であるとするならば，先天性の欠陥のある子どもの方が，ふつうの子どものサンプルより奇形の頻度が高いことが，当然期待されよう。この仮説を確かめるため，言語聴力の両者またはそのいずれかの障害のため Easter Seal 治療センター保育園に医師から送られた31人の男児と10人の女児について検査を行なった。31人の中4人の男児と，10人の中7人の女児の母親は，妊娠したとき風疹にかかったと考えられた。

Easter Seal のサンプルの平均奇形得点を追試研究における男児および女児の平均奇形得点と比較した。追試研究のサンプルは，Easter Seal のサンプルに行なったのと，正確に同じ方法での奇形得点を用いているので，この分析のために選ばれた。表Vを参照されたい。

表V　Easter Seal と追試研究における奇形の比較

サンプル	男児				女児			
	N	$\overline{X}$	σ	範囲	N	$\overline{X}$	σ	範囲
追試研究	33	4.1	2.1	1- 9	25	3.6	2.2	0- 7
Easter Seal	31	7.6	2.3	3-12	10	8.3	2.3	4-11
風疹の小サンプル	4	7.2	2.3	5-11	7	9.0	1.8	6-11

Easter Seal のサンプルの奇形得点の平均を，追試研究の男児の平均と比較すると，tの値は 6.35 ($p<0.001$) であった。女児では t の値は 5.39 ($p<0.001$) であった。

Easter Seal サンプルの中，出生前早期に奇形をおこす要因（風疹）の存在した証拠のある，4人の男児と7人の女児の小サンプルでは，また追試研究のサンプルにおけるより有意に奇形得点は高かった。男児では t は 2.32 ($p<0.05$)，女児では t は 6.48 ($p<0.001$)，総合すると t は 5.96 ($p<0.001$) であった。

表Ⅶ (p. 427) でわれわれは観察された奇形のおのおのを有している子どもの

パーセンテージの男児のサンプルにおける興味ある比較をすることができる。実際驚いたことに Easter Seal のサンプルで4分の3近くの男児に小指の内彎，高口蓋，第2および第3趾の部分的の合趾症を見出した。

Easter Seal の子どもたちには行動計測は行なわなかった。しかし教師たちは41人の子どもたちの中，少なくとも32人は多動性が特徴的で，注意転動，動きがはげしい，とりあつかいの問題がある，待つことができない，いつも目がはなせない，とび回る，非常に攻撃的，行動上の問題がある，垂木からぶら下がるなど記載した表現を用いている。

Easter Seal のサンプルの結果は，大きな先天性の問題のある子どもたちにおいて小奇形の頻度の高いことの証拠である。この所見に小奇形の頻度がさらに高いことが，染色体異常（ダウン氏症候群）の子どもに見出されるというよく知られている事実とともに，先天異常の成因を論ずるものである。このように，小奇形の重複頻度が高いほど，先天的な問題が重篤であるように思われる。

小学校における研究

今われわれの研究で小奇形の累積頻度は，小さな限られた小児のサンプル，行動の幾分限られたサンプルで，多動性の遊びの行動と，一貫して関係のあることをのべた。

われわれは，われわれの研究をもっとひろい異質の集団にまでひろげる必要を感じた。われわれはまた，もし，保育園における多動性遊戯行動が奇形得点と関係あるのと同様に，学校でも多動性遊戯行動の異常が奇形得点と関係あることを見出すなら興味深いであろう。またわれわれは多動を評価するのと独立して奇形を評価する機会をえたいと考えた。恐ろしい奇形が存在するにせよしないにせよ，要求される判断の程度があり，両群の子どもと予想される結果についての知識があると，検者の側での先入感をうみ出す可能性がある。この先入感の可能性の原因は先の研究では全部ではないが幾分抑制することができる。

もし奇形の表示がむしろ根本的な行動素質に関連するとすれば，小学校の男児でも，教師によって多動性と判断された男児は，教師によって多動でないと

判断された男児より小奇形が有意に多いことが期待されるであろう。その上多動性の男児の中で、もっとも多動性と判断された男児は、多動性が少ないと判断された男児より、有意に多くの小奇形を有していることを期待されよう。われわれは、われわれの過去の成績をもとにすると、女児では高い奇形得点をもつということは、多動であるかどうかの傾向をしめす明らかな標識にはならなかった。したがってわれわれは結果を知りたいと思ったが、予見はできなかった。

この研究のサンプルは、約23,000人の全人口を有する都市におけるおよそ775人の学童が入学しているある小学校からえられた。この生活共同体は比較的安定している。校長は10年間同じ学校におり、したがって全部の子どものことをよく知っていた。

職員との会議で検査による仮説をのべることをしないで、教師に自分のクラスでもっとも多動と判断する3人の子どもを選ぶように依頼した。これらをわれわれの実験群とした。別のカードに教師に自分たちの考えでは行動が正常範囲で多動でも不活発でもない3人の子どもをさらにあげるよう依頼した。これらをわれわれの対照群とした。われわれは教師たちが自分のクラスでもっとも多動な子どもをあげるのに何の苦もないことを見出した。少なくとも一般にじっと坐って注意を払う子と、たえず動き回っている子をクラスの中で容易に区別しうる。教師はこのような子どもたちが自分をもっとも疲れさせることを知っている。校長は多動のリストにさらに2人を加えた。そして重さの順に指摘された多動の子どもを完全にランクづけを行なった。われわれが奇形について子どもたちの検査を行なった日、実験群と対照群の幾人かは欠席していたので、結局多動の子どもは合計46人、男児34人、女児12人であり、多動でない子どもの合計は44人、男児18人、女児26人であった。

われわれが過去の研究で行なった同じ得点方法を用い、おのおのの子どもに総奇形得点と重点をおいた奇形得点を算出した。重点をおいた得点と総得点の相関は0.86であったので、われわれはデータの分析には重点をおいた得点のみ用いた。

細い毛髪はこの研究では対象の中何人かは黒人であったので奇形のリストから除いた。この研究で観察されたすべての奇形の中で、両眼隔離症（内眥間

隔）の測定に用いた計測値のみは黒人と白人の間で平均値が有意に異なっていた（$t=2.54$）（黒人では $\bar{x}=3.31$cm, $\sigma=0.29$；白人では $\bar{x}=3.13$cm, $\sigma=0.27$）。したがって黒人に対して内眥間隔は両眼隔離症の人種間差異を等しくするため，0.2cm を引いた。

この研究で検者は子どもたちが多動性かどうかに対する知識をもたず，また子どもたちが検査室に入るまで，この子どもたちのいずれとも面識がなかった。すべての子どもたちはアットランダムの順に5分間隔で入ってきた。小奇形の存在の得点は先に報告した研究と適度の信頼度があった（$r=0.70$ および0.96）。

黒人は小学校の全生徒の24.5%をしめており，多動のサンプルの30%，多動でないサンプルの18%であった。平均奇形数に対する有意の人種差があるかどうか知るため t テストを行なった。有意の差はなかったので（$t=0.13$），データの分析には人種の分類は行なわなかった（黒人，$N=22$, $\bar{x}=4.14$, $\sigma=2.42$；白人，$N=68$, $\bar{x}=4.22$, $\sigma=2.34$）。

性差を検定したところ，奇形得点において $t=3.16$, $p<0.01$ で，男女間に有意差のあることを見出した（男児，$N=52$, $\bar{x}=4.69$, $\sigma=2.38$；女児，$N=38$, $\bar{x}=3.53$, $\sigma=2.16$）。

多動性の子どもの群全体では多動でない子どもの群より有意に多くの奇形があった。表Ⅵはしかしこの有意差は男児の群に対してのみであることをしめしている。

表Ⅵ　奇形の平均と平均値の差異
（小学校における研究）

	多動			多動でない					両群の順位づけ点
	N	$\bar{X}$	σ	N	$\bar{X}$	σ	t	p	
男児	34	5.59	2.03	18	3.00	2.06	4.20	$<.001$	.50
女児	12	3.50	2.22	26	3.54	2.13	.05		

表Ⅵはまた46人の多動の子どもの中，34人は男児で12人のみが女児であり，多動性の子どもの中3/4は男児であることをしめしている。奇形を，多動として選ばれたすべての子どもたちに対する校長の順位づけと比較すると，男児では順

位と0.39（$p<0.05$）の相関があることがわかった。男児が多動であればあるほど小奇形の数も多くなる傾向にある。

このサンプルにおける男児では，多動性の行動は小奇形の存在と関係あることがわかった。われわれの以前の研究の1つでは，女児ではこの関係がなかった。この性差は恐らく多動性の男児は女児の3倍みられることに関係があろう。これは臨床的に多動性のものの中に女児は非常に少ししかいないという報告と一致し，われわれの研究した先天異常の中に女児がほとんどないこととも一致している。われわれはふたたび（多くの他の人と同じく）遺伝的なまた奇形をおこす刺激は男と女と異なってはたらき，男の方がより傷を受けやすい可能性を考えるのである（Singer, Westphal および Niswander 1968）。

われわれは今，より小さい比較的限られたサンプルで報告したのと同様，大きな小学校でも，男児では，多動と身体的特徴の間に関係があることを見出している。この事実はその所見の意義と一般性を高めるものである。この研究で多動の評価をまったく別々に行なったことも重要なことである。多動であるか多動でないかは，検査に際しての仮説をまったく知らないが，少なくとも1学年の間の子どもの教室における行動について深い知識をもって教師によって行なわれた。子どもたちに小奇形があるかの検索は，この子どもたちを前から知っていない人によってなされ，この子どもたちをおのおの2～3分しかみていないので，検査に際しての子どもたちの行動をみる機会は少しはあるにしても非常にわずかしかなかった。

えられたデータからわれわれは小学校における教師たちは，黒人と白人の間に多動の子どもたちの間の比率について違いがないと思っていると結論しうる。また両眼隔離症の人種差を補正した後は黒人の奇形得点と白人の奇形得点に差がないことを見出したことも意義がある。

現在途上の研究

新生児

小児研究部門で現在途上の縦断的研究の大部分は，早婚の研究の対象であった両親から生まれた最初の新生児である。およそ100人の新生児のサンプルの

中から32人の男児と27人の女児で18の奇形の中，17の存在が調べられた。明らかにわれわれは新生児では細い毛髪は検索できなかった。0から9までの範囲の重点をおいた得点および0から8までの総得点のあることをみつけたことは興味深い。重複奇形と広範な生理的および行動計測との間に関係があるかどうか，最後にはわかるであろう。われわれは特に予測された所見（7歳半のときの奇形得点と新生児期の得点）が再現するか知りたいと思っている。男児における所見として奇形得点と触覚刺激の反応の潜時との間に0.45（$p<0.01$）の相関があった。すなわち奇形得点が高いほど，乳児の触覚刺激に対する反応が遅くなるのである。

3カ月の乳児

小児研究部門における途上の縦断的研究のもう1つの大きな計画は3カ月の乳児とその母親との相互作用の研究である。約120人の乳児のサンプルから，40人の男児と37人の女児について今まで17の小奇形の存在を検査した。ここでもまた細い毛髪をふくめるのは適当でなかった。3カ月に検査した77人の乳児の中，37人は新生児期に検査したものであった。これによって新生児期から3カ月までのこれらの奇形が不変であるかについて検査する機会をえた。新生児における奇形総得点は，3カ月の奇形総得点と0.72の相関があった。新生児期における重点をおいた奇形得点と，3カ月における重点をおいた奇形得点の間には0.52の相関があった。相関係数は，奇形総得点の方が，重点をおいた奇形得点より，新生児から3カ月まで不変であることをしめした。

この研究は現在途上にあるので，このデータから現在確定的な結果は報告できない。しかしこの前段階の研究のいくつかは興味深いといえる。たとえば3カ月の小児の方が新生児より眼内角贅皮の頻度が高かった。これは Taylor と Cameron (1963) および Mustardé (1963) によって報告された所見と似ている。また3カ月の方が新生児より第2趾より第3趾が長いものが多かった。やわらかくしなやかな耳は生下時から3カ月になると減少した。現在この3つの奇形の頻度の変化の有意性については何もいえないことは強調しておかなければならない。もしこれが有意であることが証明されても，この変化は発達過程のはたらきの1つであるように思われる。したがってこの3つの身体的

特徴は，幼児期まで続いたときにのみ奇形といった方がよいようである。大部分の奇形は，新生児期から3カ月まで不変であるようにみえる。

将来われわれは生下時から3カ月までの奇形が不変であるかどうかのみでなく，奇形と，乳児が3カ月のとき計測した行動との関係も報告したいともくろんでいる。

染色体，皮膚紋理および血液の研究

大きな縦断的研究に付随した研究が染色体分析の分野での遺伝学者 Matti Al-Aish 博士と皮膚紋理および血液型に関する遺伝学者 Christopher Plato 博士の協力でなされつつある。特にわれわれは45人の子ども（男児28人，女児17人）の皮膚紋理，38人の子ども（男児22人，女児16人）の血液型をえており，60人の子ども（男児33人，女児27人）の核型をえている。

われわれの前段階研究を腕三叉線角（tda）に関してのべよう。この角は掌紋で，人差し指の基部付近の三叉"a"と通常手掌の親指球の手くびの近くにある三叉"t"を結ぶ線，および三叉"t"と第5指の基部の付近の三叉"d"を結ぶ線で計る。手掌において三叉"t"がどの位置にあるかを計るのが通常の方法である。大きな先天異常のある子どもでは三叉"t"は通常指の基部に近い位置にあり，したがって腕三叉線角は大きい。現在の研究の結果では，特に女児において，腕三叉線角がふつうでない多くのものと興味ある相関をしめしているように思われる。すなわち，腕三叉線角の高位，奇形得点が高いこと，ぎごちないこと，動きが多いこと，衝動的な行動との間に関連のある可能性がしめされている。

Harvard 大学における綿密な研究

Harvard の Jerome Kagan 博士の協力で，われわれは，17人の男児と15人の女児の小さなグループで，13カ月およびそれ以後，ならびに27カ月のときに重複した小奇形が行動のテンポと様式に関連があることを見出した。2つの年齢層の男児では，視覚に慣れる時間の速さが，奇形得点の高いのと強い相関があることをみつけた。高い奇形得点のある男児は速い速度で刺激にあきてくる。女児ではこの関係はない。この所見を実証するには，さらにデータをつみ

重ねる必要があろう。

2歳半における特殊の追跡研究

われわれは今日30人の2歳半の子どもとその母親の研究を行なった。他の研究の研究者（Moss, Robson および Pederson 1969）がこの子どもたちが8カ月のとき、さらに9カ月のときデータを集めている。われわれが2歳半時に研究を行なったところ、高い奇形得点をもつサンプルは、せんさく好きで、活発で、待つことができず、乱暴で興奮しやすいことを見出した。また彼らは母親が隣の部屋にきても母親にほとんど注意を払わず、遊びにまきこむこともなく、追いかけたりもしなかった。8カ月と9カ月時にこの子どもたちは分離不安や人見知りをほとんどしめさなかった。この試験的な研究は、新生児期の試験的な研究に、すなわち高い奇形得点のあるものは触覚の感受性が低いこととともに、高い奇形得点のある子どもが感受性の低い"つよい小さな子ヤギ"であるのか疑わせるものである。

奇形の頻度

われわれは、多動性の傾向のある子どもは重複した小奇形を有することを強調しようと思う。重要なのは奇形の累積頻度である。猿線を除き、待つことのできる、衝動的でない、乱暴でない子どもの中におのおのの奇形を見出した。重要なのはいくつかの奇形をもっていることであり、1つの奇形をもっていることではないので、各々の奇形を別々に考慮に入れる分析は誤りであろう。

各奇形の頻度

表Ⅶは各奇形をもつ各サンプルの子どもの頻度である。表Ⅶにしめすように、われわれの先天異常のあるサンプルと同様に正常のサンプルのおのおのにも、各奇形の多いことをみることができる。たとえば左右非対称の耳より高口蓋は子どもたちにふつうにみられる。またこの表から奇形が年齢と関係することのあることをしめしている。第1趾と第2趾の間が大きく離れているのは学齢前より学齢期にしばしばみられる。

14 幼児における身体小奇形と多動性行動

表Ⅶ 各奇形の頻度パーセント

奇　　形	原　研　究 男 N=43	原　研　究 女 N=31	追試研究 男 N=33	追試研究 女 N=25	安定性の研究 男 N=35	安定性の研究 女 N=27	小学校における研究 男 N=52	小学校における研究 女 N=38	Easter Seal の研究 男 N=31	Easter Seal の研究 女 N=10
細い毛髪	14	16	12	12	11	7	—	—	16	40
2つ以上のつむじ	26	42	27	24	43	26	23	18	44	50
正常範囲外にある頭囲	26	29	30	28	23	19	50	34	56	40
眼内角贅皮	23	16	42	32	40	26	31	16	68	80
両眼瞼離症	5	0	15	0	37	30	27	18	56	30
耳介低位置	2	3	21	4	11	4	17	5	28	30
耳朶の癒着	16	19	27	20	29	41	19	24	12	30
耳　奇　形	0	0	6	0	0	4	2	3	16	20
非対称性の耳	14	10	27	8	17	4	21	13	64	30
やわらかくしなやかな耳	26	23	21	24	17	15	38	13	48	40
高　口　蓋	44	26	55	52	49	33	42	37	72	70
溝のある舌	0	0	9	0	6	4	17	16	—	—
地図状舌	0	3	0	4	9	0	29	26	—	—
第5指内彎	14	6	21	24	63	56	37	39	88	60
猿　　線	2	3	12	8	6	4	12	3	4	20
第2趾が第3趾より長くない	16	45	39	40	3	7	6	5	32	40
中間の2本の趾の部分的合趾症	7	0	30	16	40	37	52	50	68	100
第1趾2趾間の大きなへだたり	5	0	9	36	69	37	44	32	48	60

奇形得点の頻度分布の比較

われわれは多動性の男児の奇形得点の頻度分布を，多動性でない男児の奇形得点の頻度分布と比較した。（図10をみよ）このために各サンプルの奇形得点を $\bar{x}=50$, $\sigma=10$ に標準化した。

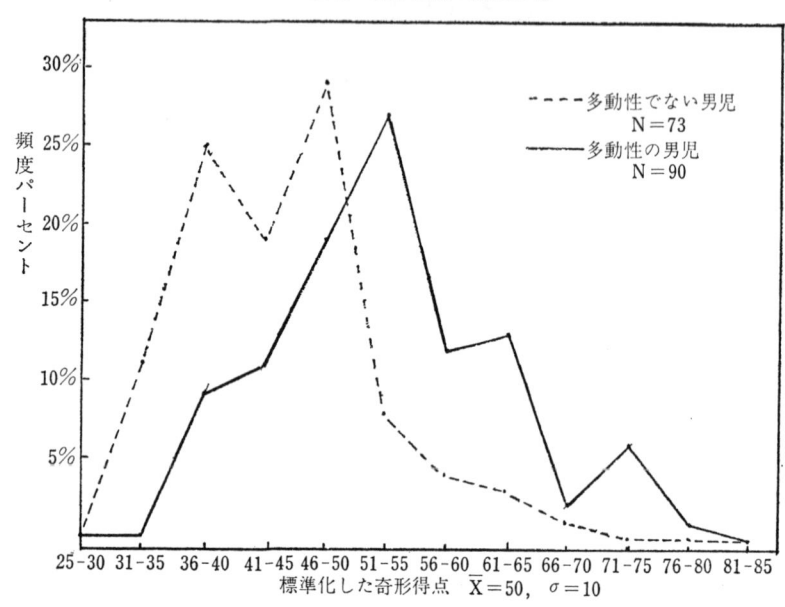

図10　奇形得点の頻度分布

（縦軸：頻度パーセント、横軸：標準化した奇形得点　$\bar{X}=50$, $\sigma=10$）

- - - - 多動性でない男児　N=73
―――― 多動性の男児　N=90

原研究と追試研究における男児においては，原研究で定めた多動因子得点の平均以上であるならば，多動の得点は高いと考えられた。安定性の研究における男児は"乱暴な遊び""待つことができない"の標準得点の合計と自由遊びの際の動きの速さによって定めた計測の平均以上であるならば，多動の得点は高いとした。小学校の研究では，多動と多動でないの区別は教師によってなされた。Easter Seal の研究では，子どもたちに対する行動計測は行なわなかったので，分析にはふくめなかった。女児のサンプルでは奇形と多動性行動の関係が一致しなかったので，女児のデータは分析にふくめなかった。

多動性の男児では，$\bar{x}=54.1$, $\sigma=9.69$ であり，多動性がない男児では，$\bar{x}=45.0$, $\sigma=7.62$ であった。予想されたように，多動性の男児における平均

奇形標準得点は，多動性でない男児の平均奇形標準得点より有意に高かった。

明らかに，多動性の男児の奇形得点の頻度分布と，多動性でない男児の奇形得点の頻度分布には重なりがあった。しかし，多動性でない子どもで，高い奇形得点を有するのは，非常に少ししかいなかった。実際，73人の多動性でない男児の中12人のみが，50以上の異常標準得点であった。6人のみが，55以上であった。これらの例外の個々のケースの研究は興味あるところであろう。

さらに多くの多動性の男児の奇形得点が，多動性でない男児の奇形得点より低い例があった。90人の多動性の男児の中，34人は奇形標準得点が45以下であった。いくらかの多動性の男児が低い奇形得点を有しているという所見は先天的因子の他に，経験的なものの影響のありうることをしめすものである。換言すれば，先天的な異常以外のものが，多動に関与しているのである。

結　　論

明らかに，多動性行動が何か先天性の因子に関連しているという知見は，多動の量を減らすには何ら役に立たない。しかし子どもたちが制御しようとしてもできないのかもしれないということを知れば，多動の際にしばしば伴う情動たとえば敵対，非難，自己嫌悪などが減少するであろうと考えることは，合理的のように思われる。ある小奇形の累積頻度が男児において多動に関係があるという知見は，行動がまわりの人たちにとって圧迫になる前に，多動になる可能性のある男児を発見する手段になる。もしわれわれの今後の研究で"生下時に"高い奇形得点をもつ子どもが（縦断的研究から）多動との関係をしめし続けるならば，人生のごく早期における奇形の評価をルーチンの小児科の検査法とすることが，臨床的にきわめて価値のあることになる。両親ならびに専門家も同様に，行動に問題の可能性があることに気を配ることができよう。両親や子どもたちが何年も苦痛と崩壊に悩む前に，適当な治療が施されることができよう。

文　献

Achs, R., Harper, R., & Siegel, M. Unusual dermatoglyphic findings associated with rubella embryopathy. *New England Journal of Medicine*, 1966, 274, 148-150.
Arey, L. B. *Developmental anatomy.* (6th ed.) Philadelphia: Saunders, 1954.
Benda, C. E. *The child with mongolism.* New York: Grune & Stratton, 1960.
Down, J. L. H. Observations on an ethnic classification of idiots. *London Hospital Clinical Lectures Reports*, 1866, 3, 259-262.
Gibson, D., & Frank, H. F. Dimensions of mongolism; I. Age limits for cardinal mongol stigmata. *American Journal of Mental Deficiency*, 1961, 66, 30-34.
Goldfarb, W., & Botstein, A. Physical stigmata in schizophrenic children. Unpublished manuscript, Henry Ittelson Center for Child Research, Brooklyn, N. Y.
Gustavson, K. *Down's syndrome: a clinical and cytogenetical investigation.* Uppsala: Institute for Medical Genetics of the University of Uppsala, 1964.
Laestadius, N. D., Aase, J. M., & Smith, D. W. Normal inner canthal and outer orbital dimensions. *The Journal of Pediatrics*, 1969, 74, 465-468.
McNemar, Q. *Psychological statistics.* (2nd ed.) New York: Wiley, 1959.
Moss, H. A., Robson, K. S., & Pedersen, F. A. Determinants of maternal stimulation of infants and consequences of treatment for later reactions to strangers. *Developmental Psychology*, 1969, 1, 239-246.
Mustarde, J. Epicanthal folds and the problem of telecanthus. *Transactions of the Ophthalmological Societies of the United Kingdom*, 1963, 83, 397-411.
Oster, J. *Mongolism.* Copenhagen: Danish Science Press, 1953.
Ozer, M. N. The neurological evaluation of school-age children. *Journal of Learning Disabilities*, 1968, 1, 84-87.
Ozer, M. N., & Milgram, N. A. The effects of neurological and environmental factors on the language development of Head Start Children: an evaluation of the Head Start Program. Unpublished manuscript.
Penrose, L. S. *The biology of mental defect.* (Rev. ed.) London: Sidgwick & Jackson, 1963.
Pryor, H. B. Objective measurement of interpupillary distance. *Pediatrics*, 1969, 44, 973-977.
Silman, J. H. Dimensional changes of the dental arches: longitudinal study from birth to twenty-five years. *American Journal of Orthodontics*, 1964, 50, 824-842.
Singer, J. E., Westphal, M., & Niswander, K. R. Sex differences in the incidence of neonatal abnormalities and abnormal performance in early childhood. *Child Development*, 1968, 39, 103-112.
Sloan, W .The Lincoln-Oseretsky motor development scale. *Genetic Psychology Monographs*, 1955, 51, 183-252.
Taylor, W. O. G., & Cameron, J. H. Epicanthus and the inter-canthal distance. *Transactions of the Ophthalmological Societies of the United Kingdom*, 1963, 83, 371-396.
Vickers, V. S., & Stuart, H. C. Anthropometry in the pediatrician's office. Norms for selected body measurements based on studies of children of North European stock. *Journal of Pediatrics*, 1943, 22, 155-170.
Vincent, R. W., Ryan, R. F.. & Longennecker, C. G. Malformation of ear associated with urogenital anomalies. *Plastic Reconstructive Surgery*, 1961, 28, 214-220.
Waldrop, M. F., Pedersen, F. A., & Bell, R. Q. Minor physical anomalies and behavior in preschool children. *Child Development*, 1968, 39, 391-400.

WALDROP, M. F., & HALVERSON, C. F., JR. Minor physical anomalies: their incidence and relation to behavior in a normal and a deviant sample. *Readings in Development and Relationships*, Ed. Russell C. Smart and Mollie S. Smart. New York: Macmillan Co., 1971.

WALDROP, M .F., & GOERING, J. D. Hyperactivity and minor physical anomalies in Elementary School children. American Journal of Orthopsychiatry, 1971, 41 (in press).

15

大脳の病理学と反社会的行動異常

はじめに

　子ども時代の行動と情緒の異常発達において，多くの重大な要因の中で，大脳異常の役割はとりわけ大きな要因の1つと思われる。精神障害の原因として器質的な基礎に明確に由来していることを，個々の子どもについて鑑別することは一般的には今なお困難であるし，異常児や正常児の大きな集団の研究においてさえ，その関係を決定されえないのである。

　このような困難の1つの理由は，大脳異常の分野での用語と概念の流れに混乱があるためであろう。脳損傷，機能障害，未熟といった用語は時にはより正当に，組織化や解体といった異なった概念や水準に言及し（Bax と Mackeith 1963, Richman 1968），重視すべきであるとしてしばしば二者択一的な用い方をされている。解剖学的損傷，神経生理学的機能障害，心理学的能力障害は同一児童に合併している，しかし解体の各タイプの存在は異なった水準での病理学的反映であり，別々の証明を要求している。解体の1つのタイプの存在や，他のタイプの存在からおこる疾病について仮説を立てることは通常不可能である。このことは個々の子どもについて考察する場合は特にそうである。子ども達の母集団についての研究では組織化のいろいろな水準での異常をひきおこしている子ども達のグループ間の統計的相関を考察することは，少なくともある程度容易なことである。

　脳損傷は解剖学的構造の病気や傷害の存在，すなわち肉眼的であれ，顕微鏡的な意味であれ，たしかめうるところのものを含んでいる。臨床的神経学的検査と同様に多くの他の補助的検査は脳損傷が存在するという情報を提供するだ

ろう。EEG 脳波検査と神経電気学的方法は最も広範囲に使用されている。これらの手続きによって得られた証拠は，実際はしばしばあいまいなこともあるが，時には明確な陽性証明をもたらすこともできる。脳性小児麻痺は脳損傷のうちで最も一般的で臨床的に著明なものであるが，大脳の疾患または損傷の結果として児童期に多かれ少なかれ一般的な病気なのである。しかし"脳損傷 (brain damage)"という言葉は他の多数の文脈の中でも使われている，そして特に特徴的な行動型を示す児童と記載され，不幸にも使われて来た（たとえば Strauss と Lehtinen 1947）。

大脳機能障害は正常な発達型のゆがみをひきおこす神経生理学的な変化や，すでに得られていた能力を損うような機能があるときに存在するということができる。神経生理学的機能障害はしばしばあるが，しかし脳損傷に伴ってかならず必須であるというようなものではない。たとえば，てんかんは最も一般的で少なくとも大脳機能障害を示しうる例であるが脳腫瘍や脳囊腫といったような脳の病気からもおこってくるし，一般的にまた，生体検査でさえも，その脳損傷部位を提示することができぬものもある。実際には個々の子どもについて機能障害があるか，それとも損傷を伴っているかどうかといったことを確定することは，しばしば困難なものである。"大脳機能障害 (brain dysfunction)"いった言葉は，また，行動症候群（たとえば Clements と Peters 1962）として記載されるために用いられ，それは"頭部外傷 (brain damage)"や"脳傷害 (brain injury)"症候群と全く同じような意味で用いられてきた。発達遅滞は普通の年齢でうるべき能力を付け損うことを含んでいる。そのような遅滞は特別な言語発達障害の場合でも，さらにもっと一般的に粗大な意味での知的遅滞をもつものも，そうであろう。このような文脈での"遅滞 (delay)"は，ときどきはそういった使い方が，基礎的に大脳発達の未熟を含んでいることを意味することは明瞭であるけれども，ある心理学的概念を表現しているのである。事実，大脳成熟と能力の獲得との間の関係に関する我々の知見は，なお限られているので，一般的にこのような仮説を立てることは不可能である。特殊な能力を獲得できないのは，ちょうど生物学的な成熟からおこってくるのと同じように，環境の欠陥といった形からもおこってくることも多いものである。環境的遅滞を基礎としての最も一般的な理由は，よく知られていないし，形容詞的な

"発達的 (Developmental)" の語の使用は記述的ではあっても説明的ではない。

結局, 精神医学的情況のための器質的原因を立証するために臨床的課題をしばしば提起するような他のより一層の情況証拠をさえも精密に考慮せざるをえなくなるのである。

ある著者 (たとえば Rogers ら 1955) たちは, 一方では, 妊娠期, 周生期, 新生児期の合併症との間の因果率を主張し, 他方ではまた (とりわけ他の無能力について) 人生のその後の行動や知的無能との因果率をも主張している。しかしながら, 出生時損傷や新生児疾患の既往症の存在が, 脳損傷の流れや, 大脳機能障害や発達遅滞の証拠にはなりえないということを思い出すことは重要である。重大な傷害でさえも快復するほどの幼児大脳の可塑性と柔軟性はよく知られていることである。ある場合には, たとえば脳性小児麻痺といった発達障害をひきおこした出生時の損傷を明瞭に証明されていることは事実であるが, しかし我々は出生時の出来事と, その後の人生の行動との間の因果関係がかなり高く推定されるにせよ, これらのケースから他の脳損傷の経緯の証明を欠いているものへと一般化するというつもりはない。

問題は, 是認しがたい病因論的または診断学的仮説が, 心理学的テストの結果の解釈で作られるという所にもまたおこっている。不幸にして, たとえば児童用ウェクスラー知能テスト (WISC) 上の動作テスト得点よりも言語テスト得点の方が著明に高く出ることが, 脳損傷の存在を証明する証拠として広く一般に承認されているが, これは全く間違いであるという見方もある (Herbert 1964)。同じように, 脳損傷を受けた子ども達が, 図形を写すベンダー・ゲシタルト・テストで特徴的な写し損いを示すという示唆は, ひとたび普通の知的水準のものによって訂正されると, そのような写し損いの表現と, 神経学的障害の徴候との間の相関は極めて低いものであることから, 間違いである (Wiener 1966)。

WISC とかベンダー・ゲシタルト・テストの結果は知的機能の限られた領域での心理学的能力の有無についてすぐれた証拠を提出する。標準化された心理学的テストは, 時には最良のものであるが, ある場合には単に, 空間知覚の単独障害, 協応動作, 言語理解と表現, 知的機能の早さ, 持続性, 内的そして

外的感覚統合などなどを意味しているにすぎないと思われる。それらのテストの性質によれば，脳損傷や機能障害があることや，またはそれがないことの明瞭な証拠を提出することはできないし，調査結果は多くの場合そういった病因があるとして，あやふやな徴候をさえも提示することは誤りであることを示唆する。それらが提出できるものは，その年齢の他の子ども達との比較でいろいろな異なった領域でのその子どもの成績の記録である。それゆえに，簡明な点を任意にあげることによって，たとえば不器用さ，転動性，言語遅滞によって特徴づけされる子ども達のグループを述べることができる。

同じように，このような観点に立つと（譫妄や痴呆といったまれなケースを含むとしても），精神医学的検査（心理学的検査に対して）を考慮するとしてもそのような証拠は，特殊な行動や情緒障害群の存在が器質的原因とのかかわりをもたらし得ないということを示唆している。CAT やロールシャッハ・テストのような投影テストは混乱に比例して心理学的機制への洞察をもたらしはするが，それらはまた器質的原因であるとか，またはそうではないという証明たり得ないのである。

これらの概念を明確に使用することが組織のある水準の異常と他の水準の異常との間の関係を知ろうとする場合には，特に重大となる。ある水準での病理が他の水準の病理を決定することがあること，一連の結合の因果機制がすでに確立された後にさえ，しばしばまだよく判っていない所があるとしても，そのある病理が他の病理を決めること，これはもちろんあるであろう。

このような事実の1例としては，子ども時代における神経学的疾患の Wight 島調査の解釈の中にも存在する（Rutter ら 1970b）。ここでの中心的な陽性所見は精神医学的異常の障害児（行動異常または情緒障害）と脳損傷／機能障害との間で非常に意味深い相関があることを示している。

一般的人口における精神医学的異常の割合は，合併症のないてんかん（脳損傷の他の証拠と結びついているてんかん）のグループで6.6％に見つけられるのに反して，このような臨床像を示すものでは4倍を越える（28.6％）。大脳に非てんかん性傷害をもった子どもの割合は37.5％であったが，脳傷害とてんかんの2つともあって精神医学的異常の子どもの割合は58.3％である。精神医学的異常におけるてんかんの割合が身体的疾患に罹患している子ども達のグ

表Ⅰ　通学5〜14歳神経てんかん児における精神障害数

	精神障害		合　計
一般人口（10〜11歳児）	144人	6.6%	2,189人
大脳に異常のない身体疾患	16	11.5	135
盲のみ	1	16.6	6
聾のみ	2	15.4	13
脳幹にまたはそれ以下の傷害	2	13.3	15
その他の身体疾患	11	10.3	107
大脳障害	34	34.3	99
単純てんかん	18	28.6	63
脳幹以上の傷害（発作なし）	9	37.5	24
脳幹以上の傷害（発作あり）	7	58.3	12

ループにおけるよりは著明に高いのだから（たとえば後部脊髄灰白質炎性麻痺，心臓疾患，喘息），身体的障害をもっているために2次的な結果としてよりは，むしろ少なくとも一部では大脳異常があるために精神医学的異常が高比率であることを推定させた。

　精神医学的障害の類型や特徴は，一般的な人口の中に見られるものと異なるわけではないことは注目に値した。特に反社会的なものと情緒的な障害の2つは大体同じような頻度で存在する。さらに脳損傷／機能障害児群の中に多動的で落ち着きがなく気が散り易く集中力に乏しく社会的抑制のきかぬものの割合が高いのであるけれども，これらの行動の項目は大脳傷害の子ども達のグループではより一層普通に見られるし，加えるにその子ども達は反社会的な情緒障害の著明な証拠を示していた。

　"神経てんかん（neuro-epileptic）"児達における精神医学的異常の存在はその子ども達の知的水準についてと同様に身体的，社会的，家族的要因と結びついていた。その発作のうちで精神運動発作型と父親の低い社会的地位や母親の情緒に乏しい健康状態や子どもの低い知能の存在がこのグループにおける行動と情緒障害の存在とがすべて陽性相関にあった。すなわち生理学的要因がこの年齢群における精神医学的異常の発展にとって大きな要因となっているけれども，この過程に潜行している病因的機制は極めて複雑なものであると思われる。

著明な脳損傷／機能障害をもった子ども達において精神医学的異常が高頻度なことは，顕著な神経学的損傷のない子ども達においてもそのような器質的要因を示す証拠を注意深く調べるべきであろう。他の研究者によって脳波（EEG）学的研究は，その証拠を提供している。Jasper ら (1938) は，まっさきに精神医学的に障害をもっている子ども達に脳波異常が高頻度にあると報告した。このときから精神医学的異常の個々の子どもの臨床的な目的のためには，脳波は単に非常に限られた価値にとどまっていたという事実にもかかわらず，他のたくさんの研究がこれらの最初の知見を確かめ完成した。Ellingson (1954) はこのとき，18の同様な研究を発表していた。そのうち6つの論文では正常な子どもが被験者であって5％から15％の間で脳波異常が驚くべき一致度で出現し，それに比して精神医学的異常を示す子ども達では（その研究のうちの1つを除いてすべて）非常に高比率すなわち33％から92％の間で出現している。これらの研究の大部分は重症な異常をもった子ども達によってもたらされたことを表わしていた。Ellingson の調査によるこれらの知見はより正確なものと受け取られて以来，特に対照研究によって Stevens ら (1968) は攻撃的，反社会的，多動的行動を示す少年達も同様に高比率で脳波異常を示すことを見出して，これを報告している。Cattell と Pacella (1950) による初期の研究では，また神経症の傾向（5％）をもつ子ども達と行動異常（56％）をもつ子ども達の脳波異常の割合には差があることを示した。―― Wight 島での知見に照しても特に有意の差があった。これらの研究のほとんど大部分が神経生理学的異常よりもむしろ成熟の誤りの反映として，しばしば"脳波異常（EEG abnormality)"という語を理解されているということを強調せられるべきである。しかしながら重大な生理学的相違が正常な子ども達と反社会的問題をもつ子ども達のグループの間には明瞭に存在している。

それゆえに精神医学的異常をもつ子ども達全員の中で，生理学的要因がこのような特殊なグループでは重要であると思われる。このような要因は子ども達の大グループの中での異常発生について，小さな程度の相違を説明するにはうまくいくし，また小グループの子ども達でのより重大な役割をもたせることも可能である。証拠としてどちらか一方を支持するには足りないが，しかしまた，Wight 島での研究では，この間の関係を示す知見を報告している。

10歳と11歳でのグループの試みでは，これらの研究者（Rutter ら 1970a）によれば，重症な教育的問題をもつ子ども達と精神医学的異常（反社会的異常を含む）をもつすべての子ども達とは全く同じであると考えている。同年齢の範囲内で比較統制群を無作為に選んだこの研究は，その変異群との比較対照をさせるには有効であった。

ここでの中心的知見は反社会的または行動異常と読書能力の重症発達遅滞との間には強い陽性相関があるとしている。今や読書能力遅滞が他の多くの場合におけるように，この研究においても他の非常にたくさんの基礎的，発達的認識能力の欠如や他の能力の欠如の存在とかかわりがあることになった。左と右の区別の不完全な能力，初発言語の遅れ，不器用さ，構成困難，運動不安定はすべて陽性の相関であった。

重症な読書遅滞をもつ子ども達の約3分の1は，また著明な反社会的異常を示している。読書障害と反社会的異常の2つをあわせもつ子ども達はちょうどまたすでに上述した反社会的異常をもたぬ読書遅滞の子ども達のように多くの発達的認識能力の欠如があった。このことは読書という問題の原因はその子どもが加えるに反社会的異常を示したかどうか，ということに従って異なるのではないということを示唆している。

一方では重症な読書問題をもつ反社会的な子ども達と重症な読書問題をもたぬ反社会的な子ども達における家族的背景の差を調査してみると，もたぬ方の子ども達は大家族に生まれ，"崩壊家庭（broken home）"の割合が高いということが示された。このことは家庭の外的または内的ストレスは重症読書困難によってすでに障害をもった子ども達の中に反社会的行動発生の必然性の少ないことを示している。

読書能力の問題は Wight 島における反社会的な子ども達によって示されたように，単に認識の無能力さを証明しているだけではなかった。正常統制群との比較では彼らの担任教師によると落ち着きのないことや，そわそわしていることといった運動の問題と同じように注意集中能力の乏しさのためと記されている。これらの多くの比較では反社会的な子ども達は神経症的な子ども達とは明らかに異なっていた。さらには精神医学的な面接でその反社会的な子ども達は統制群よりももっと著明に気が散りやすく，不安定であり，そして統制群

や神経症児群よりも一層社会的に無節操であることが判明した。これらの特性は決してすべての反社会的な子ども達に存在するのではないということを知ることは大切なことであり，たとえば，よい読書能力をもつ反社会的な子ども達のグループの中では読書能力に劣る反社会的な子ども達よりも"極めて注意集中力に乏しい (very poor concentration)"というものが著しく少ない，という報告をしている担任教師の証言は興味深いことである。

　それゆえに特殊な認知や運動の困難なものはしばしば反社会的な行動を伴い，症例の重要なグループでは行動異常を予測させるし，多分，その病因のある役割を演じていると思われる。読書するという問題のための情緒的な基礎に対する証拠を提出するといったことがあるけれども，これはそのような行動の器質的根拠を証明するものではない。それゆえに重症な教育困難の一般法則のために他に原因を求めることは理由のあることと思われるし，それらのあるものは反社会的な問題を導き出したり，少なくとも一般的底流の特徴を形成することに関与していると思われる。

　この命題は生物学的要因が影響を及ぼすときにたくさんの子ども達が多かれ少なかれそうなっていくのか，それともその重大な主作用として，比較的わずかな子ども達の異常を作り出す役割を果すのかということで再び悩まされる。この問題を解く唯一の方法はずっと長い期間を通じて子ども達の大きな母集団を研究することであろう。過去においてこのような研究は結果的には比較的成果はなかったし，しばらくすれば，我々は横断的な短期間の予測的研究を信頼するようになるであろうと思われる。

　とかくするうちに主として臨床研究からすでに発表された証明の吟味において，人生の非常に早期に決定されたもので，生物学的に生じたものではないとしても，少なくとも単純な神経心理学的に関連のある，多分普通ではない発達症候群ではあるけれども，重大なものが存在すると筆者は思うようになった。このような症候群はまず幼児期に著明になり，障害に比例して少なくとも成人期初期まで持続し，幼児期，学童期，思春期，成人初期にと異なった形で同一人物に現われるといってもいいだろう。

　Thomasとその共同研究者 (1968) による幼児の気質的性格の研究では，症候群のようなものは，貧しい適応能力や，ときどきは強烈な拒絶的気分が失

神をひきおこし，そしてときどき就学直前の行動異常を上手に取り扱う共感的な両親が存在するときでさえも，まず幼児に同化されてしまうと示唆している。多動で短期間の緊張を示す5～11歳の37人の子ども達のことを Stewart ら (1966) が記載し，Thomas によっても記載されているように，彼らの幼い頃には，一般的に多く見られるものである。彼らは幼い頃より多くの摂食や睡眠に関する問題をもっていた。Stewart によって記載されたこれらの多動的な多くの子ども達は，事実反社会的異常を示し始めていた。――ほとんどその半数ははなはだしい反抗と嘘つきを示していたといわれている。（このグループの中で妊娠中と出産時合併症は特に一般的なものではないということは興味あることである。）重症読書能力遅滞とそして他の認知能力と運動能力の欠如をもつ Wight 島の多少年齢のいった反社会的な子ども達のグループは Stewart や Thomas によって記載されたのと同じような子ども達のこの群からも出ている。

後年，思春期や前成人期における Menkes ら (1967) の追跡研究では，重症な不良の過動少年におけるいずれの場合でも，その結果は社会的適応と後の犯行ということに関しては乏しいものであると示唆している。Hill と Watterson (1942) の脳波学的証明と Robins (1966) による反社会的な子ども達の30年間の追跡研究でも同じような結果を指摘している。

多くの著者はこのような異常の原因は，その結果が必然的に非常に不幸になると憶測されるべきではないので，特に周囲の環境によって著明に影響を受けると指摘してきた。器質性の程度とその結果とはそれ自身現実には少しも比例してはいないのである。Pond と Landucci (1954) の研究では，たとえば精神医学的異常群における脳波異常の存在と広がりは精神医学的結果とは少しも結びついてはいないと報告している。

その他特に Werry (1968) の研究は包括的な支持的論評で記載されているように，そういった症候群の存在をより早期から当然のこととして主張してきている。Werry の論文の"発達的多動性 (developmental hyperactivity)"の題名は Bakwin からとったものであるが，しかし，その過程で成熟要因が存在する可能性の知見はあるけれども，不必要な強調であり，その状況でのある特殊な徴候を多分誤解しているとさえ思われる。多動性とは，結局，その症候群の

不利な性質が全生涯にわたって存在するのにもかかわらず，単に幼児期の後で思春期の前まで現われるのみであろう。Lucas ら (1965) によって報告された"インパルス支配の問題 (impulse control problem)"といった言葉は，もしまたこれが，"発達的 (developmental)"といった前口上がつくとするならば，またまた ややこしいことに なってしまうだろうが，望ましいものと 思われる。"発達的非抑制 (developmental disinhibition)" といった語のどちらかをとることは，幼児期における苦痛の低い閾値を最もよく表わしており，学童期の基礎的，運動能力的，認知的，社会的適応の無能さと，その後の人生での攻撃的行動異常を最もよく表わしているであろうと提案している。この"非抑制 (disinhibition)"という語の使用にはどんな特殊な神経生理学的または神経心理学的（パブロフ学派）機制をも含んではいないだろう。

この仮説的，臨床的実体のために，このようなタイトルのどれを選んだとしても"脳損傷 (brain damage)"とか"脳機能障害 (brain dysfunction)"といった言葉によってこの症候群を記述することは，より一層誤解をまねくことは承知されるべきである。

結　　論

子ども達の精神医学的異常について可能な限り器質的原因を考察することに関して，生理学的，心理学的概念から解剖学的概念を区別することは重要なことである。個々の異常な子どもで，いかなる正確さをもってしても生物学的要因の関与を評価しようとすることは，一般的には極めて困難なことである。疫学的調査からの知見では脳損傷／機能障害が存在するときには，その子どもはより一層精神医学的異常をひきおこし易いようであると示唆している。著明な脳損傷／機能障害を合併していない精神医学的行動異常の発生に対する器質的要因の関与については より一層 疑問である。それには 幼児期における 困難児と，その後の人生における反社会児といった小グループの子ども達にもあるだろうし，そのような子ども達のゆがみはもともと生物学的なものによって決定せられており，そのような行動異常は学童期や早期成人期といった異なった年齢の性格的傾向としても現われるものである。"発達的非抑制 (developmental disinhibition)"という語は，これらの個々の患児がかかっている傷害を記載するために用いることを提案する。

　この論文の草案において Naomi Richman 博士の助言を戴いたことに感謝致します。

文　献

BAX, M. C. O. & MACKEITH, R. (1963), Minimal Brain Dysfunction, Heinnemans, London.
CATTELL, J. P. & PACELLA, B. L. (1950), An electroencephalographic and clinical study of children with primary behaviour disorders. Amer. J. Psychiat., 107, 25.
CLEMENTS, S. B. & PETERS, J. E. (1962), Minimal brain dysfunction in the school-age child. Arch. Gen. Psychiat., 6, 185-197.
ELLINGSON, R. J. (1954), Incidences of EEG abnormalities among patients with mental disorder of apparently non-organic origin: critical review. Amer. J. Psychiat., 111, 263.
HERBERT, M. (1964), The concept and testing of brain-damage in children: a review. J. Child Psychol. Psychiat., 5, 197-216.
HILL, D. & WATTERSON, D. J. (1942), Electroencephalographic studies of psychopathic personalities. J. Neurol. Psychiat., 5, 47-65.
JASPER, H. H., SOLOMON, P. & BRADLEY, C. (1938), Electroencephalographic analyses of behaviour problem children. Am. J. Psychiat., 95, 641.
MENKES, M. M., ROWE, J. S. & MENKES, J. H. (1967), A twenty-five year follow-up study on the hyperkinetic child with minimal brain dysfunction. Pediatrics, 30, 393-399.
POND, D. A. & LANDUCCI, L. (1954), L'elettroencefalografia in psichitria infantile. Minerva Med., 45, 1-19.
RICHMAN, N. (1968), The Ideology of Mental Health. American Orthopsychiatry Annual Meeting Symposium, Chicago.
ROBINS, L. N. (1966), Deviant Children Grown Up. Baltimore. Williams and Wilkins Co.
ROGERS, M. E., LILIENFELD, A. M. & PASAMANICK, B. (1955), Pre-natal and para-natal factors in development of childhood behaviour disorders. Acta psychiat. et neurol. Scandinav., Suppl. 102, pp. 1-157.
RUTTER, M., TIZARD, J. & WHITMORE, K. (eds.) (1970a), Education, Health and Behaviour, London: Longmans.
RUTTER, M., GRAHAM, P. & YULE, W. (1970b), A neuropsychiatric study in childhood, London: Heinnemans.
STEVENS, J. R., SACHDEV, K. & MILSTEIN, V. (1968), Behaviour Disorders and the Electroencephalogram. Arch. Neurol., 18, 160-177.
STEWART, M. A., PITTS, F. N., CRAIG, A. G. & DIERUF, W. (1966), The Hyperactive Child Syndrome. Amer. J. Orthopsychiat., 36, 861-867.
STRAUSS, A. A. & LEHTINEN, L. E. (1947), Psychopathology and Education of the Brain Injured Child. New York.
THOMAS, A., CHESS, S. & BIRCH, H. (1968), Temperament and Behaviour Disorders in Children. New York Univ. Press, New York.
WERRY, J. S. (1968), Developmental Hyperactivity. Pediatric Clinics of North America, 15, 581-599.

16

正常幼児*と異常行動をもつ幼児の
母―子相互関係行動の比較

I はじめに

　この報告は，異常行動をもたない幼児と母親 (M-CI) および異常行動をもつ幼児と母親 (M-AI) の行動的相互交渉の研究に関するものである。提供される情報資料は，録音面接のときの幼児についての母親との話の際に得られた。その幼児被験者は，いつも，この面接の際にそこにいて，その幼児と母親との交渉を観察者は観察記録することが可能であった。映写フィルムが，一連の場面での母子について作成され，そのフィルムが母子交渉についてのもう1つの重要な情報源であった。

II 初期の発達についてのいくつかの一般的概念

A 行動の分化と刺激作用

　この研究の企画と資料収集の方法や統計的処理の方法の計画において，われわれは，幼児の発達について，ある概念に導かれた。幼児の発達についてのわれわれの研究は，行動パタンと行動の分化の過程であらわれる機能を描き，説明することを意図する。分化的，組織的行動の出現は，発達的進歩や適応水準の向上の証拠資料となる。これらの過程は，たとえば，お世話 (care) のような環境刺激作用と生物学的欲求を充足することや行動的混乱を統制することや幼児をなだめるというような刺激作用によって，強く影響されると仮定される。

　＊訳注　ここでは，3歳未満の子どもを意味している。

一連のよりバラバラで，多様なそして複雑な行動の出現は，運動的，知覚的，認知的，そしてその他の心理学的機能に役立つものであり，またこれは，中枢的，神経生理学的，神経内分泌的器官およびメカニズムの系列的分化を意味する発達的過程の進行の証拠でもある。発達が進行する上で重要なことは，幼児の側の行動的反応選択（行動的可塑性）の面でのより多くの多様な選択の能力の向上と，行動的，内的崩壊なしにもっと複雑で強力な身体的，内臓的刺激におとなしく耐え同化する能力の増大（刺激への耐性）と，より秩序ある統制された行動の能力の増大（行動の統制）である。これらの統制の獲得は，適応水準の向上の要因になる。

内的（内臓の），外的（身体的）刺激の特性と中枢的メカニズムの機能的使用は，中枢的な神経生理学的分化の程度と質，個性化，中枢的基盤の総合と系統化，そして感覚閾の発達に影響する。分化の発達的過程は，刺激作用に影響されるから，発達初期の刺激作用の特徴の影響の重要性は，適応の特性とその過程にさがし求められる。

B 刺激作用と母親の行動と幼児の発達

幼児の最適な発達にとって大切な感覚刺激の次元についてのわれわれの知見や生理学的メカニズムと過程についての知見はかなり乏しいものである。制限された環境で飼育されている動物を使った研究で，インプット刺激の制限は，破壊的効果をもつし，また，知覚や学習や社会化のような機能を障害した。極端な特殊な行動に対する感受性を発達させる実験動物や，あるいは認知的，知覚的，社会的機能の発達に必要な特別の行動の分化に失敗するような動物を育てる環境を計画することは比較的容易なことである。貧弱な感覚的環境は，行動の発達を阻止し，生物学的発達を遅滞させ，中枢神経系の変容をもたらす。このように，神経系の神経生理学的，神経化学的構造や機能さえ，実験動物が飼われている刺激環境を変えることによって生じるストレスにより損傷され易い。RNA (ribo nucleic acid リボ核酸) あるいは酵素のはたらきのある変化は，刺激作用の促進効果と，刺激作用の延期的な特異な割合に従って蛋白水準の変化を示す。行動成熟の時期の"伝統的な"予定表さえ，早められ，遅らされ，あるいは環境事象により無効にされる。

16 正常幼児と異常行動をもつ幼児の母-子相互関係行動の比較　445

　幼児の養育は，普通は母親によってなされ，そして，赤ん坊に最も直接に関係するものとして，母親は，特に子どもの世話と刺激作用の実際の行動面で，刺激作用の量と多様性に重大な影響をおよぼす。そのような努力の効果性は，たとえば，吸乳器官・視覚的，聴覚的組織・触覚・痛覚・圧覚・位置感覚・運動感覚のようなその子どもの感覚運動的組織の要素と母親との相互関係に依存している。幼児―母親の相互交渉における世話と刺激作用の特性と子どもの感覚運動器官の機能的使用は，行動的分化や組織化の特性に大きく影響を及ぼすし，また，感覚閾を高め，そして，初期の適応的発達を高める。

　要するに，母親の行動は，次のような刺激作用の使用を通して，幼児への刺激作用の重要な要素である。

1. 幼児が受ける特殊な刺激の選択。これは，感覚的環境を形づくることに役立っている；
2. 分化を促進し，維持し，そして神経感覚的，神経運動的器官の機能的統合を支えること；
3. 感覚閾を上げ，下げすることによる；
4. 行動的状態を変え，興奮状態を統制し，注意深い機敏な行動を養うこと；
5. 特殊な世話の方法を実行すること。

　生来の神経欠陥をもたないか，他の重大な出産異常を伴わない幼児の異常行動の出現は，発達の崩壊の証拠と考えられ，また，不適な，不十分な，誤った，あるいは極端な虐待的な育て方と刺激作用の結果の証拠と考えられる。乳児と幼児の世話やしつけやその他の刺激作用のそのような障害の結果は，誤った発達とストレスに対する弱さとそして認知的，感覚運動的，社会的，情緒的機能における異常性の発現の大きな可能性を示す幼児の異常なあるいは特殊な行動の出現から知られる。異常行動は，授乳と排便の障害，周期的な多動性，多様な固執的習慣，行動の混乱状態の頻発，行動の主要な領域の誤ったあるいは遅滞した発達を含んでいる。特殊な変化は，吸乳行動と運動パタンと，身体的，感覚運動的，社会的，適応的発達において生じる。以前の研究 (Greenberg 1970) は，次の4つの異常行動群を示した。

1. 失敗―成功症候；多くの異常行動は，体重増加の低い率，遅滞と悪習と

いうようなものを主にしている。
2. 鉛中毒による異食症。
3. 身体ゆすりや頭たたきのような型式化された多動徴候。
4. 一般的な異常性の徴候。

III 親子関係に関する批判と幼児—母親相互交渉の研究

A はじめに

　環境は，児童期の精神的，社会的，情緒的発達に影響するという概括的な仮定は，発達に及ぼす大切な環境要因は，親のパーソナリティと行動の中に見出せるという考えの基礎になる。また，両親の影響は，発達の初期と，母親との接触が主である幼児期において大きいと，一般的に信じられている。これらの概括的な仮定は，母親の幼児への影響は，重大な持続的な変化を生じ，幼児期の"正常な"母親の行動の長期間の影響は，重大な情緒的な障害から守るが，不適切な，歪められたあるいは誤った母親の行動は，年長児童や成人の重い精神病理の基礎になるかもしれないという一般的な見解に寄与する。少なくともこれらの考えに従うと，母親の行動は，初期の発達コースを変容させるので，特に人生の最初の期間にある幼児の発達の環境的影響の研究は，普通，幼児—母親あるいは幼児—母親の代理者関係の調査を含む。そのような概括的な仮定は，一般的な公理を与え，そして，家族間，両親—子ども，そして幼児—母親の相互交渉の研究を必要とするが，これらは，研究計画に必要な詳細な概念化を欠いている。

B 幼児—母親の相互交渉の直接的研究

　親子関係についてのほとんどの研究の目的は，子どもの行動と発達における親の行動の影響について知ることにあった。相互交渉についての直接的研究は，多様な状況で行なわれる観察を記録する項目見本法ですすめられた。自然的観察は，要約した叙述，詳細な物語，逸話そして印象などの形態で記録されるか，あるいは，いろいろな尺度が引き出されるプロトコルを利用して行なわれた。他の研究は，たとえば，観察中あるいはその直後に評定される親と子ど

もの行動の相互交渉の特殊な系列や交渉内容のような観察可能な予め選定されたカテゴリーを使った (Hatfield, Ferguson および Alpert 1967, Baumrind 1967)。相互交渉の系列は，時間見本法による観察により研究された (Zunich 1962)。最近，相互交渉の継続的な記録は，相互交渉についての間接であるが重要な尺度を与えてくれる電子工学的監視装置により可能になってきた (Matarazzo, Saslow および Matarazzo 1956)。

C 幼児—母親の相互交渉の間接的研究

訪問面接と質問項目が，幼児—母親の相互交渉，親としての動機や特性や態度を調べるために用いられ，また，最近の習慣や過去の習慣と子どもを育てる上での日課（きまり）について知るために用いられた。実際，親の行動と発達に関する多くの研究は，質問法，面接法，回想的資料に依存している (Freeberg と Payne 1967)。しかしながら，質問法や面接法から得られた母親と子どもの相互交渉に関する報告は，はなはだ主観的であると考えられている (Kogan と Wimberger 1966)。回想的研究において，その幼児の年齢を低く評価しがちであるというようなずれが生じ易い (Haggard, Brekstad および Skard 1960)。

これらの方法は，子どもの初期の発達上の母親の刺激，しつけや世話の影響について知るために行なわれる幼児—母親の相互交渉の研究に，実質的に広範に利用されている。幼児—母親の相互交渉についての公刊された研究の通覧と多様な研究からの知見や観察についての展望は，母親の行動が初期の発達にいかに影響するかについては，まだわずかのことしかわかっていないことを示している。

D 方法論的問題

これらの研究目的の達成上の大きな障害物は，方法論（一理論的，技術的あるいは手続的）におけるある欠点であるように思われる。理論的，方法論的観点から，これらの重要な問題をとりあげる。

第1に，母親と幼児が実際に相互にいかに影響するか，つまり経験的なことばでいえば，母親のどの行動が幼児の発達のどの側面に影響するかについて注意深く明確化し，そして論理的に公式化し，明細化した概念化の一般的欠如が

ある。観察可能な相互交渉と初期の発達の概念と結びつける命題の公式化は，欠如しており，そして幼児の行動と同様に母親の行動において何を求めるかの選択を導く発達理論，概念化および推論的構成物は，まれであった。そのような方法論的欠陥の悪い効果は，しばしば，初期の発達における両親の影響を研究するのに使われる幼児や児童の資料からの両親の資料の概念的な差異にみられる。実際に観察されることよりむしろ親の特性や態度を評価する一般的傾向は，これらの問題と関係している。観察者は，行動的な関係ある人や操作的定義あるいは観察可能な属性を欠いている尺度を評定するため，印象と推論を用いることを要求される。

第2に，もし概念的に相互にはなれているとみえる2組の資料が与えられたら，たいていの研究者は，その共通の概念を報告することができないか，あるいは1組の親と幼児の資料を結びつける概念化を行なうことができないだろう。そのような公理化あるいは推論—仮定的であるが—は，準備されるべきである。同時に収集された簡単な相関的知見あるいは親と幼児の資料は，それ自身が，明白な関係を示すものではない。

第3に，標本上の困難な問題があった。標本の典型的な欠点は，被験者として母親を募集する手続に発見される。そのような募集は，たいてい，公的な希望登録者は，役に立つことを望んでいるという，あまりあてにならない科学的前提の上にすすめられていた。これは，便利ではあろうが，不幸にも，研究問題に適切な特性を満たす被験者の選択にひどい支障となるかもしれない。被験者の選択が，たとえば，社会経済的程度，年齢，収入と生活費との比率，夫婦の地位などのような，広いそして一般的な社会文化的情報に基づいてなされるとき，他の標本誤差が，しばしば生じる。この情報は，まれには慎重に信頼性がチェックされるにしても，普通は，自己報告法によって得られる。そのような情報に基づいて選択された被験者は，研究者に，よく知られていない。これらの被験者の背景，パーソナリティ問題，生活状況は，すべて，あまりに知られなさすぎる。母親の行動の幼児の発達への影響に関する多くの研究は，母親のパーソナリティの変数を含んでいることを要求するから，その変数が，実際，被験者の選択の中にもりこまれていないということを気づくことは重要なことである。極めて粗雑な心理学的研究は，多くの場合，神経症的な母親を除

外していないことがある。標本抽出の別の問題は、代表的と考えられる同一の状況のもとで幼児—母親の相互交渉が観察されたかどうかということである。このことは、ある幼児—母親組ではよくなされ、他の組ではなされていないかもしれない。少なくとも2つの異なる場面（たとえば、保育室と同じように家庭でも、実験室と家庭で、赤ん坊の父親がいるといないところでといったように）で、幼児—母親の相互交渉の組織的観察と記録を行なった研究は、なかなか見つからない。

　資料の分析上の大きな問題と同様に、技術的、手続的観点から、無選択な自然的観察に伴う観察者のもつきびしい限界がある。予め選ばれた行動カテゴリーを使用することは、組織的な信頼性のある観察を促すし、そして、資料精選上の困難を軽くする。不幸にも、一般に、信頼性をたかめる努力は、あまりに一般的すぎる行動のカテゴリーをあげさせることになる。一方、もっと詳細な特殊な観察資料を得ようという試みは、信頼性にひどく影響するか、あるいは多様性とか評価できる特殊な行動の数に大きな制限をもたらす。われわれの実験（Greenberg 1964, 1965, Loesch と Greenberg 1964）から、われわれは、"意味のある"特殊なあるいは重要な出来事—相互交渉の際にみられる—を明瞭に確認すること、または承認することは、極めて困難な仕事であることをよく知っている。もし、観察者が数分前に幼児—母親間におこったことの記憶から記録し、あるいはリストをつくり、あるいは評定することを課されると、評価者間の十分な一致が、特殊な相互交渉の一部分の面で得られるということは、極めてむずかしくなる。評価者間の十分な一致はむしろ一般的尺度を使用することに依存している。直接観察によって、これは、特殊な幼児—母親相互交渉を実証することを可能にする。われわれは、Foundling 保育園の幼児—保母の相互交渉の評定において、評定される項目の数を制限したにかかわらず、2人の観察者が、しばしば同じ時間内に生じた全く違った出来事に注意を向け、選択し、評定していたことを発見した。その観察者たちは、もし項目数が極めて少数に減らされないなら、同じ項目について思い出し、注意を向け、評定することはできなかった。妥当性に関係ある他の技術上の問題がある。この問題の1つの例は、小さいがしばしば引用される文献（母親—幼児の視覚的接触に関する）である。もし報告されるような技術が与えられるとしたら、そのような

観察が可能かどうかという特殊な問題が生じてくる。そのような相互交渉を研究するわれわれの努力は，フィルムなしにはむしろ無駄であり，映写された相互交渉についての研究さえ，ただ，間接的方法と測定と多くの推論によって行なわれるのである。

　要するに，両親と児童，特に幼児と母親の相互交渉の研究を可能にする方法論上の合理性を評価することは，母親と児童あるいは母親と幼児の相互交渉を記述し，量化するに用いられる技術を評価することと，それらの選択の基礎概念に対する特別の配慮を必要とする。3つの主要問題が考えられる。つまり，

1. 観察可能な幼児―母親の行動的相互交渉の選択を導く初期の発達理論は何か。
2. 評価法は，初期発達の概念に関連している相互交渉の情報を得るか。
3. 相互交渉の変数は，たとえば実際の身体的な母親の行為または行動の記述を含んでいる経験的な観察可能なものとして述べられているか：非経験的変数は，抽象概念として認識されるか，つまり，幼児―母親の相互交渉の変数は，解釈や主観を要する叙述を含んでいたか，あるいはそれが経験的な叙述に近いか。

Ⅳ　方　　　法

A　被　験　者

1. 選　択

母親と幼児被験者は，Illinois 大学病院の小児科部門から得られた。被験者は，次のような基準に基づいて対象にされた。

ⅰ. 年齢：30カ月未満
ⅱ. 異常行動：異常行動のリストにあげられた1つ以上の異常状態（表Ⅰa, Ⅰb, Ⅰc）

表Ⅰa　幼児の異常行動
哺乳と胃腸系の異常
1. 吸乳の障害（例　弱い吸乳反応，非協応的吸乳）

2. 過度の身体的緊張（吸乳により過度に興奮した）
3. 食餌の逆流と嘔吐
4. 哺乳びんや乳房からの授乳の拒否
5. 特殊な食餌の拒否
6. かむことの拒否
7. 新しい食餌または食餌の変化を受けつけないこと
8. 食欲不振
9. 他の食餌をはねのけて"哺乳びんへの固着"（栄養性貧血症）
10. 食餌面の気まぐれ（哺乳びん固着以外の）
11. 過食（食べすぎ，病的飢餓，過度摂食症）
12. 反すう
13. 糞を食べることや毛髪食を含む異食症（pica）
14. 慢性腸病
15. 栄養不良（摂食不振）

排泄の障害
1. 下痢
2. 便秘
3. 巨大結腸
4. 遺糞（encopresis）
5. 便器拒否

身体運動の律動性（常同性）
1. 眼球振盪による頭ゆすりとうなずき（点頭痙攣）
2. 身体ふらつき（身体ゆすり）
    i. 標準
    ii. 反復性
    iii. 興奮性
3. 頭たたき
    i. 反復性
    ii. 興奮性

表Ⅰb　幼児の異常行動

習慣形成の障害（習慣の型，限局性の異常行動）
1. 睡眠障害
    i. 眠りに対する抵抗

ii. ねむけ症（drowsiness）
　　　iii. 断続的眠り（気まぐれの）
　　　iv. 多眠症（hypersomnia）
　　　v. 少眠症（hyposomnia）と不眠症（insomnia）
 2. 呼吸障害
 3. 呑気症
 4. 自分を打ったり，かんだりすること（例 唇，舌，爪，他の身体部分）
 5. 他人を打ったり，かみついたりすること
 6. 歯ぎしり（bruxism）
 7. ものを吸うくせ（指，唇，その他の事物）
 8. つば吐き
 9. 自分の体の部分をひっぱったり，つかんだりすること（例 唇，鼻，他の身体部分）
10. 抜毛癖（毛髪を引きぬく，たとえば髪，まゆ毛）
11. 自分の体をこすったり，打ったりすること
　　　i. 自慰
　　　ii. 性器以外の身体部分
　　　iii. 何かで自分を打つ

行動面の誇張表現または興奮
 1. 過活動
 2. 乳児の過度な泣き方（"colic"）
 3. 過度の驚きによる神経質
 4. 過緊張
 5. さわがしさと落ち着きなさ
 6. 不活発，虚弱性，低活動（体力の不足）
 7. 過度なねむけ症
 8. 低緊張

表 I c　幼児の異常行動
情緒表出の障害
 1. 慢性または過度の，あるいは統制できない泣き叫び
 2. 衰弱
 3. 陰うつ
 4. 長期の，過度の人見知り反応
 5. 長期の，過度の分離反応

異常な発達的パタン
一般的または特別の領域（たとえば運動，社会，言語，適応面の）
1. 身体的
    i. 加速的
    ii. 遅滞した（成長に障害のある）
    iii. 発達にむらのある
2. 成熟的パタン（領域とタイプを明白にする）
    i. 加速的
    ii. 退行（例 歩行や話の損失）
    iii. 中枢的統合の遅滞
    iv. 遅滞（環境的，施設病）
    v. むらのある（仮性成熟型を含む）

初期の事物との関係の障害
1. 回避反応（例 頭をそらす，はってにげる）
2. 幼児のフェチシズム（無生物に対する執着）
3. 母親との分離反応の欠如（もし，9～10カ月にみられないなら異常）
4. 長びいた過度の人見知り反応
5. 異常行動を伴ったあるいはおきかえられ，長びいた過度の分離反応
    （例 身体ゆすりと全くの黙りこくり）

他の身体的（内臓的）障害
1. 皮膚病
2. 呼吸病

iii. 身体的健康：生来の中枢的欠陥と他のひどい出産異常を含む大きな障害がないこと
iv. 病院歴：2週間以上の入院の経験がないこと
v. 母親分離：2週間以上の母親との分離経験がないこと

統制群は，ii項（異常行動）を除いて，上記のすべての基準を満たしていた。彼らは，異常行動はみられないが，鼠蹊ヘルニヤのために小児科クリニックにきたものである。そして，各幼児は，その外科的治療のため入院が計画された。M-CⅠ群には，16名の男児がいた。これらの16名の幼児被験者の母親た

ちは，社会経済的に，そして夫婦の要因について，異常幼児群の母親と一致させられた。そのうち，13名が普通の層であった。

2. 標本の大きさ

42名の異常幼児と16名の普通幼児が扱われた。それぞれの幼児―母親対は，以下のような資料収集法に基づいて研究された。設定場面での幼児―母親相互交渉の映写は，11の普通幼児―母親対 (M-CI) と11の異常幼児―母親対(M-AI)についてなされた。

3. 標本の他の特性

統制群と異常幼児群の母親は，年齢，夫婦の状態，人種，そして社会経済的階層の評価について比較された。統制群の幼児の母親の学歴がいくらか高く（11.2年対8.7年），そして兄弟の数が少なかった(2.8名対5.8名)―($p<0.05$)―。

選択基準は，重い医学的障害―先天的あるいは出産異常による―のない異常幼児群を設けるのにとりいれられた。そのときの子どもの平均年齢は，13.5カ月であった。異常幼児群の出産時平均体重は，25パーセンタイルに位置する6.9ポンド（SD=±1.3），研究開始時の平均体重は，13.5カ月児の1パーセンタイル相当の16.3ポンドであった。異常行動の幼児群は，よく育つことを期待されて生まれてきたと思われるが，1年後には，ひどい発達上の問題があった。

B 資料収集の方法

1. 各幼児について

a. 医学的資料：身体的成長についての情報と全体的発達を調査するに適切な観察を含んだ役に立つ出産前，出産時および小児科的資料のすべて。

b. 幼児の行動目録 (IBI)：これは，異常行動の特殊な型を見つけ，記録し，そして彼らの生活歴を追跡し，行動の型や結合を決めるために計画された2つの部分からなる質問項目からなる。

2. 母親の態度とパーソナリティ

a. 臨床的面接：ある程度は構成された録音面接が，母親の生育歴や家族の様子を知るために，また，パーソナリティと態度などの多方面

のことについて客観的評価が可能な資料を得るために計画された。
b．投影法：それぞれの母親に，ロールシャッハテスト，TAT，人物画テストが実施された。この資料は，母親の動機づけや人格構造について評価するために用いられる。
c．個人歴質問項目（両親についての情報 FormⅡ）：それぞれの母親は，自己，家族，医学的資料，教育，興味，職歴を含むいろいろな面についての100項目以上の質問項目票（自己評価による）に答える。
d．親―子関係（PCR）質問票

3. 母親の行動の評価

a．母親の行動についての逸話記述：面接の際，母親から聞いた母親と幼児との相互交渉についての記述。
b．幼児―母親相互交渉の逸話記述―面接の際，別の観察者により観察され，記録されるような―
c．一定場面での幼児―母親相互交渉の映写記録：それぞれの幼児と母親は，以下のような一連の場面と出来事について映写される。
　ⅰ．指示されない自発的な相互交渉，10分間
　ⅱ．母親による幼児の授乳，10分間
　ⅲ．2人に他人が加わる，5分間
　ⅳ．母親が部屋を出て，知らない人が幼児といっしょになる，5分間
　ⅴ．知らない人が部屋を去り，幼児が1人になる，5分間
　ⅵ．母親が帰室して，再会する，5分間

Ⅴ　母親の態度

　母親の態度の比較は，個人歴質問票（両親の情報 FormⅡ）による資料の検討によって行なわれた。そして，その結果は，次のように要約される。

A 妊娠に対する態度と適応

被験幼児の妊娠中に，異常幼児（M-AI群）の母親は，多くのからだの不調をもち，軽い徴候をもったものは少なく，重い徴候をもっていた（$p<0.01$）。1例を除いて，これらの母親の妊娠は計画的なものではなかった。彼女らはすべて，不幸な妊娠をなげき，そしてある母親は，自分の子どもの障害の罪を妊娠のせいにした。

B 幼児の問題の認識とその幼児についての意識

普通幼児群の母親（M-CI）は，自分の子どもの問題をよりよく知っているように思われた（$p<0.02$）。異常幼児の母親は，自分の子どもの将来について，おどろくほど現実的でない話をした。たとえば，1人の母親は，「彼は，すばらしいビジネスマンになることができ，そしてたくさんの工場をもつことができる」と期待していた。逆に，不信感が高かったのは，2歳の女児の場合である。彼女は，全く無視され，歩行もできなくて，面接の間，床の上をはいまわっており，母親からも全く注意を向けてもらえなかった。その母親は，次のように言った。

「よくわかりません。この子は，私たちが非常に可愛がるので，ひどく自己中心的な子どもなのかもしれません」

C 母親の役割

普通幼児群の母親の多くは，満足を与えるものとして，その子ども自身を必要としたのに（$p<0.01$），異常幼児の母親は，満足を与えるものとして，活動に注意を向けていた（$p<0.05$）。

異常幼児群の母親のかなりのものが，母親としての関心事の面で矛盾しており（$p<0.02$），また普通幼児の母親よりも，彼女らの関心は，現在に向けられていた（$p<0.05$）。両群の同じ割合のものが，もう子どもを欲しなかった。

異常幼児群の母親の大部分は，彼女らの家族の成員は若いものが多く（$p<0.05$），そして多分，小さい子どものお世話の機会が少ししかなかった。つまりこれらの母親は，普通幼児群の母親より，より小さい子どもをもち，したがって，自分の子どもについての世話の経験が少なく，そして実際には，子ども

の世話をしなければならないことが多かった。子どもの世話の経験の欠如と未熟な年齢とまたあるケースでは，たくさんの小さい子どもがいるためのひどい忙しさなどの結合が，異常幼児群の母親の母親としての満足感を阻害しているかもしれない。

D 家族の役割の認識

普通幼児群の多くの母親は，父親は家族に情緒的に結びついているとみており（$p<0.05$），そして彼女ら自身の第1の機能は，子どもに愛情を注ぐことであるとし（$p<0.01$），また夫と妻が愛情で結ばれていた。異常幼児群の半分より少ない母親は，夫婦間の結びつきは愛情であることをわかっていた。そして彼女らの多くは，夫と父親としての役割間，また妻と母親としての役割間の区別をあまりしていなかった。

Ⅵ 母親の行動と幼児―母親の相互交渉

—録音面接の際の母親の叙述とそのときの幼児―母親相互交渉についての観察者による逸話記録に基づいた研究—

A はじめに

家庭での幼児―母親相互交渉の叙述は，録音面接時に母親から得られた。これらの叙述は，面接時の観察者による幼児―母親相互交渉の描写と比較された。それによって一致を示した相互交渉が，この研究の知見として報告される。

B 特殊な感覚運動的様相と行動的状態を伴う母親の相互交渉

1. 理論的基礎

相互交渉についてのこれらの記述は，なだめることや行動的状態の統制やたとえば授乳のようなお世話などの面での幼児の特別の感覚運動的様相の利用に関する母親の報告と，多様な幼児の行動（たとえば泣くこと）に対する母親の反応についての報告に基づいている。

母親―幼児の刺激作用の均衡は，幼児の一般的な行動と覚醒水準とこれらの水準を維持し，変えるために母親により用いられる特殊な感覚運動的様相によ

り描写される。小さい子どもは，一般的な覚醒水準，たとえば，ねむり，まどろみ，無為，そして泣くことのような一連の行動状態の中で観察可能である。そして，それらの状態は，特殊な心理生理的反応特徴をもっていることを示した (Greenberg 1965)。幼児の感覚運動のメカニズムは，行動の状態を統制するのに，母親により利用される。そのメカニズムは，授乳，おしゃぶり，抱くこと，運動，笑いをさそいかける音と，視覚的刺激作用などを含んでいる。行動の状態を統制するのに使われる多様な幼児と母親の感覚運動的相互交渉の観察は，興奮の増加と減少の面から幼児の出来事を記述することができる。かくて，母親―幼児の均衡は，刺激作用となだめることの特殊なメカニズムにより作用する2つの系から考えることができる。これらの行動状態は，母親の違いにより，異なる反応がみられる。初期の精神構造は比較的単純であるため，これらの相互交渉は，観察可能な幼児と母親との感覚運動的相互交渉から得ることができる。

さらに発達するにつれて，行動状態と感覚運動的機能は，分化と複雑な組織化を続け，そして，その過程は，もっと複雑になり，したがって，もっと複雑な説明可能な記述が要求される。

2. 逸話的（面接）資料の使用

臨床面接の1つの目的は，子どもがもっと小さかった頃の母親の様子について質問し，その頃のお世話行動，刺激パタン，そして母親と赤ん坊との特殊なあるいは普通でない相互交渉について，母親から資料を得ることにある。一般的に，回想的資料は，もし特に，過去のこと，特殊なこと，そして細部のことについて調べられると，信頼性が乏しいものになる。この研究で，母親の叙述は，幼児との相互交渉の特徴的なパタンについて知るために使われる。この種の情報は，十分な信頼性があるように思われる。その結果は，不均衡な時間を占め，そして独特な情緒的意味をもつマザリングのパタンがたしかに思い出されるということを示した。これらの知見は，面接の資料に含まれている叙述は信頼できると判断される広範囲の幼児―母親関係と相互交渉に関係している。

C 幼児―母親相互交渉の感覚運動的パタン：子どもの世話の面でのこれらの使用の評価

幼児―母親相互交渉の6つのパタンあるいは焦点が，異常幼児群の16名の母親と普通幼児群の16名の母親について比較された。そのカテゴリーは，次のようなものである。

1. 新生児期の母親のすべての反応（授乳を含む）；
2. 幼児の泣き声に対する母親の最初の反応とその後の反応；
3. あやすこととフラストレーション；
4. 抱くこと；
5. ゴム乳首のようなおしゃぶりの利用；
6. 幼児との遊びと幼児のすべての楽しみ。

D 新生児期の母親のすべての反応

1. 最初の出産

各群16名のうち8名のものが第1子であった。両群の母親は，強い心配，不安定感，無力感，不足感を経験した。これらの反応は周囲の現実とは不つりあいであり，そして次の3つの大きな領域に集中した。つまり，泣き叫ぶ子どもをうまくなだめること，授乳に熟達すること，脆弱で，容易に損われるような子どもを扱うことの不安定といったものに集中していた。

8名の異常幼児の母親のうち7名のものが，このような反応を長い期間（3～7カ月）続けていた（普通幼児の母親は2，3日～2，3週間）。普通幼児の母親は，それと違って，幼児から全面的に手を引くことに大きな苦悩を感じ，そして，幼児の世話を他のおとなへ代ること，幼児の泣くのをなだめるために乳首玩具（おしゃぶり）を利用すること，そして授乳以外のときに抱くことが比較的少ないことを示した。

異常幼児の母親は，生後の最初の1カ月の間における多くの苦悩を報告し，特に，子どもの泣き声を統制することに専念していた。そこでは，そのために，子どもがよく抱きあげられた。異常群の母親の赤ん坊は，普通の場合より長期間，次のような状態におかれていた。

M—AI群　S1（異常幼児）
　……最初の3カ月，私は，いつも赤ん坊（女児）を抱いていました。私は，いつも，それを恐れました……そして，彼女はよく眠り，そして私はやっと坐りました。そして，私は坐って彼女を抱きました。私は，彼女を下に寝かせつけるほか何もしようとしませんでした。そして，私は，他の子どもより彼女を多く抱いていました。……ときどき，1時間半ばかりも抱いていました。……彼女がよくなった生後3カ月までそうでした。……3カ月以後，あまり注意を払いませんでした。私はもうそれほど抱きませんでした。

M—AI群　S2
　私は，彼女の泣くのに悩まされました。彼女が小さいとき，私は，彼女を抱くのを楽しみました（多分，1カ月か2カ月の間）。彼女に慣れてきてからは，坐って彼女を抱くようにしました。……それから私は，下におろしておきたくなりました。私は，こんなことばかりしなくてはなりませんでした。そして，彼女はそれに慣れてきましたが，そのうちに，ひとりで放っておかれるのをいやがりました。……彼女はいつも抱かれたがりました。それで坐って抱きました。彼女を床におきますと，いつも泣き叫びました。あたかも彼女を私が置いて行くのを恐れるかのようにふるまいました。彼女があまり泣くので，坐って抱きました。……私は，夫がおもりするのを信用しなかったので，彼女を夫に頂けませんでした。……夫が眠ってしまうと思ったので，また，彼はなかなか目覚めないので彼女は窒息するかもしれないと思ったので……。私は眠っていても，彼女が小さい声で泣けば，いつもそれを聞きつけ，目を覚まします。……私はいつもおこっていました。しかし，彼女を打つほどではありません。私の神経は本当に弱っています。そして彼女はいつも泣いていて，私は，彼女にぐちをいうか，彼女をたたかんばかりに，私をいらいらさせるのです。いつもいつも，私は，彼女が望んでいることをしてあげようと努めていました。

M—AI群　S3
　彼女は，病院で，何も食べませんでした，また丈夫でありませんでした。……彼女はのみこまず，口の中にふくんでいました。そしてそれを口から出しました。……少なくとも半日も私は彼女を抱いてまわりました。夜も抱いてゆすってやり，1晩中そうしてやりました。いつも，1晩中，私の腕の中にいました。最初，私は，彼女が，病気にかかっているというより，言うことをきかない子で，そしてもっと世話を欲している子と思っていました。

M—AI群 S4

　彼女は，最初の1カ月余は，少ししか泣きませんでした。その後もあまり泣き叫びませんでした。夜，彼女と起きていなければならなくても，少しも苦ではありませんでした。また，いらいらもしませんでした。私は，起きて，彼女を抱いて坐っていました。そして，ミルクを与えたりしました。そして，抱いて歩いたり，背中をなでてやって，ゲップをさせたりしました。これは，たいていの夜は，彼女が眠りつくまで，そうでした。そして，朝早く目覚めました。彼女が泣くからといって，彼女を拒否しませんでした。

2. 2番目の出産

　異常幼児群，普通幼児群の各8名の幼児のうち各7名は，2人兄弟の2番目である。悩みの期間と不十分さの感情は，一時的であり，あるいは普通児群の母親には，それがみられなかった。異常児群の母親は，本質的には，初産についての記述と同じ反応を報告した。

E 授　　乳

　異常幼児群の授乳上の障害が，普通児群より，多くみられた。それに対する母親の努力や子どもの授乳障害の持続性はさておき，異常幼児の母親は，いつも，嘔吐，もどし，拒食，口中保持，弱い吸乳，反すうなどの摂食障害に直面していた。母親は余分な努力を強いられていた。つまり，子どもにうまく食べさせたり，食べものを保存しておいたりすることが必要だった。

　何名かの普通幼児の母親は，子どもがうまく食べないことを恐れたが，異常幼児は，出生後3カ月の体重増加率の遅れが明白だったので，摂食上の障害がたしかであった。

　普通幼児の母親は，よく，おとなしくさせるために授乳と乳房などを吸わせること (sucking) を利用した。乳首玩具（おしゃぶり）は，早くから与えられ，よく利用された。おとなしくさせるための授乳と授乳外のおしゃぶりが，まれにしか記述されなかった異常幼児群においては，事情は違っていた。異常幼児群の母親が，子どもに悩まされて，それをなだめるため，授乳することが気がすすまないことは，この子どもたちの摂食上の障害の特性の面から，理解できるように思われる。これらの幼児についての別の検査が，7カ月より小さ

いすべての被験児は，おしゃぶりが効果的であることを証明しているので，おしゃぶりが，まれにしか利用されなかったことは，理解しがたいのである。

F　幼児の泣き叫びに対する母親の最初の頃とその後の反応

多くの母親は，幼児の泣き叫びをどうにかしてとめること（何かを何とかすること）に大きな悩みと緊急の処し方について話した。両群の母親は，幼児の泣き叫びに対処することの最初の失敗は恐々として経験されたことを想起した。彼女らは，無力感，不十分感を思い出し，そして子どもを害することを恐れた。

普通幼児群の母親は，余裕ができてきたことを思い出している。緊迫感は減り，子どもの泣き叫びの性質について考えるようになってきた。初めの恐れと焦燥感は，過度の苦痛から子どもを保護するために，緊急の関心と好奇心と努力をもたらした。予想される原因を軽減する試みとして，おしゃぶりが与えられた。

2つの異なった反応の型が，異常幼児群の母親から引き出された。1つの型は，いつも子どもをなだめ，静かにさせるタイプであり，そしてこれは例外なく，その方法として，幼児を長い時間，抱いていることであった。その母親の救いは，子どもが眠るときに得られた。いくらか年長の異常幼児の場合に，その子どもは，母親と同じベッドに寝かせられるときには，泣きやむが，そうでないとどうにもならないため，睡眠障害におちいるという報告があった。2番目の型は，幼児の泣き叫びに対し，無関心と明らかな冷淡さを意味していた。異常幼児群の母親の何人かの無関心と放置は，赤ん坊の泣き叫びに対する慣れとして述べられ，これらの母親の1つの態度であるように思われる。これらの母親は，また，子どもを打つようになり，7カ月頃からその回数も増加してきた。異常幼児群の2人の母親は，赤ん坊が2, 3カ月頃，すでに打っていたのである。

かくして，異常行動をもつ幼児の母親は，しばしば，自分の怒りのコントロールを失っていたのである。彼女らは，いつも，長い時間，赤ん坊を抱いてあやしていて，まれにしか，授乳とかおしゃぶりをなだめるために使わなかった。

G　あやし静めること対欲求不満

　子どもの泣き叫びは，たいていの母親にとって，2つの意味をもつ。つまり，苦痛のサインと満足の要求である。たとえば，いつもあやされていると，赤ん坊はそれを期待し，要求するようになり，子どもをスポイルするのではないかという葛藤が何人かの母親に生じる。普通幼児群の多くの母親は，幼児との交渉をするのに，肯定的な感情を含んでいる質問項目を除いて，あやしたりなだめたりすることに意識的葛藤を示した。たいていのものが，いつも満足させることは悪いという自分の考えを実行してはいなかった。

　泣き叫びに対する2つの一般的パタンが，異常幼児群の母親たちに観察された。1つのグループは，泣き叫びを欲求不満のあらわれとして，受けとっていないように思われた。泣き叫びは，その子どもが，もはやどうしようもなくなったときにひどくなった。もう1つのグループは，彼女たちが，はやく強い子どもにするということや，子どもの要求を無視するという意識を抱くようになるに従って，この問題について何も感じないか，無関心かであった。

H　抱くこと（holding）

　両群の母親にみられる"抱くこと"に対する強い否定的な評価を知ることは，大きなおどろきであった。抱くことは，子どもに要求ぐせをつけ，わがままにしてしまって子どもをスポイルするというのであった。実際の行動面で，2つの母親グループは異なっていた。普通幼児の母親は，遊びと授乳の間に抱いていたが，抱く時間の長さを考えて抱いていた。異常幼児の母親は，抱くことを否定的に述べていたが，しかし，実際には多くの時間を抱くことに費し，しばしば，母親が料理や洗たくをするときさえ，泣き叫びを防ぐため抱いていた。

I　おしゃぶり（nipple-pacifier）の使用

　哺乳びんとおしゃぶりが，普通幼児群の多くの母親に利用された。泣き叫ぶ時間を少なくしたいという強い要求をもった母親は，より多くこれを利用した。おしゃぶりは，子どもを抱くことの代りになった。子どもと一しょに遊び，あるいは子どもをよく世話する母親は，おしゃぶりの利用回数が少なかっ

た。おしゃぶりは，異常幼児群の母親では，まれにしか使われなかった。

J 幼児との遊びと全体的楽しみ

普通幼児群の母親は，幼児との楽しみと家族的参加について自発的な説明を示した（たとえば，抱くこと，ほほ笑みかけ，遊び，おしゃべりなど）。このことは，相互交渉をお世話の技術的面から述べた異常幼児群の母親にはみられなかった。普通幼児群の母親は，授乳は楽しいと話したのに対し，異常児群の母親は，苦しい試練であると報告した。赤ん坊のほほ笑み反応の出現以前でさえ，遊び，ほほ笑みかけ，話しかけが，普通幼児群の母親の働きかけの顕著な特徴であった。彼女たちは，話しかけや母親の存在は，いらいらしがちな赤ん坊をなだめることになると考えた。赤ん坊のいらいらは，やさしく接してもらうことを求めており，赤ん坊が泣きさわいでいるとき，求めているのは，そばに母親がいること，話しかけることであり，そして遊びや抱くことを要求しているのだという見解が，普通幼児群の母親の共通のものであった。これらの態度と行動は，子どもが安静になることと，ほほ笑み反応によって，いっそう強化された。赤ん坊の安静（ご機嫌）を維持するための方法として，音の出るものと見るものが重視された。

異常幼児群の母親は，自発的にもあるいは質問にさえも，話しかけや，歌ってやることや，赤ん坊にふざけ，刺激することなどを想起しなかった。

Ⅶ 幼児―母親の相互交渉の型と刺激の特性

―映写観察を使用したセット場面での行動的相互交渉の評価―

A 背　　景

予め選定された刺激変数のカテゴリーによってなされる直接観察を含め，母親の行動の評価のための多様な方法を使っても，乳児の行動的，心理学的分化における母親の刺激の効果についての研究に必要で適切な情報を得ることは出来なかった。やや特殊な量化可能な刺激資料を含むかなり多様な明細化された相互交渉の資料が要求された。この資料を得ることは，相互交渉の同じものかそれに類するものについて反復的観察を要し，そして，これは，相互交渉につ

いての永久的記録の利用に依存していた。これは，刺激パタン，刺激の数や多様性，回数とか強さで示される刺激の量，そして刺激時間の評価を容易にした。

映写観察は，評価者間の信頼性を高め，そして回顧と再検査ができ，また観察の正確さと精密さを向上させる。

B 映写フィルムのプロトコル

幼児―母親の相互交渉の映写観察が，異常行動赤ん坊と正常発達の赤ん坊の研究に用いられた。映写するため幼児をつれてくる際，母親は，来所する1時間前から子どもに授乳しないように，また哺乳びんか食べものを持ってくるように頼まれた。映写観察のため特別の部屋が用いられ（図1），そしてそれは普通の居室とあまり違いすぎないような部屋であった。

ズームレンズ式の16mmシングルシステムの音声記録可能なAuriconカメラが専門家により操作されて，一方視の観察窓から撮影された。映写の長さは，普通，40分間続けて撮影された。

C 幼児―母親相互交渉のパタン：物語的記述

1. はじめに

映写フィルムは，何回もくりかえし見られ，幼児―母親対の行動が注意深く観察された。各々のフィルムは反復して観察され，詳細な叙述が2人の観察者によりなされた。その叙述は，さらに，同一フィルムの観察によってチェックされ，修正された。

2. 間接的な幼児―母親相互交渉の系列

a 遊　び

2つの母親群の行動の差異は，最初の10分間の相互交渉―間接的，非構造的場面―において記述された。両群の母親は，10分間，部屋の中で役に立ついろいろな玩具と人形に依存する傾向があったが，遊びの相互交渉の質は，明らかに異常児群と普通児群の間で，差異があった。

普通児群の遊びは，組織化され，母親は実際的で，いくつかの遊具は見慣れないものであったにもかかわらず，遊びそのものはそうではなかった。母親からのおしゃべりとその他の音声表現が，しばしば，機げんよくなされた。母親

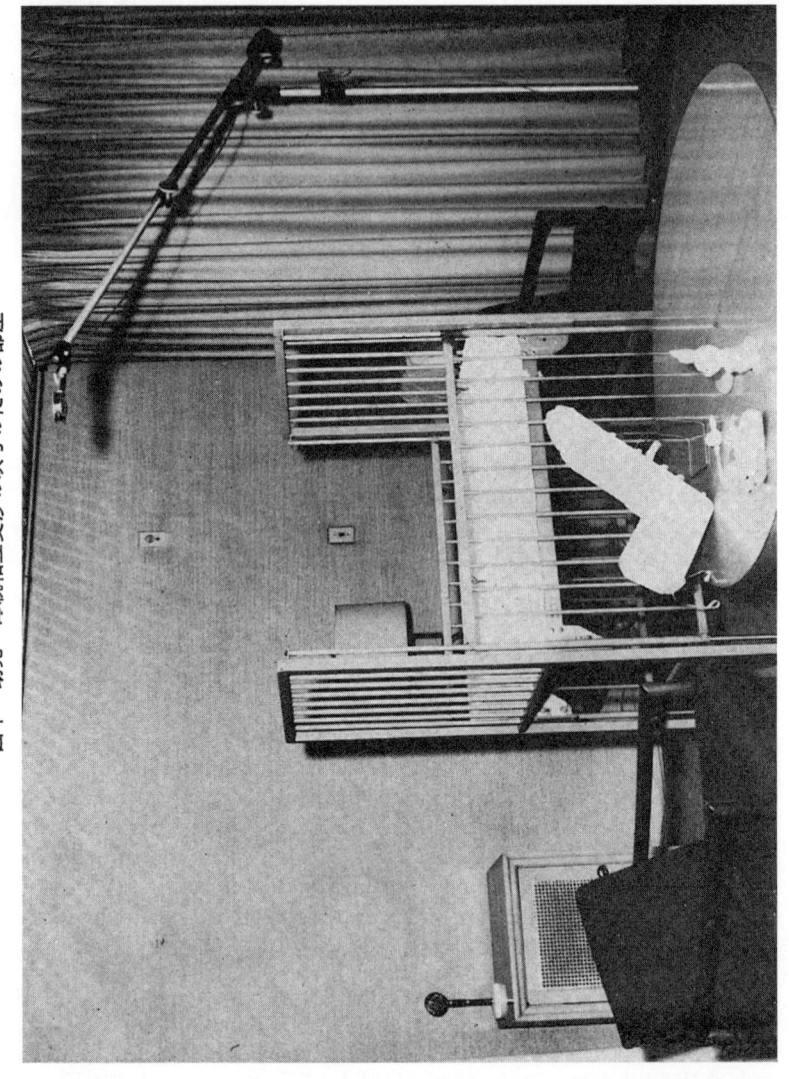

図1 幼児―母親相互交渉の映写のための部屋

は，赤ん坊に注意を向け，その場面のおもしろさを維持するのに困難を感じなかった。遊び行動に組織的な特性がみられ，そして時間は特殊な活動で費された。

　異常幼児とその母親との相互交渉は，普通群のそれとは違っていた。異常幼児群の母親は，非常にせわしいと記述され，あるいは彼女は，無為的で非社交的であると記述された。少数の異常幼児群の母親は，元気のいい活動と静かな冷淡さとが交錯してみられた。4名の異常幼児群の母親は，映写の最初の10分間に全く無為で非応答的であった。その他のこれらの母親は，偶然的で，無定見で，あまり組織化されない貧弱な遊びで時間を過ごした。玩具と人形も玩具箱から選びとられなかった。その代り，彼女らは次々にはやくやり返し，何か忙しそうにしていた。注意は1つのことから別のことへはやく変り，そして持続しない興味の極端な表現を伴って次々に変化していった。

　b　顔の表情と他の表現行動

　異常幼児群の母親の表現は，しばしば，ステレオタイプで固いと記述された。これらの2名の母親は，極度に仮面的な表情で，空虚な顔をしていて，決して，笑いを観察することができなかった。このことは，自分の赤ん坊をおこっているときでさえも，いつも規格化したような笑顔をしていた，異常幼児の別の母親と対照的であった。

　これらの母親の声は，通常やわらかで，ときには聞こえないくらいで，また彼女らの怒りが幼児に向けられているときを除いては，単調であった。怒りが直接に赤ん坊に向けられているとき，彼女らの表情の乏しい状態が，一時的に高められた。

　彼女らが忙しいと思われるときさえ，大きい身体運動は抑制されていた。彼女らは，たとえこわばっていなくとも，しばしば，動かないようにみえた。活気ある行動は見られなかった。偶発的な強い表現は，たとえば，"ダメダメ"，"悪い子"，"馬鹿になったんじゃないの"というような単語や句で，直接に赤ん坊に向けられた。たとえ，大きな運動が要求されても，これらの母親は，多くの小運動に終始した。つまり，小さい物を手でせわしくもてあそぶこと，爪かみ，そして唇ならしが頻発した。

　c　刺激作用のある特質

異常幼児の7名の母親の特徴は，明白な反復的な身体的な過度の刺激作用であった。これらは，軽い平手打ち，ふざけてかむこと，やさしく打つこと，玩具で赤ん坊のからだを強くなでること，あらあらしくなでること，しっかりつかむこと，つつくこと，ちょっとかむことを含み，幼児の身体のいろいろな部分をなでまわして，多くの時間が過ごされた。

3. 授　乳

　映写された授乳行為からの叙述は，母親自身の報告と全く同じようなものだった。映写フィルムによると，より年長の異常幼児は，その子どもがさけることのできない母親からの刺激作用によってかまわれ過ぎているように思われた。次のような抜粋が，その物語的叙述から得られる。

i. 母親が，赤ん坊にポテトチップの包みを与える。……母親と赤ん坊はいくつかのチップをつかみ出して，それをもっている。……母親は，1つを与え，そして幼児はそれを食べる。……母親はバッグからチップをとり出すようにうるさくいうが，赤ん坊が手の届くところからバッグを遠ざける。そして，再び赤ん坊をからかう。

ii. 赤ん坊は，哺乳びんを与えられ，それを口にもっていきそして吸う。母親は赤ん坊をあやし，そして哺乳びんをとりあげ，哺乳びんにキッスし，それからそれをもどす。……母親はそれをとりあげ，吸う音を大きく出して，哺乳びんを口にくわえる。

iii. 赤ん坊は，母親に抱かれている間吸うためのミルクびんを与えられる。母親は，それをとりあげ，次に再び口に入れてやり，またとりあげて，そしてまた赤ん坊の口にもどしてやる。このようなことが6,7回もくりかえされる。赤ん坊は，びんを吸い続け，母親は，赤ん坊がミルクびんを吸い続けている間中，赤ん坊のおむつをとりかえている。

4. 未知の人，分離，再会の系列

　普通幼児の6名と異常幼児7名の年齢は，9カ月以上のものであった。普通幼児の6名全部が，不安な様子で未知の人の出現に反応し，母親にすがっていった。この6名全部が，母親が部屋から離れると泣き出し，5分間の母子分離の間，泣き続けた。彼らは，母親が出ていったドアーの方を見ていたが，ドアーの方へ行く努力はしなかった。母親が帰室すると泣くのが弱まり，あるいは泣きやんだ。

　異常幼児の反応は一様ではなく，無反応，引きこもり，回避行動，身体ゆすり，普通の泣き方，そして母親がいない間中，悲鳴をあげてのひどい泣き方な

どを含んでいた。母親との再会は，また，いろいろの反応を生じた。最も悲嘆していた子どもは，助けを求めた。母親がいなくなっても反応しなかった2名のものは，母親が帰室しても同じ様子であった。また，母親が去ったとき始めた身体ゆすりは，母親の帰室でやんだ。

D 幼児―母親相互交渉のパタン：母親の刺激作用の特性

1. 刺激作用の変数

母親の刺激作用の質的・量的側面を特徴づけるために，一連の10個の記述が選定された。評定者の推理や推測を少なくするために各カテゴリーの行動内容の明細化が重視された。10個の記述は，4つの感覚的様相のカテゴリーに含まれた（表Ⅱ）。

表Ⅱ 母親刺激作用の変数

a）身体運動的
1. 母親が幼児をもてあそぶ。たとえば，赤ん坊の身体的位置が変る，上下にあげさげする，ゆする，頭上にもちあげるなど。
2. 母親が赤ん坊の手足や頭をもてあそぶ，赤ん坊の位置は変化しない。

b）触覚的
3. 母親がゆり動かし，キッスし，くすぐり，自分の身体部分か事物で可愛がる（積極的に触れることを意味する―母親が単に幼児の手足をつかむだけなら計算にいれない―）。
4. 母親が幼児の手にものをおくか，幼児が母親がもってきた事物に手を出し，ふれる。
5. 母親が，幼児の口の中に哺乳びんかおしゃぶりをいれる。
6. 母親が世話をする，あるいはきれいにしてやる。たとえば，衣服の着脱，口をふく，髪をきれいにする，鼻や耳をほじる。

c）聴覚的
7. 母親が何らかの仕方で幼児に声をかける。たとえば，話しかけ，合図をし，はやしたり，など。
8. 母親が音を出す道具を使う。たとえば，ガラガラ，ミュージックボックス，ラジオなど。

d）視覚的：どんな視覚的刺激も計算にいれるために，観察者は，母親の顔の方向とか，そこにある事物に集中し，固定した幼児の目をみることができなければならな

い。
9. 母親が視覚的にひきつけられ，あるいは目で追わされる事物を提供する。
10. 母親がしかめ面をする。幼児の模倣をする。幼児に笑いかける。あるいは視線を合わせつづける。

2. 映写フィルムの評価手続とその装置
a. 評価手続

各映写フィルムについて，10個の母親の刺激作用変数と6個の幼児の行動状態が，3つの刺激表示ボックスの使用によって連続的に評価され，同時に記録された。各ボックスは，母親の刺激作用の4つの種類に応じて押せる4つのボタンを備えている。各ボタンの上方に，12のタイプの母親の刺激作用が選択できるつまみスイッチがつけられている。6名の訓練をうけた評定者のうち3名が，各フィルムの評定を依頼された。1つの行動が観察されたとき，対応するボタンが押され，それは行動が続いている間，そのまま on の状態におかれる。3つの群（刺激1〜4, 5〜8, 9〜12）のそれぞれのボタンからの電気的信号が，以下のような値をもつ合成的信号を生じるように2進法値を使って，おくられた。

$$1X(E_1)+2X(E_2)+4X(E_3)+8X(E_4)$$
$$E_p = 0 \quad (\text{刺激がないとき})$$
$$E_p = 1 \quad (\text{刺激があるとき})$$
$$p = 1\sim4 \; ; \; 5\sim8 \; ; \; 9\sim12$$

合成的信号値は，0（刺激なし）から15（4つの刺激全部がみられるとき）まであることが理解されよう。ボックスの1つは，子どもの6つの水準の行動状態を示すため，6個のボタンをもっている。

b. 同時記録 (analog recording)

3つの合成的刺激と行動状態の信号は，4チャンネルの視覚的記録をするため Beckman Dynagraph 記録用紙に送られる。補助的記録は，Precision Instrument FM 磁気テープレコーダーを使ってなされた。

c. 計数記録 (digital record)

4つの信号は，1秒間に10スキャンの割で，Raytheon 加算装置で計数され

た。その結果の数値は，Precision Instrument 加算テープ記録機によって磁気式計算テープに記録され，つぎに，高速度計算作業のために磁気式レコード円盤に記録された。

d．評価者間の信頼性

評定者間の信頼性は，母親―幼児の3対についての映写フィルムと3対の判定者を使って確かめられた。映写された3名の幼児は，第2子（2名男児，1名女児）で，生後6～12週のものであった。

評定者間の信頼度は，2つのやり方で測定された。第1は，10個の母親変数が記録される全時間についての判定者間の比較である。10個の刺激作用変数の各々について，on としてそれが記録されている全時間が表にされる。3つのフィルムについての判定者間のピアソンの相関係数は，0.84～0.99（中央値，平均値も，0.91）。時間でみた各変数についての相関は高かったが，別々の時間に記録されても，高い相関が得られた。第2の評定者間の信頼性の尺度は，部分的チェックを加えることであった。それぞれの変数は，60個の20分間ずつの部分に分けられ，2人の判定者が両方とも記録された行動例をあげているかどうかをみるために，その各部分について判定者間の比較がなされた。それには，3つの型があった。つまり，両方の判定者が同じものを記録する（両方 on）；両方とも何も記録しない（両方 off）；1人は記録し，他は記録していない（1人は on 他は off）の3種である。この最後のものは，誤りと考えられた。3つの判定者相互の比較が，3つのフィルムのそれぞれについて実施された。判定者間の一致率は，90.9～95.9 である。評定者間の信頼性の2つの尺度は，本質的な一致がその判定間にあったことを示した。

e．母親の刺激作用評定の計算

6つの幼児の行動状態の変数に加えて10個の刺激作用の変数の連続的，同時的評定は，多様な問題と統計的方法をもたらす。利用される情報の例は図2（コンピューターが記した写真）に示される。刺激の量対無刺激作用時間，刺激作用変数の時間数，単一変数の使用，刺激作用の結合，そして，他の幼児のそのような資料との比較によって，広範な尺度が，個人や集団，そして刺激作用の質の年齢効果を見分けるのに役立つということが明白になった。

図 2 母親の刺激作用の評定（コンピューター記録）

| FILM NUMBER | 182 | | TOTAL TIME FOR SESSION | 1280.6 SEC |
| BEHAVIOR STATE | 3 | | TOTAL TIME IN THIS STATE | 754.1 SEC |

TIME FOR COMBINATION	1	2	3	4	5	6	7	8	9	10
366.8										
17.1	X									
7.6		X								
1.5			X							
37.4	X		X							
1.4		X								
4.5				X						
1.6		X		X						
24.7		X	X							
1.6										
3.1					X					
188.5					X	X				
16.7				X		X				
0.4		X	X							
1.0										
33.1	X									
3.7							X			
4.2							X			
5.2							X			
1.2		X	X							
3.1						X				
13.5										X
1.3			X							
4.5		X								
0.5						X	X			X
0.7			X			X	X			X

EVENT	1	2	3	4	5	6	7	8	9	10
TIMES	23.7	39.4	52.1	8.9	35.4	215.4	50.5	0.0	0.0	20.5	366.8

TIMES FOR EACH INDIVIDUAL EVENT

3. 母親の刺激作用量：間接的相互作用系列の分析からの知見の要約

母親の刺激作用についての評定は，2つの幼児群の各々7名について実施された。それは，全刺激作用時間数，個別の刺激作用時間数，混合の刺激作用時間数についてなされた。これらは，睡眠中，目覚めているとき，泣いているときの幼児にとられた各時間を統制するために，3名の幼児の各行動の時間の割合に変換された。どの行動においても，刺激作用量は，部分的に，特殊な行動状態の時間量に依存しているから，このようにされた (rho=0.89)。さらに2つの幼児群は，4つの主要な刺激作用の様相について比較された。

刺激作用の全時間の平均の割合は，両群の間に有意差はなかった（異常幼児群 65.3%，普通幼児群 61.2%）。目覚めておとなしいときと泣いているときの刺激作用の時間の割合は，両群に差はなかった。両群間の差異は，結合刺激作用の使用と個別の刺激作用の使用の点で生じ，そして，異常幼児群において結合刺激作用時間が全刺激作用時間の平均61.2％である2つの下位群があった。異常幼児群の4名は刺激作用時間平均42.1%(低)，そして他の3名は87.0%（高）であった。

特殊な様相の分析により，特に聴覚的，感覚運動的面において両群の差があることが示された。異常幼児群において，聴覚的刺激作用の時間数（秒）として測定された聴覚的刺激作用量は，決定的に低く（<0.02），そして，感覚運動的刺激作用量は有意に大きかった。異常幼児群において，4つの主要な刺激作用の様相の最低の混合の典型があった。もし，ある異常幼児が身体感覚運動的刺激作用において高いとすると，聴覚的，視覚的，触覚的刺激作用は，その時間数の面で低かった。普通幼児群では，2ないし3つの主要な刺激作用の様相の併用が特徴的であった。これは全刺激作用の時間の割合を高めなかったが，むしろ，刺激作用時に強化的特性をもたらした。

Ⅷ 討 議

この報告は異常行動をもつ幼児と母親，および普通幼児と母親の相互交渉についてのいくつかの知見が論じられた。幼児―母親対の2つの群の相互交渉のパタンにかなり明白な差異がある。これらの研究において集められたその他の

資料から，異常行動，異常発達，悩まされそしてしばしば引きこもった母親，赤ん坊の世話や扱いの軽視と虐待，そして多様な個人的，家族的，生活状況的困難，これらが交錯していることを強く支持するものが得られた。

異常行動と異常発達は，不十分な，誤った，あるいは極端な刺激によって誘発され維持されると結論づけることは，適当であるように思われる。また，正常な分化と適応の発展に適した環境において，豊かな刺激作用が与えられるということも当然のことのように思われる。つまり，適度の強さの刺激作用が反復され，恒常と新奇とのバランスに富み，幼児の状態と要求に適切に提供される。刺激作用の水準は，変化に富むことを必要とするが，明らかに，過度の刺激作用とか刺激作用の欠如のような両極端を含む必要はないのである。

文　献

1. AINSWORTH, M. Reversible and Irreversible Effects of Maternal Deprivation on Intellectual Development. Child Welfare League of America, 1962, 42-62.
2. BALDWIN, A. L., KALHORN, J. & BREESE, F. H. Patterns of Parent Behavior. *Psychol. Monogr.*, 1945, 58 (3): Whole No. 268.
3. BALDWIN, A. L., KALHORN, J. & BREESE, F. H. The Appraisal of Parent Behavior. *Psychol. Monogr.*, 1949, 63 (4): Whole No. 299.
4. BAUMRIND, D. Child Care Practices Anteceding Three Patterns of Preschool Behavior. *Genet. Psychol. Monogr.*, 1967, 75, 43-88.
5. BAYLEY, N. & SCHAEFER, E. S. Relationship between Socioeconomic Variables and Behavior of Mothers Toward Young Children. *J. Genet. Psychol.*, 1960, 96, 61.
6. BEACH, F. A. & JAYNES, J. Effects of Early Experiences upon Behavior of Animals. *Psychol. Bull.*, 1954, 51, 239.
7. BISHOP, M. Mother-child Interaction and the Social Behavior of Children. *Psychol. Monogr.*, 1951, 65:11 Whole No. 328.
8. BLOOM, B. S. Stability and Change in Human Characteristics. New York, Wiley, 1964.
9. BRONFENBRENNER, U. Toward a Theoretical Analysis of Parent-child Relationships in a Social Context. In Parental Attitudes and Child Behavior, Glidewell, (Ed.). Springfield, Thomas, 1961.
10. CALDWELL, M. Mother-Infant Interaction During First Year of Life. *Merrill-Palmer Quart.*, 1964, X (2), 119-28.
11. CALDWELL, B. M. The Effects of Infant Care. In Review of Child Development Research, M. L. Hoffman and L. W. Hoffman, (Eds.). New York, Russell Sage Foundation, 1964, Vol. 1, 4-87.
12. CASLER, L. Maternal Deprivation: A Critical Review of the Literature. *Monogr. Soc. Res. Child Develpm.*, 1961, 26.
13. CLAUSEN, J. A. Family Structure, Socialization, and Personality. In Review of Child Development Research, M. L. Hoffman and L. W. Hoffman, (Eds.). New York, Russell Sage Foundation, 1966, Vol. 2, 1-53.
14. DRECHSLER, R. J. & SHAPIRO, M. Two Methods of Analysis of Family Diagnostic Data. *Family Process*, 1963, 2, 367-370.

16 正常幼児と異常行動をもつ幼児の母-子相互関係行動の比較 475

15. DYK, R. B. & WITKIN, H. A. Family Experiences Related to the Development of Differentiation in Children. *Child Develpm.*, 1955, 36, 21-55.
16. FARINA, A. & BUNHAM, R. M. Measurement of Family Relationships and Their Effects. *Arch. Gen. Psychiat.*, 1963, 9, 64-73.
17. FERREIRA, A. J., WINTER, W. D. & POINDEXTER, E. Some Interactional Variables in Normal and Abnormal Families. *Family Process*, 1966, 5, 60-75.
18. FRANK, L. K. On the Importance of Infancy. New York, Random House, 1967.
19. FREEBERG, N. E. & PAYNE, D. T. Parental Influence on Cognitive Development in Early Childhood: A Review. *Child Develpm.*, 1967, 38, 65-87.
20. GREENBERG, N. H. Studies in Psychosomatic Differentiation During Infancy. *Arch. Gen. Psychiat.*, 1962, 7, 17.
21. GREENBERG, N. H. Origins of Head-Rolling (Spasmus Nutans) During Early Infancy. *Psychosomatic Med.*, 1964, 26, 162.
22. GREENBERG, N. H. Developmental Effects of Stimulation During Early Infancy: Some Conceptual and Methodological Considerations. *Annals of The New York Academy of Sciences*, 1965, 118, 831-859.
23. GREENBERG, N. H. Atypical Behavior During Infancy: Infant Development in Relation to the Behavior and Personality of the Mother. In The Child in His Family. *The International Yearbook for Child Psychiatry and Allied Disciplines*, Volume 1, New York, Wiley, 1970.
24. HAGGARD, E. A., BREKSTAD, A. & SKARD, A. On the Reliability of the Anamnestic Interview. *J. of Abn. and Soc. Psychol.*, 1960, 61, 311-318.
25. HATFIELD, S., FERGUSON, L. & ALPERT, R. Mother-Child Interaction and the Socialization Process. *Child Develpm.*, 1967, 38, 365-414.
26. HESS, R. R. & SHIPMAN, V. Early Experience and the Socialization of Cognitive Modes in Children. *Child Develpm.*, 1965, 36 (4), 869-886.
27. KRECH, S., ROSENZWEIG, N. R. & BENNETT, E. L. Relations between Brain Chemistry and Problem Solving Among Rats Raised in Enriched and Impoverished Environments. *J. Comp. Physiol. Psychol.*, 1962, 55, 801-807.
28. KOGAN, K. L. & WIMBERGER. An Approach to Defining Mother-Child Interaction Styles. *Percept. & Mot. Skills*, 1966, 23, 1171-1177.
29. LOESCH, J. G. & GREENBERG, N. H. Patterns of Maternal Behavior During Early Infancy. Presented at the Annual Meetings, Amer. Psychiat. Assoc., Los Angeles, Calif., 1964.
30. LOVELAND, N. T. The Relation Rorschach: A Technique for Studying Interaction. *J. Nerv. Ment. Dis.*, 1967, 145, 93-105.
31. LUBIN, B., LEVITT, E. E. & ZUCKERMAN, M. Some Personality Differences between Responders and Non-responders to a Survey Questionnaire. *J. Consulting Psychol.*, 1962, 26, 192.
32. MATARAZZO, J. D., SASLOW, G. & MATARAZZO, R. G. The Interaction Chronograph as an Instrument for Objective Measurement of Interaction Patterns During Interviews. *J. of Psychol.*, 1956, 41, 347-367.
33. MOUSTAKAS, C. E., SIEGEL, I. E. & SCHALOCK, H. D. An Objective Method for the Measurement and Analysis of Child-Adult Interaction. *Child Develpm.*, 1956, 27, 109-134.
34. OURTH, L. & BROW, K. B. Inadequate Mothering and Disturbance in the Neonatal Period. *Child Develpm.*, 1961, 32, 287-295.
35. RABKIN, L. Y. The Patient's Family: Research Methods. *Family Process*, 1965, 4, 105-132.
37. SACKETT, G. P. Effects of Rearing Conditions upon the Behavior of Rhesus Monkeys (Macaca Mulatta). *Child Develpm.*, 1965, 36, 855-868.

38. STOLZ, L. M. Influences on Parent Behavior. Stanford, Calif., Stanford University Press, 1967.
39. WHITE, B. L. & HELD, R. Plasticity of Sensorimotor Development in the Human Infant. In The Causes of Behavior: Readings in Child Development and Educational Psychology, Rosenblith, J. F. and Allinsmith, W. (Eds.). Boston, Allyn & Bacon, 1966.
40. YARROW, L. J. Maternal Deprivation: Toward an Empirical and Conceptual Reevaluation. *Psychol. Bull.*, 1961, 58, 459-490.
41. YARROW, L. J. Research in Dimensions of Early Maternal Care. *Merrill-Palmer Quart.*, 1963, 9. 101-114.
42. ZUNICH, M. Relationship between Maternal Behavior and Attitudes Toward Children. *J. Genet. Psychol.*, 1962, 100, 155-165.

17

周生期の薬物の新生児の行動への影響

　新生児の行動は，その母親の新生児への反応の進展に強力な影響を有しており，そして新生児の将来をも形づくるものでもありうる。新生児の出生時の行動は彼の子宮内および周生期の経験の反映でもあるので，それらの影響の限界を明らかにしようとすることは重要であると思われる。小児の発達に対する精神分析的アプローチは，小児の環境の形成に大きく頼ってきた。私はさらに強調される必要のある，生下時の行動における個人差の展開に関しての3つの視点を見出した。
1)　遺伝子型の構造が決定する限界。
2)　遺伝子型の発現に対する出生前の最初の9カ月の影響――すなわち，発達途上の胎児の子宮内での経験。
3)　母児の相互作用の最初の"大きな影響を残す"時期に，新生児があらわすところの，母児の将来の経過を共に決定するような新生児の行動。このことのみが，乳児の潜在的個性の将来の展開に対する子宮内の経験の重要性を確実なものにすることができる。

遺伝子型と子宮内での影響

　生物学的あるいは遺伝上の個体の構造は，遺伝子で表現され，そしてそれはその個体の発達の可能性の限界を定める。われわれは，遺伝子においては微妙な相違が明らかであると思われる人種上の遺伝においての魅惑的な変異のいくつかに，さらに多く気づいてきている（たとえばアフリカでの Geber (1)，メキシコインディアンの乳幼児 (2)，Freedman の日本の乳児 (3)）。これらの文

化における個々の特徴の持続は遺伝子型によっているのか，環境によっているのかどうかは，魅力的な問題である。おそらくその文化の生み出すような乳児は，その母親が自分のするようにその子どもにさせるというやり方の母親の反応を形づくる：乳児はこの相互作用の結果，特異的な表現型へと発展し，その文化は永続しているのである。

しかし永続的な形で胎児の細胞構造に影響を与え，以後の環境上の影響では克服できないような結果を与える出生前の要素によって遺伝子型の表現が大きな影響を受けることを示す最近の研究がある。細胞発達への影響と，発達しつつある胎児でのその発現の可能性にとって"臨界期"があるように思われる。生下時の行動上の表現型にとっての公式は遺伝子×環境となり，そして最初の重要な環境は子宮内である。

想像力をかきたてる子宮内の影響に関する最近の文献からの例は

1) Money ら(4)は男性として典型的な XY 染色体をもつが，生下時に女性としての外観をもち，成人まで女性として発育した10人の患者を研究した。彼らが不妊の検査に自らおとずれたときに，盲端に終る腟，子宮あるいは卵巣の欠損，腹腔内の未発達の睾丸が，彼らが潜在的に男性であることを証明した。成人として，女性としての機能を果しながら，彼らが女性の役割を果し，女性と同一の状態にあったかについて研究された。生殖または乳汁分泌のできないことを除いて彼らは，性生活や養子の母親となるなどの生活への適応において，健康で正常な女性であった。この状態は男性の胎児性女性化として知られている。それは胎児の細胞レベルでのアンドロジェンへの無感受性によってひきおこされる。この男性ホルモンへの反応の欠如はその母親から循環している女性ホルモンへ胎児を感じ易くした。胎児早期において神経機構は視床下部レベルで活動を開始させられている。そしてそれは女性性器をつくり，思春期に乳房を発達させ，成人の女性の性的行動をつくり，同様に思春期後の女性の周期をつくる。アンドロジェンは思春期後に注入されても，これを変えることはできない。このようにして，子宮内の女性ホルモンによる調節は，本質的に遺伝子型男性を生涯，表現型女性へと―行動その他すべてを―変えてしまった。

このもう1つの例はラットの実験で証明されうる。妊娠中の母体へ与え

たアンドロジェンは，乳児に対し遺伝子型が女性であっても，男性化をひきおこした(5)。一方 Russell (6) によって，普通に使われる女性ホルモン，プロゲステロンが，これは女性に流産の予防のために使用されるものであるが，男児に軽度あるいは中等度の陰茎および陰嚢の肥大，格外にたくましい筋力，著明な運動過多を伴った神経筋発達の促進を伴う超男性化をおこすことが報告されている。Russell は，これら男児が胃腸障害の明らかな，緊張のつよい，過敏な男児であると報告している。女児は，対照群より活発な行動を伴い，肥大した陰核と神経筋に男性のような肥大をきたす可能性がある。

2) Zamenhof ら (7) は，妊娠ラットを 8% 蛋白欠乏食で，一方対照群は正常食で飼育した。生下時，低蛋白血症群の児は，生下時体重が減少しているだけでなく，(脳の DNA 量によって示される) 脳細胞の数も少なく，その蛋白質は脳の大きさから期待しうる量の半量しかなかった。この脳細胞の数およびそれぞれの細胞の質的蛋白容量の減少は，妊婦の栄養失調をきたしている人間の群でも中枢神経系の発達がわるいという仮説を強調するものである。この量的および質的に不十分な脳は正常な発達にはうまく適応しない。そして，低酸素症，母体への抑制剤，その他の出生前の事件などのどんな損傷に対しても，たとえそれがどれほど軽度でも，影響をうけやすいに違いない。そこでここでは遺伝子型の発達の変化にとっての二重の可能性がある――すなわち，損傷への過敏性と結合した数量的に不十分な低栄養状態の脳細胞である。

3) 反対に Block ら (8) によって妊娠ラットに与えられた成長ホルモンは，ラットの問題解決の能力を増加させると同様に，脳細胞の数も増加させるように思われる。

4) Hurley (9) は，妊娠中マンガン欠乏食で飼育したマウスの胎児の結果を報告している。――共同運動および筋平衡の不良，あおむきから自分で向きを変えることや水泳のできないこと，歩行時の持続的な平衡不良によって明らかである重篤で不可逆性の先天性運動失調症を児のマウスは有していた。この症候群は白子系マウスの突然変異体として遺伝子症として存在する先天性運動失調症を反映していたので，これらの異常なマウスにその

妊娠中大量のマンガン食で飼育してみた。この成分の外的な補充で，児マウスは正常な行動をもつようになった。この一連の実験で彼女は，食餌上の単一な要素の欠損の，遺伝子型への形質の発現上の効果のいくつかを明らかにしたのである。突然変異体の遺伝子型が，白子の突然変異体系列のように栄養素の必需量が正常と異なっているときには，変異体の遺伝子にそれを適量与えることは異常な表現型を正常な型にもどすことになる。遺伝子的な細胞物質への子宮内での効果のこのような制御は，もしわれわれが新生児の異常を理解しようとするなら，研究への多くの新しい道を示唆する。

5) 成人および思春期の一般人における薬物の濫用の分野は，実証されなければならない胎児の発達への影響についての論点を提出している。サリドマイド児にあらわれた臨床的な奇形は，敏感な胎児への母体の薬物の効果についてのより大規模な検討への道を開いた。もしわれわれがこのような薬物の効果を理解しようとするなら，再度，細胞発達の"臨界期"を考慮に入れる必要がある。Dr. Cheston Berlin (10) によれば母体の LSD 摂取は乳児に，不完全には回復する傾向のある，彼ら自身の持続する染色体異常をおこした。16人の新生児において，永久的な構造上あるいは中枢神経系の奇形は１つも証明されなかったが，彼らの行動に関しては，おおまかな神経学的検査の他は，何の分析もなされたわけではない。このような回復していない染色体の異常は，将来不妊や，次の世代の子孫における先天奇形の産出をおこす可能性がある。Jacobsen (11) は75人の LSD 使用者に，明らかな胎児の大奇形を伴う，流産の驚くべき高率（50％）の発生を見出した。彼はまた，母と児の染色体上の異常を確認した。

6) 母親の麻薬中毒（モルヒネ，ヘロイン）の症例は，彼女らの新生児に，最初の週から，適切な薬物がこれらの症候に拮抗するために投与されるまで，不安，過敏性，振顫，痙攣，不眠，発熱，胃腸炎，欠伸，くしゃみという禁断症候群を おこすと 報告された(12, 13)。 コデインの 禁断症候群 は Van Leewen (14) によって 報告されている。 この国 (15) および Yukon Indian 乳児 (16) においては，乳児の急性アルコール禁断症状は，発熱，交代性攣縮と嗜眠，新生児期の高ビリルビン血症であった。

7) 出産の直前に母体に与えられた大量のアスピリンは，乳児にアルブミン結合能の減少をおこし，高ビリルビン血症による脳障害の危険を増すことが証明された(17)。
8) 妊娠中の動物に与えられたレセルピン，メプロバメイト，クロルプロマジンのような精神安定剤は，Hoffeld ら (18) によって，その子の生下時体重および課題学習への反応性の双方に影響を与えることが証明された。妊娠中の投薬の時期が重要な影響をもっている。――対照＞中期＞晩期＞早期。Young (19) はこれらの動物は新生児期に著明に侵襲をうけやすいことを示した。最初の30日間（もう1つの臨界期）にその環境に加えられたどんな侵襲も，その動物たちに永久的な，より重篤な学習上の欠損を与えた。Ordy ら (20) は，ストレス反応への生体の反応を障害し，グリコーゲン貯蔵物の動員をおこす可能性のあるクロルプロマジンの出生前の投与の結果としての肝臓におけるグリコーゲンの減少を示した。これらの研究のうち，人間の妊娠や子孫に適用されたものはあまりにも少なすぎる。
9) 殺虫剤の胎児および新生児への影響は Khera と Clegg (21) によって，鳥および動物で研究されている。彼らは大量による催奇作用を見出している。そしてそれは，1.直接的神経毒，2.母児の膜機能の妨害と，その結果としての発達しつつある胎児における細胞内損傷によっておこっている。母体および胎児の組織はこれらの殺虫剤およびその代謝産物を貯蔵していて，人間の母乳に濃縮されて存在するので，われわれは人の乳児に，これら鳥や動物において報告されたのと類似の，臨床的に表にあらわれていない損傷を疑うこともできる。

周生期の投薬

私の新生児への投薬の効果についての興味は，新生児室で優秀な Apgar 得点を記録し (22)，半時間（階下の保育室へ運ばれるのに十分な時間だが）臨床上の反応を保っていた新生児を観察したことにはじまった。この最初の反応を有した時期（この反応を私は陣痛や分娩，そして新しい環境刺激に激しくさらされるという刺激へ応ずるための，新生児の自らの適応力を働かせる能力によ

るところが大きいと仮定するが）の後，これらの新生児は，急速に比較的無反応な状態へとおちいった。彼らはほとんど動かなくなり，非常に乱暴な刺激を除いて何にも無反応となり，そして心拍数，呼吸数も遅くなった。彼らは，その循環および中枢神経系に存在する比較的の低酸素状態に対して，乏しい循環上の反応しか示さず，気道内の粘液のような酸素供給をおびやかすものへの反応も障害されるようになった。この抑制状態は数時間から1日続き，そしてそれからそうゆっくりとではなく，次第にもとにもどった。サブクリニカルな状態は多くの乳児において，1週間もの間明らかに見ることができた(23)。

現在，小児科の文献上，フェノバルビタールを周生期の母親に与えると，その新生児の血清総ビリルビン濃度が有利に減少することが明白であるので(24)，その他の副作用が無視されたり，異常分娩においてさえより大量の鎮静剤がすすめられるという傾向がある(25)。Wilson(26)は，高ビリルビン血症の予防的治療としてのバルビツレイトの小児科での常用的使用の容認に対して警告を発した。彼は，より微妙で，われわれが交換輸血を避けようとするあまり見落していた細胞代謝への他の副作用に，注意を促している。たとえば，肝臓への毒性作用が次のような結果をおこしうる。

1. 他の薬剤を無効果にするような肝酵素の増加。（たとえばジギトキシン，ディランチン）
2. 望ましくないアンドロジェンおよびエストロジェンの過効果をひきおこす可能性のある，ステロール生産とホルモン代謝の増加は，われわれが発見できないサブクリニカルな効果を多くの乳児にもたらしているかも知れない。

新生児へのバルビツレイトの作用の正確な機構はいまだ明らかではないので，彼は警告およびビリルビン血症のような新生児疾患の治療により特異的な薬物の持続的探索を強く主張した。

バルビツレイトの母体から胎児への早急な移行はよく知られている。臍帯が切断されたときの児の循環レベルは母のそれの70％であるが(27)，児の肝，腎および組織の貯蔵量は母のそれとは非常に違っている。児の未熟な腎は薬物を十分排泄せず，児の肝は，バルビツレイトが無毒化のために競合しなければならない非抱合のビリルビンと母のホルモンで占拠されている(28,29)。Ploman

と Persson は(30),バルビツレイトのような抑制剤の選択的組織貯蔵が循環血中の何倍も,中脳に存在することを見出した。そして最後に,この選択的貯留は1週間もの間未熟な脳に続き,この間ずっと中枢神経系の反応および中脳が調整する新生児の行動に影響を与えていた。しかし,これらの乳児は生き残り,これらの新生児には,おおまかな不適切な神経学的検査法では何の臨床的中枢神経障害も証明されていないので,分娩時の母体への前投薬は,産科的には容認された慣行となっている。それを変えるためにはほとんど何もなされていない。

最近の研究は,投薬の微妙で一時的な新生児への効果を決定的に実証している。Borgstedt と Rosen (31) は,メペリジン (50—100mg) とプロメタジン (25—50mg) が許容前投薬量で,日齢1,2日に新生児の行動状態の異常を (Prechtl と Beintema のスケイル (32) で),投薬を受けた母親の新生児の33例中27例におこすことを見出した。これに対して無投薬群では8例中1例であった。脳波上の変化は,対照の8例中1例に対して,33例中28例に見られた。行動上の障害は3例を除いた全例で,2日後には消失したが,脳波変化は,10例に1週間存続した。これらの乳児は全例,出産時優れた Apgar 得点を持ち,全例後の神経学的評価では正常であった。(図1)

図1 投薬と脳波および行動への影響(Borgstedt and Rosen 31, copyright 1968: American Medical Association による)

		母親投薬	母親無投薬
行 動 状 態	障害あり 障害なし	29 4	1 7
新 生 児 脳 波	異　常 異常なし	28 5	1 7
行動と脳波の両者	異　常 異常なし	24 1	1 7

BORGSTEDT and ROSEN による

Kron ら (33) は,新生児の吸啜運動が,形の如くの母への投薬によって,出産後4日間抑制されることを実証した。——すなわち吸啜の回数,力および摂取量の点で抑制された。

私は,授乳経験のある41人の経産婦(4人は少量,27人は大量投薬を出産の

1〜6時間前に受けた。スコポラミン＞0.04，バルビツレイト＞150mg）に報告されたように，母親への投薬で新生児の母乳栄養への適応の能力が24—48時間遅れることを見出した(34)。体重増加の24時間の遅れが，これを確認した

図2 投薬と麻酔の母乳哺乳効果への影響
（Brazelton 34 による）

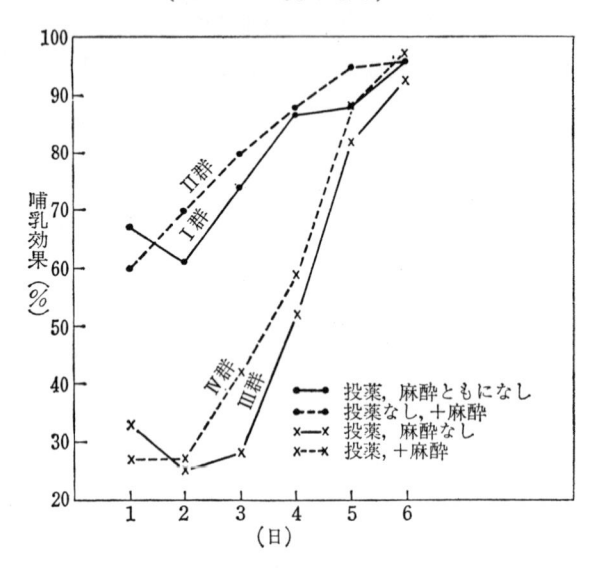

[図：哺乳効果(%)を縦軸，日数を横軸とするグラフ。I群，II群，III群，IV群の4本の線。凡例：●—● 投薬，麻酔ともになし／●--● 投薬なし，＋麻酔／×—× 投薬，麻酔なし／×--× 投薬，＋麻酔]

（図2）。母親にほどこされた吸入麻酔の影響は比較的少ない。そして図3はバルビツレイトの効果の要約である。母親達は，普通の刺激で，1)はじめの機敏さ，2)目覚めさせ活発な哺乳を確立する困難さ，3)哺乳に適する状態をどれだけの時間持続できるか，について点数をつけるよう要請された。これらの乳児は全例その後の再調査で神経学的に正常であった。

"図3の第1日目の数値は1回の哺乳に基づいている。そして母親へのバルビツレイトの投薬の他に，得られた結果に影響しうる多くの変化がありうることを認識する必要がある。この乳児の群のあいだで，報告は第1日目の哺乳場面への反応における大きな相違を示している。I群とII群では65％の哺乳が効果的だった：がIII群およびIV群ではわずか30％のみが効果的だった。これらのデータに従えば，その母親がバルビツレイトの前投薬

をほとんどあるいは全く受けなかった乳児の反応の間に早期の重要な相違がある。（この2群間の差違の信頼度は0.03である。）

第2日目には数値は2回の哺乳に基づいている。したがって，乳児の2つの複合群の反応性の相違の表示に，より大きな意味をもつ。その母親がほとんど前投薬を受けなかった群では哺乳は65%で効果的だった。より大量の前投薬を受けた群では，わずか25%の哺乳がうまくいったにすぎなかった。この25%に対する65%の相違は，$p=0.002$ で有意である。

第3日目，2つの群の哺乳への反応はかなり変化した。——ほとんど投薬を受けなかった群では75%がうまくいき，これに対してより大量の投薬を受けた群では35%であった。1日に7回の哺乳だったので，その有意の差は $p=0.001$ の信頼度を示す。

第4日目，ほとんど前投薬を受けなかった群の乳児は87%が哺乳場面に反応し，これに対し多くの前投薬を受けた群の乳児は55%の反応を示した。それぞれの群での5回の哺乳に基づいて，信頼度 $p=0.001$ で有意の

図3　母乳哺乳効果に対するバルビツレイトの影響

（Brazelton 34 による）

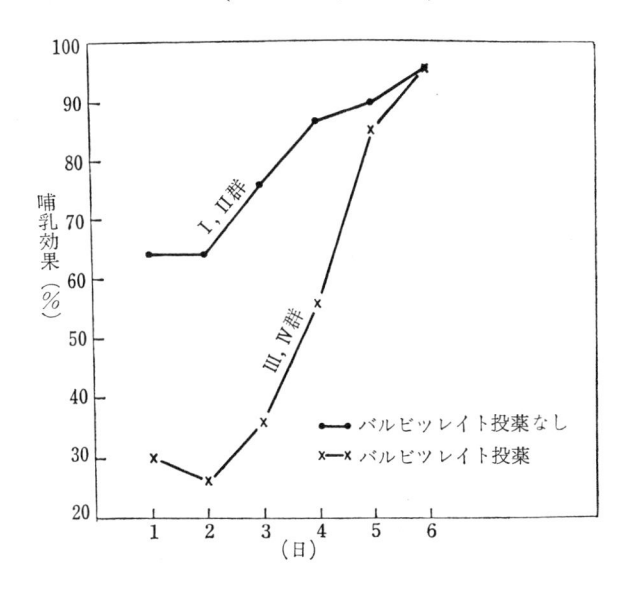

差があった。

　第5，第6日目までに，それぞれの群の乳児はほとんどの哺乳場面で（85％以上）覚醒し，機敏であったと報告されている。そして彼らの哺乳能力には有意の差はなかった。

　その母親がほとんどあるいは全くバルビツレイトを投与されなかった乳児の2群では，有効な哺乳の数は，はじめの2日間の60％から，3日目75％以上，4日目までには87％に増加した。

　その母親が出産前に大量のバルビツレイトを投与された乳児の群では，その日々の哺乳の85％がうまくいくまでに5日間かかった。

　このように，2群間に出生早期の哺乳の有効性において著明な相違があり，毎日の試みの75％に有効な哺乳がなされるまでには，2群間で48時間の相違があるように思われる。

　図4は乳児の有効な体重増加の開始が2群間で24時間違うことを示している（$p=0.001$ を越えて有意）。

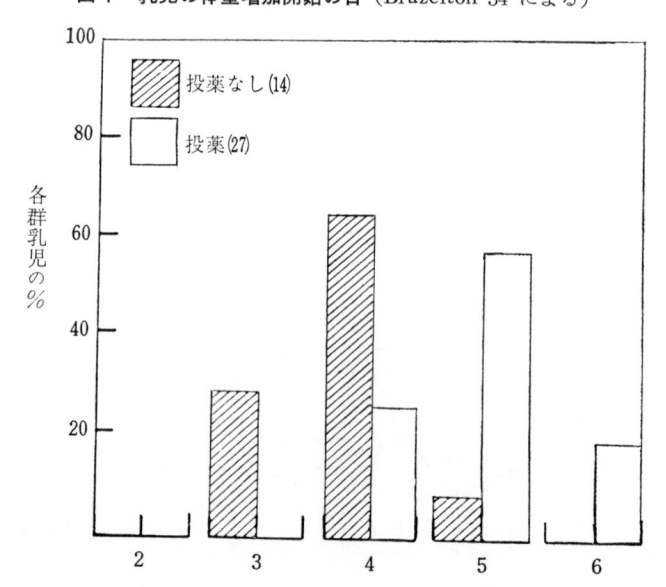

図4　乳児の体重増加開始の日（Brazelton 34 による）

この乳児らの体重増加開始における有意の相違に対していくつかの推測がなされうる。それには以下のようなものがある。1) 乳児を目覚ます母親の能力の, 彼女への投薬の効果のための差。2) 眠っている乳児による乳房への刺激の効果が少ないための乳汁産生の遅れ。3) 乳汁産生への投薬による遅延効果。4) 新生児の母乳を利用する生理的能力の投薬による遅れ。"(Brazelton〔34〕より)

私の関心は, 早期の母児間の関係への微妙な効果についてであり, そして, 彼らの相互作用において, "大きな影響を残す"また心にとめておくべき過程がおかされるなら, 臨界期の抑制薬によってそれがどの程度おかされるかである。これは, われわれが最初の1週を越え縦断的な方法で項目毎に研究した2人の母親とその乳児によって明らかにされた(23)。類似の量の前投薬を受けた

図5 新生児の行動の機敏さ
（神経学的反応, 感覚反応, 運動機能, 状態, 行動をふくむ）(Brazelton らのつくったプロトコールを見よ)(23)(Brazelton & Robey 23 による)

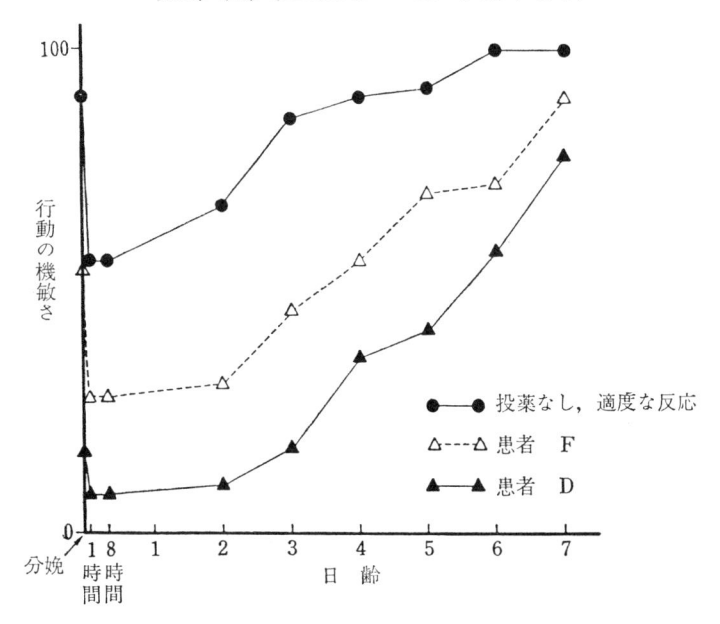

にもかかわらず，彼らの回復度には著明な差があった。（1人には3時間にセコイル 200mg，デメロル 125mg。もう1人にソラジン 25mg。過敏な母親に出産の1.5時間前にフェネルガン 25mg 筋注）（図5）評価は3種類の観察からなっている。

"1.　半時間，乳児は静かな室で何の計画的刺激も与えられずに観察された。われわれは動きおよび次のものへ反応しての状態の変化に注目した。
　　1)　内的刺激（胃腸の活動性，粘液などのような評価しうる）。
　　2)　無作為の外的刺激，周囲の騒音や光の変化のような。
　　3)　乳児へのその母親の世話や取り扱いの一部であるような，より構成された刺激。
　　　a)　触覚——口のまわり，腹，四肢をなでる，しばる，おおいをとる。
　　　b)　運動感覚——乳児を取り扱い寝台の内で位置を変える，握る，揺り動かす，抱きしめる。
　　　c)　聴覚——声，ガラガラ，ベルへの反応。
　　　d)　視覚——人の顔，赤い玉，閃光，室のあかりの変化。
　　　e)　吸啜——指サック，おしゃぶり，砂糖水の。
　　われわれは特に乳児の反応の質に興味をもった。それぞれの刺激に注目し，彼の注意のすべてあるいは一部を集中させ，そして繰り返す反応を消してしまったり調節したりする乳児の能力が評価された。繰り返す刺激による緊張の増加や，乳児が目覚めているか眠っているかという意識の段階の変化や，その段階の変化の様式が，この観察の"無構成"期における大きな興味のすべてであった。刺激は，与える時期，頻度ともに，あらかじめ決定された計画によって与えられたのではなかった。それらは，乳児の意識状態による制限内で，刺激に対して乳児の最適の反応を最もひきおこしやすいと思われるときになされた。われわれは，それぞれの刺激への反応のいくつかの異なった状態での評価を試みた。
　2.　構造された行動的神経学的評価——乳児の日々の評価においてのこの観点は，古典的な神経学的検査（Andre-Thomas と Saint-Anne 1960,

Paine 1960)に加えて Graham ら (1956)によって立案された一連の行動テストを含んでいる。刺激の与え方の構成には適応性があり,さらに,乳児の最適な反応をひきおこすべく試みられていた。反応性の最初の段階を,その後の観察の基本線と定めた。自発運動が観察され記録された。たとえば,量,速度,運動の随意性と流動性,振顫性,攣縮性,優位のあるいは反復する型,驚愕の頻度と型,優先する姿位についてである。

異常性の発見につけくわえて,われわれは乳児の反応の"質"に関心をもった。すなわち,乳児のそれらに注目し集中する能力,試験状況が続いているとき,意識の状態の変化とともに反復する反応を調節または消してしまう能力に。彼の過敏性,活気または無気力あらゆる面での成熟度,そして組織化は,それぞれの日々の検査上に評価された。

3. 自律神経性反応の評価――3日間,一連の光刺激が構成された電気生理学的観察期間に与えられた。6秒間隔の3秒間の光刺激が20回与えられた。この期間は,心拍数,呼吸数,脳波,そして反復する刺激への行動上の反応を記録するよう計画されていた。* 観察は連続する日々になされ,われわれは体系への成熟の効果を評価する好機会を与えられた。これらの乳児へのわれわれの評価で興味深かったことは異なったパラメーターに反映されるような刺激への反応および,反復する反応を抑制する乳児の能力が,心拍数と呼吸数とで異なっていたことである。"

(Brazelton〔38〕, Copyright 1970, the American Psychiatric Association. より)

母親はその児の反応とは反対の反応をもった。すなわちよく覚醒した母親からはより"抑制された"児が生まれ,その逆も同様であった。この薬物の矛盾した作用は多くのことを示唆する。――すなわち,母親と児の双方においての組織貯蔵と感受性の相違,児を保護するための母体への貯蔵など。薬物がこれらの母親と乳児の双方において大きな影響を与えることはほとんど疑いがな

---

* これらの観察は Boston Lying-In-Hospital で,Grant #BP2372,"脳性麻痺と精神発達遅滞の発生における周生期要因"の一部として研究された。より多数の乳児群で集められたデータと比較しうる。

い。

　私は Bowlby (35) の，それが母親の行動と母児間の早期の愛着に影響を与えるという印象的な概念を参照したいと思う。動物実験は彼らの関係を形成する上での新生児臨界期の重要性を示唆する。Hess (36) は生まれたてのひなに与えられたメプロバメートによって，ひな達の最初の大きな影響を与える行為の獲得までの時間が遅れることを実証した。Kovach (37) は早期に与えられた交感神経性薬剤（アンフェタミンとエピネフィリン）は，最初にひきつづいておこる行動を容易にし，影響を与える強さおよび時期を増すことを見出した。彼らは，中枢神経系を全般に活性化するどんな物質も同じ結果を導き，反対にどんな抑制薬も影響を与える行動を遅延させ，その強さを減ずるという仮説をたてた。

　出生前および周生期の"常用的な"薬物の使用の再評価の重要性は強調されなければならない。発達途中の胎芽組織や，胎児や新生児の感受性の高い神経系への微妙でサブクリニカルな効果は，将来の発達に永続的な重要性をもつかもしれない。ともにうまくやらなければならない投薬された母親と抑制された乳児の注意深い観察は，彼らの共同生活のその後への永続的な効果および，早期の母児間の相互作用への，その効果に照らして，われわれに分娩時の前投薬と麻酔の常用的な使用の再評価をさせるであろう。

文　献

1. GEBER, M. & DEAN, R. A. F.: The state of development of newborn African children. *Lancet,* 1, 1216 (1957).
2. BRAZELTON, T. B., ROBEY, J. S., & COLLIER, G. A.: Infant development in the Zinacanteco Indians of southern Mexico. *Pediatrics,* 44, 274 (1969).
3. FREEDMAN, D. G., WASHBURN, S. L., & JAY, P. C.: *Perspectives in Human Evolution.* Holt, Rinehart, Chicago (1968).
4. MONEY, J., EHRDARDT, A. A., & MASICA, D. N.: Fetal femininization induced by androgen insensitivity in the testicular feminizing syndrome: Effect on marriage and maternalism. *Johns Hopkins Med. J.,* 123, 105 (1968).
5. FEDER, H. C., PHOENIX, C. H., & YOUNG, W. C.: Suppression of feminine behavior by administration of testosterone propionate to neonatal rats. *J. Endocrinol.,* 34, 131 (1966).
6. RUSSELL, A.: Progesterone is harmful to male fetus; report in *Pediatric News,* p. 1, January, 1969.
7. ZAMENHOFF, S., VAN MARTHENS, E., & MARGOLIS, F. L.: DNA (cell number) and protein in neonatal brain: Alteration by maternal dietary restriction. *Science,* 160, 322 (1968).

17 周生期の薬物の新生児の行動への影響 491

8. BLOCK, J. B. & ESSMAN, W. B.: Growth hormone administration during pregnancy; a behavioral difference in offspring rats. Nature, 205, 1136 (1965).
9. HURLEY, L. S.: Maternal Zinc and Manganese Deficiency and Fetus Development. Symposium on Fetal Malnutrition, Foundation March of Dimes, New York, Jan. 28, 1970.
10. BERLIN, C. M.: Effects of LSD taken by pregnant women on chromosomal abnormalities of offspring; report in Pediatric Herald, p. 1, January and February, 1969.
11. JACOBSEN, C. S.: Association between LSD in pregnancy and fetal defects. Personal communication (1969).
12. COBRINIK, R. W., HOOD, R. T., JR., & CHUSID, E.: Effect of maternal narcotic addiction on the newborn infant. Pediatrics, 24, 288 (1959).
13. HENLEY, W. L., & FITCH, G. R.: Newborn narcotic withdrawal associated with regional enteritis in pregnancy. N. Y. J. Med., 66, 2565 (1966).
14. VAN LEEWEN, G., GUTHRIE, R., & STANGE, F.: Narcotic withdrawal reaction in a newborn infant due to codeine. Pediatrics, 36, 635 (1965).
15. NICHOLS, M. M.: Acute alcohol withdrawal syndrome in a newborn. Am. J. Dis. Child., 113, 714 (1967).
16. SCHAEFFER, D.: Alcohol withdrawal syndrome in a newborn of a Yukon Indian mother. Canad. Med. Assoc. J., 87, 1333 (1962).
17. PALMISANO, P. & CASSIDY, G.: Aspirin linked to diminished binding capacity in neonates; report in Pediatric Herald, p. 1, January 10, 1969.
18. HOFFELD, D. R., McNEW, J., & WEBSTER, R. L.: Effect of tranquilizing drugs during pregnancy on activity of offspring. Nature, 218, 357 (1968).
19. YOUNG, R. D.: Effects of differential early experiences and neonatal tranquilization on later behavior. Psychol. Rep., 17, 675 (1965).
20. ORDY, J. M., SAMARAJSKI, T., & COLLINS, R. L.: Prenatal chlorpromazine effects on liver, survival, and behavior of mice offspring. J. Pharmacol. Exp. Ther., 151, 110 (1966).
21. KHERA, K. S. & CLEGG, D. J.: Perinatal toxicity of pesticides. Canad. Med. Assn. J., 100, 167 (1969).
22. APGAR, V.: A proposal for a new method of evaluation of the newborn infant. Curr. Research Anesthesia Analgesia, 32, 260 (1960).
23. BRAZELTON, T. B. & ROBEY, J. S.: Observations of neonatal behavior. The effects of perinatal variables, in particular that of maternal medication. J. Ch. Psychiat., 4, 613 (1965).
24. TROLLE, D.: Decrease of total serum bilirubin concentration in newborn infants after phenobarbitone treatment. Lancet, 2, 705 (1968).
25. TROLLE, D.: A possible drop in first week mortality rate for low birthweight infants after phenobarbitone treatment. Lancet, 2, 1123 (1968).
26. WILSON, J. T.: Phenobarbital in the perinatal period. Pediatrics, 43, 324 (1969).
27. BAKER, J. B. E.: The effects of drugs on the fetus. Pharmacol. Revue, 12, 37 (1960).
28. FOUTS, J. R. & ADAMSON, R. H.: Drug metabolism in the newborn rabbit. Science, 129, 897 (1959).
29. JONDORF, W. R., MAICKEL, R. P., & BRODIE, B. B.: Inability of newborn mice and guinea pigs to metabolize drugs. Biochem. Pharm., 1, 352 (1958).
30. PLOMAN, L. & PERSSON, B.: On the transfer of barbiturates to the human fetus and their accumulation in some of its vital organs. J. Obst. and Gynecol. Brit. Emp., 64, 714 (1957).

31. BORGSTEDT, A. D. & ROSEN, M. G.: Medication during labor correlated with behavior and EEG of the newborn. *Am. J. Dis. Child.*, 115, 21 (1968).
32. PRECHTL, H. & BEINTEMA, D.: *The Neurological Examination of the Full Term Normal Infant*. Little Club Clinics in Developmental Medicine, No. 12, Heineman, London (1964).
33. KRON, R. E., STEIN, M., & GODDARD, K. E.: Newborn sucking behavior affected by obstetric sedation. *Pediatrics*, 37, 1012 (1966).
34. BRAZELTON, T. B.: Psychophysiologic reactions in the neonate: II. Effect of maternal medication on the neonate and his behavior. *J. Pediat.*, 58, 513-518 (1961).
35. BOWLBY, J.: *Attachment and Loss*. Vol. I: Attachment. Basic Books, New York (1969).
36. HESS, E. H.: Effects of meprobamate on imprinting in waterfowl. *Ann. N. Y. Acad. Sci.*, 67, 724 (1957).
37. KOVACH, J.: Effects of autonomic drugs on imprinting. *J. Comp. Physiol. Psychol.*, 57, 183 (1964).
38. BRAZELTON, T. B.: Effect of Prenatal Drugs on the Behavior of the Neonate, *Am. J. Psych.*, 126, 1261-66 (1970).

18

初産児に対する母親の認知についての考察

　女性が母親になるときには，どんな母親になるであろうか，どんな子どもをもつであろうかという，ある期待をもつものである。出産後，母子関係は相互的体制に発展する。母親は子どもの生存に決定的な意義をもつ環境を準備する。幼児のニードに対する母親の感受性は，健全な発達を助長するのに最適な環境を母親に用意することを可能にする。母親の子どもに対するかかわり方は，子どもの外見や行動についての母親の認知のしかたによって変ってくるであろう。子どもの行動は，逆に母親のかかわり方によって影響されるであろう。

　かかる仮説は，われわれに幼児についての母親の認知に焦点をあてさせた。本論文は，母親と初産児についてわれわれの縦断的研究の経過を再考察し，さらに母親の認知の変化の意義を論じようとするものである。

　子どもの出生の直前と次の時期が，後まで長く継続していく母と子の相互作用のパタンを設定するのに重要であるということを，歴史的に多くの研究者は感じてきた (1,2,3)。新生児初期の比較的無区別の時期は，幼児期の行動的，生理的活動を含む全般的発達の問題およびより限定された自我の発達の領域にたずさわる多くの研究者の注目をひいてきた。

　Greenberg は幼児期の精神身体的区別を研究するために，子どもの粗大運動の状態を4つのカテゴリーに分類した。(1) 睡眠　(2) 微小なでたらめ運動　(3) 中庸なでたらめ運動　(4) 過大なでたらめ運動 (4)。彼はそれから新生児グループについて，新生児初期の5日間と，さらに新生児後期の7日から21日の間，心臓の搏動状態を記録した。

　初期の5日間については，心臓の搏動状態は睡眠と微小なでたらめ運動との

2つの行動状態の間に差異がみとめられなかった。このことは観察された覚醒状態が，一定の生理的活動を変えるのに十分に影響をおよぼさない構造レベルを反映していると考えられた。しかし Greenberg は，新生児後期の7日から21日の間，睡眠と微小および過大なでたらめ運動状態の間に，心臓の搏動状態に有意な差をみとめた。

もう1つの研究において彼は幼児の2つのグループについて，行動反応と心臓の搏動状態の変化と鎮静反応とを比較した。1グループは育児院で育ち，もう1つのグループは家庭で育った。新生児初期では，鎮静反応において2つのグループの間では差異はみられなかった。しかし新生児後期においては差異がみられた。さらに"家庭の"幼児達は，"育児院の"幼児達が示したよりも早期の年齢で，これらの行動反応のより早期の区別を表わす有意な相互作用の差を示した。反応のパタンの組織化が家庭の幼児達においてより早期に現われたという発見は，マザリングのもつ統合的な面の証拠を示している。

Winnicott (5) は親と幼児の関係の彼の理論を展開させて次のように述べた。

"親と幼児の関係の理論の半分は幼児に関するものであり，それは絶対的他律から相対的他律を経て自律への発達過程の理論であり，それと平行して，快楽原理から現実原理，および自己快楽から目的関係への発達過程の理論である。親と幼児の関係の理論の他の半分は，親の養護に関するものである。それはすなわち，母親が幼児を適応させる方向へ志向する際に，幼児の特定のおよび発達上のニードに直面する母親の資質と変化に関するものである。"

彼はまた次のように述べた。(1) 幼児と母親の養護は共に1つの単位を形成する。(2) 幼児が存在するときはいつでも母親の養護がある。(3) 母親の養護なしには幼児の存在は考えられない(5)。

Brody は，自分の子どもへの母親の無意識の態度は，子どもの発達の継続的段階に母親が応えていく仕方の中に表わされると考えた(6)。彼女はまた，原初的自立自我の機能は周囲からの促進があるときにのみもたらされると述べている。彼女は"母親と幼児の相互作用"というフィルムにおいて，養育の中心を占めるマザリングの7つのパタンの輪郭を示している。その評価は，「感

情移入」,「能力」,「自己統制」のカテゴリーに関して臨床的観察に基づいたものである。彼女はこのフィルムにおいて,母子の相互作用の実例を示し,それが1歳の子どもの行動に反映すると示唆している。

Coleman, Kris および Provence は,子どもの成長と発達によって継続的に影響される子どもに対する両親の態度の変化を述べた(7)。彼らは両親の適応が,"予想される障害の初期の診断に重要性をもつ"と示唆した。われわれの縦断的研究では,初産児に対する母親の初期の認知のしかたは流動的状態にあるという証拠を得ている。これらの初期の変化についてのより詳細な内容を述べるまえに,われわれは測定の方法に関する発達について,考えのいくつかを述べてみたい。

われわれの文化においては"平均よりよいということ"につよく重きがおかれている。したがって健康で熟産の初産児を得た母親が,赤ん坊を平均よりよいことを望むのはごく当然と思われる。Broussardは,母親が自分の赤ん坊の行動を比較する手がかりとして,平均的な赤ん坊についての母親の意識を用いて「新生児認知検査」を考案した。これは平均的な赤ん坊,および自分自身の赤ん坊についての母親の認知のしかたの測定を行なうものである(付録Ⅰ参照)。その検査に含まれる行動上の項目は,泣きさけぶこと,よだれ,食事,排泄,睡眠,および予告能力であった。これらの項目は若い母親達が自分の赤ん坊について述べたことがらに関することと,過去の臨床的経験に基づいて選ばれた。

この検査は318人の初産婦達について,彼女らがまだ病院にいる間,出生後第1日目か第2日目 (TimeⅠ) に実施された。彼女らのうち46.5%のものは自分の赤ん坊を平均よりよいとみなしていた。「認知検査」は生後ほぼ1ヵ月(TimeⅡ) に達したときに再び実施された。* この時期で,61.2%のものは自分の赤ん坊を平均よりよいとみなしていた。かくてわれわれは2つの時期をおいて集められたデータを比較することができた。

---

* 新生児期の終りに,熟練した面接者によって家庭訪問がなされた。いずれもこの研究者によって行なわれたものではなかった。この面接のとき (TimeⅡ) の幼児の平均年齢は,32.3日であった。その中央値は29.9日で,標準偏差は2.59であった。このとき,母親達は「新生児認知検査Ⅱ」すなわち,「悩み度検査」と母親の態度をとらえる「Schaefer著 出生後検査」,たとえば「失望」「いらだち」を行なった。

われわれの仮説の1つは，TimeⅠにおいてはじめに赤ん坊を平均より劣っているとみなした母親達が，平均的赤ん坊への期待と出産直後の自分の赤ん坊への認知との間にへだたりを感じるであろうということであった。ある人はさらに，これらの母親達がそのへだたりを小さくすることに努めると予想した。*そうすることに成功した母親達は，TimeⅡにおいて低い問題得点を示すと予想された。一方母親がそのへだたりを小さくすることができなかったならば，あるいはそのへだたりが大きくなることを感じたならば，この問題得点は高くなると予想されたのである。

親の悩みの程度は，子どもに対する親の情緒的適応に伴って広く変化するため，特定の母親にとって何が問題を構成するかという究極の決定は母親達によって異なってくる。そこで幼児の行動上の問題を測定するために「悩み度検査」が考案された（付録Ⅱ参照）。これは「新生児認知検査」と同じ6つの行動の項目に関して，母親が子どもの行動に悩ませられる程度を評価したものであり，出生後1カ月に実施された。

新生児に対する母親の認知と子どもの行動上の問題との関連

TimeⅠにおける自分の子どもへの母親の認知のしかたは，1カ月の子どもの行動上の問題と関連はみられなかった。しかしTimeⅡにおける母親の自分の子どもへの認知は，1カ月の子どもの行動上の問題と関連がみられた。自分の子どもを平均よりよいとみなしていた母親達は，平均よりよいとみなしていなかった母親達よりも，子どもの行動に悩まされることが少なかった（X^2検定 $P<0.001$）。

その他の母親の態度と母親の認知との関連

「Schaefer著 出生後検査」は，子どもが1カ月（TimeⅡ）のときに母親達に実施された(8)。データはもっとも高い内的整合の信頼性をもつ6項目の尺度について分析された。** 各尺度の平均得点を2分して，高い方と低い方の態

---

* Festinger, Leon著 A Theory of Cognitive Dissonance. Evanston, Ⅲ., Row Peterson 1967 を参照。
** これらは「抑うつ」，「育児に対する拒絶的側面」，「いらだち」，「安心感へのニード」，「赤ん坊への恐れや心配」，「母親の精神身体医学的不安症状」であった。

度尺度得点に分けられた。これらは Time I と Time II の子どもに対する母親の認知と関連性があるかをみるために分析された。Time I では，6項目の尺度のうち，いずれも子どもに対する母親の認知と関連はみられなかった。しかし Time II では，子どもに対する母親の認知は「抑うつ」，「育児に対する拒絶的側面」，「いらだち」との間に関連がみられた。X^2 検定はそれぞれ，8.58($P<0.01$)；7.25($P<0.01$)；21.45($P<0.001$) であった。「母親の精神身体医学的不安症状」は，X^2 検定 3.30 で，$P<0.05$ の有意水準に近づいた（X^2 検定 3.88 以上で有意）。自分の赤ん坊を平均よりよいとみなしていなかった母親達は，赤ん坊を平均よりよいとみなしていた母親達よりも，この態度尺度についてより高い問題得点を示した。

追跡研究のための手はじめ

発見：(1) 出生後はじめの1カ月の間に，初産児への母親達の認知に変化が生じること。(2) 母親達の40%は1カ月の子どもを肯定的にみていなかったこと。(3) 「悩み度検査」と，Schaefer のいくつかの母親の態度尺度は，Time I ではなしに，Time II において母親の認知と関連していたという結果は，Time II における子どもへの母親の認知が，子どもの後の情緒的問題にとって「危険性の高い」子どもをもつ初産婦群をとらえる予測的手段として役立つことができることを示唆した (9, 10)。

Time II において母親が子どもの行動を平均よりよいとみなさないならば，その子どもは「危険性が高い」として類別された。Time II において母親が平均よりよいとみとめた子どもについては，「危険性が低い」として類別された。すべてのデータは研究助手達によって無作為に記号化された。調査者は個々のケースに該当する危険度については認識していなかった。だから，1カ月の新生児についての母親の認知の測定は，後の情緒上，発達上の偏倚に対して「危険性の高い」子どもをみきわめる手段として役立つことができるという仮説を検証する追跡研究をする必要があると思われた。この研究の結果と研究企画の詳細は他で報告されている (11)。ここでは読者が次の考察を追うことができるよう，データの簡単な概要のみを示す。

新生児に対する母親の認知と子どもの後の発達との関連

子ども達が4歳6カ月から4歳10カ月に達したとき,調査者達は初産児のはじめの研究集団のうちの85人について臨床的評価を行なった。この評価は無作為に行なわれた。いずれの調査者も以前の子ども達の危険のカテゴリーについて認識していなかった。児童精神医学の GAP 委員会によって提唱された分類法が,診断を系統化する基準として用いられた。*

その子どもたちはそれから治療的関与の明白な必要性に応じて各カテゴリーに分類された。生後1カ月においてたてられた子どもの「危険度の可能性」と治療的関与の必要性との関連をみるために, X^2 検定がなされた。統計的に有意な関連が,予測と結果の間で明らかにみられた ($X^2=16.432$ $P<0.001$)。

「危険性の高い」グループの子ども達は「危険性の低い」グループの子ども達よりも,4歳6カ月において治療的関与を必要とするものが多かった。

出産後第1日目か第2日目において「認知検査」によって測定された子どもへの母親の認知は,4歳6カ月において,子どもの後の発達に関連しているという検証は得られなかった。

出生直後の時期(Time I)および1カ月(Time II)に行なわれた評価は,ともに予測的手段として用いられたとき,それらが結合された場合の予測的能力は,Time II が単独に用いられた場合よりもいくらか大きかった。

これらのデータは表 I に示した。

もし母親が Time I か Time II のいずれかの時期において,子どもについて肯定的な認知を行なったならば,母親が両時期とも一貫して子どもに否定的な認知を行なった場合よりも,治療的関与の必要性の生じることが少ないと思われる。母親によって Time I,Time II の両時期とも平均よりよいとみなされた子ども達の82.4%は,4歳6カ月で健康と診断された。これは Time I および Time II とも母親に平均よりよいとみなされなかった子ども達と顕著な対照性を示している。このグループの中では,4歳6カ月で31.8%のもののみ

---

* 85人の子どもたちについて行なわれた初期の診断の主要な分類は次のようであった。60.0%が健康,30.6%が発達の遅れ,3.5%が精神障害(軽度)と診断された。残りの5.9%は精神神経的障害,精神生理学的障害,人格障害,反応性障害であった。

表 I　4歳6カ月における治療的関与の必要性の百分率
（母親の認知との関連において）

母親の認知−Time I	治療的関与の必要性	
	必要あり	必要なし
肯定的　N=31	N=12　38.7%	N=19　61.3%
否定的　N=54	N=22　40.8%	N=32　59.8%

母親の認知−Time II		
肯定的　N=49	N=10　20.4%	N=39　79.6%
否定的　N=36	N=24　66%	N=12　34%

結合された母親の認知　Time I　Time II		
肯定的　肯定的　N=17	N=3　17.6%	N=14　82.4%
否定的　肯定的　N=32	N=7　21.9%	N=25　78.1%
肯定的　否定的　N=14	N=9　64.2%	N=5　35.8%
否定的　否定的　N=22	N=15　68.2%	N=7　31.8%

が健康として類別されたにすぎない。

　初産婦達の54%は Time I から Time II にかけて，自分の子どもに対する認知を変えた。Time I において子どもに肯定的な認知をした31人の母親達のうち，17人（54.8%）はこの肯定的な認知を続けた。Time I において自分の子どもを平均よりよいとみなさなかった54人の母親達のうち，32人（59.3%）は Time II において平均よりよいとみなした。これらのデータは表IIに示した。

表Ⅱ 子どもに対する母親の認知の変化
TimeⅠ から TimeⅡ へ

母親の認知 TimeⅠ		母親の認知 TimeⅡ			
		肯定的		否定的	
	No.	%	No.	%	No.	%
肯定的	31	36.5%	17	54.8%	14	45.2%
否定的	54	63.5%	32	59.3%	22	40.7%
合計	85	100.0%	49	57.6%	36	42.4%

「Shaefer 著 出生後検査」と4歳6カ月における治療的関与の必要性との関連

「精神身体医学的不安症状」,「抑うつ」,「育児に対する拒絶的側面」についての母親の高い問題得点は,4歳6カ月における治療的関与の必要性と関連を示していた。X^2 検定はそれぞれ 6.85 $P<0.01$：6.31 $P<0.02$：4.43 $P<0.05$ であった。「いらだち」の X^2 検定は, $P<0.05$ の有意水準に近い 3.80 を示した（有意水準は 3.88 である）。

その他の可変因子

治療的関与の必要性とその危険の可能度の間には, 母親や父親の教育程度, 父親の職業, 出産後の収入の変化, 出産前か出産後の併発症, 出産のタイプ, 出産時の母親の年齢, 母親の宗教, 転居, 子どもの性差などとの関連性はみとめられなかった。

出生後の子どもの健康歴

各母親は4歳6カ月で自分の子どもの健康を"非常によい","かなりよい","ふつう","ややわるい","わるい"の5段階で評価した。「危険性の低い」子どもをもつ母親達の大多数は,「危険性の高い」子どもをもつ母親達よりも, 入学前に達した子どもについて"非常によい"健康状態であると評価していた（$P<0.001$ で有意）。その子ども達のかかった特定の病気については,「危険性の高い」グループと「危険性の低い」グループの間に差異はみられな

かった。

出産後の母親の健康

母親達は出産後の自分自身の健康を同様に5段階で評価した。母親が自分自身の健康を認知するしかたにおいて，両グループの間に再び相違がみられた。「危険性の低い」子どもをもつ母親達は，「危険性の高い」子どもをもつ母親達よりも，自分自身の健康を"非常によい"とみなすものが多かった。（$P < 0.05$ で有意）このことに関して両グループの間には病気の性質や重さ，頻度に差異はみられなかった。ある人は「危険性の高い」子どもをもつ母親達にとって，精神的現実は概してより積極的でなく，またより楽観的でないであろうと考えている。どのような理由にせよ，「危険性の高い」子どもをもつ母親達は，自分自身の健康または子どもの健康を"非常によい"と評価するに必要な安寧の意識に欠けていた。健康についての認知は，きわめて主観的で，病気のおこった絶対的頻度や病気の性質などに基づいていないように思われる。

本研究集団においては，治療的関与の必要性と関連のある決定的な可変因子は，生後1ヵ月の子どもに対する母親の認知のしかたにあると考えられる。

総　論

出産後第1日目か第2日目において，平均的な赤ん坊と比較した初産婦のわが子についての認知は，子どもの後の発達の予測には役立たなかった。このことは子どもへの母親のもっとも初期の認知が憶測に基づいていることを示唆する。この憶測は，母親の自我意識あるいは生活上における，他の対象の母親のとらえ方を映しだすきわめて個性的な事柄である。

かかる見地から，この時期では幼児の生理的測定のいくつかは信頼できないこととなる。この不一致は信頼できるフィードバック機構が可能でないためであろう。幼児の相対的無区別の時期に，母親は子どもの基本的ニードをみきわめることができること，さらに母親自身の現実への適応を維持することのできることが必要である。Winnicott は幼児のニードに対する高められた感受性の状態を，"原初的な母親の先入主"といい表わしている (12)。彼は，もし母

親に子どもが生まれる機会があるならば，この"正常な病態"を見きわめ，これを正常なものと考えることができるにちがいない，と信じている。

　生後1カ月の子どもへの初産婦の認知のしかたは，子どもの後の発達に関係していた。1カ月において母親に平均よりよいとみとめられなかった子どもの群より，母親に平均よりよいとみとめられた子どもの群の方が，4歳6カ月で精神病理学的症状を示すものがより少なかった。順調な母子の相互作用の過程は明らかに，生後1カ月に達する時期までに定められるらしい。その後の発達を予測する何かが形成されるように思われる。われわれのデータは，いかに早期に一定の"型"がつくられるかを指摘している。多くの事がらが出産時と4歳6カ月の間に子ども達（および母親達）に生ずる。うまく対処する能力をもつ母親は，事がらのもっとも多くを通して子どもを観察することができる。もちろん生活上のストレスに対する耐性には個人差はあるとはいえ，妊娠時と出生後はじめの1カ月の間に，子どもの病気などのおこった頻度と，1カ月の子どもへの母親の認知との間には何の関連もみられなかった。ましてや4歳6カ月における治療的関与の必要性と親の手術，転居，所得の変化というような要因との間にも何の関連もみられなかった。

　生後1カ月の赤ん坊を平均よりよいとみなした母親達は，「抑うつ」，「いらだち」，「子どもに対する拒絶的側面」および「精神身体医学的不安症状」において，赤ん坊を平均よりよいとみなさなかった母親達よりも，低い問題得点を示す傾向がみられた。これらの母親達の大多数のものは，自分の子どもの健康を"非常によい"と考えていた。このことは子どもやその家族の中心の人々の間に，病気にかかったことに関してなんらの差異もないのに，子どもを平均よりよいとみなさなかった母親達と顕著な対照性を示していた。これらの母親達はまた，自分自身の健康を"非常によい"と評価するに必要な特別な関心にやや欠けている傾向があった。

　子どもの後の発達を予測する母親の認知の確立は，短くとも母親が赤ん坊と一緒に生活するという真の経験をもった後にもたらされるように思われる。生後1カ月の子どもについて母親の認知のしかたを測定するわれわれの検査は，お互に関係している母親と子どものチームで，いわば"コンボ演奏"を行なっているようにたとえられよう。もし母親が早期にうまく対処することに成功す

れば，母親は成就の感覚をもち，自分の子どもを"かなりよい赤ちゃん"すなわち"平均よりよい赤ちゃん"とみなすことがより容易に生じるようになるであろう。子どもの発達の成りゆきと後の生活上の役割を身につける能力は，大部分は母親の希望的なものの見方や，ものごとがうまくやりとげられるという意識にかかっているように思われる。(これは病理学の否定を意味しているのではない。)

　生後1カ月の子どもへの母親の認知のしかたが，子どもの後の発達を予測すると証明したことは，下記のことがらに反映しているであろう。
(1) 母親の認知と，母子の相互作用との間に関連性があること（母親が子どもとの相互作用に満足し報いられていると感ずるならば，彼女は子どもへの肯定的な認知にさらに応ずるであろう。)
(2) 母親の認知と，子どもの発達の継続的段階を通じて子どもとの"真実の"目的関係の発達を育て維持する母親の建設的自我能力との間に関連性があること

　幼児への初期の母親の認知が流動的でかなり早期に確立されるということは，出産後初期の間に母親のための援助的組織を強化する必要性を示唆する。出産後および小児科の関与の現状の組織は，病院からの退院と続く4～6週における医師との"きまりきった"接触との間の重要な期間に，母親に対して専門的援助を与えているとはいいがたい。夫，家族，専門家および社会による初産の母親のための養育の援助をめざしたさらに一層の設備や企画の評価が指摘されるべきであろう。

　「新生児認知検査」は，後の情緒的問題について高い危険性をもつ幼児達の実態をとらえるのに役立ち，また容易に実施される選別検査となり得る。初期の確認は治療的関与のための最大の機会を与えるであろう（次頁参照)。

付　録　I

本付録は下記の項目から構成されている。
(1) 出産後第1日目か第2日目（TimeI）に行なわれる「新生児認知検査I」
(2) 生後1カ月（TimeII）に行なわれる「新生児認知検査II」
(3) 検査を実施する上の教示法
(4) 検査を得点化する方法

新生児認知検査I　　　　　　　　　　　　　　　　　　　No._____

平均の赤ちゃん

　今度はじめての赤ちゃんをおもちですが，あなたは多分，大多数の赤ちゃんはどんな様子であるかについて考えておられることがあるでしょう。**平均の赤ちゃんの様子をもっともよく表わしていると思われる箇所に，チェックして下さい。**

平均の赤ちゃんは，泣きさけぶことが，どのくらいあると思いますか。
　　　　非　常　に　　か　な　り　　ふ　つ　う　　ほんの少し　　な　　い
平均の赤ちゃんは，食事で，どのくらいむずかしい問題があると思いますか。
　　　　非　常　に　　か　な　り　　ふ　つ　う　　ほんの少し　　な　　い
平均の赤ちゃんは，よだれや吐くことが，どのくらいあると思いますか。
　　　　非　常　に　　か　な　り　　ふ　つ　う　　ほんの少し　　な　　い
平均の赤ちゃんは，睡眠で，どのくらいむずかしい問題があると思いますか。
　　　　非　常　に　　か　な　り　　ふ　つ　う　　ほんの少し　　な　　い
平均の赤ちゃんは，排泄で，どのくらいむずかしい問題があると思いますか。
　　　　非　常　に　　か　な　り　　ふ　つ　う　　ほんの少し　　な　　い
平均の赤ちゃんは，食事や睡眠の予告の型ができるのに，どのくらいむずかしい問題があると思いますか。
　　　　非　常　に　　か　な　り　　ふ　つ　う　　ほんの少し　　な　　い

新生児認知検査 I　　　　　　　　　　　　No. _____

あ な た の 赤 ち ゃ ん

　あなたの赤ちゃんがどんな様子であろうかをはっきり知ることはできないでしょうが，あなたは多分，あなたの赤ちゃんがどんな様子であろうかについて考えておられることがあるでしょう。あなたの赤ちゃんの様子をもっともよく表わしていると思われる箇所に，チェックして下さい。

あなたの赤ちゃんは，泣きさけぶことが，どのくらいあるだろうと思いますか。
　　　―――――　―――――　―――――　―――――　―――――
　　　 非 常 に　 か な り　 ふ つ う 　ほんの少し　 な 　 い
あなたの赤ちゃんは，食事で，どのくらいむずかしい問題があるだろうと思いますか。
　　　―――――　―――――　―――――　―――――　―――――
　　　 非 常 に　 か な り　 ふ つ う 　ほんの少し　 な 　 い
あなたの赤ちゃんは，よだれや吐くことが，どのくらいあるだろうと思いますか。
　　　―――――　―――――　―――――　―――――　―――――
　　　 非 常 に　 か な り　 ふ つ う 　ほんの少し　 な 　 い
あなたの赤ちゃんは，睡眠で，どのくらいむずかしい問題があるだろうと思いますか。
　　　―――――　―――――　―――――　―――――　―――――
　　　 非 常 に　 か な り　 ふ つ う 　ほんの少し　 な 　 い
あなたの赤ちゃんは，排泄で，どのくらいむずかしい問題があるだろうと思いますか。
　　　―――――　―――――　―――――　―――――　―――――
　　　 非 常 に　 か な り　 ふ つ う 　ほんの少し　 な 　 い
あなたの赤ちゃんは，食事や睡眠の予告の型ができるのに，どのくらいむずかしい問題があるだろうと思いますか。
　　　―――――　―――――　―――――　―――――　―――――
　　　 非 常 に　 か な り　 ふ つ う 　ほんの少し　 な 　 い

新生児認知検査 II　　　　　　　　　　　　No.＿＿＿＿＿

平均の赤ちゃん

　今度はじめての赤ちゃんをおもちですが，あなたは多分，大多数の赤ちゃんはどんな様子であるかについて考えておられることがあるでしょう。**平均の赤ちゃんの様子をもっともよく表わしていると思われる箇所に，チェックして下さい。**

平均の赤ちゃんは，泣きさけぶことが，どのくらいあると思いますか。
　　　　非常に　　かなり　　ふつう　　ほんの少し　　ない
平均の赤ちゃんは，食事で，どのくらいむずかしい問題があると思いますか。
　　　　非常に　　かなり　　ふつう　　ほんの少し　　ない
平均の赤ちゃんは，よだれや吐くことが，どのくらいあると思いますか。
　　　　非常に　　かなり　　ふつう　　ほんの少し　　ない
平均の赤ちゃんは，睡眠で，どのくらいむずかしい問題があると思いますか。
　　　　非常に　　かなり　　ふつう　　ほんの少し　　ない
平均の赤ちゃんは，排泄で，どのくらいむずかしい問題があると思いますか。
　　　　非常に　　かなり　　ふつう　　ほんの少し　　ない
平均の赤ちゃんは，食事や睡眠の予告の型ができるのに，どのくらいむずかしい問題があると思いますか。
　　　　非常に　　かなり　　ふつう　　ほんの少し　　ない

新生児認知検査 II　　　　　　　　　　　　　　　　No.＿＿＿＿＿

あ な た の 赤 ち ゃ ん

　あなたは今まで1カ月間，赤ちゃんと一緒に生活する機会をもちました。あなたの赤ちゃんの様子をもっともよく表わしていると思われる箇所に，チェックして下さい。

あなたの赤ちゃんは，泣きさけぶことが，どのくらいありましたか。
　　　　非常に　　かなり　　ふつう　　ほんの少し　　ない
あなたの赤ちゃんは，食事で，どのくらいむずかしい問題がありましたか。
　　　　非常に　　かなり　　ふつう　　ほんの少し　　ない
あなたの赤ちゃんは，よだれや吐くことが，どのくらいありましたか。
　　　　非常に　　かなり　　ふつう　　ほんの少し　　ない
あなたの赤ちゃんは，睡眠で，どのくらいむずかしい問題がありましたか。
　　　　非常に　　かなり　　ふつう　　ほんの少し　　ない
あなたの赤ちゃんは，排泄で，どのくらいむずかしい問題がありましたか。
　　　　非常に　　かなり　　ふつう　　ほんの少し　　ない
あなたの赤ちゃんは，食事や睡眠の予告の型ができるのに，どのくらいむずかしい問題がありましたか。
　　　　非常に　　かなり　　ふつう　　ほんの少し　　ない

新生児認知検査実施上の教示

新生児認知検査は母親に語ることによって，容易に，手早く実施される。

「われわれは，出産後はじめの数週間のお母さんと赤ちゃんの経験に関して，もっと多くのことを学ぶことに関心をもっております。われわれが，お母さんと赤ちゃんについて多く学ぶほど，赤ちゃんをもつ他のお母さん達をいっそう援助することができるでしょう。あなたが二，三の質問に答えて下さることによって，他のお母さん達に役立つようわれわれに援助して下さるならば，われわれは深く感謝いたします。」

「新生児認知検査Ⅰ」（出生後第1日か第2日）と，「新生児認知検査Ⅱ」（1カ月）の「平均の赤ちゃん」の問題を実施する手続きは全く同じである。母親は「平均の赤ちゃん」の問題が手渡され，個々の検査を実施するが，検査者は次のように言う。

「今度はじめての赤ちゃんをおもちですが，あなたは多分，大多数の赤ちゃんはどんな様子であるかについて考えておられることがあるでしょう。平均の赤ちゃんの様子をもっともよく表わしていると思われる箇所に，チェックして下さい。」

検査者は，「平均の赤ちゃん」の問題を母親が完成するまで待ち，それを母親から回収してから，「あなたの赤ちゃん」の問題を母親に手渡す。*

新生児認知検査「あなたの赤ちゃん」の問題を実施する手続きは，TimeⅠとTimeⅡでは同じである。しかし母親に与えられる教示は，時間の要因を考え少し変る。TimeⅠでは検査者は次のように母親に言う。

「あなたの赤ちゃんがどんな様子であろうかを，はっきり知ることはできないでしょうが，あなたは多分，あなたの赤ちゃんがどんな様子であろうかについて考えておられることがあるでしょう。あなたの赤ちゃんの様子をもっともよく表わしていると思われる箇所に，チェックして下さい。」

TimeⅡでは次のように言う。

「あなたは今まで1カ月間，赤ちゃんと一緒に生活する機会をもちました。あなたの赤ちゃんの様子をもっともよく表わしていると思われる箇所に，チェックして下さ

---

* 検査者は，検査を実施している間，母親と一緒にいる。

い。」

得点化の方法

「認知検査：平均の赤ちゃん」は平均的赤ちゃんの行動に対する母親の考え方をひきだす。「認知検査：あなたの赤ちゃん」は自分の赤ちゃんに対する評価をひきだす。これらの検査はそれぞれ6項目同一の尺度から構成されている。1～5点が各検査の各項目の尺度に割り当てられる。

"ない"には1点を，"非常に"には5点を与える。この尺度で得点が低いほどより望ましい行動を意味する。

6項目の尺度は，得点に何のウェイトもおかないで各検査別に合計される。このようにして，合計の得点が「平均の赤ちゃん」と「あなたの赤ちゃん」について得られる。*

それから「認知検査：平均の赤ちゃん」の合計得点から，「認知検査：あなたの赤ちゃん」の合計得点をひく。この差が「新生児認知検査」の得点となる。**

本検査問題は，構成的妥当性および基準関連的妥当性を示した。

---

* 正常，熟産で出産した318人の初産婦達をもとに，合計得点は可能な6～30点から7～23点に分布した。両検査の得点の差は＋9～－9に分布した。

** 例「平均の赤ちゃん」の合計17点と「あなたの赤ちゃん」の合計19点が与えられるとすると，「新生児認知検査」の得点は－2となる。

　母親によって平均よりよいとみなされた1カ月の子ども達は（＋点となる）「危険性が低い」と考えられた。平均よりよいとはみなされなかった子ども達は（－点か，0点となる）後の情緒的問題にとって「危険性が高い」と考えられた。

付　録 II

No._____

悩 み 度 検 査

　下の表は，赤ちゃんを育てる上で，他のお母さん達を時おり悩ましたことがらです。われわれは，あなたがこれらのうちどれに悩まされたかを知りたいのです。あなたが赤ちゃんの行動にどのくらい悩まされたかを，もっともよく表わしている箇所にチェックして下さい。

泣きさけぶこと	非常に	いくらか	ほんの少し	ない
よだれや吐くこと	非常に	いくらか	ほんの少し	ない
睡　　眠	非常に	いくらか	ほんの少し	ない
食　　事	非常に	いくらか	ほんの少し	ない
排　　泄	非常に	いくらか	ほんの少し	ない
予告能力	非常に	いくらか	ほんの少し	ない
その他（明細に）	非常に	いくらか	ほんの少し	ない
------------------	非常に	いくらか	ほんの少し	ない
------------------	非常に	いくらか	ほんの少し	ない
------------------	非常に	いくらか	ほんの少し	ない
------------------	非常に	いくらか	ほんの少し	ない

　幼児の行動上の問題を知るための「悩み度検査」は，生後1カ月のときに実施された。合計得点は，検査の6項目のそれぞれに1〜4点をわりあてることによって計算される。各項目とも得点には何のウェイトもおかないで合計される。この検査の得点の分布は，6〜24点の可能な分布から6〜23点にわたった。「悩み度検査」は高い表面的妥当性を示した。

文　献

1. ESCALONA, SYBILLE, K. The psychological situation of mother and child upon return from the hospital. In *Problems of Infancy and Childhood; Transactions of the Third Conference of the Joshua Macy Jr. Foundation.* March 7-8, 1949, pp. 30-51, New York, 1950.
2. SONTAG, L. W. The significance of fetal environmental differences, *Am. J. Obst. and Gyn.,* 42:996-1003, 1941.
3. JOSSELYN, IRENE M. *Psychosocial Development of Children.* New York; Family Service Assn. of America, 1948.
4. GREENBERG, NAHMAN H. Studies in psychosomatic differentiation during infancy. *Arch. Gen. Psych.,* 7:389-406, 1962.
5. WINNICOTT, D. W. The theory of the parent-infant relationship. *Int. J. of Psycho-Analysis,* XLI:585-595, 1960.
6. BRODY, SYLVIA. *Patterns of Mothering,* International University Press, Inc., New York, New York, 1966.
7. COLEMAN, KRIS & PROVENCE. The study of variations of early parental attitudes. *The Psychoanalytic Study of the Child,* VIII:20-47, 1953.
8. SCHAEFER, EARL & MANHEIMER, HELEN. Dimensions of perinatal adjustment. Unpublished paper (mimeographed) presented at the Eastern Psychological Assn. Meeting, New York, April 16, 1960.
9. BROUSSARD, E. R. Unpublished Doctoral Thesis: A study to determine the effectiveness of television as a medium for counseling groups of primiparous women during the immediate postpartum period. University of Pittsburgh, Library of the Graduate School of Public Health, Pittsburgh, Pennsylvania.
10. ―――. Evaluation of anticipatory counseling to primiparae using the medium of television. Mimeographed paper presented at the American Public Health Association meeting, San Francisco, California, 1966. Abstracted in *Public Health Reports,* Vol. 82, No. 3, March 1967, p. 225.
11. ―――, & HARTNER, M. S. Maternal perception of the neonate as related to development. Accepted for publication in *Child Psychiatry and Human Development,* 1970, Vol. 1, No. 1 (in press).
12. WINNICOTT, D. W. Primary maternal preoccupation. *Collected Papers: Through Paediatrics to Psycho-Analysis,* No. 20, Vol. IX, 1958.

19

施設養育児の発達に及ぼす環境要因

　施設に収容されている遅滞児の能力を評価するにあたっては，遅滞のもとになっている要因と施設環境との双方を考慮しなくてはならない。こうした評価を，今，乳児期から一州立精神遅滞児施設で特別な指導を受けてきたダウン氏症候群児10名の8年間にわたる生活を通して行なうことができる (Dameron 1963)。Stedman と Eichorn (1964) はまずこの問題を，上述の幼児と比較対照群としての家庭養育ダウン氏症候群児10名との，いずれもほぼ2歳時の，知能，運動能，社会成熟度を比較することによって迫ろうとした。Stedman と Eichorn がその研究の結果明らかにしたことは，施設養育幼児の施設環境が幾分か豊かにされていた（職員数がよその施設に比較して多い）にもかかわらず，家庭養育児の環境ほど十分なものではないということであった。家庭養育群は知能検査とヴァインランド社会成熟度検査の双方において優位を示していた。施設養育群が最も遅れているのは，細かい物を扱う技能と言葉との2側面であることを，Stedman と Eichorn は指摘した。この面の遅れは，基本ともいうべき潜在能力の不足によるよりも，むしろこうした行動をいつも行なう機会が子どもに不足していることに起因するものと彼らは結論づけている (Stedman と Eichorn p.396)。

　Stedman と Eichorn の研究の数年後，家庭養育児群に諸検査を再び行なうことができることとなった。再検査が行なわれたのは，ほぼ5歳時とさらにその1年後とであった。引き続き，8歳時に行なう4回目の比較検査も含めて，検査予定表は個々人の生活年齢を基にするよう改めた。

　この施設養育群は少数ながらいくつかの点でユニークなものといえるであろう。彼らの環境は一定の基準に照して保持され，綿密に記録され，彼らの発達

は，生後ほぼ3カ月から現在の8歳ないし9歳半までにわたって，何回かの検査を通して見極められてきた。

両群とも就園しているが，施設養育群は一定期間，集中的な言語訓練を受けてきた。したがって，施設環境の及ぼす効果を，環境に一定の変化が導入される前と後との双方について，対照群としての家庭養育群との一連の比較を通して吟味することができる。

被 験 児

施 設 養 育 児

生後1カ月から4カ月半で，Sonoma 州立病院の特別研究部門に入院したダウン氏症候群児10名（AAMD, Class Ⅵ）。本研究の趣旨から，被験児（1959年2月から1960年6月の間に出生したもの）は，当方の依頼に基づき郡および町村事務所から健康なダウン氏症候群児として照会されたものの中から選ばれた。本病院は，通常，6歳未満のダウン氏症候群児の入院を認めてはいない。被験児の選択にあたっては，診断を確認し，他の重い病気がないことを前提とした（Stedman と Eichorn p.393）。これまでの発表（Dameron 1963, Stedman と Eichorn 1964）の中でも言及されているように，本研究の当初の目的は施設収容を研究することではなく，ダウン氏症候群幼児の知能，運動能，体格の発育ぶりを探査することであった。被験児の知能と運動能の発達は評価され，体格は種々の研究に活用するための発達上の照合点を明らかにする意味で，予め設定した何回かの間隔で測定した。施設養育児の1969年の物的環境は，Stedman と Eichorn（1964年）による報告書の中に記述されているものとほとんど異なってはいない。住居の構成は，共同寝室2，食堂1，広い遊戯室1となっている。おとなと子どもとの実質比は1対5のままである。この子どもたちは，幼児期から心身の発達研究の被験者となり，何回かの発達検査を受けてきているため，通常の施設生活以上の刺激を受けてきているかもしれない。こうした経験を別とすれば，この環境は能率的に運営されている施設に特有なものである。

家庭養育児

比較対照群としての，自宅に住むダウン氏症候群児10名の選択は，1961年，同一地区（過半は San Francisco 湾地区）から，同様の町村事務所を通して，実験群ないし施設養育児群と同じ診断基準に基づいて行なわれた。施設養育児の年齢に16カ月の幅があったので，家庭養育被験児は，ひとりひとり施設養育児の年齢に合わせて選ばれた。また，大部分は性別も対応させることができた。年齢によって2人1組にしたことは，施設あるいは家庭での経験の長さというような観点から比較することの可能性を大きくしたし，それはまた種々の年齢で実施された検査の出来ばえについて，2人の間の差異を直接的に分析することをも可能にした。4回目の比較では，全被験児について8歳時に検査を実施した。

5歳時に行なった2回目の比較までには，家庭養育群中3名（男2名，女1名）は，本研究の趣旨に合致しなくなり，代りを立てなくてはならなくなった。その補充にあたっては，当初からのグループと同じ手続きで選択した。

両群とも，家庭の社会経済的地位はホリングスヘッド社会的地位指標（Hollingshead Index of Social Position）によれば3級（中流）である。施設養育群の施設入所が全般的に適当であることは，初回の知能指数に反映されている。初回検査（Bayley Scale。生後2カ月から6カ月の間に実施。改訂標準*により換算）の平均知能指数は67で，その範囲は60から72であった。

方　　法

従前の研究と比較するために，一連の検査にあたっては，同じ検査器具，同

---

* ここで使った標準は，改訂ベイレイ幼児発達尺度（1969）のそれである。本尺度は信頼度が高く（Werner と Bayley 1966），サンプル・バイアスが全くないことが明らかにされている。本尺度は IQ を使わず，素点平均からの標準偏差に基づく指標（知能発達指標及び運動神経発達指標）を使っている。ところで，この指標は50以上となっているため，遅滞の著しい子どもには使えない。本研究では，年齢の異なる子どもの得点を比較する必要がある場合には，IQ$(\frac{MA}{CA})$を使っている。個人別得点増加は知能年齢（MA）と運動能年齢（motor age）として示されている。

じ手続きと分析を適度に含めることとした。

施設養育群に対しては，生後21カ月以後，1カ月の間隔から3カ月の間隔にスケジュールを変更して検査を実施した。家庭養育群に対しては，5歳時と6歳時の比較検査を3カ月周期で（施設養育群の検査時年齢にそれぞれ対応させて）実施し，Stedman と Eichorn の手続きを再行した。2回目の比較のために行なった検査時の平均年齢は，施設養育群については61カ月18.6日，家庭養育群については61カ月21.2日であった。年齢範囲は54カ月から71カ月であり，検査時のペア間年齢差平均は6.6日（範囲は0から40日）であった。3回目の比較時については，平均年齢は74カ月6日（施設）と74カ月4.3日（家庭）であり，その範囲は66カ月から81カ月であった。ペア間年齢差平均は2.1日であった。4回目の比較のために，両群とも8歳時（96カ月）に検査を実施した。施設養育群は男7名，女3名であり，家庭養育群は男女半々であった。

2回目以後の検査にあたっては，家庭養育児を California の Berkeley にある Harold E. Jones 児童研究所にこさせた。28カ月時に実施した初回の比較検査は，各幼児の家庭で行なった。施設養育群の検査は，いつものように，当施設の検査室で実施した。

全検査にあたって使用した尺度は，ベイレイ改訂幼児発達尺度——知能と運動能 (Bayley 1965, 1969, Werner と Bayley 1966) およびヴァインランド社会成熟尺度 (Doll 1957) である。スタンフォード・ビネー知能検査 (Form L-M) は，5歳時検査（2回目の比較）では適当なものについてだけ実施し，7歳時および8歳時検査（3回目および4回目の比較）では20名全員に対して実施した。5歳時以後の検査期間中，ベイレイ幼児行動記録*という未公刊の調査形式 (Bayley 1969, Honzik, Hutchings および Burnip 1965, Freedman と Keller 1963) を各児童に対して実施し，検査期間終了後に完成した。このプロフィールは，33項目について評価することになっているが，その大部分は9点尺度によっている。施設の保母と母親は，ヴァインランド尺度の報知者を勤めた。この尺度の多くの項目については，検査時あるいは施設内での観察から直接，採

---

* ベイレイ幼児発達尺度の第3部は，ベイレイ幼児行動記録として，1969年に公刊された。

点したり，少なくとも確かめることはできた。

　5歳時に行なった施設養育群と家庭養育群との2回目の比較から，知能発達面で両群間の差が大きくなっていることと，この差を生み出している要因は，家庭養育群にくらべて施設養育群が相対的に言語面で劣っていることにあることが再度わかった。そこで，施設養育群に対して，言語刺激を多くする計画を導入した。この計画は，1965年7月に開始され，1969年現在も実施中であるが，広い基盤の上に，基本的用具ともいうべき言語を施設の生活場面に備え，有意義な相互関係を浸透させ，子どもの生活の全面にしっくり合わせることを特徴としている。この計画は，こうした目的を実現するために開発されている専門的技法や教具の活用だけにとどまらず，幼稚園と施設との双方の職員がこの実践計画に参加することをも含んでいる。*

結　　果

比　較　研　究

　2歳時および5歳時に行なった家庭養育児間の初めの2回の比較は，実験群に対する継続的施設収容の効果を示している。6歳時および8歳時に行なった3回目および4回目の比較（図1, 2, 3）は，言語豊化計画の緩和作用を示している。表Ⅰは，4回の比較について，平均値，範囲，t率，確率を示したものである（Stedman と Eichorn とのデータは，これを ベイレイ 幼児発達尺度の1969年規準に基づいて，算定し直してある）。本表は10組全体の資料である（施設養育群は全検査を通じて同じであるが，家庭養育群には2歳時比較のあと若干名入れかわっている）。全4回の検査をもれなく受けてきた7組についてのデータは，この表では区別していないが，分析の結果，家庭養育群中，途中で入れかわった3名も他の7名とほぼ類似の得点であることがわかった。

　表Ⅱは，5歳時の比較検査について知能，運動能，社会成熟尺度および幼児行動記録（Infant Behavior Record）の各項目分析の結果を示したものである。

---

　* Rhodes ら（1969）の論文は，この言語豊化計画，評価技術，検査者確認研究の結果およびこの計画の結果について詳述している。

表IIIは，同じく6歳時の比較検査の結果を示している。表IVは，8歳時の比較検査について同じような分析結果を示したものである。表Vは，知能，運動能，社会成熟度の結果について，両群間の相関関係を示したものである。

知 能 尺 度

ベイレイ知能尺度 (Bayley Mental Scale) について，Stedman と Eichorn が報告した初回の比較検査の場合と同じように，5歳時に行なった比較検査の両群間の差は有意で，知能指数の平均値はそれぞれ29.2と40.3であった。t

表I　全4回の比較研究についてみた平均値，範囲，t率，確率

	施　　　設		家　　　庭			
知　　　能	平均IQ*	範　囲	平均IQ	範　囲	t	P(2tailed)
Test 1	35.4	24-56	50.3	39-61	4.036	<0.005
Test 2	29.2	13-36	40.3	34-55	4.570	<0.005
Test 3	39.2	16-51	45.3	32-61	1.391	<0.20
Test 3 (N=9) (Stanford Binet)	40.1	31-48	44.9	36-58	1.409	<0.20
Test 4	39.5	14-56	41.1	31-51	0.392	>0.50
Test 4 (N=9) (Stanford Binet)	42.3	34-56	41.1	31-51	0.393	>0.50
運　動　能	平均MQ	範　囲	平均MQ	範　囲	t	P
Test 1	42.6	30-55	49.5	34-57	2.213	<0.10
Test 2	34.5	23-45	41.6	32-54	2.242	<0.10
Test 3	40.9	23-53	43.5	33-57	0.672	>0.50
Test 4	40.0	18-55	42.4	34-57	0.580	>0.50
社会成熟度	平均SQ	範　囲	平均SQ	範　囲	t	P
Test 1	61.8	45-83	75.0	62-90	3.127	<0.025
Test 2	38.1	20-47	57.4	45-78	4.038	<0.005
Test 3	43.7	24-53	59.0	44-75	2.997	<0.025
Test 4	44.4	18-54	59.8	46-80	3.241	<0.005

* 本稿では，標準検査で使用されている偏差指数（MDIおよびPDI）の代りに，$\dfrac{知能年齢(MA)}{生活年齢(CA)}$ および $\dfrac{運動能年齢(MA)}{生活年齢(CA)}$ を使う。偏差指数は，指数50未満の児童に適用しても意味がないからである。

率は大きくなっていた。

　2回目の比較では，初回の場合と同じように，両群の差異を調べる知能尺度は15項目であった。この項目は，前回同様，主に言語の使用と理解に関する項目であった。

　6歳時の検査（6カ月間の訓練計画が実施された後の検査）では，ベイレイ知能尺度およびスタンフォード・ビネー L-M の双方についての平均 IQ は，両群に有意差はなかった。

　この一連の検査で，ベイレイ尺度とスタンフォード・ビネーの双方を実施したので，全児童に初めての尺度（ビネー）で両群を比較することができた（ベイレイ尺度は，2歳時の比較では家庭養育群には初めてのものであった）。施設養育群は乳幼児期以来，何回もの間隔でベイレイ検査を経験してきているが，スタンフォード・ビネーは（2ないし3項目を除いては）初めての経験であった。ベイレイ尺度に慣れていることと特に関連して，何らかの練習効果があったとすれば，実験群はビネー・テストに比較してベイレイ尺度に高い得点を示したはずである。

　この確率 (Probability) を検討するため，両群のスタンフォード・ビネー得点を，合格項目数，知能年齢，IQ について比較した（知能偏差値表はこのレベルの知的機能には適合しない）。2歳レベルの6項目全部に合格することによってビネー基礎年齢に達しないならば，各合格項目に対して18カ月を加算することによって (Sternlicht 1965)，18カ月の基礎年齢（施設養育群中の1名を除く全員が少なくともベイレイ尺度レベルに到達していた）から知能年齢を算出した。この2種の尺度から項目を組み合せることの正当性については，California 州の正常児 120 名に対して両検査を実施したデータ (Bayley 1969) によって支持されている。24, 27, 30 カ月の年齢群に対して実施した結果，ビネー検査が高目の得点を示しているが，知能年齢の差異平均は 1.1 カ月であった。

　施設養育群は，ビネー検査の項目中，平均11.6項目に合格しているのに対して，家庭養育群のそれは15.2項目であった。その結果，ビネー検査の平均 IQ は，施設養育群40.1，家庭養育群44.9であった。9組についてみたビネー検査の IQ 差4.8は，10組についてみたベイレイ尺度の6.1点差と類似している

表Ⅱ 家庭養育群が優っている項目―知能，運動能，社会成熟尺度，幼児行動プロフィール
2回目の比較研究（5歳時）

知能尺度

項　目	P (one-tail)
2語を結び合せる	<0.005
2物の名をいう	<0.005
3枚の絵の名をいう	<0.005
3物の名をいう	<0.005
5枚の絵の名をいう	<0.005
垂直，水平一画をまねる	<0.005
ほしい物を知らせるため言葉を使う	<0.01
こわれた玩具をどうにかなおす	<0.01
5枚の絵を指す	<0.01
ピンク型盤（裏返し）	<0.01
靴あるいは衣類または自分の玩具をみせる	<0.025
3個の立方体を積む	<0.05
1枚の絵の名をいう	<0.05
3枚の絵を指す	<0.05
7枚の絵を指す	<0.05

運動能尺度

項目	P (one-tail)
歩行盤の上に立つ	<0.025
左片足で立つ	<0.025
つま先で数歩あるく	<0.025

社会成熟尺度

項目	P (one-tail)
短文で話す	<0.005
トイレに行くことを求める	<0.005
家事を手伝う	<0.005
包んであるキャンデーをあける	<0.01
フォークを使ってたべる	<0.05
はさみを使って切る	<0.05
トイレで自分でやる	<0.05
ひとりで顔を洗う	<0.05
パンにナイフでバターをぬる	<0.05

幼児行動プロフィール

項目	U	P (two-tailed)
どんと強く音をたてる*	14.5	<0.02
目標にしたがって行動する	21.5	<0.05
集中時間	21.5	<0.05

* 施設養育群は家庭養育群にくらべて強く音を立てる。

表Ⅲ 家庭養育群が優っている項目—知能，運動能，社会成熟尺度，幼児行動記録
3回目の比較研究（6歳時）

項　目	P (one-tail)
ベイレイ知能尺度	
2物を識別する（カップ，皿，箱）	<0.01
こわれた玩具を正確になおす	<0.05
3物を識別する（カップ，皿，箱）	<0.05
スタンフォード・ビネーL-M	
絵単語8+	<0.01
物の名をいう	<0.05
絵単語3+	<0.05
運動能尺度	
両腕でボールを受ける	<0.025
社会成熟尺度	
パンにナイフでバターをぬる	<0.025
手伝ってもらい身体を洗う	<0.025
経験を話す	<0.05
スケートや小型そりを使う	<0.05

幼児行動記録	U	P (two-tailed)
恐怖心*	19.0	<0.02
玩具をたたいて音を出す**	19.5	<0.05

* 施設養育群は恐れが少なく，この項目は高い。
** 施設養育群は，盛んに強い音をたてた。

($P=<0.10$)。したがって，施設養育群の得点には練習効果はみられないし，また家庭養育群がこの点で不利になっているとはいえない。

当初にあったギャップがどの程度うまったかについては，有意差のある項目

表Ⅳ 家庭養育群が優っている項目―知能，運動能，社会成熟尺度，幼児行動記録
4回目の比較研究（8歳時）

	スタンフォード・ビネー L-M
単一項目なし	

運動能尺度	P (one-tail)
片足飛び（6.5フィート以下）	<0.05

社会成熟尺度	
経験を話す	<0.01
運動競技をする	<0.05
スケートやそりを使う	<0.01
簡単な語を活字体で書く	<0.05
簡単な卓上ゲームをする	<0.025
付添なしで幼稚園に行く	<0.025
パンにナイフでバターをぬる	<0.01
手伝ってもらい身体を洗う	<0.01

幼児行動記録	U	P (two-tail)
恐怖心*	15	<0.01
初期反応**	25	<0.05

* この項目は施設養育群が優っている。施設養育群は比較的恐れが少ない。
** この項目は施設養育群が優っている。施設養育群は，検査場面に対する初期反応ではにかむことが比較的少ない。

数が減少していることからも明らかである。6歳時に行なったベイレイ知能尺度とスタンフォード・ビネー検査では，有意差のある項目はわずか3項目になっている（それ以前のいずれの比較検査においてもベイレイ知能尺度だけについてみれば15項目であったのにくらべて対照的である）。

8歳時に実施した知能尺度の両群の得点はほとんど同じであった。家庭養育群はいずれもビネー検査の基準点に達している。その平均 IQ は41.1で，範囲は31から51であった。施設養育群中9名の平均 IQ は42.3で，その範囲は34から56であり，ビネー検査の有効 IQ に達している。残りの1名は，ベイレイ知能尺度では IQ14 であり，これを含めた施設養育群の平均（スタンフォード・ビネー L-M の IQ 9名分とベイレイ IQ 1名分との平均）は39.5であった。

環境豊化計画は言語を中心とした計画であるため，6歳時および8歳時の比較検査のうち，ビネー検査については，施設養育群が非言語項目にくらべて言語項目に高い得点をあげているかどうかを判定するための分析を行なった。実情は必ずしも言語項目の成績がいいとはいえない。6歳時の比較についてみれば，施設養育群が言語項目の34％，非言語項目の60％に合格しているのに対して，家庭養育群は言語項目の55％，非言語項目の75％に合格している。8歳時の比較によれば，施設養育群は言語項目の41％，非言語項目の62％に合格し，家庭養育群は言語項目の43％，非言語項目の68％に合格している。

以上4回の知能検査をまとめてみれば，両群の差は6歳時の比較で著しく減少し，8歳時の比較ではごくわずか減少している。こうした概括は総点（IQ または MA）についてもまた有意差のある項目数についてもあてはまる。8歳時のいわば最後の検査時には，両群とも特別幼稚園に通っており，在園期間は家庭養育群については18〜36カ月にまたがっている。実験（施設）群が経験した最初の変化は集中的な言語訓練計画であった。この訓練は6歳時検査前の3カ月であった。

運動能尺度

どの時点についても，運動能尺度総点は両群の機能水準間に有意差のあることを表わしてはいない。しかし，5歳時については，家庭養育群が有意に高い得点を示した3項目があった（表II参照のこと）。歩行盤の上に立つ，左片足で立つ，つま先で数歩あるくの3項目である。家庭養育群に有利な有意差は，以後の検査のいずれにおいても，わずか1項目にしかみられなかった。両腕でボールを受けること（6歳時検査）と片足で飛ぶ距離のいずれかである。

同一群の運動能指数平均を比較してみると，2歳時と5歳時の検査の間では，施設養育群は平均MQ 8.1減少し（P=＜0.01），家庭養育群は7.9減少している（P=＜0.02）。5歳時と6歳時との間では，施設養育群は平均6.4増加し（P=＜0.001），家庭養育群は1.9ふえている（P=＜0.05）。6歳時と8歳時との間では，施設養育群は0.9減少し（P=N/S），家庭養育群は平均MQ 1.1減少している（P=N/S）。

社会成熟尺度

社会成熟尺度による両群間の差は4回の比較とも有意の差であった（表I参照のこと）。両群の間で有意差のあった社会成熟尺度の項目数は，2歳時の2項目から5歳時の9項目にふえている（表II参照のこと）。6歳時では，施設養育群は平均SQ 43.7で，家庭養育群の平均SQ 59.0にくらべて劣位にあった（P=＜0.025）。項目分析の結果，有意差のあるのは4項目であった。8歳時検査では，平均SQはほぼ同じであった（それぞれ44.4と59.8）が，有意差のある項目数は8項目にふえている（表IV参照のこと）。

同一群間の差についてみれば，施設養育群は2歳時の初回検査と5歳時の検査との間で平均して23.7のSQが減少し（P=＜0.001）ているが，2回目（5歳時）と3回目（6歳時）との間では平均5.6の増加をみている（P=＜0.001）。3回目と4回目の検査との間では，有意ではないにしてもわずかながら増加している（SQ 0.7）。家庭養育群は，初回と2回目（2歳時と5歳時）との間では，平均して17.6のSQが減少し（P=＜0.01），2回目と3回目（5歳時と6歳時）の間で，平均1.6増加している（P=N/S）。6歳時と8歳時に行なった3回目と4回目の検査との間では，家庭養育群の平均SQは有意ではないにしてもわずかに増加している（SQ 0.8）。平均値のあらゆる組み合せの間の差は，6歳時と8歳時検査との組み合せを除けば，施設養育群については有意である。家庭養育群については，初回と2回目（2歳時と5歳時），初回と3回目（2歳時と6歳時），初回と4回目（2歳時と8歳時）の検査の平均値だけに有意な差がみとめられる。

同一群間相関

同一群間相関を知能，運動能，社会成熟度のそれぞれの検査結果について算定すれば，施設養育群について可能な22の相関関係のうち18は有意である（表Ⅴ参照のこと）。家庭養育群については，22のうち10だけが有意である。この10の相関は（1を除いて），2歳時と6歳時および6歳時と8歳時の知能，運動能，社会成熟度検査の間の相関であった。両群とも rs の大きさは，一般に年齢の高い段階での間隔の短いところで安定性が高いことを示している。施設養育群に高い安定性がみられることは，その物的環境が相対的に一定不変であることの反映とも考えられるが，一部には，きわだって低い得点に終始した1名にその原因を帰することができる。

幼児行動記録 (Infant Behavior Record)

幼児行動記録は2歳時比較では使われなかった。5歳時比較で両群に差のあった本記録の3項目は表Ⅱに記載されている。有意差に近い（$P=<0.10$）もう1つの項目は（施設養育群の）親指しゃぶりであった。

6歳時では，両群に差のみとめられる項目はわずか2項目であった（表Ⅲ参照のこと）。あと2つ有意差に近い（$P=<0.10$）項目をあげるとすれば，集中時間と見知らぬ人に対する初期反応であり，家庭養育群は施設養育群に比較して集中時間が長く，見知らぬ人に対してはにかむ傾向がある。5歳時および6歳時の双方において両群に差のある尺度項目は，施設養育群の強い音をたてる行動であった。恐怖心（家庭養育群は新しいものや慣れないものに対して比較的恐れの反応を示した）は，8歳時検査で有意差のあった唯一の項目である（表Ⅳ参照のこと）。もう1つの項目，すなわち検査場面に対する初期反応（はにかむかはにかまないか）は有意差に近い（$P=<0.10$）。家庭養育群には比較的はにかみの傾向がみられた。しかし，対人反応尺度（積極的か消極的か）と対玩具反応尺度については，両群に差はなかった。どの時点についても両群の間に差のないその他の項目としては，協同，活発，反発，緊張，主情的口調，持久力などであるのも興味深い。

表V 検査間相関

（施設養育群は右上，家庭養育群はイタリック体で，左下）

A 知能指数

	ベイレイ1	ベイレイ2	ベイレイ3	ビネー3	ビネー4
		施設養育群			
ベイレイ1 （2.5歳時）		0.526	0.645*	0.790*+	0.896+
ベイレイ2 （5 歳時）	*0.441+*		0.797*	0.490+	0.607+
ベイレイ3 （6 歳時）	*0.522+*	*0.578*		0.839**+	0.555+
ビネー3 （6 歳時）	*0.648+*	*0.833***	*0.651**		0.764*+
ビネー4 （8 歳時）	*0.760*+*	*0.665**	*0.590*	*0.842***	
		家庭養育群			

B 運動能指数

	1	2	3	4
1 （2.5歳時）		0.702*	0.885**	0.802**
2 （5 歳時）	*0.397+*		0.827**	0.823**
3 （6 歳時）	*0.277+*	*0.949***		0.936**
4 （8 歳時）	*0.607+*	*0.831***	*0.734**	

C 社会成熟指数

	1	2	3	4
1 （2.5歳時）		0.832**	0.763*	0.759*
2 （5 歳時）	*0.339+*		0.950**	0.962**
3 （6 歳時）	*0.193+*	*0.804***		0.979**
4 （8 歳時）	*0.180+*	*0.609*	*0.859***	

+ 施設養育群10名中，1名はビネー検査で有効点に達していないため，ビネー検査との相関は9名について算定されている。
* P=<0.05
** P=<0.01

個々の発達パタン

両群に対して再検査を実施したので，同一群内の変化の重要性が明らかとなった。両群のIQを額面どおりに受けとるならば，施設養育群については，2歳時と5歳時の検査の間では平均IQ6.2の低下があり，家庭養育群について

は平均10.0の低下がみられる。この減少は，全4回の検査に含まれている7組についても，0.05と0.025水準で有意である。

　被験児の生活年齢に16カ月の幅があるため，両群についての伸長率の比較は，知能年齢と運動能年齢の伸長曲線の形で示すならば最も明白となるであろう。個人別の知能年齢曲線は図1のとおりである。施設養育児の曲線は，知能年齢およそ36カ月まではベイレイ知能尺度の知能年齢（ベイレイ幼児発達尺度基準上の同等年齢〔Bayley 1969〕）を示し，点線部分はスタンフォード・ビネー検査による知能年齢を示している。施設養育児ひとりひとりについて，家庭養育群中の同年齢児との比較が示されている。

　これらの曲線には，何回も検査を受けた施設養育群に伸長の速い時期と遅い時期があることと，家庭養育群と対照的に変り目があることがわかる。きわめ

図1　個人別知能年齢曲線

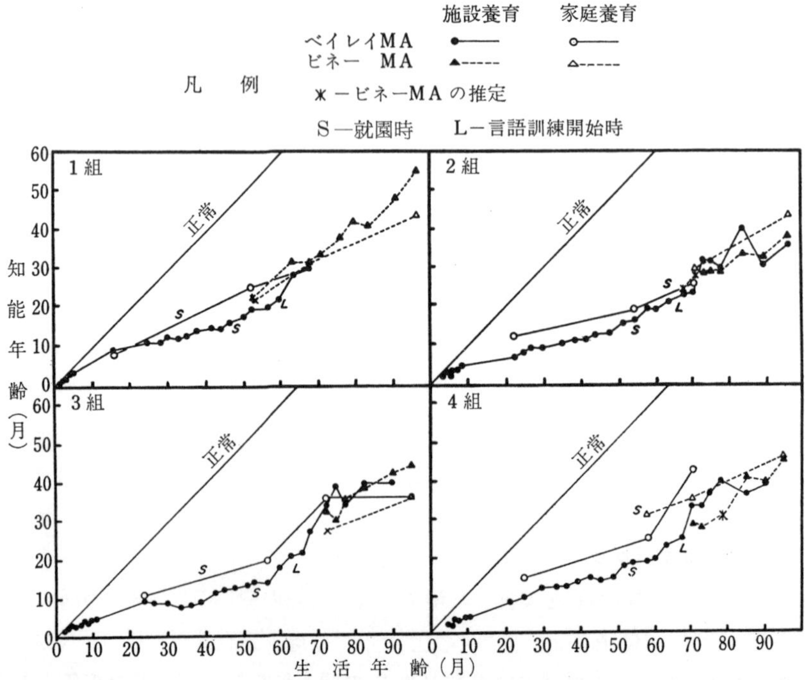

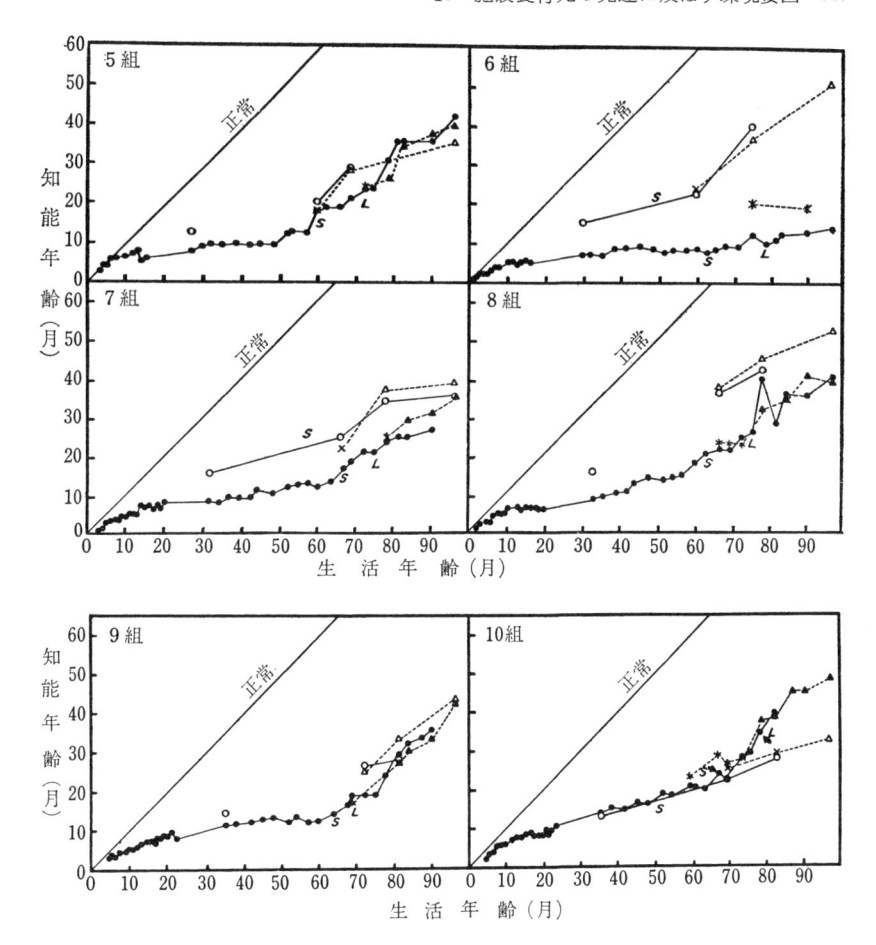

19 施設養育児の発達に及ぼす環境要因　527

て遅い1名を除けば，施設養育群の個人別曲線は，伸長率が4歳頃から5歳にかけて，知能年齢でいえば12ヵ月から14ヵ月の時点で徐々に加速しはじめていることを示している。このわずかながらの加速現象は，言葉をほとんどあるいは全く発しない時期におこっている。本児たちはその時すでに長期間にわたって協力することができたという事実によって部分的に説明できそうである。本児たちが幼稚園に入った後，知能の伸長率は多くの場合，少々増加しているようである。しかし知能年齢の急増がおこるのは，言語訓練の開始後である。緩

慢な出足の後，能力の加速的伸長が，正常児ならば言葉を使い始める成熟段階（つまり知能年齢12ヵ月頃から14ヵ月）にあることも示している。

この個人別知能年齢曲線においても，表ⅠのIQ比較の場合と同様，家庭養育児は2歳前後では施設養育児にくらべてはっきり優位にあることがわかる。この相対的優位は，この曲線中，5歳時の比較検査で一層顕著である。6歳時あるいは3回目の比較時までには，比較得点がベイレイ知能年齢であれスタンフォード知能年齢であれ，差は大幅に減少している。8歳時検査の時点では，施設養育群は高い知能伸長率を維持しているのに対して，家庭養育群は緩慢な傾向にあり，結果として両群のIQは等しくなる方向にある。

知能の伸びと運動能の伸びとの比較

施設養育群の知能の伸長と運動能の伸長の割合は，図2に示すように，運動能年齢と知能年齢の平均値についての年齢曲線を比較するとき，最も明確にみうるであろう。両尺度に基づく伸長率は，21ヵ月すぎまで近似している。この後，知能の伸長は遅れぎみとなり，6歳すぎに追いついている。最も差の大きいのは4歳頃であり，これは本児たちの環境が幼稚園入園と言語訓練とによって豊かにされる以前のことである。注目すべきことは，6歳半までには知能年齢が運動能年齢を上まわるということである。知能の加速化が遅れて始まるということは，知能の伸長が当初著しく遅れていた事例6を15ヵ月以後の平均値から除外すれば，もっと鮮明になる。16ヵ月時の知能年齢が6.0から9.0にまたがる9名（平均値7.2）についてだけみれば，知能年齢の平均値は生活年齢69ヵ月まで運動能年齢の平均値にほぼ等しい。しかも8歳時のスタンフォード・ビネー検査による知能年齢の平均値は，同期の運動能年齢よりも2.2ヵ月進んでいる。家庭養育群についてのわれわれの記録は，完全な比較を試みるには不十分である。しかし，6歳時の知能および運動能年齢の平均値はそれぞれ33.4と32.2であり，8歳時のそれはそれぞれ42.4と40.9であった。

運動能の発達

運動能発達の個人別曲線は図3に示すとおりである。
運動能発達尺度を用いて測定した身体の制御力と協応動作の伸び率には，知

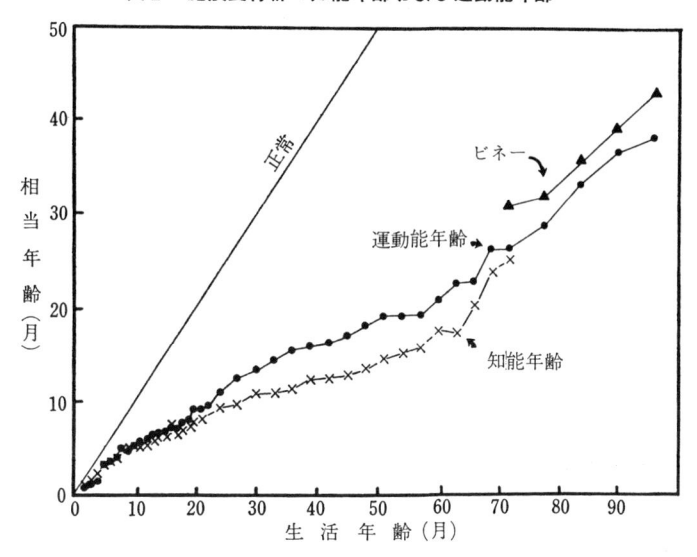

図2 施設養育群の知能年齢および運動能年齢

（注） 施設養育ダウン氏症候群児10名についてのベイレイ幼児発達知能および運動能尺度に基づく得点の平均相当年齢の生活年齢曲線。各年齢ごとに全員について検査したわけではない。10カ月と69カ月との間でもれた検査については，補間年齢相当数は，各年齢時の平均値の算出に使われた。スタンフォード・ビネーL-M型式による知能年齢の平均値曲線は，本検査の基礎知能年齢2歳に達していた9名についてのものであり，生活年齢6歳から8歳までの5回の検査についてのものである。

能の伸長にみられたほど極端な個人差はみられない。最も伸び率の緩慢な事例6は，知能の伸長についても極端に遅い子どもである。しかし，本児の運動能の遅滞は知能の遅滞と同じであるとは断言できない。8歳時の本児の知能年齢は13.0カ月であり，運動能年齢は17.3カ月であった。指示を理解して従う能力が本児には乏しいため，後者の得点は実際にある運動能よりも低くでていると思われる。施設養育群中，運動能得点の最も高いのは事例1である。本児の6歳時の運動能年齢は40カ月で，同期のスタンフォード・ビネー検査による知能年齢は39カ月であった。20カ月と66カ月の間で（本群の特徴），本児の知能得点は運動能得点を下まわっていた（おおむね5〜6カ月）。本児の8歳時の運動能年齢は52.4カ月，スタンフォード・ビネー検査による知能年齢は56カ月

図3　個人別運動能年齢曲線

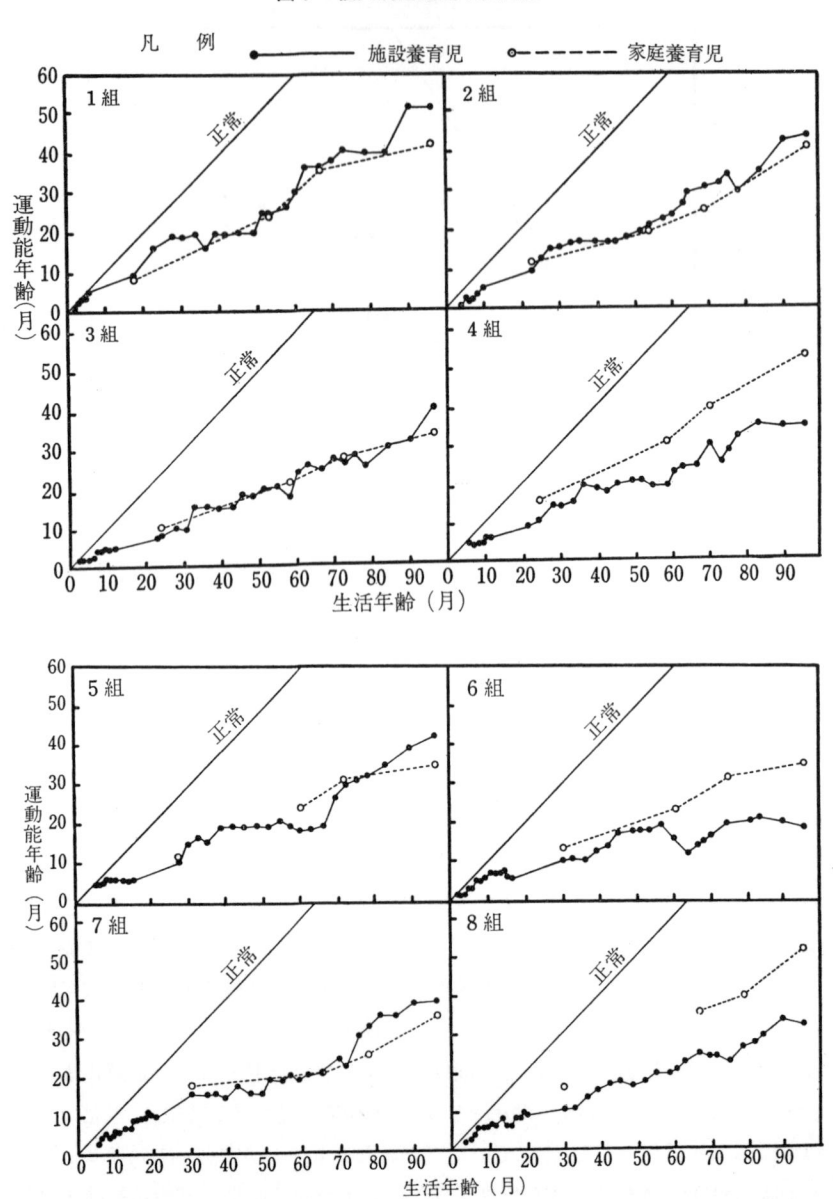

凡例　●———施設養育児　○------家庭養育児

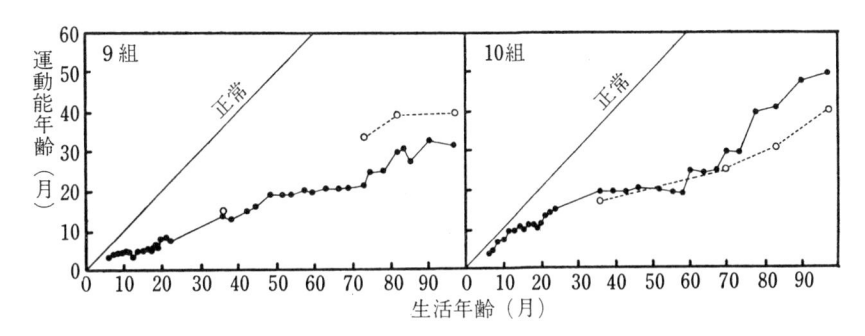

運動能年齢（月） 縦軸／**生活年齢（月）** 横軸

9組／10組 グラフ（正常線との比較）

であった。

考　察

　以上の結果を吟味する場合，施設養育群中1名（事例6）については，どの検査についても制限時間を超過して得た点数が他の9名の得点範囲からかなりずれており，この検査結果を考慮しないわけにはいかない。家庭養育群を編成するための子どもの選択にあたっては，施設養育群の場合と同様，ダウン氏症候群に直接関連しない欠陥（てんかんとか心臓疾患）をもつ子どもを選択しないように多大の努力を払った。比較対照群としての家庭養育群に含めるための検査を受けた幼児の中には，施設養育群の中の遅滞の著しい1名に相当するような潜在能力をもった者が数名いた。この数名のいずれをも家庭養育群に入れなかった理由は，ダウン氏症候群以外の複雑な要因があり，わずかではあるが若干，問題があったからである。その結果，施設養育群の中のこの1被験児と同じ程度に遅滞している子どもは比較対照群にいなくなった。研究結果がどちらか一方の群に有利にかたよらないようにするため，両群の選択の基準を同等に保持した（Stedman と Eichorn 1964）。残念ながら，乳幼児の場合，年長児ほど容易に込み入った欠陥を見つけ出すことはできず，「健康な」被験児だけを選択するという努力も，施設養育群については家庭養育群ほどには効を奏しなかった。

　本研究には，ダウン氏症候群児の幼少期の発達についての一般的過程と，そ

の発達に及ぼす施設生活の特異な効果とに関連すると思われる側面がいくつかある。

　まず，養育の場の異なる2群から同じ子どもをほぼ生後8年間にわたって何回となく検査してきているため，2種の環境の下での知能の伸長について趨勢を見ることができるということである。家庭養育群は，遅滞児のための特別幼稚園に通っていることをも含めて，並以上の環境で生育している。施設養育群は，施設という非人称的環境をある程度まで経験しているが，幼稚園にも通い，のちには言語発達を中心とした包括的計画の中で集中的な訓練を受けた。ダウン氏症候群児についてはそのIQが年齢の増加に伴って低下すると一般に予想されているにもかかわらず，両群についてみれば，3種の発達指数（知能，運動能，社会成熟）はいずれも安定しているか，あるいは5歳時検査と6歳時検査との間では増加している点は注目に値する。しかし，8歳時検査では，家庭養育群の平均IQは3.8低下しているのに対して，施設養育群の平均IQは0.3上昇している。個人別の年齢相当値（知能および運動能）の増加は，図1，2，3に示したとおりである。家庭養育児の適度な増加傾向は，彼らが遅滞児のための特別幼稚園に通っていることによるとも考えられる。また，この研究に参加しているという事実が彼らの両親と担任教師に本児たちの成長の可能性を大切にさせたとも考えられる。年齢相当値で測定される発達過程が，5，6歳前後に加速するのはダウン氏症候群に固有な特性であるかどうかについては，別の実験群について研究してみる余地がある。原因はともあれ，6歳時の家庭養育群はそれ以前の成績から予想していた以上のことができることがわかった。

　施設養育群は6歳時と8歳時の比較検査において大幅に得点が増加しているのも，集中的な訓練計画と密接に関係しているように思われる。幼稚園通園のあとに変化率の加速化がみられる。しかし，幼稚園での訓練時間は，1日わずか2時間半である。この言語訓練計画は，幼稚園のあとも家庭養育群と同じ程度の有意義なコミュニケーションと学習経験の機会を提供するように拡大された。両群について5歳時と6歳時に行なった知能検査の得点の変化（施設養育群については6歳時検査と8歳時検査の間での変化）が純然たる増加であるかどうかは別として，この研究に最も関係のある調査結果は，施設養育群の得点

増は有意に大きく，両群間の差は縮小したという事実である。実に，8歳時の比較では知能および運動能尺度による得点は両群とも実質的には同じである。

ヴァインランド社会成熟尺度については，両群に差のある多くの項目の中には，施設養育群が施設という環境の性質上，学習する機会のない行動が含まれている。6歳時および8歳時検査で家庭養育群が優位を示した項目は次の3項目であった。「パンにナイフを使ってバターをぬる」，「手伝ってもらい身体を洗う」，「中庭の外に出て指図を受けないでスケートやそりを使える」。8歳時の検査で両群に差のある残りの項目は，1項目（経験を話す）を除けば，施設での世話と家庭での世話との実質的なちがいを反映するような行動を引き出しているように思われる。ヴァインランド社会成熟尺度の手引きは，このような「機会がない」項目を採点する際，信用貸を許しうるような方法を規定してはいるが，この場合，「機会がない」と記さざるをえない項目の数と，尺度上のその位置とは，両群を比較するのに有意義に使いうる残りの項目の数を著しく減少させてしまう。Doll 自身も採点上の指図の箇所で指摘しているように，「こうした（どっちつかずの）採点の純結果は大抵の場合（施設環境の場合を除いて），実質的には総点に影響しないであろう」（Doll 1957）。この「施設環境の場合を除いて」という字句は本研究に該当し，われわれが報告しているSQ差を解釈する場合，機会のあるなしの差を考慮しないと，施設養育群を不利にしてしまうというのが，筆者らに共通した気持である。

しかし，項目44「経験を話す」については，これは子どもに「経験と……これに引き続いておこった関連事項を大まかに話」（Doll p.27）させるものであるが，これについては同じことはいえない。

5歳時比較研究での幼児行動記録における得点（表Ⅱ参照のこと）は，施設養育群の一方が家庭養育群にくらべて，強い音をたてる（手や卓上の検査用具を打ちならす）行動が多く，目標志向活動が少なく，集中時間が短いことを示している。施設養育群はまた親指しゃぶりをする傾向が高い（$P = <0.10$）。6歳時比較では，強い音をたてる行動という1項目は依然として有意差を保っていた。強い音をたてる度合が大きいというのは，もともとは刺激を求める活動であって，刺激の少ない施設養育児にとってはこれが習慣化しているのかもしれない。加えて，施設養育群は年齢が長ずるにつれて集中時間が短くなる傾向

を示している（P=＜0.10）。たくさんの世話人に慣れている他の施設児たちと同様（1例をあげれば，RheingoldとBayley 1959），検査場面に対する施設養育群の初期反応は家庭養育群のそれにくらべてはにかみが少なく（P=＜0.10），全体にわたって恐れが有意に少ない。施設養育群は検査者の顔をよく知っているということがこの差を大きくするとはいえ，施設児は見知らぬ人にもすぐ近づく特徴があることはよく知られているところである。6歳半から8歳の間にある施設養育群についてみても，一度，個別知能検査を実施したことのある外来検査者に対して，恐れるそぶりを全くみせなかった。知能年齢のほぼ等しい（生活年齢は18カ月から30カ月）家庭養育正常児300名について，1964年から1968年にかけて California 州で行なった検査では，59％が検査場面で何らかの恐れの反応（強弱）を示した。8歳時の比較では，初期反応と恐れの項目は同じ有意水準を保っており，施設養育群の強い音をたてる行動は消滅している。

　本児たちと生活を共にし，本児たちを観察してきた者にとっては，6歳時と8歳時との比較についてみられる施設養育群の全面的な進歩は深い感動を与える。

　1965年7月以前の本児たちには，言葉による表現はほとんど，あるいは全くといってよいほどみられなかった。表現語彙数は4語平均であった。何人かは非口頭表現に全面的にたよっており，本群中もっとも語彙数の多い者でも10語から12語どまりであった。自分の名前やお互いの名前もいえず，手を握っていないと廊下や屋外に逃げ出さない保証はなかった。付添なしで浴室に行くことも当てにはできなかった。本児たちと一緒に遊戯室に入ることは，小さな手でひどく引っかかれ，引張られ，打たれ，ところかまわずひったくられることであった。

　本児たちの表現語彙と理解語彙は，遅れの著しい1名を除けば，見違えるほどふえている。目下（平均年齢8歳半），この9名はセンテンスで話せるようになっている。もはや逃げ出す心配はなくなっている。大部分は，10セント硬貨を与えれば，キャンデー販売機のあるところまで歩いて行き，棒型キャンデーを手に入れ，付添なしでも自室に戻ってくることが当てにできるようになっている。キャンデー販売機は自室から35メートルほど隔たった階下の隅2箇

所にある。途中, 何箇所かにドアがあり, そのうち2つは屋外に通じており, 出たければいつでも 出られるように なっている。9名については, 教室を出て, トイレに行き, 付添がなくても事故もなく教室に戻ってくるので, 大丈夫である。調査研究員あるいは外来者が本児たちの間に入った場合に生ずる社会的に望ましからぬ行動の量は目に見えて少なくなっている。1966年から1967年にかけての冬期間, 読みの指導を行なったが, 本稿執筆時については, 9名はそれぞれ平均250語, 理解して読めるようになっている。

文　献

BAYLEY, N. Comparisons of mental and motor test scores for ages 1-15 months by sex, birth order, race, geographical location, and education of parents. *Child Development*, 1965, 36, 379-411.

BAYLEY, N. Scales of Infant Development, The Psychological Corporation, New York, 1969.

DAMERON, L. E. Development of intelligence of infants with mongolism, *Child Development*, 1963, 34, 733-738.

DOLL, E. A. Vineland Social Maturity Scale, Nashville: Educational Test Bureau, 1957.

FREEDMAN, D. J. & KELLER, BARBARA Inheritance of Behavior in Infants, *Science*, 1963, 140, 196-198.

HONZIK, M. P., HUTCHINGS, J. J., & BURNIP, S. R. Birth record assessments and test performance at eight months, *Amer. J. Dis. Child.*, 1965, 109, 416-426.

RHEINGOLD, H. L. & BAYLEY, N. The later effects of an experimental modification of mothering, *Child Development*, 1959, 30, 363-372.

RHODES, L. J., GOOCH, B., SIEGELMAN, E. Y., BEHRNS, C. A., & METZGER, R. B. Descriptive Report: A language stimulation and reading program for severely retarded mongoloid children. State of California Department of Mental Hygiene, Bureau of Research Publications. Research and Demonstration Monograph No. 11, pp. 102, 1969.

STEDMAN, D. J. & EICHORN, D. A comparison of the growth and development of institutionalized and home-reared mongoloids during infancy and early childhood, *Amer. J. Ment. Def.*, 1964, 69, 391-401.

STERNLICHT, M. A downward application of the 1960 revised Stanford-Binet with retardates, *J. Clin. Psychol.*, 1965, 21, p. 79.

WERNER, E. E. & BAYLEY, N. The reliability of Bayley's revised scales of mental and motor development during the first year of life, *Child Development*, 1966, 37, 39-50.

20

分裂病論に対する発達的研究の貢献

要　　約

　1952年より著者は後に小児分裂病に発展する幼児発達の異常性について研究してきた。ここで約言すると対象児は89例が分裂病的なものを含んでいる213例を6群に分けて研究対象として抽出した。幼児と小児における精神分裂病の神経学的臨床像は, このような異常を示すものの神経生理学的研究と心理学的研究との間のギャップを埋めるものである。幼児における無力な中枢神経系を統合することは, 警戒, 活動, 筋肉の調子, 平衡機能, 受容器と自動安定力の成長しつつある器官を混乱させ発達の変動と不安定な型を作り出すことである。精神分裂病における統合のこの変動水準はそれ自身中枢神経系機能の基本的な統合異常の一部であり, それは観察することのできる注意と覚醒の変動状態にかかわることが示唆される。

　1952年より著者は後に小児期精神分裂病に発展した幼児の発達における異常性に関する研究を行なってきた。成人精神分裂病においてはどの生化学的, 心理生理学的機能障害が, 病気自身の顕現であるのか, またホスピタリズムをひきおこすような長く続く不安や社会的孤立やその他の条件にとって2次的であるのかは, 決定づけることは不可能である (Kety 1959, Richter 1957, Shakow 1962)。

　幼児研究から, 精神分裂病としてすでに別々に診断されたこれらの子ども達の人生の最初の1カ月における異常が著明に発展していく様子を報告することができる。一時的な神経学的偏倚が生後の1カ月間にさえ観察され, 分裂病的

な小児達の生育歴において Bender の記述している 特徴的な解体された発達を確認している (Bender 1947, Bender と Freedman 1952)。

　幼児や幼い子ども達における精神分裂病の神経学的病像はこの異常の神経生理学的研究と心理学的研究の間のギャップを埋めるものである。この資料は精神分裂病のための1つのモデルを仮定させる。すなわちより原始的な中枢神経系機能における混乱と，後になって現われより一般的に認められているより複雑な心理学的症状とがかかわりをもつということである。またこの幼児の資料は，このような異常がどのような形で変化した脳機能とかかわりがあるかを示唆している。

資料と研究方法の概観

　ここに集約されている資料は89例が精神分裂病である213例の子ども達で6グループに分けられて研究されたものである。これらのすべては著者自身によって行なわれた研究であり，4年ないし18年間追跡されたものである。だからそのほとんどが精神障害を疑われて連れて来られたものである。これらのうち12名の精神分裂病児は初めは生後6カ月より2歳までであり，現在は10歳代になっているが (Fish 1960a)，32名の精神分裂病児は初めは1歳と1歳半そして5歳の間にあったが，現在は5歳より15歳になっている (Fishら 1968)。そして44名の精神分裂病児は初めは3歳と12歳の間にあり，今では10歳代と20歳代初期になっている (Fish 1961, 1964, Fish と Shapiro 1965)。*

　以下2つの研究について，32名の幼児の神経学的，身体的，心理学的発達を小児期精神分裂病として断定して著者がそのサインを追跡した。最初の予測的研究において16名のうち3名の幼児は生後1カ月より健康乳児相談で診察され，異常に不つりあいな発達を基礎にした精神分裂病に"なり易い (vulnerable)"ものとして診断された (Fish 1957, 1959)。最も異常な早期発達を示した10歳児の例は小児期精神分裂病として別個に診断されており，3例のすべてが

---

　* この一部は the National Institute of Mental Health からの Public Health Service Grant MH-04665 によって支援を受け，一部は the Harriett Ames Charitable Trust から許可を得て使用した。

その他の子ども達と比較して心理学的テストでは病的変異が大きいとして別個に評価されていた (Fish ら 1966b, 1965)。

第2の予測的研究において，入院中の精神分裂病の母親より生まれた16名の幼児の発達が出生直後から追跡研究された。前庭機能と覚醒の成熟状態が最初の研究の方法の中につけ加えられて，このグループで追跡された。4人の幼児は極端な無関心とイライラする傾向が特にひどかったが，これらのうちの1名だけは2歳で非常に不適応な行動を示すようになった (Fish 1963, Fish と Alpert 1962, 1963)。

研究対象の幼児における多くの技術的問題にもかかわらず (Fish 1963)，大脳行動との関係に興味をもつ者には唯一の好機であった。おとなに比べるとその行動種目や人格的組織化は比較的単純な期間である。しかしながらその子ども達は長い期間を通して徹底的な研究を必要としたし，何年もいや数十年たってもその結果を評価しえぬこともある。1～2年間の生育史でさえも細かな所では多くの重大なミスがあり，チェックできるのはほんの数カ条に限られてしまうのである (Fish 1961, Fish ら 1968)。

成熟の早さは多くの異なった機能の発達の割合を測定し，確定された正常値と比較しうるので，中枢神経系の統御のもとにある多くの機能を定量的な指標として測定する。この研究では Gesell の標準 (Gesell と Amatruda 1947) が姿勢や運動の発達，微細な調節や視覚・運動機能，言語発達 (Fish 1957, 1959, 1960a, 1961, 1963, Fish ら 1968, 1965) に用いられた。身長，体重，頭蓋の発達が Wetzel 幼児基準 (Fish 1957) によって計測された。覚醒の成熟，刺激に対する反応性，色彩刺激に対する前庭反応の成熟が標準的状態を基準にそのグループの傾向に従って明確にされた (Fish 1963, Fish と Alpert 1962, 1963)。

その結果，どんな年齢でも継時的なパタンでも，発達の異なった面の割合についての量的な関係を研究することができた。この方法では発達しつつある中枢神経系機能のパタン化と組織化の異常を測定することが可能であり，臨床症状の存在と後の臨床的異常の出現へと解体化する関係を研究することが可能である。

結　　果

1. 幼児期における神経学的成熟のタイミングと統合の異常

　精神分裂病であるとして現在判っている子ども達の幼児期における発達研究では神経学的成熟の異常が生後1ヵ月というような早期から存在していることを示している。それには固定した神経学的欠損が現われているのではない。むしろ神経学的成熟のタイミングと統合の異常があるように思う。これは中枢神経系によって制御されている機能のいずれにも影響を与えるであろう，しかし生後1ヵ年間で最も容易に測定しうる時期であり，姿勢や運動発達に影響を与え，次の数ヵ年間の視覚・運動と言語発達に影響を与える時期でもある。

　発達のいろいろな面での割合で，普通ではないような変動があり，次々に互いに著明な促進と遅滞のおこる時期であり，ときには前に獲得した能力を一時的に消失してしまう時期でもある。筋肉節の進化的統制が頭から足の先まで通常の秩序あるやり方で発達するのではないので，姿勢の発達について正常な脳尾部の変化度には開きがあるであろう。早熟の子どもはもう立つことができるために，ころころ転がることができなかったり，転がることはできるのに坐ることができなかったりするものである (Fish 1960a)。

　このような発達の度合における不規則性は，独特な系列へと，遅滞と促進の普通でない並列へと導く。どんなときにでも子どもの能力の広がりというものは重大な欠損から正常へと変動していったり早熟な機能さえももつようになる。このことは異なった機能（移動，視覚・運動，言語など）やそれらのうちのどれか1つでいろいろな面の不一致を作り出す。

　年長の精神分裂病児や成人の分裂病の心理学的行為における同じ意味での"支離(scatter)"も，ときには不安かそれとも異常な動機に基づいたものである。中枢神経系機能の貧弱な統合が，複雑な動機づけ的，防衛的行為が発達するずっと以前に，分裂病児にはありうることが，2歳以下の子どもに，特に生後1ヵ月の子どもにも見られることははっきりしている。

2. 覚醒，前庭，自律機能の異常と身体的成長

非常に幼い精神分裂病児における覚醒と植物機能の臨床的異常は大脳機能における基本的な変化とかかわりがある可能性を示唆している。正常な覚醒状態の幼児では叫んだり手足を活発にバタバタさせる1歳児時代なのに，異常な静かさで，ほんのわずかか，それとも全く叫ばず弱々しい筋力と感覚器よりの刺激に対する最小の反応といった不活発な状態にある (Fish 1957, 1960a, Fish と Alpert 1953)。末梢神経筋異常をもつ乳児とは違って (Walton 1957)，この緊張減少症は2+ ないし 3+ 弱く，振動する深部腱反射と結びついており，中枢性であることを表現している。それは増大する嗜眠状態や聴覚や視覚刺激に対する減弱した反応，未熟な乳児のようなゆっくりした鈍いアテトーゼ様の筋緊張と結びついている (Fish 1957, 1960a, Fish と Alpert 1963)。そして また正常か むしろ早熟な視覚的追尾や注意を指向しながら，弱々しく不活発な幼児で，覚醒時の運動領域と感覚領域との間に解離がある (Fish と Alpert 1963)。成長幼児において，この"静かな (quiet)"状態は，Hess がネコで 側前視床の 電気刺激を行なって示した"脱力 (adynamia)"に臨床的に似ている (Hess 1957)。

この低活力状態を示した精神分裂病の母親たちから生まれた3人の幼児は前庭刺激で眼球振盪のない緊張異常の永続的な "未熟 (immature)" 反応をもっていた (Fish と Alpert 1963)。おとなは麻酔をしたり，半昏睡時には緊張異常を示す。Lorente de No の実験研究では網様体の機能によるすばやい眼球運動要素を標示する (Lorente de No 1933)。Fish はこのような 変った幼児における永続的緊張反応は発達しつつある網様系における機能障害と関係があることを示唆した (Fish と Alpert 1963)。

このような異常に静かで不活発な状態は生後第1日目のような極く早期に見られ (Fish 1963, Fish と Alpert 1962, 1963)，生後1カ月から18カ月までのある時期まで持続する (Fish 1957, 1960a)。それは どんな 臨床的な 落ち着きのなさや多動性が現われる前にも見られたのである (Fish 1957, 1960a, Fish と Alpert 1963)。他の精神分裂病児は最初は敏感で活発であったが，8 ないし30カ月でだんだん不活発になり，弛緩し，無為となり，同時に発達もおくれ，退行し，言葉数も減少して，精神的な意味で ひきこもっていくようになった (Fish 1961)。

身体的異常はその生後2年間の精神分裂病児の神経学的発達における遅滞や退行とも一致する。その血管運動異常は成人の精神分裂病のそれと同様であり

(Shattock 1950),青白く,末梢のチアノーゼ,大理石様皮症,皮膚画紋症を含んでいる。胃腸系の異常は痙攣性便秘症,飢餓の外部表出の欠如,流動食嚥下困難と哺乳不可能さえも含んでいる (Fish 1960a)。精神分裂病の幼児では生後1カ月より身体の成長と頭囲の成長が遅れ,それと平行して神経学的成熟の面では促進する事が見られた (Fish 1957, 1959)。

1960年,Fish は幼児期に著明になる精神分裂病における網様賦活系 (Lindsley 1952, Magoun 1952) と視床下部 (Hess 1957) の正常機能における解離は身体的成長,自律統制,筋緊張,活動性,敏感性の平行しておこっている異常のためにちがいないと示唆した (Fish 1960a)。そこにはまた,どんなに中枢神経系機制が成熟についての姿勢や他の面に関する比率や系列や空間パタンを正常に統制しようとも継続する機能障害がある。

3. 発達異常と臨床的重症度との関係

その臨床像は発達の解体がおこった人生のその時期とのかかわりとして見ることができる。有用な資質と障害とのいろいろなパタンは,その機能が発現してくるに従って,または,発現してくるために,発達が解体してくる時点で作られてくる。生後1年間で覚醒,ホメオスターシス,運動発達は最も著明になる。視覚・運動機能と社会的反応における異常はたとえ生後1歳であったとしても非常にわずかであって (Fish 1957, 1960a),言葉や理解力や概念形成のゆがみと共に,2歳になって初めて著明になってくるのである (Fish ら 1968)。

発達における遅滞と解体の重症度はまたいろいろである。一般的には早期一過性神経学的異常が最も重症なときには,後年の知的,社会的適応機能の大きな妨害となり,防衛形成の能力を減ずる。その最も重症な早期損傷は薬物的にまた非薬物的治療によって症状がよくなることは少なく (Fish 1960b, 1964, Fish ら 1966a, 1968),よき看護を受けようと受けまいと,悪い期間が長ければ長い程それだけ予後は悪いことを表わしている (Fish ら 1968)。このような子ども達の幾人かは,3歳ないし4歳のうちにすでに成人精神分裂病の慢性単純型や破瓜型に似ており,支離滅裂で常同的異常思考および行動を示し,それに治療にも反応する (Fish 1964, Fish ら 1968)。

単に最小ないし中等度の偏倚をもった幼児が10歳ないし11歳,またはそれ以

後に妄想型が著明に発展する。彼らの環境の働きかけや治療により一層大きな反応を示す他の者達は後には単に分裂病症状や神経症々状や性格的な変異を示すにすぎなかった (Fish 1961, Fish ら 1966b, 1965)。幼い精神分裂病児達の下位グループは，発症とその重症度と同様に予後にかかわりをもつ発達異常のスペクトルの一部と思われる。早期小児期精神分裂病の種々のタイプでは，不連続な無関係な症候群を表わすことはなく，混乱した機能の流れにそって発達系列の阻害と逸脱が現われる(Fish 1961, Fish と Shapiro, 1965, Fish ら 1968, 1965)。

これらの子ども達は，発達の早期逸脱と後の精神病の急性発症の間にどのような関係があるのかを長期間にわたって十分に追跡されてはいない。後者ではわれわれの現在行なっている方法で見つけ出すことのできるような人生の早期に顕著である異常性を欠如することが多いかもしれない。

4. 神経学的症状と心理学的症状との関係

非常に若い精神分裂病児に現われてきた症候群を観察することが，神経学的症状と心理学的症状との間にある可能な関係の手がかりを与える。より原始的でありそしてまたより高度の統括機能においては，それらは単純な付随的逸脱であろうが，しかし将来の研究に問題を提起する。

遅滞した姿勢統御や低緊張を示す幼児は重力に関する著しい不安を示し，幼児期における身のこなしでの身体的支持や指導の必要性の増大を示していた。彼らは個々の運動ができるようになった後にさえ，しばしば心理学的な症候群が持続していた。ときには生後4カ月のような早い時期に手を見ることが空間における対象を知覚することより比較的遅れ，感覚器インパルスの組織化をすることにしばしば遅延があった。欠陥のある自己意識のこのような原始的な形は，ときどきはより一層複雑な自己像の混乱によっておこってくるし，失行症的困難を反映し，空間的関係の混乱と視覚・運動能力の学習における困難が続いておこってくる (Fish 1960a)。感覚器の組織化と模倣におけるこういった早期の混乱は精神分裂病児の後年の，認知や同一視や日常行動の学習における問題に大きな影響を与えることがありうる。

発達が不調和に進むときには，正常な子ども達やまたは均一な発達遅滞を示す子ども達には見られない問題があった。ある子どもが4カ月水準で坐ること

ができないときに，もし7ないし9カ月水準での操作や空間関係の問題を解決しようとして，おとながその子どもを支えてやらないで，まっすぐな姿勢を維持することが不可能であることは，手の器用さの発生しかけている危機的時期に当って環境を探究しようとする能力をそいでしまった (Fish 1960a, 1963)。世話をされず"静かな (quiet)"手足をバタバタしているぐらいの幼児は，十分な支持や平衡機能の体験がえられないときには，2次的な感覚障害が発症することがわかった。視覚や触覚や筋肉運動の知覚印象の統合に依存している (Schilder 1950) 彼自身の身体と身のまわりの体験が，これらの発達の各面で，"位相を異にし (out of phase)"，重力に関する著明な不安とをもったままで学習されるときゆがんでいくであろうし，またこのことは当然といいうる。

中枢神経系の支配下にあるいろいろな諸機能や生物学的心理学的なものの貧弱な統合は，精神分裂病の多くの異質な現象の基礎となっている基本的な混乱としてずっと認められてきたものである。統合的機能の同様な基本的欠如は幼児期や早期児童期における精神分裂病の分裂した行動にも見られる。

パズルのような個々独立した問題を解決することや連想のための機械的な単語の暗記や記憶といった能力を実証してみせることはできるが，このような能力は有用な直接に目標をもった活動へと統合されるようにはならない。彼らはまだ適応できず，行き当りばったりであるか，行動が常同的に分裂したままでいる。これらの多くの子ども達は1歳ないし1歳半までに言葉をしゃべり始め，2歳ないし2歳半までには文章を話すが，その最初から彼らの理解は貧困で，話は反響語であり，分裂し，いわば，滅多にコミュニケーションのためには役立たない。

このような困難さは，幼児期"冷感症 (anhedonia)"，無気力，不関によってよけいに誇張されるであろう。エネルギーすなわち"活力 (drive)"，注意力，感情的反応性の幼児早期の欠落は，しばしば母親を混乱させ悩ませる。それは母親と幼児との間に存在すべき早期社会感情の相互作用を崩壊させる。ある家庭では泣き叫ぶときはほんのわずかでしかないので，それを除いては極端に静かな幼児としてほとんど放置されており，それがますます子どもの不関と社会的孤立を増大させるのみである (Fish 1957, 1963)。

無関心は幼児の喜こびや母親の反応と是認を通して強化されることになって

いる学習行動の他の面にも悪影響を与えるだろう。正常な幼児や子ども達は彼らの新しく獲得された成就行動や何度も何度もそれを繰り返すことで限りない喜こびを示すものだ。これらの喜こびと繰り返しの2つはその学習過程では重大な役割を演じているのである。幼い精神分裂病児達は"やる気（drive）"がなく，注意や興味や根気にしばしば欠けるのを見る。彼らはよく問題解決に成功しても無視したり，無感動な表現をよくするし，正常な幼児が示すような自分の能力を"実行（practise）"したり，開発したりはしない。動作は繰り返すと，より上達するよりむしろ下手になってしまう。言葉はより簡単になり，むしろ年月を追うごとに低下してしまうようである。

　これらの子ども達の多くは，ゆっくりした間伸びした反応とそれに混乱が加わって現われる。彼らは人生の早期の言葉や語句に，一見まだ夢でもみているような反応をする一方で，周囲の人達には会話調の早さでベチャベチャしゃべったり，正常な早さで動きまわり続けることがある。その子どもが"学び（learning）つつある"基本的な言葉は，その後の無関係な言葉や出来事と誤って同一視されていくようである。著者は，この子どもの混乱した覚醒や反応性は時間や現実の正常な体験の領域をはずれた結果である精神分裂病児体験を有し，因果関係の混乱が加わったものと信ずる。治療によって，これらの子ども達のあるものは，もし言葉の提示を単純化し，ゆっくりと話し，彼らのはっきりしている理解力に調子をあわせて刺激をするならば，集中した連関を学ぶことができる。

　幼児においてさえも，そこには多くの付随した混乱があり，そのどの子もその臨床像の多くを"説明（explain）する"ことができた。このような観点で，われわれはこれらの混乱のどれ程多くのものが，分裂病の現象学に貢献しているのか，または何ゆえに彼らのすべてが中枢神経系異常といった判で捺したような著変を示すのかを判断することはできない。

結　　論

　小児期精神分裂病のいろいろな臨床症状は神経学的発達において基本的混乱の共通なテーマが逸脱したものとしてみることができる。これらの早期神経学

的混乱は成人精神分裂病におけるように複雑な心理学的機能の解体化によって著明になった統合の同じ基礎からおこった異常の単により原始的な症状であろう。幼児期における不十分な中枢神経系の統括は機敏さ，活発さ，筋肉の緊張，平衡機能，感覚受容器，自動安定能の成長しつつある組織化を混乱させる。普通の順序正しい発達の進展が遅滞と加速の異常な系列にと崩れ，人生早期の危機的時代の未熟と早熟とが作り出す連関にとのめりこむ。

早期神経学的異常のいろいろなパタンは，臨床像にバラエティーを生み出し，役立つ資質と障害のいろいろなパタンや重症度のスペクトルを生み出す。母親と環境の保護のパタンは，子どもの発達障害を誇張させたり，また子どもの異常とのかかわり方や重症度の性質によっては，それを代償するようにもするだろう。

中枢性統合障害の影響に加えて，神経学的発達における齟齬はそれ自身が精神分裂病児の発達に影響し，自身の自己身体像の十分な発達を妨害するであろうし，形と空間の知覚を乱注意をし，他のものとの同一視をも分裂させる。維持することができないことに伴って，低い反応性から高い興奮性までに広がって，無関係な内的または外的の刺激を映し出すこともできないような覚醒状態での早期混乱は，学習した意味や行動の確立されつつあるパタンを早期に分裂させ，混沌とさせるだろう。間伸びした反応性は時間と現実の正常な体験に伴う局面を体験させないままに終る。

発達の動揺と不安定なパタン化が慢性脳損傷をもった子ども達とは精神分裂病の子ども達は系統を異にする。同じような不安定な機能は，慢性器質性損傷によってはうまく説明できない正誤のプロフィールを結果するような単一の実験における時間や分の単位の小世界の中にも存在するのである。

精神分裂病児は瞬間には直立しても，次にはゴムのように脚がグラグラしてしまうし，普通のやり方で形や空間を対象として認知することができるのに，次にはその互いの関係については突然体系化されなくなったりする。彼自身と周囲との動揺する意識や，機能の不安定な予知しえない能力は，比較できる程度の機能をもつ安定した神経学的欠損児よりも，精神分裂病児の発達しつつある人格の方がより一層解体化しつつあるように見える。それは両親や教師を，確かにより一層困らせることになる。

それはよく知られている どんな 器質的損傷の 結果よりも，むしろ "奇矯な (peculiar)" そして "逸脱した (deviant)" として精神分裂病者の 行為を性格づけている機能の普通ではない変異性なのである。著者は精神分裂病における統合のこの動揺水準は，それ自身中枢神経系機能の基本的な統合異常の一部であり，成人精神分裂病と同様に幼児期や児童期にも見られる注意や覚醒の動揺する状態とかかわりがあるということを示唆する。

文　献

1. BENDER, L. (1947). Childhood schizophrenia: Clinical study of 100 schizophrenic children. *Am. J. Orthopsychiat.* 17:40.
2. BENDER, L. & FREEDMAN, A. M. (1952). A study of the first three years in the maturation of schizophrenic children. *Quart. J. Child Behav.* 1:245.
3. FISH, B. (1957). The detection of schizophrenia in infancy. *J. Nerv. Ment. Dis.* 125:1.
4. FISH, B. (1959). Longitudinal observations of biological deviations in a schizophrenic infant. *Amer. J. Psychiat.* 116:25.
5. FISH, B. (1960a). Involvement of the central nervous system in infants with schizophrenia. *Arch. Neurol.* 2:115.
6. FISH, B. (1960b). Drug therapy in child psychiatry: Pharmacological aspects. *Compr. Psychiat.* 1:212.
7. FISH, B. (1961). The study of motor development in infancy and its relationship to psychological functioning. *Amer. J. Psychiat.* 117:1113.
8. FISH, B. (1963). The maturation of arousal and attention in the first months of life: A study of variations in ego development. *J. Amer. Acad. Child Psychiat.* 2:253.
9. FISH, B. (1964). "Evaluation of psychiatric therapies in children," in Hoch, P., and Zubin, J., (eds.), *The Evaluation of Psychiatric Treatment.* Grune & Stratton, New York, pp. 202-220.
10. FISH, B. & ALPERT, M. (1962). Abnormal states of consciousness and muscle tone in infants born to schizophrenic mothers. *Amer. J. Psychiat.* 119:439.
11. FISH, B. & ALPERT, M. (1963). "Patterns of neurological development in infants born to schizophrenic mothers," in *Recent Advances in Biological Psychiatry,* Vol. 5, Plenum Press, New York, pp. 24-37.
12. FISH, B. & SHAPIRO, T. (1965). A typology of children's psychiatric disorders: I. Its application to a controlled evaluation of treatment. *J. Amer. Acad. Child Psychiat.* 4:32.
13. FISH, B., SHAPIRO, T. & CAMPBELL, M. (1966a). Long-term prognosis and the response of schizophrenic children to drug therapy: A controlled study of trifluoperazine. *Amer. J. Psychiat.* 123:32.
14. FISH, B., SHAPIRO, T., CAMPBELL, M. & WILE, R. (1968). A Classification of schizophrenic children under five years. *Amer. J. Psychiat.* 124:1415.
15. FISH, B., SHAPIRO, T., HALPERN, F. & WILE, R. (1965). The prediction of schizophrenia in infancy: III. A ten-year follow-up report of neurological and psychological development. *Amer. J. Psychiat.* 121:768.
16. FISH, B., SHAPIRO, T., HALPERN, F. & WILE, R. (1966b). The prediction of schizo-

phrenia in infancy: II. A ten-year follow-up of predictions made at one month of age, in Hoch, P. and Zubin, J., (eds.), *Psychopathology of Schizophrenia*, Grune & Stratton, New York, pp. 335-353.
17. GESELL, A. & AMATRUDA, C. S. (1947). *Developmental Diagnosis: Normal & Abnormal Child Development, Clinical Methods and Pediatric Applications*, Ed. 2, Paul B. Hoeber, Inc., New York.
18. HESS, W. R. (1957). *The Functional Organization of the Diencephalon*, Hughes, J. R. (ed.), Grune & Stratton, Inc., New York.
19. KETY, S. S. (1959). Biochemical theories of schizophrenia. *Science* 129:1528, 1950.
20. LINDSLEY, D. B. (1952). Brain stem influences on spinal motor activity. *A. Res. Nerv. & Ment. Dis., Proc.* (1950) 30:174.
21. LORENTE DE NO, R. (1933). Vestibular-ocular reflex arc. *A.M.A. Arch. Neurol. Psychiat.* 30:245.
22. MAGOUN, H. W. (1952). The ascending reticular activating system. *A. Res. Nerv. & Ment. Dis., Proc.* (1950) 30:480.
23. RICHTER, D. (1957). Biochemical aspects of schizophrenia in *Schizophrenia: Somatic Aspects*, Richter, D. (ed.), Macmillan Co., New York, pp. 53-75.
24. SCHILDER, P. (1950). *The Image and Appearance of the Human Body*. International Universities Press, New York.
25. SHAKOW, D. (1962). Segmental set. *Arch. Gen. Psychiat.* 6:1.
26. SHATTOCK, F. M. (1950). The somatic manifestations of schizophrenia: clinical study of their significance. *J. Ment. Sc.* 96:32.
27. WALTON, J. N. (1957). The limp child. *J. Neurol. Neurosurg. Psychiat.* 20:144.

21

子ザルの異常な社会的行動

序

　人間の発達についての研究者は，統制された実験的研究によって意味のある心理学的関係を見出そうとする際に非常に多くの障害物にでくわしている。人間の子どもを単に被験者として用いようとすると，ほとんどといってよいくらい，ある制約をうけるが，これはこの領域の実証的研究をしていく場合の特色というべきであろう。全く素直に言って，発達について研究している研究者は，自分の研究が人間の乳児や幼児または年少児を対象にしたものであれば，自分の特殊の問題に主要なかかわりをもっているすべての変数を操作することもできなければまた統制することもできない。このように変数の操作や統制が自由にできないのは，道徳的ならびに実際的問題からきているものであり，またこのような制約は次に述べるような児童研究に対する伝統的研究法にもおよんでいる。すなわち伝統的研究法というのは，実験室の事態で統制実験または半統制観察（Bandura と Huston 1961）とか，"自然環境"の中で半統制実験または非統制観察（Schaffer と Emerson 1964）とか，子どもの被験者，仲間，両親，教師の内省報告から拾いあげた情報（Sears, Maccoby および Levin 1957）などである。

　これらの問題は，異常な社会的行動を専門分野とする児童発達の研究者にとって特殊のジレンマをおこしている。研究者は愛情障害をもっている年少の被験者を典型的にあてがわれ，そしてそのような行動の発生を演繹するのみでなく，またそれを和らげる方法を系統だてて述べることが典型的に求められている。実際面での実験的制約やなるほどと思われる道徳的な制約のため，この課

題は容易ならぬものになっている。愛情障害をおこさせている原因に関連する仮説を検証するために，児童を被験者とする精神病理学的行動を慎重にひきおこそうとしている研究者に対して社会は反対するのである。まれなケースを除いては，研究者の時間，両親の快諾，また子どもの得られやすさというような実際面の事柄から，不可能ではないにしても，何か観察された障害の病因学についてずっと連続して監視することが困難になってくる。最後に研究者が効果的な療法上の手続きを考える能力と，それを実際にやっていく能力との間にはたえずかなりのギャップがある。おどろくなかれ，子どもの行動異常の研究に関してきわめて多くの問題が研究されないままで，また回答されないままになっているのである。

人間の発達―正常と異常を問わず―について研究している者が直面して確信しているものと，人間以外の霊長類の心理学的発達を研究している者が遭遇している事態とを対照させてみよう。事実上すべての霊長類の種，とくに旧世界ザルや類人猿は，彼らの生活集団の中で非常に高度な複合した社会構造をもっている。子ザルが社会的単位の一員として機能してくる過程はたやすく観察されるものでもないし，またたやすく理解されるものでもない。

種の自然的生息環境におけるそのような発達を研究しようとする研究者は，人間の発達研究の場合とおそらく同じほどむずかしい方法論的困難にでくわしている。野外観察をしている研究者は，道徳的制約によって困るということはないが，その反面次のような諸変数をきっちり統制できなくて困っている。すなわち，個々の集団成員の社会的歴史とか，優劣順位の型とか，また観察中に生ずる略奪の脅迫などである。もっとも日本の研究者たちは最近この問題を解決している (Imanishi 1963)。補助的な食物を備えてやったり，被験体の生息区域の中へ新奇な事物を入れてやるとか，そして観察対象の集団の近くへ成員外のものを放してやると，たしかにそれらは環境的要因の操作ではあるが，しばしば野外研究者たちは気がすすまないのである。というのはそういうことをすると，自然におこってくる動揺の範囲をこえて環境が変ってくるからである。データとしては，観察記録をとることだけにとめられているのが普通である。なぜなら，野外事態での生理学的測度をとらえることは困難であり，また人間の場合とちがって，言語を用いて被験体と面接するとか，あるいは質問紙

法を用いるといったようなことは到底できない方法論的問題があるからである。最後に，被験体を単に物理的に観察するということは，なかなかむずかしくて，しばしば野外研究者の創意工夫と忍耐がいるのである。人間の発達について研究する場合，両親，教師，PTAのグループ，また病院の職員などにまつわる社会的障害などというものは，動物研究の場合のきびしい地勢とか，うろうろと歩きまわっている肉食動物とか，きびしくて薄情といってよいほどの気候などになれている研究者にとっては，取るに足らぬつまらないことなのである。

霊長類集団の中で心理学的にみて異常な成員の発達に関して，野外研究の面についてもう一言述べておきたい。野外観察者はきわめて初歩的な理由で，自分たちが研究対象にしている被験体の精神病理学的行動が持続することを見逃しやすい。というのは，そのような被験体は長生きする傾向にないからである (Berkson 1970, Kling, Lancaster および Benitone 1970)。一方「人間」の場合には，生理学的ならびに心理学的に支障をきたした人に対しては，病院，クリニック，養育院，刑務所がしつらえられているが，「自然」ではそうはいかない。おそらくこのことのために，ある精神医学者が次のことを言う理由になっているのだろう。すなわち，人間は持続的な精神病理学的無能力といった特典をもつことができる唯一の種であると (Kubie 1953)。後にも示されるように，われわれはこの見解をとるものではない。

設備の整った霊長類研究室では，実験的事態は完全に異なっている。ここでは，研究に関連のある変数を操作したり，研究に関連のない変数を統制する実験者の能力は思う存分最大限に生かされるのである。ある限界内で，彼は自由に被験体の社会的ならびに非社会的な歴史をつくることができる。さらに，実験室は，霊長類研究者に対して野外事態の中で考えられうるものよりもっと正確で信頼性のある広い範囲の変数を測定する機会を与えてくれるのである。毎日のように1日まるまる被験体を観察できる状態では，実験者がどのデータを集めうるかということは，研究者の創意工夫とか，方法論的ならびに実験器具への習熟とか，また予算額といったものによってのみ制限されているのである。最後に，霊長類を実験室で観察する研究者が道徳的な問題に直面することは確かにありうることであるが，さりとて彼らは，人間の子どもの研究者と比

較してみると相対的には慎み深いものである。生後すぐ完全に社会的隔離状態におかれると、それが後日の社会的発達におよぼす効果といったそのような理論的問題は仮説的に人間の被験者に関してのみ考えられうる。動物の霊長類では、これらの問題は仮説的ではなくて実証的にとりあげられうるのである。ある人はサルにある操作を加える実験をして有名になるかもしれないが、もしこの人がサルの代りに人間の被験者を用いるとしたら、その人は社会にとっての脅威になるかもしれない。

　もう1つの要因がある——それは本書の主題にぴったりしたものだ。その要因というのは動物の霊長類の発達について野外研究をする場合と実験室研究をする場合のいずれがメリットが多いかといった相対的な問題である。自由な野外環境では発達上の行動異常は例外であり、まれにしか観察できないが、実験室の経験をすると本当に"正常な"社会的発達をとげる被験体は生まれ育たないということが、ある人たち（たとえば Jay 1965）によって強く論議されてきた。ある意味では、この点は事実上議論の余地のないものである。すなわち、野生でしかも同腹の子ザルと一緒に育ったサルがでくわす環境と同じ環境、少なくとも天候や季節の変化があり、また略奪者がいるといったような要因をもった環境を子ザルに対して提供できる実験室は世界のどこにもない。

　しかしもう1つの意味では、このことは単に議論の余地のある点にすぎないかもしれない。この章でとりあげられる多くのデータは赤毛ザルのものであるが、その赤毛ザルにとっては"標準的な"野生環境というものはない。自由区域の赤毛ザルはインドのジャングルの森の中でも、また市街地でもみられるし、そして市街地の赤毛ザルが示す行動のある社会的側面は、森の中で生活しているサルの社会的側面とはかなりかけはなれているのである（Singh 1969）。これと対照的に、WGTA* を用いた一連の学習実験でもみられるように、赤毛ザルの知的行動は、インドの森または市街地から来たサルであろうと、またアメリカの実験室で育てられたサルであろうと、本質的には同じ結果を示したのである（Singh 1969, Harlow, Schiltz および Harlow 1968）。換言すれば、赤毛ザル

---

* 訳注　Wisconsin General Test Apparatus のことで、Harlow, H. F. によって作られたサル用弁別学習装置。

にとっての"正常な養育環境"を定義することは，人間にとっての正常な養育環境を定義するのと同様ほとんど意味がないのである。オーストラリアの原住民が住んでいる砂漠とマンハッタンの野蛮人らしき人がもっているアパート・コンプレックスとどちらが正常といえるのか。むしろどの野生環境であっても，サルの一貫的行動によって正常性を定義する方が，その行動に先立つ環境要因によって定義するよりももっと有意味なことではなかろうか。

　正常な行動の発達とは，すぐ後で述べることなのだが，赤毛ザルの野外観察においてみられてきたような行動パタンのことである。実験室で生まれ育った赤毛ザルのすべてがこの規準にてらして異常だというのではない。Wisconsin霊長類研究所の研究者は，実験室の子ザルが野生養育条件下の子ザルにみられる社会的行動の発達と本質的に同じものを示すような養育の範例を工夫した。反対に，これらの範例を変容させたり分裂させたりすることによってサルの社会的発達を規準的パタンから逸脱させることができる。これらの逸脱の形式，すなわち注意深く選ばれ，また統制された社会環境の中で育てられたサルの示す行動異常が本章の根幹になるだろう。

　本章のこの後の部分は4部に分かれている。第1部では，養育経験とはかかわりなくすべての赤毛ザルの示す行動が取り扱われるだろう。また第1部では実験室の環境で母ザルや仲間と広く交渉をもつ機会を与えられたサルの"正常な"社会的発達についても取り扱われるだろう。第2部では母ザルや仲間ザルと一緒の養育範例の要素を取り除いたり，あるいは変容させることによってどのような行動がおきるかについて取り扱われるだろう。第1部と第2部にデータが報告されている実験の基礎になっている原理は，主として種の規準設定的な愛情体系を趣旨としてつくりあげるパラメーターの研究であった（HarlowとHarlow 1965)。第3部はそういった報告ではない。第3部の目的は，赤毛ザルの特殊な形式の精神病理学的行動すなわち抑うつをわざわざつくり出し，そのデータが紹介されるだろう。最後の部では，不十分な，すなわち不完全な初期の社会的経験のために，異常な，すなわち現実には存在しない社会的行動を示すようになったサルにリハビリテーションを行なうための前向きの努力について取り扱われるだろう。

　いまここで読者に対してある注意を喚起しておく方がよかろう。というのは

赤毛ザルを用いた実験室の研究から得られたデータはそれ自身正常な社会的発達とか，異常な社会的発達とか，そして精神病理学的行動パタンの逆転といったものをあらわしているが，そのデータから何がもたらされるだろうかということである。間もなくはっきりしてくるように，野生の環境において，赤毛ザルを用いて多くのこのような研究を反復しようとしても実際にはそのような実験はできないし，またどんな環境でも人間を用いたこの種類の研究の反復は実際的な面からもまた道徳的な面からもできない。種をまたげた推理，たとえば動物の霊長類の実験室的研究から結論をひき出し，それで人間行動を類推することはしばしば きわめて なるほど と思わせるものをもっている。ある場合には，これらの類推はきわめて正当化されようが，他の場合にはそうではなかろう。動物の霊長類の被験体は，"赤毛ザルは 生態学的ならびに 心理学的見地からみて興味ある彼らの種に 特殊な行動を示す 被験体である"というものから，"赤毛ザルは本質的には尾をもった毛皮でおおわれた小さな人間である"というものまで，理論的にはかたよった立場でみられうる。われわれは，自分たちの明確な方向性のある考え方をもってはいるが，さりとて類推推理のために，あるいはその反対のためにある事例を提出するというのは適切なやり方ではないと思う。われわれはただデータを提出し，そしてここでひき出されるどんな類推も厳密には読者の判断にまかせたいと思っている。

I　優性行動と"正常な"社会的発達

多くの霊長類がそうであるように，赤毛ザルも生下時には比較的無力な動物であるが，世の中に出て数カ月もたってくると幅ひろい世話を要求しつづけるようになってくる。赤毛ザルにおいては，たしかに環境的影響は，行動パタンという面で生後1年間のうちに最大に達すると思われる。生後1年間に多種多様な社会的環境で生活をすると，後日どのような行動がおこってくるかについてはこのあとでくわしく述べてみよう。

しかしながら，赤毛ザルは生下時にはよく諺でいわれる John Locke のタブラ・ラサ＊ではないことはますますはっきりしている。むしろ彼らは多くの

＊ 訳注　Locke の『人間悟性論』を批判した Leibniz によって用いられた有名なことばである。"白い紙"とか"なめらかな板"の意。Locke は，心を白紙と仮定し，心の受容性の側面をあらわしたものである。

優性行動パタンや反応傾向をそなえて世の中へ出てくるといってよかろう。経験的にはっきりしてきた事柄は，次の3つの一般的な分類に入るものである。(a) 反射タイプの行動は，生下時もしくはその直後にあらわれ，そして動機づけの要因とは比較的に独立している。(b) 生まれたての赤ん坊ザルが自由選択事態におかれると一貫した社会的偏好がみられる。(c) 潜在的行動パタンは生下時ではなくて幼少期の終り頃にあらわれる。つまり以前のまたは現在の環境的刺激作用と相関しない時期であるが，明らかにこれらの要因に全く依存したやり方であらわれる。

これらのパタンは，何人かの研究者が固定行為パタン (FAPS) または本能的行動と名づけているものである。われわれはこれらのパタンを非学習性または優性行動パタンとよぶ方がよいと思う。これらのパタンが遺伝的要因，胎児期の要因，あるいはおそらくこれら両者の交互作用から生まれてくるかどうかは，ここでの論議にはかかわりのないことである。すでに明らかになっているそれらの優性行動パタンは，おそらく種の中で非学習性のもののほんの少しの部分でしかありえない。それで社会的発達の過程におけるそれらの役割は，おそらく人間や動物の霊長類の愛着行動の形成に関連のある理論家によって低く評価されてきたのだと思われる (Sackett 1971)。しかしながら，われわれはここで，胎児期の赤毛ザルにとってこれまで明らかにされてきた優性パタンや，そしてこの種における異常な社会的発達を説明していくのに明らかに重要な結果をもたらすこれらのパタンについて長々とは述べないことにする。

A 反射行動

赤毛ザルは胎内にいるとき，あるいは生後すぐに2つの重要な反射行動をあらわすが，それはすがりつき反射* と捜索吸啜反射とである。そのような反射行動によって子ザルは母ザルと親しく身体的接触を保ち，そして母ザルから栄養をとることができるのである。手のひらや足の裏を刺激してやると，生まれたての赤ん坊ザルは自分のからだ全体を支えることができるほどの把握反射のやり方で，すがりつき反射をひきおこすのである (Mowbray と Cadell 1962)。これに類似した反射は人間の新生児でも観察されてきた (Fulton 1955)。子ザ

---

* 訳注　実際には腹部の表面を他のサルのからだに接触させることである。以後"すがりつき反射（応）"と訳してあるが内容的には上述のことを意味している。

ルを平たくて固い平面に上向きに寝かせてみると，そのすがりつき反射の力がよくわかる。すなわち子ザルはすぐさまうつ伏せの姿勢（基本的なつりあいのとれた反射）になってしまうだろう。もっともそのとき柔らかいものでおおわれたものがあれば，そのまま背中をつけてそれにぴったりとくっついてしまう（Mowbray と Cadell 1962）。このことは，脊椎動物におけるすべての反射体系のうちで最も主要で共通のものとしてみられている平衡復帰反射としてのすがりつき反射の優性遺伝を示しているのである（Hamburger 1963）。

授乳と関連のある基礎的な反射は捜索吸啜反射である。生まれたての赤ん坊ザルの顔，とくに口の付近を刺激してやると口による接触がなされるまでは頭を両側にあるいは縦に回転させたりする。しかしすぐさま吸啜するようになる（図1）（Harlow と Harlow 1965）。

これらの反射行動は，赤毛ザルの赤ん坊がおよそ20日の日齢に達するまでは自分から統制するまでにはいたっていない。その統制は急激にできるようになるのではなくてむしろ次第にそうなっていく（Harlow 1962a）。この時期にひきつづいて，これらの行動は長くしかも幅広くあらわれてくるが，これらは不適切な反応パタンを示しているといえるかもしれない。しかし，赤毛ザルは正常な社会的行動を発達させるものもそうでないものもすべて生下時にあるいは生後まもなくすがりつき反応や吸啜反応を示すのである。

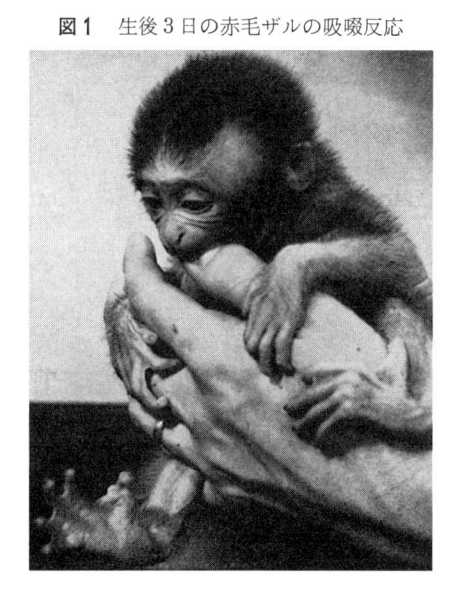

図1　生後3日の赤毛ザルの吸啜反応

B　社会的偏好パタン

優性反応の第2のクラスには，非学習性の社会的な偏好パタンがある。子どもの赤毛ザルは，選択事態におかれると，たとえ以前に1度もどの種の成熟したサルに当面していなくても，赤毛ザルにきわめてよく似た弁髪のある成熟し

た雌のマカークザルまたは短毛のマカークザルよりも成熟した赤毛ザルへの偏好を示す (Sackett, Suomi および Grady 1968, Sackett 1970)。同様に，赤毛ザルの子ザルは，以前に見るという経験をしていなくても，成熟した雄の赤毛ザルよりも成熟した雌の赤毛ザルの方を好む (Suomi, Sackett および Harlow 1970)。これらの偏好は適応的な性質をそなえていることは明白だろう。これに加えて，彼らの表出には重要な意味が含まれている。このような偏好をたえず示すためには，たとえ以前にそういったタイプの動物を決して見ていないとしても，子ザルは成熟したサルが提示された場合に彼らを区別することができているにちがいない。だから子ザルは生後すぐにでも社会的環境の中で，ある手がかりに対して非常に感受的であるにちがいない。この感受性が強いということは，赤毛ザルの無垢な子ザルが，経験をつんだ観察者でも困難な課題である未産の赤毛ザルと経産の赤毛ザルの見分けをすることができることをみれば，はっきりとしてくる。* 最初の1カ月以内に社会的経験をすると，これらの非学習性の偏好が変りうるのだという結果 (Sackett, Porter および Holmes 1965) があるが，これは後の時期の正常または異常な社会的行動をもたらすかもしれない要因がすでにこの初期にあらわれているという点で重要な意味をもっている。

C 潜在的行動パタン

優性反応の第3のクラスには，生下時には示されないがずっと後になってあらわれてくる行動があり，これは明らかに以前のまたは現存の環境条件とは別のものである。本章に関連のあるそのような2つの行動は恐怖反応と攻撃反応とである。

たとえば赤毛ザルの種 (Altman 1962) では，しかめ面をしたり連合発声をするといった恐怖反応は，完全な社会隔離状態で育てられた (Sackett 1966) とか，あるいは母ザルや仲間ザルと一緒に育てられた (Harlow, Harlow および Hansen 1963) ということとはかかわりなく70日から110日の間にかけてあらわれてくる。つぎに，たとえば"暴力的威嚇"をしたり人に傷を負わせるほどの咬みつきといった攻撃反応はおよそ6カ月になってはじめてあらわれるが，うまく社会化された子ザルの場合でもそのような行動はおきるが1年たつまでは比較的おだやかな行動である (Rosenblum 1961)。

---

* Allyn C. Deets との私信による (1970)。

これら2つの反応体系があらわれる時期は相対的にみて養育条件とは別のものであるが，これらの反応があらわれる"形式"は個々のサルにとって，以前または現在の社会的環境の両者にぴったり結びついているにちがいない。さらに，これら2つの反応体系の出現は，子ザルの現在の行動レパートリーに統合されていくが，その統合のされ方は後の発達にとって決定的な役割を果すのである。われわれの仮定としては，恐怖反応の種に適切な社会的発達への統合は，母ザルまたは代用母ザルの存在によって促進されるということ，攻撃反応

図2 遊び場装置

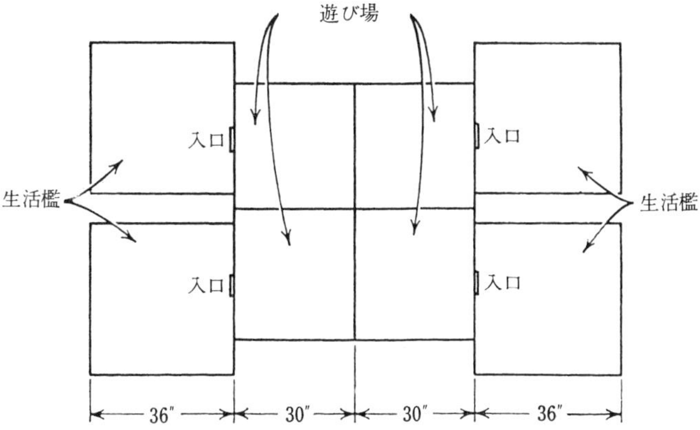

遊び場

入口　入口

生活檻　　　　　　　　　　　　　　生活檻

入口　入口

←36"→←30"→←30"→←36"→

遊び場事態

の種に適切な社会的活動への統合は，年長の仲間ザルと遊ぶことによって促進されること，そして母ザルまたは代用母ザルがいない社会的環境，または仲間ザルと交わる機会に欠けている社会的環境で育てられた子ザルは，後には異常な社会的行動をたしかに示すだろうということである。換言すれば，種の規準的な社会的発達にとって，子ザルの環境について最小限度社会的に必要とされることは，ある形式の母ザルがいることと仲間がいるということである。

過去10年間この立場に立つ非常に多くのデータが積み重ねられてきた。これらのデータのうち多くのものは，生後1年間母ザルと子ザルが"遊び場"の中で共に生活し，その研究から生まれてきたものである (Hansen 1966, Alexander

図3 母ザルと子ザルのゆりかご

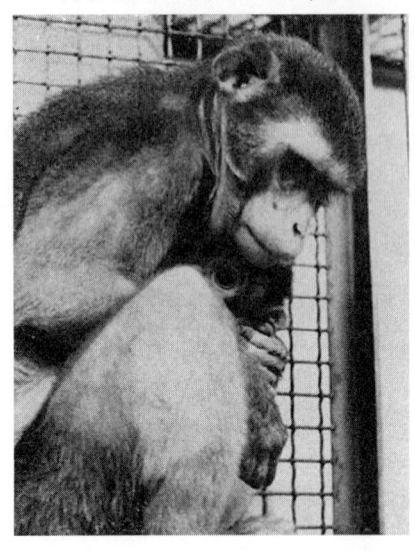

1966, Joslyn 1967, Rosevear 1970)。標準的な遊び場は図2に示されているが，基本的にはこの装置は外側にしつらえられた4つの飼育箱と内側にある遊び場とからできている。ここで遊び場は2分することもできれば4つに仕切ることもできる。各飼育箱には母ザル用ではなくて子ザルが自分の住んでいる飼育箱に隣接している全体の遊び場または遊び場の領域の特殊な区分に近寄ることができるような小さな入口がついている。この装置のもっと詳細な記述はHansen の研究 (1966) に述べられている。

　この事態で赤毛ザルの子ザルは，母ザルとの身体的接触をしながら，両腕に抱かれて揺すられながら最初の1ヵ月のほとんどを過ごすのが普通である。この時期に，子ザルはだんだん，以前には反射行為によって示していた多くの行動を自発的に統制していくことができるようになる。最初の1ヵ月までに，子ザルは母ザルと短時間はなれて自分のまわりの世界を探索しはじめるようになる。子ザルが母ザルの保護的なだっこからはなれる程度は，まず母ザルの許可の関数としてみられるように思われる。母ザルの態度はたえず時間と共に変ってくるが，一方2ヵ月になると子ザルの回復反応は最大に達し，4ヵ月までに母ザルは事実上子ザルを外の世界におしやってしばしば拒絶するのである。その結果，子ザルが母ザルと接触して費やす時間の量は2ヵ月後には急に減少していく。これは疑いもなく探索しようとする子ザルの熱心さが増していくことと子どもを揺すって保育していく母ザルの熱心さが減少することとの間の交互作用に基づくものである。図4，5，6はこれらの傾向を要約したものである。

　子ザルの探索行動の発達は2ヵ月目にはいると急速に増加しはじめてくる。子ザルは母ザルを基地として，無生物の遊具や生き物の遊び仲間をしらべるた

図4 母ザルと子ザルのゆりかご機能の減退

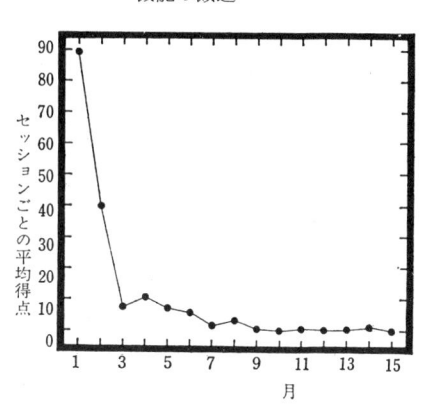

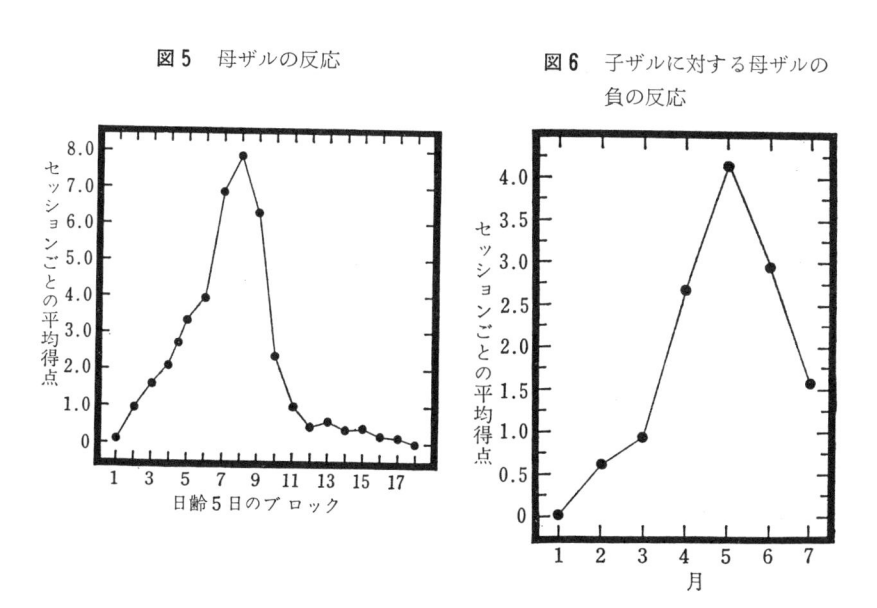

図5 母ザルの反応

図6 子ザルに対する母ザルの負の反応

めに遊び場に短時間ではあるが侵入してくる。しかしながら，ほんのちょっとした立腹刺激を与えると，子ザルは母ザルのもとへチョコチョコと走って戻ってくる。母ザルは子ザルにとって安全な基地となっているのであり，子ザルの恐怖反応が生じる時期では非常に重要な役割を果している。母ザルから隔離された3カ月の子ザルが恐れると思われる刺激を，子ザルと母ザルが一緒にいるときに与えると，こんどは類似の恐怖反応は生じてこないのである。

　8カ月ないし10カ月までに遊びはサルの行動レパートリーを支配するようになり，成長するにつれてだんだん攻撃的になり性的な面も発達をとげてくる。この時期までに性的役割が分離してくる。独立した事態でテストしてみると，8カ月の雄は同性の仲間ザルを選ぶが，一方8カ月の雌はやはり雌の仲間ザルを選ぶ (Suomi, Sackett および Harlow 1970)。遊び場の事態では，雄は雄と一緒に遊ぶ傾向が強く，彼らの遊びは攻撃的であり，しかも乱暴でもつれ合った遊びである。8カ月の雌はまれに雄と遊びはじめるが，その遊びは主として接触のない遊びである。遊びと連合行動の発達については図7，8，9，10に示されている。

　生後1年の終りまでに，攻撃的ならびに性的行動は，母ザルや仲間ザルと交わって育てられているうちにうまく統合されていく。遊びは子ザルの活動性を支配しつづけ，母ザル指導型の行動は減少しつづけ，そして自分のからだに口で接触する*とか，手足を用いて自分のからだを握りしめる行動とか，定型的な揺すりの行動などは事実上なくなってくる。

　最初の1年間母ザルや仲間ザルの中で育てられてきたサルは，後になって同種の他のサルと交わる機会が与えられると十分な社会的行動を示しつづける。一緒に生活すると，そういった動物は，あからさまな攻撃によるというよりもむしろ威嚇とか，しかめ面をするとか，ねらいをつけるといったような一風変った身振りによる社会的な指図をして，非常に安定した優位ハイアラーキーを急速に確立していく。性的に成熟してくると，これらのサルはもっと熱心になり悪ずれしてくる (Senko 1966) ようになり，実験室で生まれた多くの霊長類と

---

*訳注　原語は Self-orality である。原書では Self-mouth の語も用いられているが，本訳書では同義語として用いられる。

図7 母ザルと一緒に家庭檻で育っている子ザルが外で過ごした時間

図8 統合遊びの発達

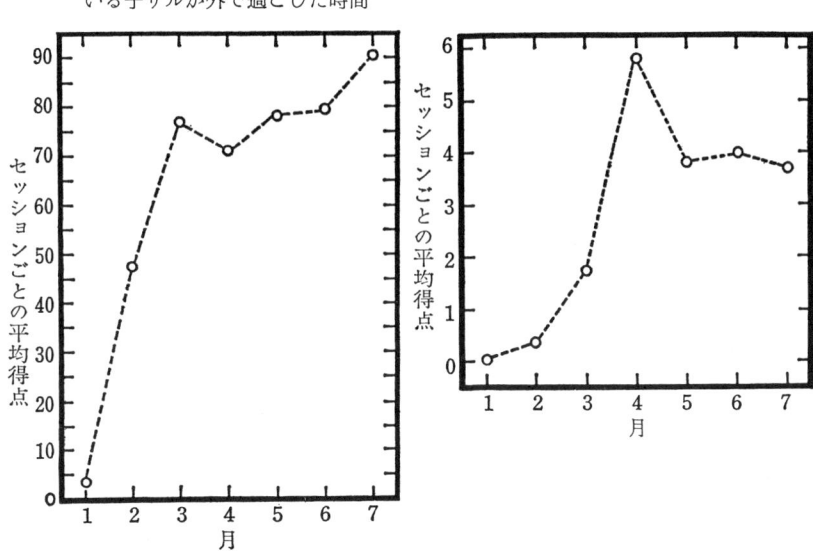

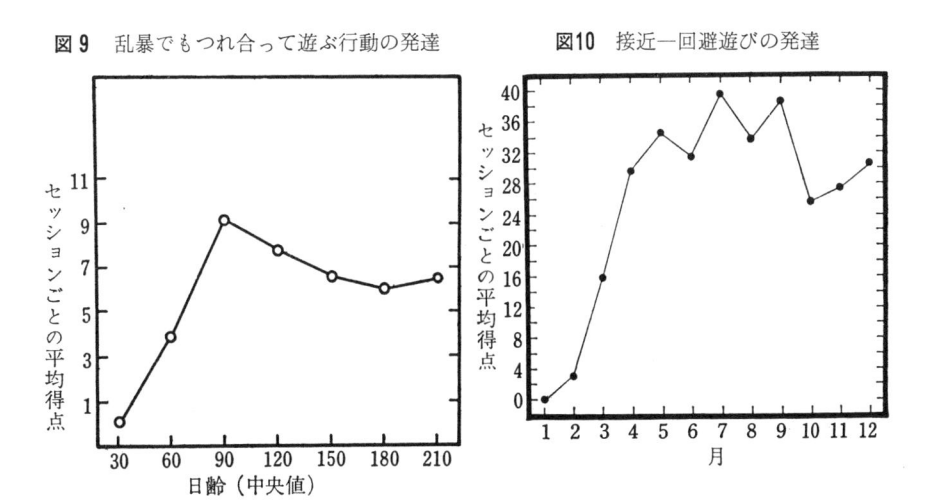

図9 乱暴でもつれ合って遊ぶ行動の発達

図10 接近―回避遊びの発達

対照的にそういう行動をたやすく再現していく。母ザルや仲間ザルの中で養育された雌ザルは一般的にはすぐれた母ザルになってくる (Harlow, Harlow, Dodsworth および Arling 1966)。最後に，後日の社会的歴史とはかかわりなく最初の1年間に広範囲の母性的経験や仲間ザルとの経験をもった赤毛ザルは，実験室で生まれて初期に十分な社会的経験を与えられていない霊長類がもっているような重厚な行動異常をめったにあらわすことはない。したがって，このような動物では，過度に自分のからだに口で接触するとか，自己攻撃をするとか，手足を用いて自分のからだを握りしめるとか，強迫的な揺すりとか，定型的な動揺を伴った握りしめなどは，めったにおこらない。

もっと社会的に複雑な実験室の環境，すなわち雌の成体とか，青年期のサルとか，他の子ザルがいる囲いの中 (Rosenblum と Kaufman 1967)，または雄の成体もいる核家族事態 (Harlow, Harlow, Schiltz および Mohr 1971) で育てられたサルは，母ザルや仲間ザルと一緒に遊び場で育てられたサルよりいちじるしく優秀だとはいえない。もっと重要なことは，これらの規準によって，母ザルや仲間ザルの中で育てられたサルは野性の環境で観察されたサルに全く匹敵している (Altman 1962, Imanishi 1963, Koford 1963, Southwick, Beg および Siddiqi 1965)。さらに，野外の生息地で赤毛ザルの子ザルが社会的発達をとげていくのを研究している人たちは，母ザルや仲間ザルと一緒に遊び場事態で生長している子ザルが示す行動特徴と類似したものがあると報告している。こういった理由から，われわれは次のように結論できる。すなわち，出生後すぐ母ザルや仲間ザルがいる社会的環境で育てられたサルは，種にとっての規準的社会的行動というような範囲内での行動パタンを発達させていくことができるのである。

II 社会的ディプリベーション環境下の養育から生まれてくる異常行動

前項では，養育経験とは無関係に，赤毛ザルの子ザルが発達していく際に生じてくる行動の要素について討議し，さらに後になって異常な社会的発達を示すサルを育てる実験室的手順について述べてきた。赤毛ザルの社会的発達に影響するパラメーターを調査するために，Wisconsin の研究室の実験者は，母ザルと仲間ザルの中で養育される環境を，体系的な代償と（または）この環境

における社会的要素をとりのけることによって変えてきたのである。これらの研究の目的が異常行動パタンをつくりだすことではなかったけれども，ある社会的異常性というものが観察されたのである。特殊な養育事態に対するこれらの異常性や関係を論ずるのがここでのねらいである。

A 代用母ザルと仲間ザルの中での養育は後日どのような発達をとげるか

母ザルと仲間ザルの中での養育環境の1つの変容として，実の母ザルの代りに布製の代用母ザルを用いた (Harlow 1958, Harlow と Suomi 1970c)。無生物であり，また多くの場合，非栄養的ではあるけれども，布製の代用母ザルのもとで育てられた子ザルもすがりつき反応をするし，見知らぬ事態に対する恐怖反応も緩和することがわかってきた (Harlow と Zimmermann 1959)。実の母ザルとはちがって，代用母ザルは子ザルを拒絶もしなければ罰することもしない。しかしながら，いくつかの研究では，代用母ザルと仲間ザルがいる環境で育てられたサルは，いくらか遅れるとはいえ，十分な社会的発達を示し，またいくらか例外はあるにしても，成熟するにつれて相対的に見て正常な社会的，性的，母性的行動を示すことがわかっている。

Hansen (1966) は，2群の子ザルすなわち1群は代用母ザルと一緒のグループ，もう1群は実母ザルと一緒に遊び場事態で育てる群とを設けてみた。1年間を通じて代用母ザルと仲間ザルの中で育てられた子ザルは，実母ザルと仲間ザルの中で育てられた子ザルよりも自分のからだに口で接触する水準は高く，そして，"母性的"接触ならびにどの形式の遊びでも低い水準を示したのである。このような差は，実は代用群の中には雄雌両方がいたが，実母で育てられた子ザルはすべて雄であったという事実からそうなったのかもしれない。そうだとしても，自分のからだに口で接触する反応を除いて，群差は最初の年につづいて集中したのである。

Rosenblum (1961) は，個室の飼育箱で代用母ザルを用いて子ザルを育てたが，その際社会的な遊び場の中に4匹のサルを入れて毎日短時間（18分）の社会的交渉を許した。なお装置は図11に示されているが，くわしいことは Harlow (1962b) にのっている。Hansen の場合のように，これらの代用母ザルと仲間の中で育った子ザルは，社会的な発達について規準的なパタンを示したのである。ただし例外として，彼らは自分のからだに口で接触することについては絶

えず高い水準を示し，接近―回避遊びの面ではほんの少しではあるがそのような行動を示し，攻撃的遊びでは遅滞していることがわかった（HarlowとHarlow 1968）。

　もっと最近では，図12に示されているような飼育兼実験のために作られた四角形の箱を4つに仕切ってそこへ4匹の子ザルをそれぞれ入れて育ててきた

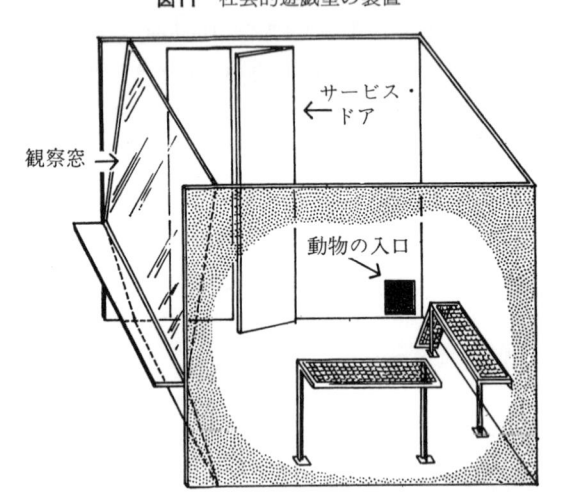

図11　社会的遊戯室の装置

図12　飼育兼実験のためにつくられた四角形の檻

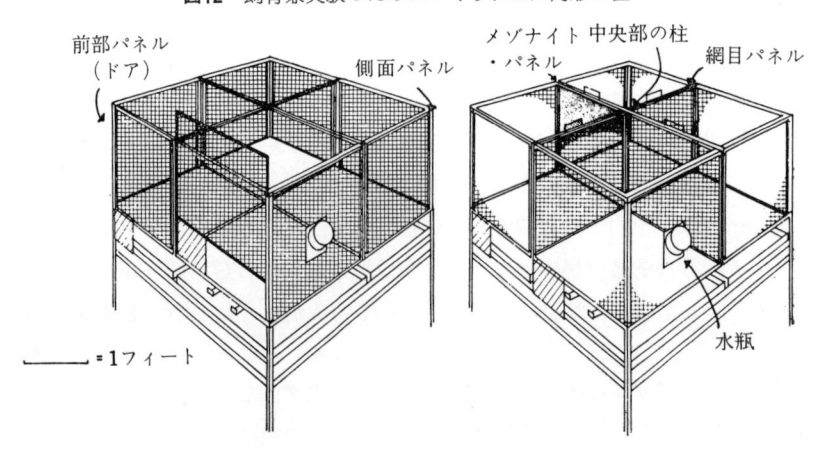

(SuomiとHarlow 1969)。その仕切りには各々単純化された布製の代用母ザル(HarlowとSuomi 1970c)が置かれた。子ザルは1日2時間ずつ，その四角形の檻の中で2匹ずつ組んで，また遊び場で4匹一緒に社会的交渉が許された。これらのサルは自分のからだに口で接触する反応が多く示されたが，それを除いては社会的に正常な行動を示した。結論としては，代用母ザルと仲間ザルの中で育てられると行動異常はほとんど生じないが，ただ自分のからだに口で接触する反応は多くなり，また手足を用いて自分のからだを握りしめたり，定型的な揺すりを時折示した。このようなサルは成体になるまでに，社会的，性的，そして母性的行動の点では相対的にうまく発達してくるのである。

B 仲間ザルだけがいる事態で育てられると後日の発達はどうなるか

いくつかの集団のサルは，代用母ザルもいなければ実の母ザルもいなくて，仲間ザルだけがずっと一緒にいる事態で育てられてきた。この養育条件は"子ザル同士の共生"事態とよばれてきた。この共生群の成員数は2匹から6匹であるが，ある行動異常はグループの成員数とはかかわりなく生じてきた。

実の母ザルであれ代用母ザルであれ，すがりつくことのできる母ザルがいないと，子ザル同士で育っているサルはすぐに，"汽車ポッポ"型として示されてきたような相互にすがりつくことを学習する（図13）。このすがりつき行動の型は，母ザルと仲間ザルの中で育ててきた子ザルに対して母ザルがすがりつく反応よりももっと長くつづくのである。これはおそらく次の2つの要因のせいだろう。第1は，すがりついている相手は，お互いに母ザルがするようなきびしさで子ザルを拒絶しないからである。第2は，母ザルと仲間ザルがいる事態では，子ザルはしばしば，探索しているためすがりつき反応をしていない他の仲間ザルがいるので，腹部の母性的接触よりもむしろ仲間ザルの方へ誘惑されるからである。ところが子ザル同士の事態では，もしその集団の成員全員がお互

図13 子ザル同士で育っている子ザルの汽車ポッポ型のすがりつき反応

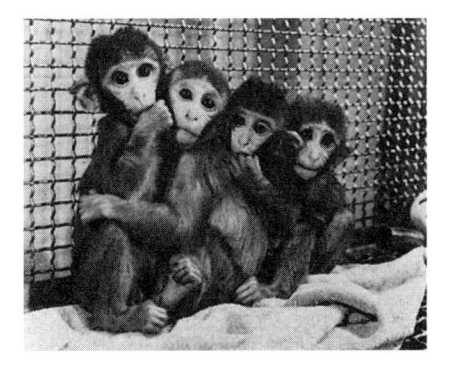

いにすがりついているとすれば，探索行動をとっているものはいないのだからその行動パタンを破る仲間は誰もいないのである。

仲間同士で育つサルは，たしかに集中的にしかも長い間すがりつき反応を示すが，それに加えて過度に自分のからだに口で接触する反応を示し，移動や探索行動も異常に低い水準を示し，また遊びの行動や性的身構えの点でも遅滞している。彼らは最小のストレス事態に対しても過敏であるが，このことはたしかに彼らの社会環境の中で保護的な母性的事物が欠けているからである。

にもかかわらず，仲間同士で育ったサルは，しまいにはすがりつき反応をしなくなってくるが，そうなってくるのはおよそ5カ月が普通であり，それに対応して正常な遊びの型が生じてくる。もっとも彼らの遊びの頻数や強度は母ザルと仲間ザルの中で育てられた同年輩のサルとめったに同じ水準までにはならない（図14）。攻撃的遊びはめったにあらわれない。自分のからだに口で接触する反応は，これらのサルにおいては成体になるまでつづくが，それは恐怖刺激に対する感受性や攻撃行動に欠けているからである。仲間同士で育ったサルは，少なくとも標準的なサルにくらべておくびょうな動物である。しかも彼らの性的行動はしまいには相対的に見て正常になってくるし，また雌はよき母ザルになるのが普通である。要約すると，仲間同士で育ってきたサルにみられる多くの行動異常は，生後2年目の終りまでには消えてなくなり，明らかに残っている行動異常としては，後の社会的，性的，そして母性的行動にいくらか影響がある程度のものである。

図14 仲間同士で育った2群のサルの社会的遊びとすがりつき反応の発達

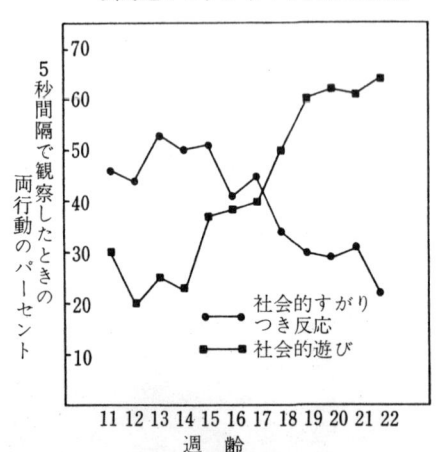

C 母ザルだけで育てると，後日どのような発達をとげるか

生後正常な愛撫をしてもらった子ザルにとって仲間ザルと遊ぶ経験がディプリベートされると，その後どのようなことになるかについて Alexander(1966)

が，子ザルは自分たちの母ザルだけを見たり交渉できるように作られた遊び場事態を用いて研究している。母ザルに育てられた4匹の子ザルは最初の4ヵ月間仲間ザルと隔離されたが，一方つぎの4匹については最初の8ヵ月間母ザルとだけ交渉させてみた。4ヵ月間母ザルとだけで育った子ザルは，後に仲間と交渉させてみると，すぐに十分でしかも典型的なサルの遊びのパタンを示した。彼らは，統制群すなわち母ザルや仲間ザルと一緒に遊び場で育ったグループと比較すると，仲間との交渉や攻撃性の面ではいくらか低い水準を示したが，それを除いては社会的にも性的にも有能であった。8ヵ月間仲間ザルと隔離されたグループでは，誇張になるけれども，統制群と比較してみると同じような差を示した。これらのサルは12ヵ月のとき母ザルと隔離されたのである。

　2ヵ月後にこれらの動物を生後6ヵ月になる見知らぬサルと対面させてみると同じような結果を生じた。すなわち，8ヵ月間母ザルだけで育てられたサルは生後6ヵ月になる子ザルに対してきわめて攻撃的な行動を示し，4ヵ月間母ザルだけで育てられたサルは普通程度の攻撃的行動を示し，一方統制群はほとんど攻撃的行動を示さなかった。仲間ザルとのディプリベーションは，接触をしたがらなくなり，きわめて攻撃的なサルになり，そしてディプリベーションの期間が長ければ長いほどその徴候が大になってくるようである。それにもかかわらず，上記の研究で，母ザルとだけで育ったサルは，一般的に言えば，総体的にみると後日の社会的ならびに性的行動という面で異常ではなかった。もし仲間ザルとのディプリベーションがもっと長びいていたとすれば，結果はちがったものになっていたかもしれない。

　これまでに3つの養育事態について述べてきたが，それらはいくつかの特殊な異常性を除いては，われわれが正常とよぶ限界内での遊びや性的行動，母性的行動をつくりだしている。しかしながら，各養育条件に特殊な異常性はさしあたりの興味以上のものである。われわれは言葉のどのような意味でもフロイト学派ではないが，仲間ザルが存在するとかまたは母乳をもたない代用母ザルに代用母ザルとはかかわりなく，母乳を与えることのできる実母ザルとの交渉を絶ち切られたサルが，過度にしかも長い期間にわたって自分のからだに口で接触する反応を示すという一貫した結果を見捨てるわけにはいかない。

　おそらくもっと重要なことは，仲間ザルとだけで育ったサルは軽いストレス

のかかった事態に対しても異常に反応し、一方母ザルとだけで育ったサルは社会的事態においてはきわめて攻撃的であるという面である。これらのデータは次のような考え方とぴったり一致している。すなわち、実母ザルまたは代用母ザルの存在は恐怖反応を子ザルの行動レパートリーへ統合していくことを促進し、一方仲間との交渉の機会は優性攻撃反応の社会化を促進するのである。

D 部分的社会隔離の条件で育てると、後日どのような発達をとげるか

上記のような養育環境は社会的刺激に対して身体的な交渉をもつことができるが、これとは対照的に、部分的社会隔離といわれている養育条件がある(Cross と Harlow 1965)。ここでは、サルは裸針金製の檻の中で個別に育てられ、そこでは他の成員を見たり他の成員の発声を聞いたりはできるが、身体的に接触することができない場面である。そのような初期経験をすると、後日の発達はきわめて意味深いものになってくる。

部分的に隔離された赤ん坊ザルは、どの赤毛ザルの赤ん坊ザルでもするようなすがりつき反射ならびに吸啜反射をする。しかしながら、実母ザル、代用母ザルまたは仲間ザルがいなくなると、彼らは自分のからだをぴったりとくっつけ、そして自分の手足の指を吸う反応をするのである(図15)。これら2つのパタンは少なくとも最初の6ヵ月間彼らの行動を支配している。これに対応して部分的に隔離された子ザルは、もっと社会的に豊富な環境では年長の仲間ザルよりも移動したり探索することがより少なく、その代りに揺すったり檻の中でぶら下るといったような反復的で定型的な行動パタンを示す。部分的に隔離されたサルは成長するにつれて攻撃反応をあらわすが、社会的な標的がいなくなると、自分自身に向かい、そして自己攻撃を行なう(図16,17,18,19,20)(Cross と Harlow 1965)。*

図15 部分的社会隔離の事態で育てられているサルの自己のからだに口で接触したり手足を用いて自分のからだを握りしめる反応

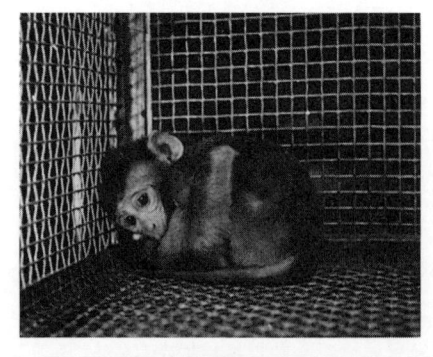

* 訳注　原文には、図18,19,20についての言及がないが図16,17と同じ実験資料である。

21 子ザルの異常な社会的行動　569

図16 部分的社会隔離事態で育てられたサルの自己攻撃反応

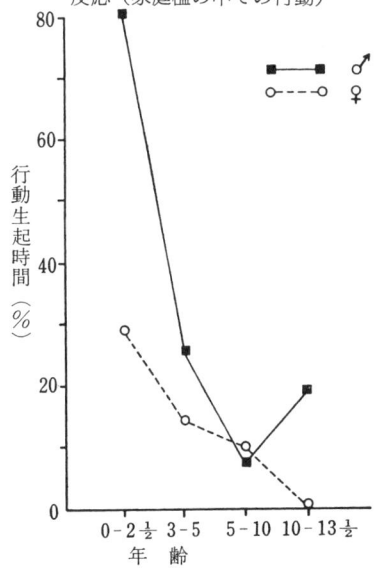

図17 部分的社会隔離事態で育てられたサルの自己攻撃反応の成熟

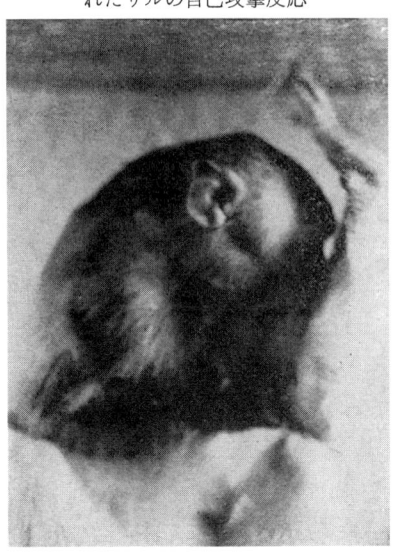

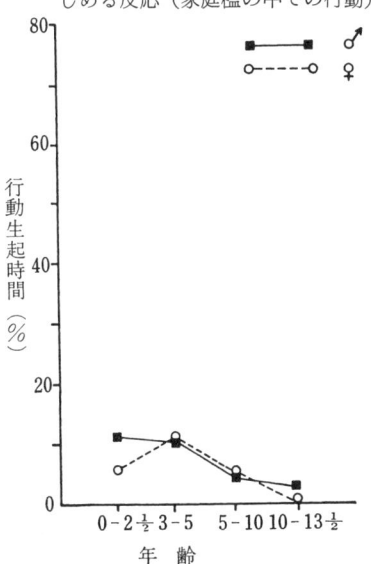

図18 部分的に隔離されて育てられたサルが自分のからだに口で接触する反応（家庭檻の中での行動）

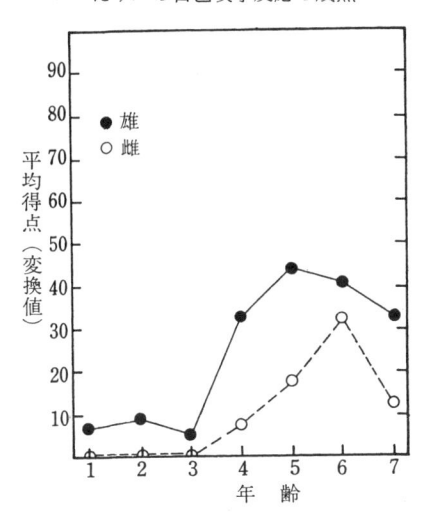

図19 部分的に隔離されて育てられたサルが手足を用いて自分のからだを握りしめる反応（家庭檻の中での行動）

図20 部分的に隔離されて育てられたサルが自分のからだを咬む反応（家庭檻の中での行動）

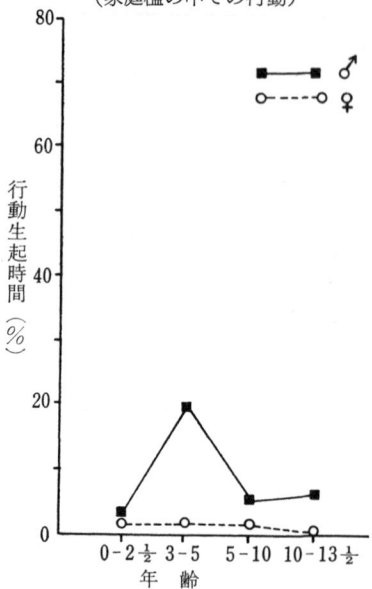

部分的に隔離されたサルはあからさまに異常行動パタンを示したが，やがてそういったパタンは減少あるいは解消する（図16, 17）(Cross と Harlow 1965)。しかしながら，移動とか探索といったような適応的行動も成長するにつれて減少する（図21, 22）。10歳になる部分的に社会隔離されたサルは見覚めているときはほとんどいつもぼんやりと外を見て家庭檻の前部に坐ってばかりいる（Suomi, Harlow および Kimball 1971）。しかしながら，もし外部からの刺激作用をうけると，彼らはしばしば急に極端な自己攻撃や異様な定型的な活動をしだす（Cross と Harlow 1965）。

図21 部分的に隔離されたサルの移動行動（家庭檻の中での行動）

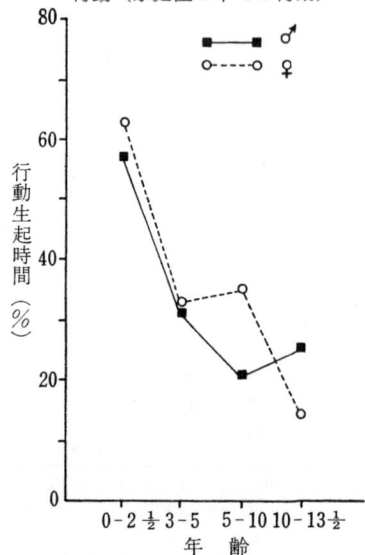

図22 部分的に隔離されたサルの探索行動（家庭檻の中での行動）

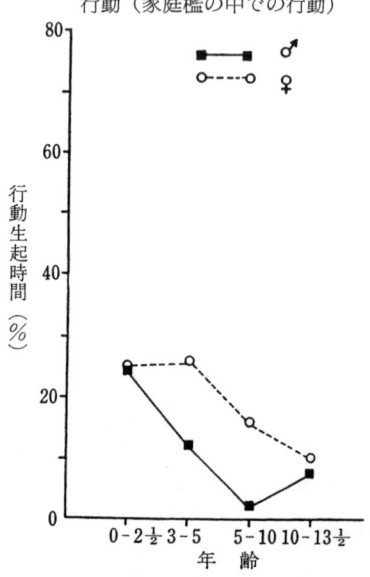

部分的社会隔離の条件で生後1年間育てられたサルは，社会的，性的，ならびに母性的行動という面ではきわめて欠けている。社会的事態では彼らはめったに他のサルとの間に交渉をもとうとしないが，そのかわり回避ならびに障害行動パタンをあらわすのが普通である (Pratt 1967, 1969)。もし社会的交渉がずっと許されるならば，部分的社会隔離のサルはしまいには，ぎこちないやり方ではあるが遊びの活動のきざしを示すのである。彼らの性行動は全く無能だといった方がぴったりしている。もっとも欲望をもっていることはたしかだけれども，相手が喜こんでしかも慣れた構えで性行為を望んでいたとしても，性行為の身構えやテクニックは適切ではない（図23）。部分的に社会隔離された雌ザルのうち，普通のやり方で妊娠した例はほとんどなく，またこれと同様に部分的に社会隔離された雄ザルの場合，挿入がうまくいったという例もきわめてまれである (Senko 1966)。多くの場合，妊娠して子を産み，母ザルになった場合母ザルとしては不適切であった。多くの母ザルは自分の子に対して無関心であるか，さもなくばしばしば命とりになるまで残酷に虐待するのである（図24）。

要約すると，部分的社会隔離条件での養育は，赤毛ザルの種に適切な行動の発達にきわめて重大な衰弱効果をもっている。部分的に社会隔離されたサルがもっている社会的レ

図23 部分的に社会隔離されたサルの異常な性行動

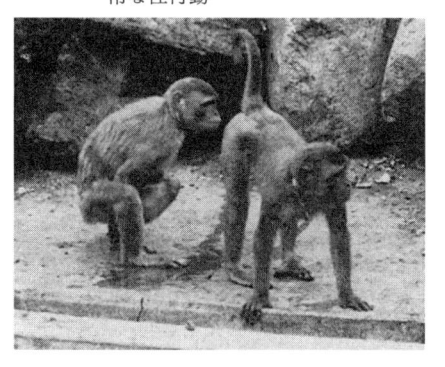

図24 部分的社会隔離条件で育ったサルが母ザルになったとき子ザルを押しつぶす虐待的行動

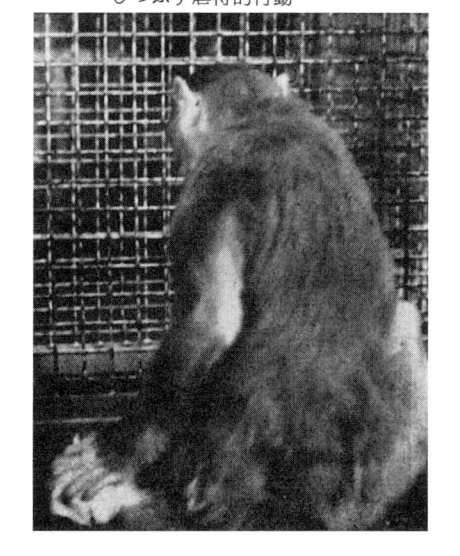

パートリーは制限され，そして原始的なものであり，また自分のからだに口で接触するとか，手足を用いて自分のからだを握りしめる行動とか，また年齢的にいくらか後になると，自己攻撃とか定型的な行動をするとか，初期における十分な母性的ならびに仲間の経験が与えられたサルでは，めったに示されなかったような行動によってとってかえられているのである。

E 完全な社会隔離条件で育てると，後日どのような発達をとげるか

部分的に社会隔離されて育てられたサルが示す行動異常は，生後すぐ完全に社会隔離されてずっと長い間育てられたサルの示す行動異常にくらべて，相対的には軽いように思われる。完全に社会隔離され育てられると，子ザルは身体的にも視覚的にもどの霊長類の種の成員とも接触を拒むようになり (Rowland 1964)，ある場合には聴覚的接触も拒むようになる (Sackett 1965)。典型的な社会隔離室は図25に示されている。

生後3カ月間完全に社会隔離されて育てられたサルは，その事態から脱け出

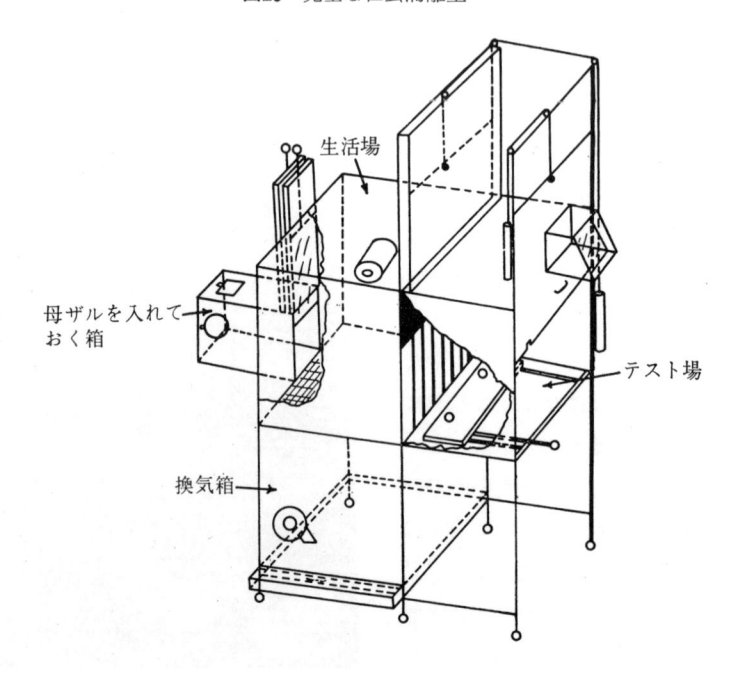

図25 完全な社会隔離室

すと，極端な抑うつ状態となる。しかしこれはほんのしばらくの事であり，もし社会的交渉をする機会が与えられると，その後正常な社会的発達をとげる (Boelkins 1963, Griffin と Harlow 1966)。しかしながら，生後6カ月またはそれ以上社会隔離されて育てられると，その後激烈に一層破壊的な行動を示すようになってくる。6カ月間ずっと隔離されたサルは，統制群つまり同年輩で社会的に隔離されないで育てられたサルと対にして遊び場に入れられると最小の社会的反応を示す (図26)。数カ月遊び場での経験をした後でさえも，隔離群のサルはほとんど遊ぶということがなく，たとえあってももっぱら隔離群の他の仲間への接近であって決して統制群には近寄らない (Rowland 1964, Harlow, Dodsworth および Harlow 1965)。完全に社会隔離されたサルは，部分的に社会隔離されたサルよりも探索したり移動する行動がずっと少なく，一方彼らは一層顕著でまた怪奇な行動を示す。6カ月間完全に社会隔離されて育てられたサルはすべて攻撃的行動をとるようになってくるが，自己に向けられた攻撃であるか，または社会的事態においてその向け方が不適切な場合のいずれかである。社会的に隔離されて育てられたサルが成熟してくると，赤ん坊ザルに対して，社会的事態で育った正常のサルは決してやらないような攻撃をしたり，あるいは優越した成体の雄ザルに対して攻撃をかけたりするが，それは社会的になれっこになっているサルでは，ばかばかしくてできないような攻撃をやってのけようとする。

図26 生後6カ月間完全に社会隔離されていたサルと統制群のサルの接触遊びの比較

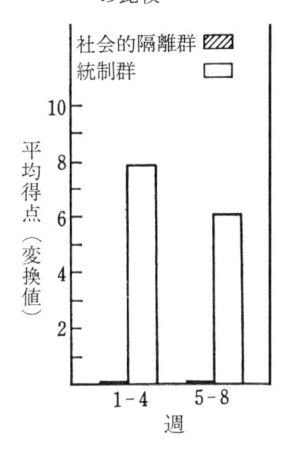

　部分的な社会隔離と同様，6カ月またはそれ以上完全に社会隔離されたサルは，性的には不適切であり，そして雌は母性的には無能力である。要約すると，完全な社会隔離はサルの適切な社会行動の発達に関して破壊的な永続効果をもっている。さらに言えば，完全な社会隔離の有害効果は，明らかに隔離された期間に比例している。一方6カ月間隔離されたサルは社会的順応がうまくいかず，生後1年間隔離されたサルは半動物的植物に過ぎず，自分自身をどの

社会的事態においても防衛することができないように思われる（Harlow と Harlow 1968）。

　上記のパラメトリックな研究に基づいて，はっきりしてきたことは，初期における子ザルの社会的環境の性質は，後日の社会的発達におよぼす効果が大きいという点である。初期において母ザルまたは仲間のいずれかがいないと，微妙でしかも重大な変調をきたし，もしそうでなかったら正常な社会的発達をとげるのである。すべての社会的関係が否定されると，その後社会的発達は全くしかも永久に衰えていく。

　子ザルの社会的能力を効果的に破壊するような隔離操作が，出生時にまたは出生後すぐはじめられると，それが年長になって操作されるよりもその悪影響はより少ないということは興味あることである。野生の赤毛ザルを彼らの生殖機能，すなわち母性的能力をそこなうことなしに何年間も個別に収容しておくことはできる。生後6カ月間社会的環境で育てられ，そして6カ月間完全に社会隔離されてきたサルは，その後きわめて攻撃的な社会行動を示すが，それでもなおきちんとした遊びや適切な社会的刺激に対する性的反応を発展させうるのである（Clark 1968, Mitchell と Clark 1968）。一定の社会的環境に対してどのようにまたどれだけの期間当面していたかということが，その環境が特殊なサルの社会的発達におよぼす効果の決定因になってくる。

III　実験的にひきおこされた子ザルの抑うつ反応

　社会的に見た精神病理学的行動ができあがってくる可能性は人間にだけあるのだとすることは明らかに誤りである。愛情体系ができあがってくるのに中心的な役割を果しているパラメーターを研究しようとして，人間を除く霊長類を研究している多くの学者は，おどろくほど多様なやり方で，十分でしかも持続的な社会的異常性をつくり出すのに成功をおさめてきた。

　サルは精神病理学上取り扱われうる可能性をもっているという認識に立って，われわれは最近行動的操作を用いて，特別の精神病理学上の徴候―抑うつ―を実験的にひきおこすように計画された包括的な研究計画をはじめた。われわれのやりはじめた計画ではいろいろな年齢段階のサルがいるけれども，本書のテーマの線に沿ってここでは，抑うつをひきおこす操作をふくんだ研究の記

述は2歳以下のサルを用いた研究に限定することにしよう。

興味津々たることには、なぜ子ザルの抑うつ徴候をつくりだしてみようと、はじめに心がけるようになったかといえば、それは直接にはかなり長い期間にわたって母親から分離されていた人間の子どもの観察に関する精神医学の文献からであった。スイスの精神医学者である René Spitz は、そのような子どもの反応を"アナクリティック抑うつ"* とはじめて名づけたのであった。彼は6カ月ないし12カ月の赤ん坊で母親から分離されて施設に入れられると、はじめはかく乱され、その後ひきつづいて憂うつ、昏迷、活動減退、引込思案の徴候を示すようになるといっている。その後母親と再会すると、これらの赤ん坊はほとんど即時にまた完全に抑うつ徴候から回復することを示したのである (Spitz 1946)。

Bowlby と彼の共同研究者たち (Robertson と Bowlby 1952, Bowlby 1960) も2歳から5歳の子どもを母親と分離してみると同じような反応があらわれることを見出している。Bowlby によると、そのような反応は次の3つの段階があるとしている。すなわち、(a) 泣く回数がふえ、怒り泣く回数もふえ、また一般活動性が増大するといったような初期の"抗議"、(b) 引込思案,悲嘆、そして活動減退といったような"絶望"、そして (c) 母親と再会すると、こんどは子どもが母親に対して無関心になり、ときには敵意すら抱くように見える"脱離"の3段階である。Spitz が用いた最初の被験者と Bowlby の被験者では母親との再会に対する反応が一致していないが、それはおそらく、たんに年齢のちがいという要因に基づいていたと思われる。もっとも Bowlby は現在では脱離ということは必ずおこる反応現象だというようには思っていない。

ともかく、人間の母子分離の研究にその類似としてサルを用いて実験的に研究することはごく初歩的な事柄である。われわれはごく簡単にある特定の期間母ザルと子ザルを一緒に育てたり分離したり、また再会させることもできる。こういうやり方は、Seay, Hansen および Harlow (1962) の研究で最初に用

---

* 訳注　乳幼児期の初期に母親またはその代理者との間の依存的対象関係がスムーズにいかないため、依存的欲求が挫折しておこる抑うつである。精神分析の用語。Spitz, R. は乳幼児が母親と分離して生活していると、この抑うつ状態になるとしている。"Analisis" はギリシャ語で"よりかかる"の意味をもっている。

いられたもので，そこでは生後6カ月間標準的な遊び場事態で1群4匹の子ザルを彼らの母ザルと一緒に育てたのである。ついで母ザルが生活場にいる間に子ザルを遊び場に閉じこめて母ザルから隔離したのであった。3週間隔離されたが，その間子ザルはお互い同士交渉はできたものの，母ザルを見たり母ザルの声を聞くことはできても母ザルと身体的に接触することはできなかった。この期間が過ぎて，子ザルと母ザルを一緒にしてみた。分離に対する子ザルの反応としては，まず活動性が増し，また発声も多くなったが，その後活動水準は隔離前の段階に落ちてしまった。つまり仲間との遊びは，この分離期間全体を通じて事実上なくなったのである（図27）。

図27 母子分離を行なう以前，分離期間中，再会後の子ザルの遊び

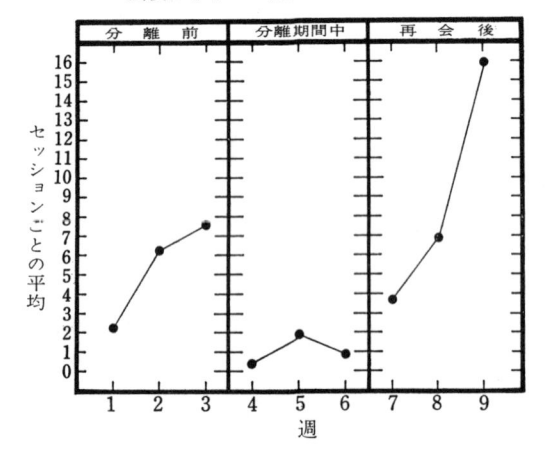

子ザルを母ザルと再会させると，母ザル指導型の行動は分離前のそのような行動よりも一旦多くなったが，すぐに分離前の水準まで下った。要約すると，これらのサルの母子分離に対する反応は，前に報告した母子分離を経験した人間の赤ん坊の反応と質的な意味においてきわめて類似したものといえる。

SeayとHarlow (1965)はこの研究を追試してみた。彼らは4組の母子ザルの2群を用いたが，ただちがっているところは分離期間がたった2週間であること，そして分離期間中子ザルが母ザルを見ることができないようにメゾナイト・パネルが用いられた。その結果は先に述べた研究結果と質的には同じものであったが，ただ予想に反して，分離に対する子ザルの反応を全体としてみるといくらか和らいだものであった。これらの研究以後，このような母子分離の研究法は多くの研究室で用いられてきた（JensenとToleman 1962, Hinde, Spencer-Boothおよび Bruce 1966, KaufmanとRosenblum 1967; Rosenblumと

Kaufman 1967)。これらの研究では実験手続きはそれぞれちがっているけれども，どの研究をみても結果はきわめて一致している。どの研究をみても母子分離をすると子ザルは発声や活動性が顕著に増大し，非常に不快になったり混乱状態になる時期があると報告されている。このような行動は48時間以上続くことはめったにないが，もしひきつづいて分離しておくと，こんどは発声とか，移動とか，探索とか，遊びなどがひどく減少したり，またときには自閉的な身構えも顕著にあらわすようになってくるのが普通である（図28）。ある著者はこれを行動抑うつとよんでいる。事実，Kaufman と Rosenblum (1967)は，このような2つの時期を説明するための適応機制を仮定している。分離後の再会については，どの著者も母ザルの指導型の行動が一時的にふえるが，しまいには分離前の水準またはそれ以下に下ってしまうと報告している。その後どの研究を見ても，Bowlby のいう脱離の時期はみられていない。

図28 母子分離された子ザルの抗議の時期と絶望の時期

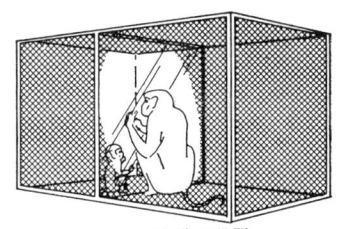

抗議の段階

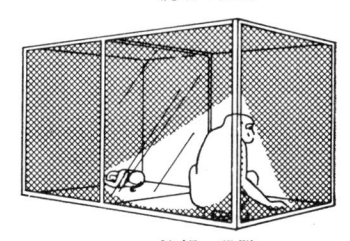

絶望の段階

われわれは，赤ん坊ザルのこのような反応があらわれるのは母子分離の事態に限ったことではないという確かな証拠だてをしてくれる資料をもっている。まず抗議し，ついで絶望するという2つの時期の徴候は，むしろ子ザルが以前に十分愛着をもっていた事物または事態と分離されると，それに対してあらわれる一般化した反応といってよかろう。

たとえば，もし4匹のサルを生後すぐに子ザル同士で育て，3カ月になったときに子ザル同士をさらに分離すると，どの子ザルも分離期間中抗議―絶望の反応を示すだろう。再会させると，分離前の水準以上に社会的志向行動が一時的にふえてくる (Suomi, Harlow および Domek 1970)。換言すると赤毛ザルの子ザル同士を分離したときの反応と母ザルと分離されたときの反応とは質的に見て実際上同じものである。

上述の実験的なやり方を変えて実験してみると，このような反応がはっきりとあらわれた。最近の実験（Suomi, Harlow および Domek 1970）では生後すぐに4匹の子ザル同士の1群をつくって育ててみた。生後3カ月になったとき，子ザル同士を分離して，その後4日間別々の檻に入れ，ついで3日間4匹を一緒にして家庭檻に戻された。そしてまた4日間の分離，ついでまた3日間家庭檻に戻された。このように，4日間の子ザル同士の分離，3日間の子ザル同士の再会のサイクルが合計20回繰り返された。ただし第12回目と第13回目の分離の間の6週間は4匹の子ザルは一緒に家庭檻の中に入れられていた。第20回の分離の後，6週間何ら特別の手だてをしないで家庭檻で飼われた。

この研究から次の3つの明快な結果が生じた。第1は，1週1度ずつの分離と再会の中で，抗議，絶望，回復のパタンがはっきりあらわれた。図29には，第12回目の分離までの毎週最初の分離の24時間，最後の分離の48時間，再会の72時間にみられた行動水準を平均したものが示されている。明らかに，移動や

図29 子ザル同士を繰り返し分離したときにみられた抗議，絶望と回復

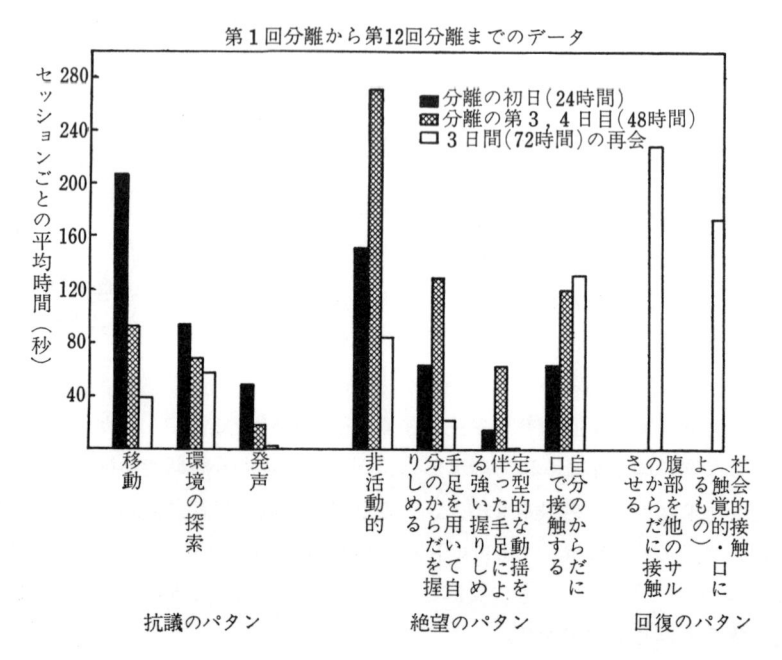

発声（抗議）はどの分離時期でも最初の24時間で高い水準を示した。手足で自分のからだを握りしめたり，からだを丸くちぢこませたり（絶望）する行動はどの分離時期でも最後の48時間に高い水準であらわれた。また子ザル同士のすがりつき（回復）は毎回72時間の再会時に高い水準であらわれた。第2に，子ザルはこのような反復分離の手続きに適応しなかったという点である。つまり第20回目の分離に対する反応は，第1回目の分離に対する反応と事実上変らなかった。第3は，きわめて興味のある結果で，短期間の分離を反復してゆくと，成熟が劇的に妨害されたという点である。図30には，分離前（生後3カ月），第12回目の分離後再会した6週間（生後6カ月），そして最後の分離後再会した6週間（生後9カ月）の行動水準が示されている。図からもわかるように，腹部のすがりつきや，自分のからだに口で接触するという行動はどの年齢段階でも高い水準で残っているが，移動や探索は年齢発達とともに減少し，遊びはなくなっている。正常なサルでは，腹部のすがりつきや，自分のからだに

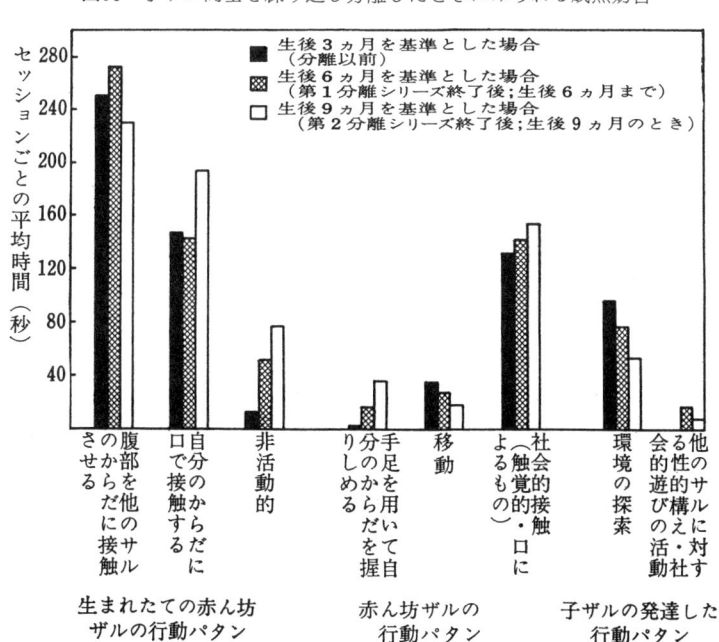

図30 子ザル同士を繰り返し分離したときにみられる成熟妨害

口で接触する行動が年齢発達とともに減少し，生後9カ月では事実上なくなり，移動や探索はこの年齢段階では逆に上昇し，そして生後9カ月では遊びは絶頂に達するのであるが，この点が分離経験をもつサルと対照的なところである。短期間の分離を繰り返し行なうやり方によって，事実上，生後9カ月のサルに生後3カ月またはそれ以下のサルに似た行動をさせることができた。

このようなやり方は子ザル同士の群で育てる場合に限ったことではない。その後の研究 (Suomi, Harlow および Domek 1970) では，4匹のサルは生後8カ月まで母ザルと一緒に育てられ，その後生後13カ月になるまで4匹を1群として育てられた。その後で，前にも述べたようなやり方で4日間の分離，3日間の子ザル同士の再会が計6回繰り返された。先に述べた子ザル同士で育ったサルのように，この実験でのサルも毎週4日間の子ザルとの分離に対して，同じく抗議―絶望反応を示した。ただしこの実験でのサルは，年長（この実験では生後13カ月であり，前の実験では生後3～9カ月であった）であり，また母ザルと一緒に育てられていた点は前の実験と異なっている。

もう1群の被験体は生後6カ月まで母ザルと一緒に育てられ，ついで分離されて4匹を1群として飼われた。母子分離の結果，例の抗議―絶望反応があらわれたのである。子ザルは群としての生活を1週間経験したのち，子ザル同士は分離された。仲間ザルとの分離に対するそれぞれのサルの反応は，その1週間前に母ザルと分離されたときの反応よりまだまだはなはだしいものであった。とくに仲間ザルと分離された最後の3日間というものは，手足で自分のからだを握りしめたり，自分のからだに口で接触したり，あるいはからだを丸くちぢこませたりする行動がほとんどで，その他の行動をしたのは全行動観察期間のほんの2%であり，こういった行動はサルの絶望を十分にあらわしたものといってよい (Suomi, Harlow および Domek 1970)。この実験は現在，4日間の分離ではなくして2週間の分離条件で追試されている。予備的データによると，先に述べた結果は勝手にでっちあげられたものではないことがわかる。

もう1つ進行中の実験では，サルは代用の仲間ザルの事態で育てられている。そこではサルは個々にではあるが単純な代用の仲間ザルと一緒に育てられるが，1日に2時間ずつ家庭檻と遊戯室の両方で仲間ザルとの交渉が許される。仲間ザルがこの事態からいなくなり，そして30日間分離して別の部屋で飼われ

ると，やはりこれらのサルも抗議—絶望型の反応を示している。

これまで述べてきたすべてのデータから，最初母親と分離された人間の赤ん坊で観察された Spitz の"アナクリティック抑うつ"は，霊長類が愛着を感じていた事態からとりのけられるとそれに対する霊長類の一般的反応としてあらわれやすいということがはっきりしてきた。Cairns の理論的立場 (1966) と一致して，たしかにそういった反応は直接には愛情の強さに関係しており，その愛情が示される特殊のかたちは分離前ならびに分離中のその事態の情況に依存している。

年少のサルに抑うつ反応をおこさせる第2の研究法は，われわれが"直立部屋"とよんでいる装置を中心に用いたものである (Harlow, Suomi および McKinney 1970)。図31にみられるように，この装置は上部が網の目によって囲まれ，餌箱と水瓶がしつらえられ，ごみを流したり尿を集めることができるようになっていて，底は網の目でできている簡単なステンレス製の箱にすぎない。

図31　直立部屋装置 ピラミッド型

これらの部屋は，サルを入れたとき身体的に不快を感じたり無能力にならぬように計画された。というのはサルの容態が実は身体的異常をきたしているというような場合にそれを心理的異常性だとして研究するのは無意味だからである。閉じこめられた被験体にとっては，明らかに身体的不快はそんなにひどくないようになっている。というのはこの直立部屋に入れられているときにはサルは十分食べたり飲んだりができ，また体重も異常なまでに減少してはいないからである。彼らがひとたび直立部屋から脱すると，このことは必ずしもこれらの被験体を特質づけるものではない。反対に，人間の患者の場合"絶望の淵に落ちこんだ無気力で絶望"の状態を具現するものとして抑うつが特質づけられてきた (McKinney, Suomi および Harlow 1971)。そこでわれわれはサルにおいてもそういった状態を作り出すために直感的レベルで直立部屋を計画したのであった。直立部屋の

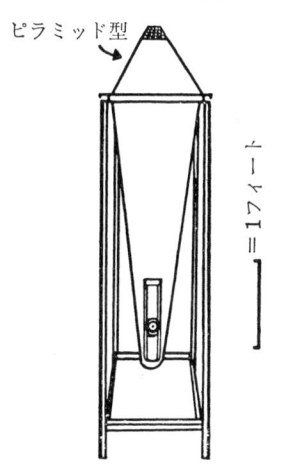

中ではサルの視覚的ならびに聴覚的入力はほんの部分的に制限されているだけで，またサルはあたりを3次元的に動きまわることが完全にできるけれども，すぐにこれはほとんど効果がないことを悟り，その結果サルは多くの時間をその部屋の隅っこで丸くちぢこまって過ごしている（図32）。

図32　直立部屋装置の中での典型的な身構え

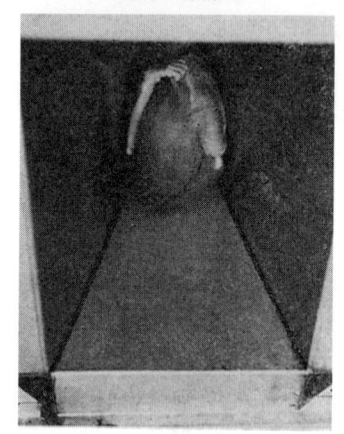

図33　30日間の部屋への閉じこめが選択された赤毛ザルの行動におよぼす効果

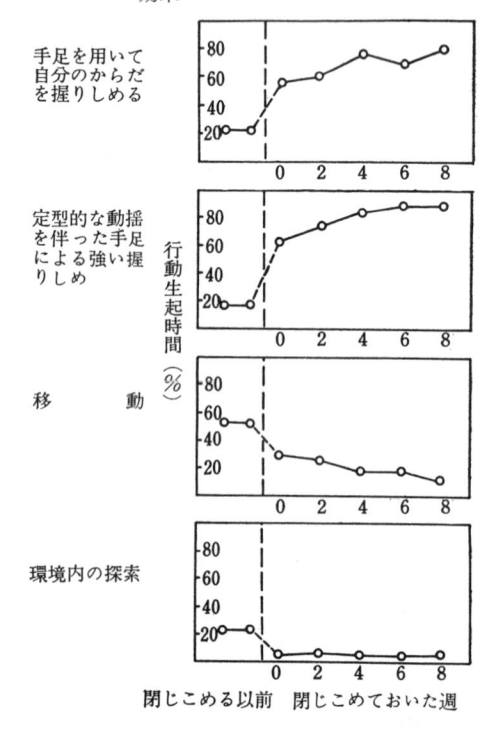

手足を用いて自分のからだを握りしめる

定型的な動揺を伴った手足による強い握りしめ

移　動

環境内の探索

行動生起時間（％）

閉じこめる以前　閉じこめておいた週

予備探索的研究で，われわれは生後6カ月から13カ月までの個別に育てた4匹のサルを30日間それぞれ個別の直立部屋に入れてみた（Suomi と Harlow 1969）。図33には，部屋に閉じこめる以前とその部屋からとり出した以後の2カ月間の家庭檻の中の行動のいくつかが示されている。閉じこめる以前と以後の家庭檻の中での行動パタンが激烈に変化している。もっと興味あることは，閉じこめた後では抑うつとでもいえそうな方向にサルの行動が変化してきたことである。

第2の研究（Suomi, Harlow, Sprengel および Gunderson の研究で現在準備中）では，生後まもなくのサルを直立部屋に閉じこめるとその効果はどんなに強く

21 子ザルの異常な社会的行動 583

はたらくだろうかという点について研究されている。前にも指摘したように，生後すぐ6カ月間完全に社会隔離されると社会的には破壊的な行動を示すようになるが，生後3カ月間だけ隔離するとすぐ回復して，正常な社会的行動をつみ重ねていける (Griffin と Harlow 1966)。この研究では，生後45日になる4匹のサルを個々の直立部屋に入れ6週間そこへ閉じこめた。6週間たってその部屋からとりだしたときには彼らは3カ月になっていた。その後彼らは個別に飼われたが，1週につき3日は同年輩の他のサルたちと遊戯室で過ごさせた。ただし半分の2匹は個室で個別に育てられ，他の半分の2匹は仲間ザルと一緒に育てられた。遊戯室のテストは被験体が1歳になるまで続けられた。

　図34には直立部屋からとり出してから4日経過したときの行動が示されている。部屋に閉じこめることによって，長期にわたって行動におよぼす影響は，8カ月後にサルがほとんど満1歳になったときの家庭檻（図35）と遊戯室（図36）の行動をみればわかる。自分のからだに口で接触したり，手足を用いて自分のからだを握りしめたり，丸くちぢこまるといった抑うつ行動が，部屋に閉じこめられたサルの活動の中で優位を占めたが，両統制群では事実そのような行動はおこらなかった。部屋に閉じこめられたサルは，逆に移動したり探索する行動はあまりおこらなかった。もっとも，衝撃的な事実としては，部屋に閉じこめられたサルは生後4カ月のときに広範囲の社会的経験をしはじめるようにされたが，その事実を除いては，どのような形式でも社会的行動をほとんど全く示さなかった。この研究から結論できることは，部屋に閉じこめると，最も強力な精神病理学的徴候をつくりだすやり方である完全な社会的隔離よりももっと行動を破壊する効果があり，それもあまり個体差がみられな

図34 直立部屋からとり出して4日経過したときのサルの行動

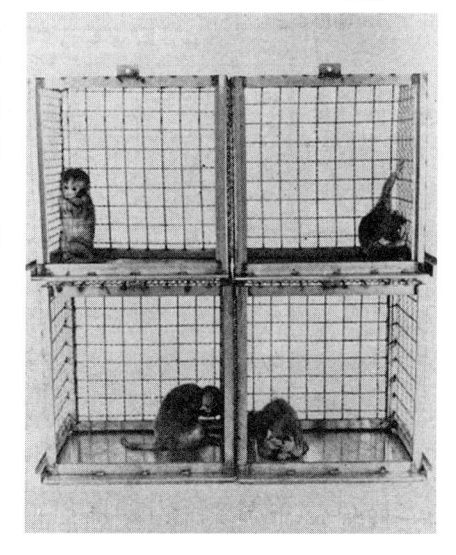

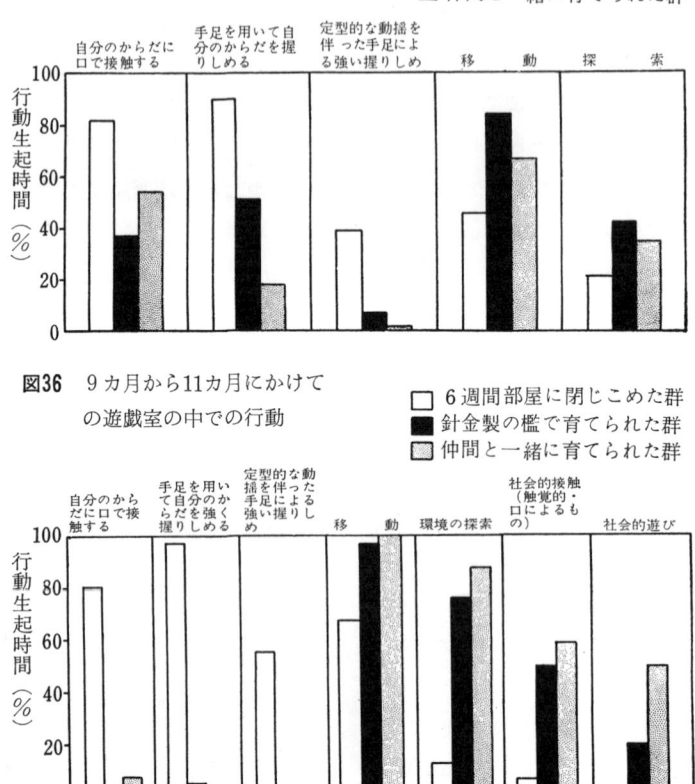

図35 9カ月から11カ月にかけての家庭檻の中での行動

□ 6週間部屋に閉じこめた群
■ 針金製の檻で育てられた群
▨ 仲間と一緒に育てられた群

図36 9カ月から11カ月にかけての遊戯室の中での行動

□ 6週間部屋に閉じこめた群
■ 針金製の檻で育てられた群
▨ 仲間と一緒に育てられた群

いという点である。さらに，そこでつくり出された精神病理学的行動徴候は抑うつ的な性質をもつものであった。

　第3番目の研究（Suomi, Domek および Harlow の研究で現在準備中）は，直立部屋に閉じこめて仲間ザルとの分離を繰り返す操作を組み合わせたものである。子ザルは出生から3カ月まで4匹を1群として育てられ，ついで分離されたが，1回の分離が4日間で計20回であった。この方法は前に報告した子ザル同士を繰り返し分離した研究と全く同じ方法である。しかしながら，この研究では子ザルは個別の檻で飼われるというよりむしろ分離期間中直立部屋に閉じ

こめられた。前の研究におけるように，分離に対する抗議や絶望反応がみられ成熟上の妨害が明らかにみられた。直立部屋の中に分離されたサルにとっては，この成熟上の妨害は分離して檻の中で育てられたサルの場合とほんの少しのちがいではあるが重大なことであった。図37では分離後の行動基準が示されているが，とくに移動，探索，遊びは異常に低い水準を示している。一方自分のからだに口で接触する行動は以前の研究結果と同じく高い水準を示している。しかしながら再会させると，部屋に閉じこめられたサルは，檻の中で分離されていたサルよりも社会的なすがりつき反応の水準は有意に低く，逆に手足で自分のからだを握りしめる行動は高い水準を示した。換言すれば，未熟な社会的指導をうけた行動は，未熟な自己流の行動によって"置きかえられたもの"であった。これらのデータや他のデータからすると，Bowlbyの言った現象すなわち分離に対するサルでまれにみられるとされているディタッチメントの時期はみられないのではないかと思われる。分離して部屋に閉じこめると，明らかに，分離しただけの操作よりももっと抑うつ的効果がみられる。

図37 仲間ザルとの分離を繰り返している期間直立部屋に閉じこめていることの効果と分離中針金製の檻に閉じこめていることの効果

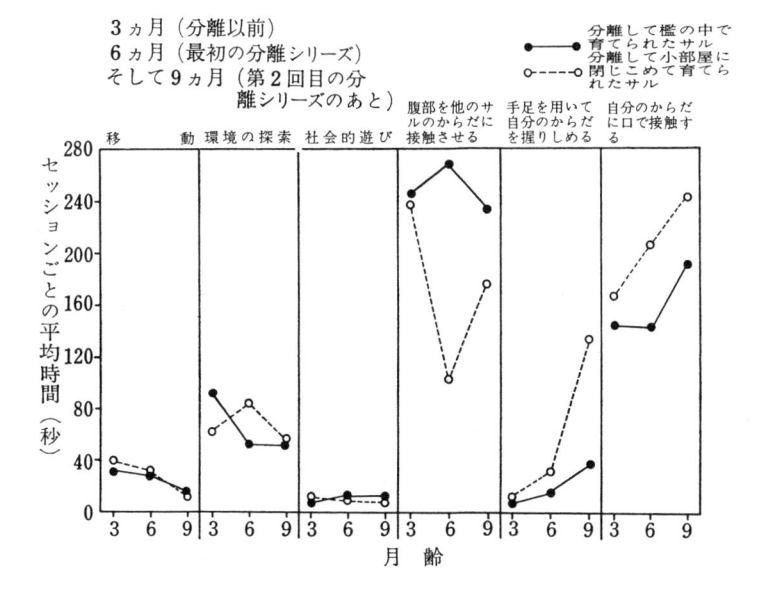

これらの実験から，年少のサルの抑うつ的性格を帯びた精神病理学的行動がつくりだされた。しかしながらわれわれが操作をする以前に完全に"正常"であったかどうかは明らかでない。一定の精神病理学的な行動をつくり出す操作の効果性について最も強力な実演は，どんな実験的操作でもそれを行なう以前に社会的に正常な被験体を用いなければならない。このことは現在進行中の研究では十分考えられていることなのである。被験体は代用母ザルや仲間ザルと一緒に正常な社会集団の中で育てられており，その集団から1匹ずつとり出されて30日間直立部屋に閉じこめられ，そしてまたその集団に戻された。予備的な資料によると，かつて正常であった被験体は，もとの親しい社会集団に戻されると，以前の研究と同じようにどのサルも抑うつ行動を示した。またその抑うつ行動の形式は，閉じこめたときの年齢や集団内の社会的地位に依存しているようである。

　われわれは，抑うつ反応は以前の養育経験とはかかわりなく，年少のサルにおいてたしかにひきおこされうるという経験的証拠を提供してきた。その抑うつ反応の形式，激烈さ，またその持続期間は，直接には操作のタイプに関連していると思われる。前項で述べた統制的ならびに長期の養育環境の研究とは対照的に，これらの操作は相対的にはその時期は短く，しかもそこでつくり出された精神病理学的徴候は少なくとも完全な社会的孤立から生じてくる徴候と同じほど重篤なもののようである。養育条件に関する実験ならびに抑うつ行動に関する研究の両者からわかってきたことに基づくと，精神病理学的社会行動は人間だけがもっている可能性ではないことがはっきりしたように思われる。もし適当な時間と事態とが与えられるならば，サルは人間と同様気ちがいじみたものになりうるだろう。

Ⅳ　異常なサルの社会的行動のリハビリテーション

　これまで主として討議してきたことは，年少の赤毛ザルを用いて，できるだけ慎重に構えて，異常な社会行動を実験的につくり出すことであった。われわれがこの研究をしなければならなかったのは，次の2つの点があったからである。第1は，われわれの関心は母ザルと仲間ザルとがいる条件とずれた条件で育てられると，行動がどのように変ってゆくかを辿ってゆくことにあった。も

う1つわれわれが関心を寄せたのは，人間の抑うつ行動に質的に類似したサルの行動パタンをつくり出す方法についてであった。しかも用いた被験体はサルであり，そこで用いた方法は科学的であったけれども，人間学的な重要性というものを十分感じている。それでどういう方法を用いたら精神病理学的徴候が和らげられるかを工夫しないままで，その徴候をつくり出す方法を見出していくという正にその考え方は無情でしかも思いやりのないものだという印象をうける。さらにそこには科学的な見解がある。サルの精神病理学に関連した変数を予測したり理解したり統制する能力の根本的規準は何であろうか。それは一定の精神病理学的徴候を実験的につくり出す能力，そしてその結果，社会的に十分生活できる被験体を維持できるように，その徴候を逆転させる能力を証明することだと強く信じている。

　抑うつ行動の研究に関して，われわれはサルの精神医学へ首を突っこんだが，それはこれまで理論的推測の域にとどまっていた。これはもともとなぜかといえば，われわれは主として，抑うつとよぶことのできる徴候，すなわち被験体間で個体差がほとんどみられず安定して持続的な徴候をつくり出すことに努力してきたからである。前項で指摘したように，このような目標は，年少のサルを被験体にした実験的研究で大いに達成された。この段階を達成する以前にリハビリテーションを考えていたとすれば，相対的には無意味なことに終っていたかもしれない。実験的操作を加える以前にすでに心理学的に正常以下であった被験体に重篤な精神病理学的徴候をつくりだすことが全然受け入れられにくいのと同じように，実際には抑うつ状態にない被験体を用いて抑うつ状態にさせ，それを回復するということは非常にむずかしい仕方ではなくなってくる。しかしながら，いまやわれわれは抑うつ状態にあるサルについて意味あるリハビリテーションをはじめる立場にある。

　もし他の種でも類似のことが必ずいえるとすれば，抑うつ状態にあるサルのリハビリテーションをしていくのにまずどうしたらよいかはすぐさま明白になってくる。というのは，人間の抑うつを取り扱っている精神医学者が手がけてきた療法を用いさえすればよいからである。人間を用いての単純な母子分離の場合，そのことははっきりそうだといえるように思われる。Spitz (1946) は人間の赤ん坊を母親と分離し，アナクリティック抑うつ状態にさせその後再会さ

せるとその徴候は"すぐさま完全に回復"すると報告している。それと全く同じように，事実上，母子分離をさせたサルのどの研究でも母子が再会するとすぐさま回復し，それも明らかに完全に回復している。人間以外の霊長類で抑うつにかかった集団を取り扱っているある実験者はイミプラミンとかアミトリプチリンといった薬物，または人間の抑うつを和らげるのにはっきり成功をとげた電気ショック療法のような手続きを用いることをうまく考えるかもしれない。またある実験者はそのような手続きに決してしばられないかもしれないが，少なくとも当を得た議論の出発点にはなっている。

サルの精神病理学の他のタイプにとっては，このことはあてはまらないだろう。最も極端な例は完全に社会隔離されたサルの場合にみられる。生後すぐ完全に社会隔離されてかなり長期間育てられたサルに類似した人間の例は実際には存在しないが，ただロムラスとレムスの伝説や，非常にまれな記録としてはイタールの野生児がある。しかも生後すぐ隔離してサルを育てることは可能であるし，これまでも示されてきたように，少なくとも6カ月間そういった閉じこめをすると，行動は破壊的になり明らかにそれは持続してゆく。そのような被験体にたいする可能なリハビリテーションは実際的，理論的見地から興味ある問題になってくる。

生後すぐから6カ月間の完全な隔離は，赤毛ザルを衰弱させることはたしかだが，なぜそうなるのかはそんなにはっきりしてはいない。1つの理論的説明は臨界期の考え方（Denenberg 1964, Scott 1962）によるもので，生後6カ月間におそらくは3カ月と6カ月の間に赤毛ザルは臨界期を過ごし，その期間社会的事態で生活することが以後の社会的発達にとって欠くことのできないものだということを示唆している。この立場によると，その臨界期に社会的経験が断ち切られた動物は，以後の環境条件とはかかわりなく，正常な社会的発達を決して遂げないのである。

第2の理論的立場（Fuller と Clark 1966）によると，隔離状態からとり出されたサルは怪奇な行動パタンを示すが，それは「脱出外傷」の結果である。すなわち，刺激を受けない環境から圧倒的な複雑な環境にはいってきたときのショックのため不適切な行動が生じるというのである。リハビリテーションの対策にとってこの立場が意味することは，隔離されていたサルを順次複雑で中間

的な環境に当面させ，しまいには"正常"な環境にもっていくことを示している。

社会隔離されたサルのリハビリテーションを行なうという考え方はいまや新しいことではない。完全な社会的隔離のために生じた徴候を逆転させる試みは，隔離のために徴候があらわれることがわかって以来はじめられてきている。多くのこれらの努力は，要約すると，成功をおさめてきていないし，そのような境遇はその隔離効果を臨界期の立場から容易に説明することができよう。

たとえば，Sackett* は逆条件づけの手続きを用いて，隔離動物を他の動物と社会的に接触させることを試みた。訓練された刺激ザルと接触を保つことが，ショックを避ける唯一の頼みになるような事態に社会的に隔離されたサルを入れてみた。数試行すると，彼らはこの事態では，ほとんどの時間をその刺激ザルに触れることで過ごすようになった。しかしながら，この環境内で彼らの障害行動は目に見えるほどには減少しなかったし，事実上他の社会的事態に対する社会的接触行動がふえるといった一般化はみられなかった。

他の実験者 (Clark 1968, Pratt 1969) はたしかに生起すると思われる"脱出外傷"を和らげることを試みた。彼らの理論は，刺激ザルを用いて実際の社会テストをする以前にそのテスト事態に対して被験体を適応させることであった。彼らのやり方では，隔離部屋から個々の被験体をとり出して，社会的隔離が続いている6ヵ月の間に彼らを数回空っぽの遊戯室の中へ入れたのであった。隔離状態からとり出したあと実際の社会的テスト事態において隔離障害を和らげるために得られた正の効果は，たやすく明らかではなかった。というのは，そのような"適応経験をもった"隔離ザルは，この前もっての経験を与えられていなかった隔離ザルの社会的行動と同じほど無能な社会的行動を示したからである。

実際に，一般的に遊戯室の事態で社会的に正常な仲間ザルがいるところへ隔離ザルを入れてみるという"標準的な"やり方は未熟な療法的試みとして考えられるかもしれない。正常の被験体を社会的な障害をうけた被験体に対する治療者として用いる考え方は，発見的にも理論的にもかなり価値のあることであ

---

* Gene P. Sackett, 未発表資料, 1968。

る。もしわれわれの目標が隔離ザルの行動を自己教示的障害から社会教示的探索や遊びへ変化させることだとすれば，少なくともリハビリテーションの過程のある時期で社会的に正常なサルに当面させることが必要だということは明らかなように思われる。実際にはこのことはこれまで十分研究されてきていない。これまでにも指摘されてきたように6カ月（9カ月そして12カ月）の社会隔離に対して十分社会的な経験をしている同輩の反応は (a) 攻撃と（または）(b) 無関心であるのが普通である。統制群としての刺激動物によるそのような行動は隔離ザルから正の社会的反応をひきだすようには思われないし，事実，隔離ザルが障害行動を示す確率を増すかもしれないのである。

しかしながら，隔離ザルがある種の社会的刺激作用に対して反応しうるという証拠は，少なくとも2つの独立事態において収集されてきた。最初のものでは，隔離ザルが雌で後に母ザルになった場合である。彼らは自分の赤ん坊ザルに対する最初の反応は，多くの場合野蛮であり，そして（または）無関心であった。何匹かの子ザルは母ザルのそのような行動であるにもかかわらず生き残り，この"生きながらえ"は，子ザルが身体接触をつづけるため絶え間ない努力をしたからである。生後4カ月から後は，母ザルによって育てられなかったこの母ザルは次第に自分の赤ん坊との闘争を断念してしまい，赤ん坊はついにはほとんど普通程度に腹や乳首の接触をするようになった (Harlow ら 1966)。母ザルに育てられないで母ザルになった何匹かのサルにもう1度妊娠させ出産させてみると，こんどはすべての予測に反して，子ザルに対して正常な母性的行動を示した。明らかにいえることは，一度隔離されて母性的に不十分な雌に対してはリハビリテーションの実はあがったといえよう。

隔離ザルのリハビリテーションに対するもう1つの証拠は，ぬくもりをもった代用母ザルを用いた研究から得られた (Harlow と Suomi 1970 a)。サルを6カ月間完全に隔離しておき，それからとり出して2週間は家庭檻で個別に飼い，その期間に行動が測定された。そして家庭檻の中に代用母ザルを入れてみた。2～3日以内に隔離ザルはその代用母ザルに接触する回数や時間が増してきた。これに即応して障害行動は減少したが，一方移動や探索行動は代用母ザルを入れる以前のレベルまで上昇したのである。2週間家庭檻の中で代用母ザルとの生活をして後，隔離ザル2匹を一緒にして飼ってみた。この事態では彼

らはほとんど自発的に社会的な遊びをしたり性行為をしたり移動したり，また探索行動をしたりした。もっともこの場合社会的行動といってもせいぜいぎごちないものであり，またある程度までまだ障害行動は残っていた。

　これらの研究から，社会的刺激を用いて隔離ザルのリハビリテーションを行なうことが可能であり，また以前失敗したのはおそらく，少なくとも部分的には，正常な刺激動物が隔離ザルに対してどのような反応のタイプを示したかに帰することがはっきりしてきた。したがって，隔離ザルに対する"治療者"を賢明に選んでそれを用いたリハビリテーションの実験を計画してみた。治療役のサルはもともと四角形の檻の中でぬくもりをもっている代用品と一緒に育てられ，そして1日に2時間ずつ2匹1組にして四角形の檻の中で，また4匹を一緒にして遊戯室で仲間との交渉が許されてきたサルで，ほとんど正常に近いサルであった。しかしながら，この治療役としてのサルは隔離ザルよりも3ヵ月若く，すなわち隔離ザルに当面したときの年齢はほとんど3ヵ月であった。われわれの予測が何であったかといえば，治療役のサルはこの年齢段階で，はじめて隔離ザルに当面したときは隔離ザルに対して攻撃するよりむしろ接近したりすがりついたりするであろうし，はじめはねっこの遊び方というよりむしろ初歩的な遊びをするだろうし，また最少の異常行動を示すだろうということであった。

　この研究（HarlowとSuomi 1970b）では4匹の雄を使って生後6ヵ月間の完全な社会隔離後，隔離後の行動水準をみるために2週間個別に飼ってみた。彼らも先に述べた典型的な6ヵ月の隔離ザルと同様に探索または移動行動はほとんどみられなかったが，その代りに手足を用いて自分のからだを握りしめたり，自分のからだに口で接触したり，丸くちぢこまったり，また定型的な揺すりの障害行動をかなり高い水準で示したのである（図38）。それからこれらの被験体を四角形の檻の一区画

図38 隔離状態からとり出したときの障害行動

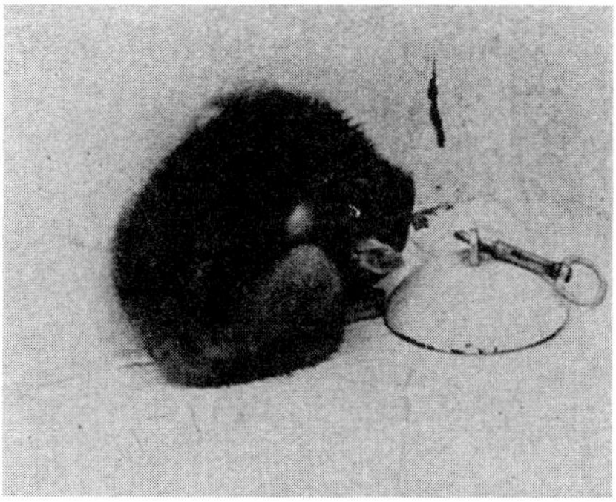

に個別に入れてみた。この同じ檻の別の区画には3カ月になる4匹の雌で過去に代用母ザルと仲間ザルがいる条件で育てられてきた治療役のサルが入れられている。1日2時間, 1週3日, 隔離ザルは, 2匹1組 (1匹は隔離ザル, もう1匹は治療ザル) で四角形の檻の中で, また4匹を一緒にして (2匹は隔離ザル, 他の2匹は治療ザル) 1週2日遊戯室で治療役のサルと交渉させてみた。

図39 ちぢこまっている隔離ザルに治療役のサルがすがりついている行動

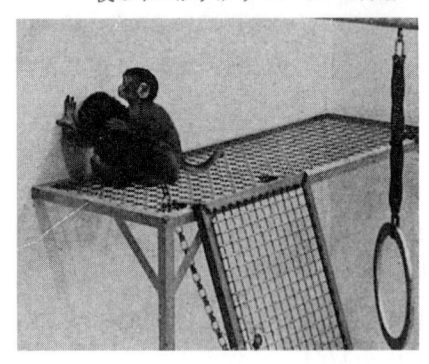

隔離ザルの両事態に対する最初の反応は隅っこにちぢこまることであり, また治療役のサルの反応は隔離ザルへ接近してすがりつくことであった (図39)。隔離ザルは家庭檻の中では1週間以内に, また遊戯室では2週間以内にお互いにやりとりしたりぴったりすがりつくようになった。同時に治療役のサルは初歩的な遊びのパタンを示したり, また隔離ザルを相手にしてそういう遊びのパタンをしはじめた (図40)。家庭檻の中では2週間以内に, 遊戯室では1カ月以内に, 隔離ザルはこういった行動をやりとりするようになった (図41)。このすぐ後, 4匹の隔離ザル中3匹は非社会的環境を動きまわったり, また探索するだけではなくて遊びの行動をしはじめた。これに即応して, 彼らの行動レパートリーの多くをはじめ説明していたところの障害行動は微々たる水準まで減少したのである。残るもう1匹の隔離ザルは2カ月半もの間そういった形式の反応はおきなかったが, それ以後は自己隔離から脱して, しまいにはその群の平均以上に探索したり移動したりまた遊んだりするようになった。

1歳になるまでに隔離ザルは探索したり, 移動したり遊ぶ行動の量という点では治療役のサルの行動と事実上見分けがつかなくなった。おどろくなかれ, 遊びのタイプは大部分特殊な性行為であった。すなわち, 雄の隔離ザルは荒々しくもつれ合うのが好きで, 一方雌の治療役のサルはほとんど相手を受け入れず接触しないやり方で遊んだのである。治療役のサルは手足を用いて自分のからだを握りしめるとか, 丸くちぢこまるといった行動をしないのに, 隔離ザル

図40 治療役のサル(下)によって社会的探索のやりとりをしている隔離ザル(上)

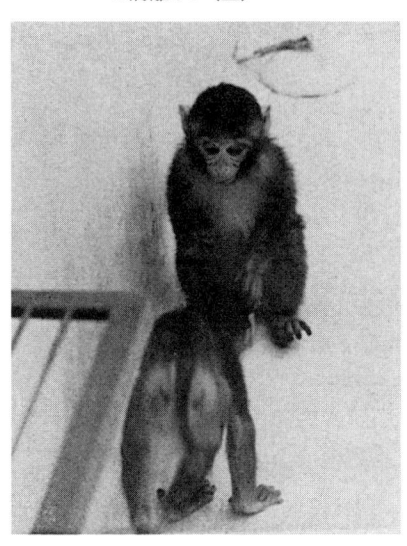

図41 治療役のサル(下)とひとしきり遊びをはじめた隔離ザル(上)

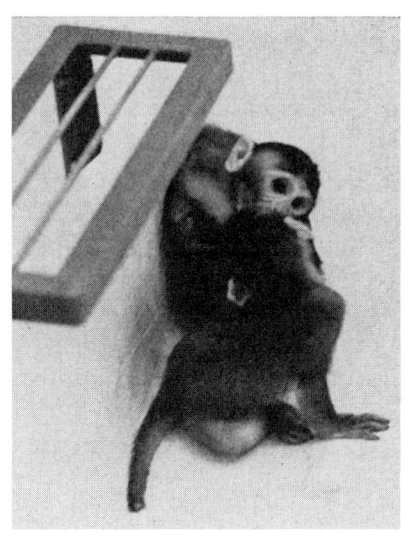

は折々いつのまにかそういった行動をしてしまうので，どれが隔離ザルかということがわかってくる。しかしながら，これらの障害パタンはそうたびたびではなかったし，あったとしても時間的にはほんのわずかであった。もっと大事なことはどの被験体でも隔離ザルと治療役のサルの両者が初歩的な性行動を示したのと同じように遊びのパタンは激しくて複雑であった（図42）。

図42 隔離ザル(左，中央)と治療役のサル(右)のはげしい遊び

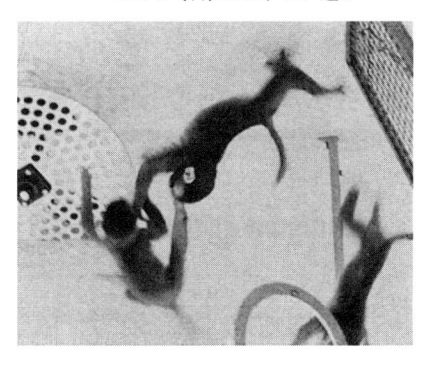

　隔離ザルが成熟した成体の赤毛ザルのような性行動をするようになるまでは，彼らが完全に回復してきたとはいえないだろう。このために，彼らが生理的に成熟した成体の赤毛ザルになるまで待ってみないと結論

は出せないのである。しかしながら，彼らの現在の状態からしても，この研究は理論的な意味をもたらすものである。この点についての資料は隔離効果についての臨界期の立場からの説明とは絶対に一致しないものである。さらに，脱出外傷ということでたやすく説明できるものでもない。というのは隔離がとけてから社会的刺激に当面した後も隔離ザルは障害行動の典型的な隔離パタンを示していたからである。これらの資料を説明していくには，隔離効果の別の説明が必要ではなかろうか。

われわれがいま計画していることは，1歳になる隔離ザルにリハビリテーションを行なうために社会的刺激を用いるという類似したやり方を採用して，現在の方法が改善されうるものかどうかを決定するための手続きを変えてみるという点である。完全な社会隔離ザルに対してリハビリテーションを行なうやり方は，疑いもなく，生後すぐ部分的な社会隔離条件で育てられたサルから，操作によって抑うつを示すようになったサルにいたるまで，精神病理学的行動を示す他のサルにも利用されうるものである。これら仮説的な療法や他の療法を用いてサルの精神病理学のパタンをうまく逆転させることができる範囲はさらに今後の研究課題として残されている。

結　　論

本章では赤毛ザルを用いた実験的研究資料が紹介された。これらの研究で取り扱われたものは赤毛ザルの社会的行動についての基準設定的な発達，そのような基準設定的発達においてたしかに変調がひきおこされるような手続き，またいくつかの変調が逆転されうるような手続きについてである。ここで明白になってきたことは，これらの研究は霊長類の社会的発達の領域からするとまだまだ研究の余地があり，またきわめて多くの重要な理論的でしかも経験的な問題が解決されないままになっているという点である。

しかも，人間以外の霊長類の発達を研究する者として，これらの研究はわれわれが用いた被験体がもともともっている可能性の理解を深めていくのに必ずや光明を投じることと思う。また，人間としてほんのちょっぴりではあるにせよ，これらの研究がわれわれ自身の人間のもっている可能性の理解を深めたと

いってもよいのではなかろうか。

文　献

ALEXANDER, B. K. The effects of early peer deprivation on juvenile behavior of rhesus monkeys. Unpublished doctoral dissertation, University of Wisconsin, 1966.
ALTMAN, S. A. A field study of the sociology of rhesus monkeys, *Macaca mulatta*. *Annals of the New York Academy of Science*, 1962, 102, 338-435.
BANDURA, A., & HUSTON, A. C. Identification as a process of incidental learning. *Journal of Abnormal and Social Psychology*, 1961, 63, 311-318.
BERKSON, G. Defective infants in a feral monkey group. *Folia Primatologica*, 1970, 12, 284-289.
BOELKINS, R. C. The development of social behavior in the infant rhesus monkey following a period of social isolation. Unpublished M.A. thesis, University of Wisconsin, 1963.
BOWLBY, J. Grief and mourning in infancy and early childhood. *Psychoanalytic Study of the Child*, 1960, 15, 9-52.
BOWLBY, J. *Attachment and loss, Volume I: Attachment*. New York: Basic Books, 1969.
CAIRNS, R. B. Attachment behavior of mammals. *Psychological Review*, 1966, 73, 409-426.
CLARK, D. L. Immediate and delayed effects of early, intermediate, and late social isolation in the rhesus monkey. Unpublished doctoral dissertation, University of Wisconsin, 1968.
CROSS, H. A., & HARLOW, H. F. Prolonged and progressive effects of partial isolation on the behavior of macaque monkeys. *Journal of Experimental Research in Personality*, 1965, 1, 39-49.
DENENBERG, V. H. Critical periods, stimulus input, and emotional reactivity: A theory of infantile stimulation. *Psychological Review*. 1964, 71, 335-351.
FULLER, J. L., & CLARK, L. D. Genetic and treatment factors modifying the postisolation syndrome in dogs. *Journal of Comparative and Physiological Psychology*, 1966, 61, 251-257.
FULTON, J. F. *A textbook of physiology*. Philadelphia: W. B. Saunders Co., 1955.
GRIFFIN, G. A., & HARLOW, H. F. Effects of three months of total social deprivation on social adjustment and learning in the rhesus monkey. *Child Development*, 1966, 37, 533-547.
HAMBURGER, V. Some aspects of the embryology of behavior. *Quarterly Review of Biology*, 1963, 38, 342-365.
HANSEN, E. W. The development of maternal and infant behavior in the rhesus monkey. *Behaviour*, 1966, 27, 107-149.
HARLOW, H. F. The nature of love. *American Psychologist*, 1958, 13, 673-685.
HARLOW, H. F. The development of affectional patterns in rhesus monkeys. In B. M. Foss (Ed.), *Determinants of infant behavior*, I. London: Methuen, 1962a. Pp. 75-88.
HARLOW, H. F. The heterosexual affectional system in monkeys. *American Psychologist*, 1962b, 17, 1-9.
HARLOW, H. F., DODSWORTH, R. O., & HARLOW, M. K. Total social isolation in monkeys. *Proceedings of the National Academy of Sciences*, 1965, 54, 90-96.
HARLOW, H. F., & HARLOW, M. K. The affectional systems. In A. M. Schrier, H. F. Harlow, & F. Stollnitz (Eds.), *Behavior of nonhuman primates*, Vol. 2. New York: Academic Press, 1965. Pp. 287-334.

HARLOW, H. F., & HARLOW, M. K. Effects of various mother-infant relationships on rhesus monkey behaviors. In B. M. Foss (Ed.), *Determinants of infant behavior, IV*. London: Methuen, 1968. Pp. 15-36.

HARLOW, H. F., HARLOW, M. K., DODSWORTH, R. O., & ARLING, G. L. Maternal behavior of rhesus monkeys deprived of mothering and peer associations in infancy. *Proceedings of the American Philosophical Society*, 1966, 110, 58-66.

HARLOW, H. F., HARLOW, M. K., & HANSEN, E. W. The maternal affectional system of rhesus monkeys. In H. L. Rheingold (Ed.), *Maternal behavior in mammals*. New York: Wiley, 1963. Pp. 354-381.

HARLOW, H. F., HARLOW, M. K., SCHILTZ, K. A., & MOHR, D. J. The effect of early adverse and enriched environments on the learning ability of rhesus monkeys. In L. E. Jarrard (Ed.), Carnegie-Mellon Symposium, in press, 1971.

HARLOW, H. F., SCHILTZ, K. A., & HARLOW, M. K. Effects of social isolation on the learning performance of rhesus monkeys. In C. R. Carpenter (Ed.), *Proceedings of the Second International Congress of Primatology*, Vol. 1. New York: Karger, 1968. Pp. 178-185.

HARLOW, H. F., & SUOMI, S. J. Induced psychopathology in monkeys. *Engineering and Science*, 1970a, 33, 8-14.

HARLOW, H. F., & SUOMI, S. J. Induction and treatment of psychiatric states in monkeys. *Proceedings of the National Academy of Sciences*, 1970b, 66, 241.

HARLOW, H. F., & SUOMI, S. J. The nature of love-simplified. *American Psychologist*, 1970c, 25, 161-168.

HARLOW, H. F., SUOMI, S. J.. & MCKINNEY, W. T. Experimental production of depression in monkeys. *Mainly Monkeys*, 1970, 1, 6-12.

HARLOW, H. F., & ZIMMERMANN, R. R. Affectional responses in the infant monkey. *Science*, 1959, 130, 421.

HINDE, R. A., SPENCER-BOOTH, Y., & BRUCE, M. Effects of 6-day maternal deprivation on rhesus monkey infants. *Nature*, 1966, 210, 1021.

IMANISHI, K. Social behavior in the Japanese monkey *(Macaca fuscata)*. In C. H. Southwick (Ed.), *Primate social behavior*. Princeton, N. J.: Van Nostrand, 1963. Pp. 68-81.

JAY, P. Field studies. In A. M. Schrier, H. F. Harlow, & F. Stollnitz (Eds.), *Behavior of nonhuman primates*, Vol. 2. New York: Academic Press, 1965. Pp. 525-592.

JENSEN, G. D., & TOLEMAN, C. W. Mother-infant relationship in the monkey, *Macaca nemestrina*: The effect of brief separation and mother-infant specificity. *Journal of Comparative and Physiological Psychology*, 1962, 55, 131.

JOSLYN, W. D. Behavior of socially experienced juvenile rhesus monkeys after eight months of late social isolation and maternal-offspring relations and maternal separation in juvenile rhesus monkeys. Unpublished doctoral dissertation, University of Wisconsin, 1967.

KAUFMAN, I. C., & ROSENBLUM, L. A. The reaction to separation in infant monkeys: Anaclitic depression and conservation-withdrawal. *Psychosomatic Medicine*, 1967, 29, 648-675.

KLING, A., LANCASTER, J., & BENITONE, J. Amygdalectomy in the free-ranging vervet *(Cercopithecus aethiops)*. *Journal of Psychiatric Research*, 1970, 7, 191-199.

KOFORD, C. B. Group relations in an island colony of rhesus monkeys. In C. H. Southwick (Ed.), *Primate social behavior*. Princeton, N. J.: Van Nostrand, 1963. Pp. 136-152.

KUBIE, L. S. The concept of normality and neurosis. In M. Heiman (Ed.), *Psychoanalysis and social work*. New York: International Universities Press, 1953. Pp. 3-14.

McKinney, W. T., Suomi, S. J., & Harlow, H. F. Depression in primates. *American Journal of Psychiatry*, 1971, in press.
Mitchell, G. D., & Clark, D. L. Long-term effects of social isolation in nonsocially adapted rhesus monkeys. *Journal of Genetic Psychology*, 1968, 113, 117-128.
Mowbray, J. B., & Cadell, T. E. Early behavior patterns in rhesus monkeys. *Journal of Comparative and Physiological Psychology*, 1962, 55, 350-357.
Pratt, C. L. Social behavior of rhesus monkeys reared with varying degrees of early peer experience. Unpublished M.A. thesis, University of Wisconsin, 1967.
Pratt, C. L. The developmental consequences of variations in early social stimulation. Unpublished doctoral dissertation, University of Wisconsin, 1969.
Robertson, T., & Bowlby, J. Responses of young children to separation from their mothers. *Cour du Centre International de l' Enfance*, 1952, 2, 131-142.
Rosenblum, L. A. The development of social behavior in the rhesus monkey. Unpublished doctoral dissertation, University of Wisconsin, 1961.
Rosenblum, L. A., & Kaufman, I. C. Interactions with group members and the effects of mother-infant separation in monkeqs. *American Journal of Orthopsychiatry*, 1967, 37, 300-301.
Rosevear, J. Y. Early peer social development and diurnal variations in behavior in the rhesus monkey. Unpublished M.A. thesis, University of Wisconsin, 1970.
Rowland, G. L. The effects of total social isolation upon learning and social behavior of rhesus monkeys. Unpublished doctoral dissertation, University of Wisconsin, 1964.
Sackett, G. P. Effect of rearing conditions upon the behavior of rhesus monkeys (*Macaca mulatta*). *Child Development*, 1965, 36, 855-868.
Sackett, G. P. Monkeys reared in visual isolation with pictures as visual imput: Evidence for an innate releasing mechanism. *Science*, 1966, 154, 1468-1472.
Sackett, G. P. Innate mechanisms, rearing conditions, and a theory of early experience effects in primates. In M. R. Jones (Ed.), *Miami symposium on the prediction of behavior*, 1968: *Early experience*. Coral Gables: University of Miami Press, 1970. Pp. 11-53.
Sackett, G. P. Unlearned responses, differential rearing experiences, and the development of social attachments by rhesus monkeys. In L. A. Rosenblum (Ed.), *Primate behavior: Development in field and laboratory research*, Vol. 1. Academic Press, 1971, in press.
Sackett, G. P., Porter, M., & Holmes, H. Choice behavior in rhesus monkeys: Effect of stimulation during the first month of life. *Science*, 1965, 147, 304-306.
Sackett, G. P., Suomi, S. J., & Grady, S. Species preferences in macaque monkeys. Unpublished data, 1968.
Schaffer, H. R., & Emerson, P. E. Development of social attachments in infancy. *Monographs of the Society for Research in Child Development*, 1964, 29, 1-77.
Scott, J. P. Critical periods in behavioral development. *Science*, 1962, 138, 949-958.
Sears, R. R., Maccoby, E. E., & Levin, H. Patterns of child-rearing. Evanston, Illinois: Row, Peterson, & Co., 1957.
Seay, B., Hansen, E. W., & Harlow, H. F. Mother-infant separation in monkeys. *Journal of Child Psychology and Psychiatry*, 1962, 3, 123-132.
Seay, B., & Harlow, H. F. Maternal separation in the rhesus monkey. *Journal of Nervous and Mental Diseases*, 1965, 140, 434-441.
Senko, M. G. The effects of early, intermediate, and late experiences upon adult macaque sexual behavior. Unpublished M.A. thesis, University of Wisconsin, 1966.
Singh, S. D. Urban monkeys. *Scientific American*, 1969, 221, 108-115.

SOUTHWICK, C. H., BEG, M. A., & SIDDIQI, M. R. Rhesus monkeys in North India. In I. Devore (Ed.), *Primate behavior.* New York: Holt, Rinehart, & Winston, 1965. Pp. 111-159.
SPITZ, R. A. Anaclitic depression. *The Psychoanalytic Study of the Child,* 1946, 2, 313-347.
SUOMI, S. J., DOMEK, C. J., & HARLOW, H. F. Effects of repetitive peer separation of young monkeys: Vertical chamber versus individual cage confinement during separation. In preparation, 1971.
SUOMI, S. J., & HARLOW, H. F. Apparatus conceptualization for psychopathological research in monkeys. *Behavioral Research Methods and Instrumentation,* 1969, 1, 247-250.
SUOMI, S. J., HARLOW, H. F., & DOMEK, C. J. Effect of repetitive infant-infant separation of young monkeys. *Journal of Abnormal Psychology,* 1970, 75, in press.
SUOMI, S. J., HARLOW, H. F., & KIMBALL, S. D. Behavioral effects of prolonged partial social isolation in the rhesus monkey. In preparation, 1971.
SUOMI, S. J., HARLOW, H. F., SPRENGEL, R. D., & GUNDERSON, W. Depressive effects of vertical chamber confinement early in life in the rhesus monkey. In preparation, 1971.
SUOMI, S. J., SACKETT, G. P., & HARLOW, H. F. Development of sex preference in rhesus monkeys. *Developmental Psychology,* 1970, 2, in press.

あとがき

　科学の発達に対して多くの問題が提出されている今日ではあるが，その研究領域の開拓が限界に達しているとか，研究の発展がこれ以上望めないというような科学があるとは考えられないし，また，現状でストップしておいてよかろうというような科学があろうとも思われない。しかしその研究成果のもたらす意義から考えて，もっと急速な発達を望んでもよい科学の領域があることは事実だと思う。たとえば公害防止や癌予防に役立つ研究成果が一刻も早く実を結ぶことを国民が切望していることを誰も疑うことは出来ぬ。そして障害幼児の研究もまたそういう領域に属する一つの研究分野ではなかろうか。

　教育の問題が国民に訴えるための政策の手段として喧伝されることを苦々しく思うのは教育や研究の仕事に徹している人々に共通の心情だと思うが，教育の問題はそれが単に手段として喧伝されるかどうかにかかわりなく，実は国民の，また人類の重大な問題となってきていることを改めて，且つ十分に知る必要があるようである。すなわちまた教育政策に対する批判と運動は国民の運命をきりひらくために今日もはや欠くことのできぬものとなっているのである。

　ところで本書の序文でも最初にいわれているように国民形成の基本を決するものが幼児教育であるということもかなり前から明らかにされているのであるが，教育を単に経済発展などの手段と考えるのではなく，人間の発達にとってもっとも重大なものとする主張は，教育の中でも特に幼児教育を重視する思想と直ちに結びつくということが大事なのである。人類に，そして国民の一人一人に，人間としての幸福を根本的にしかも具体的に保障することを問題としようとするならば，教育の中でも

とり分け幼児の教育を問題としなければならないであろうし，そして現代は障害幼児の問題を素通りして幼児教育を語ることはむしろ観念的であるとの批判を免れ難い。

しばしば障害児教育の問題は教育問題の原点であるといわれるが，上のような意味からすれば，障害幼児の問題はあらゆる教育問題の原点中の原点であり，二重の意味で原点である。

本書を直ちに障害幼児の治療や教育の処方的手引きとみることには無理が伴うと思うが，それが究極的には，障害幼児の教育問題に対する強い関心の下に成立していることは，序文の示す通りである。

すなわち本書が心理学，神経学，精神病理学等その他多様な領域に亘っていることは問題の性質上当然であるが，そのことは障害幼児の研究の開発が，まさにこれからの人間の将来に亘っての課題であることを物語っている。

あたかも公害防止が人間の複合的な，または綜合的な知識技術を必要とするように，障害幼児の研究もまた多様な側面からのアプローチを要求している。しかもそれは単に多様な側面の研究がすすめられなければならぬというだけでなく，やがてそれは目的意識的な統一的認識にまで発展しなければならないであろう。恐らくその点においても，公害研究と相似的である。

障害幼児の研究は，内外を問わず，過去においても皆無であったとは考えられぬが，上記のような意味において，今日特にその研究が要請されているものとすれば，その研究に多くの困難が伴うであろうことは，予想しうるところである。特にこれが国民教育の基礎にまで浸透して行くためには，多くの努力が必要とされるに相違ない。「手始めの研究であると同時にまた精深な内容をもつ」と序文でいっているように，本書の各論はそれぞれの専門的研究領域において従来の定説を越える成果をあげているものも多く，全体として高い学問的水準に位置するものであるが，しかし本書は単純な論文集ではなくて，綜合的

な体系をもつものである。本書の内容が広くまた深い読者の興味に支えられて今後の国民形成の根本的な力として働く日の1日も早いことを願うものである。

　訳者はそれぞれ分担して誤りのないことに努力したが，読者のご叱正を得ていっそう完全なものにして行きたいと考える次第である。

　おわりに，本書の出版に当って並々でない御好意をもってお世話をいただいた黎明書房の力富阡蔵社長，高田利彦編集長をはじめ社内のすべての方，特に実際上の編集事務に当られた服部和代氏に厚くお礼申上げたいと思う。

　1975年2月

　　　　　　　　　　　　　　　　岩　本　　憲

付　記

　本書は障害乳幼児研究シリーズの第2巻であって，その第1巻は正常乳幼児の発達の問題に充てられている。したがって，順序としては乳幼児発達の一般的研究の上に，あるいはそれとの比較において，本書が繙かれることが望ましいことは事実であろう。それは一般的問題から特殊，個別の問題へという認識の立場である。
　これに対し，特殊な問題に直ちに迫るという途を択んで，敢て第2巻を最初に訳出したのは，すでに述べたように，緊急を要する障害乳幼児の発達上の諸知見をできるかぎり早く，現実の問題ととり組む人達の身近かなものにしたかったからである。ご理解いただければ幸である。

各章の原著表題,原著者(所属)訳者(所属)

Introduction, By **Gerald D. LaVeck**, M. D. (Director, National Institute of Child Health and Human Development, Bethesda, Maryland)

          岩　本　　憲（元岐阜大学名誉教授）

1. Neurological Examination of the Newborn, By **A. H. Parmelee**, M.D. (Professor of Pediatrics, Head, Division of Child Development, Department of Pediatrics, School of Medicine, University of California at Los Angeles) and **R. Michaelis**, M.D. (Department of Pediatrics, University of Göttingen, Germany)

   鈴　木　昌　樹（元東京大学教授）・大　蔵　と　く　子（大蔵小児科内科医院院長）

2. Neurobehavioral Organization of the Human Newborn, By **Gerald Turkewitz**, Ph.D. and **Herbert G. Birch**, M.D., Ph.D. (Department of Pediatrics, Albert Einstein College of Medicine, Yeshiva University, New York)

          小　川　克　正（中部学院大学教授）

3. Neuropsychology Examinations in Young Children, By **Henry J. Mark**, Sc.D. and **Shirley Alpern Mark**, M.S. (Department of Pediatrics, Johns Hopkins University)

          中　井　　幹（岐阜大学名誉教授）

4. Learning of Motor Skills on the Basis of Self-Induced Movements, By **Emmi Pikler**, M.D. (Director, National Methodological Institute for Infant Care and Education, Budapest, Hungary)

   小　出　　進（千葉大学名誉教授／植草学園大学学長）・的　場　栄二郎（私塾経営）

5. Factors in Vulnerability from Infancy to Later Age Levels, By **Grace M. Heider**, Ph.D. (Professor, Department of Psychology, University of Kansas, Lawrence)

          松　坂　清　俊（三重大学名誉教授）

6. Smiling and Stranger Reaction in Blind Infants, By **Selma Fraiberg** (Professor of Child Psychoanalysis, Department of Psychiatry, Director, Child Development Project, Children's Psychiatric Hospital, University of Michigan)

中 野 善 達 （佐野短期大学客員教授）

7. The Maternal Personality Inventory——An Objective Instrument for Assessing Personality Attributes in Relation to Maternal Behavior and Infant Development, By **Nahman H. Greenberg**. M.D. (Associate Professor of Psychiatry) and **Jesse Hurley**, M.A. (Research Assistant, Child Development Clinical and Research Unit, Department of Psychiatry, College of Medicine of the University of Illinois at the Medical Center)

真 行 寺　功 （金沢大学名誉教授）

8. Prenatal and Perinatal Factors Which Influence Learning, By **Murray M. Kappelman**, M.D. (Associate Pediatrician-in-Chief, Sinai Hospital, Baltimore, Associate Professor, Pediatrics, University of Maryland Medical School and Assistant Professor, Pediatrics, Johns Hopkins School of Medicine)

松 坂 清 俊 （三重大学名誉教授）

9. Individual Differences in the Measurement of Early Cognitive Growth, By **Michael Lewis**, Ph.D. (Educational Testing Service, Princeton, N. J.)

中 野 善 達 （佐野短期大学客員教授）

10. The Genesis and Pathogenesis of Speech and Language, By **James F. Kavanagh**, Ph.D. (Growth and Development Branch, National Institute of Child Health and Human Development, National Institutes of Health, Bethesda, Maryland)

柚 木　　馥 （元岐阜大学名誉教授）

11. Listening, Language, and the Auditory Environment : Automated Evaluation and Intervention, By **Bernard Z. Friedlander**, Ph.D. (Professor, Department of Psychology, University of Hartford, Conn.)

中 野 善 達 （佐野短期大学客員教授）

12. The Theoretical and Research Base for a Program of Early Stimulation Care and Training of Premature Infants, By **Logan Wright**, Ph.D. (Department of Pediatrics, Children Memorial Hospital, The University of Oklahoma Medical Center)

柚 木　　馥（元岐阜大学名誉教授）

13. Changes Over Time in the Incidence and Prevalence of Mental Retardation, By **Zena A. Stein**, M.A., M.B., B.Ch. (Associate Professor and Director, Epidemiology Research Unit, N. Y. State Department of Mental Hygiene, Division of Epidemiology, Columbia University) and **Mervyn W. Susser**, M.B., B.Ch., F.R.C.P. (E.) (Chairman, Division of Epidemiology, Columbia University)

小 出　　進（千葉大学名誉教授／植草学園大学学長）・的 場 栄二郎（私塾経営）

14. Minor Physical Anomalies and Hyperactive Behavior in Young Children, By **Mary Ford Waldrop**, M.A. and **Charles F. Halverson, Jr.**, Ph.D. (Child Research Branch, National Institute of Mental Health)

鈴 木 昌 樹（元東京大学教授）・夏 目 美也子（健寿会 山の上病院）

15. Pathology in the Brain and Anti-Social Disorder, By **Philip J. Graham**, M.D. (Director, Department of Psychological Medicine, Hospital for Sick Children, London, England)

中 井　　幹（岐阜大学名誉教授）

16. A Comparison of Infant-Mother Interactional Behavior in Infants With Atypical Behavior and Normal Infants, By **Nahman H. Greenberg**, M.D. (Associate Professor of Psychiatry, Child Development Clinical and Research Unit, Department of Psychiatry, College of Medicine of the University of Illinois at the Medical Center)

松 坂 清 俊（三重大学名誉教授）

17. Influence of Perinatal Drugs on the Behavior of the Neonate, By **T. Berry Brazelton**, M.D. (Clinical Assistant Professor, Harvard Medical School and Children's Hospital Medical Center, Boston, Massachusetts)

鈴 木 昌 樹（元東京大学教授）・保 坂 暁 子（こどもクリニック南大沢院長）

18. Further Considerations Regarding Maternal Perception of the First Born, By **Elsie R. Broussard**, M.D., Dr.P.H. (Associate Professor of Public Health Psychiatry and Head of the Community Mental Health Program, Graduate School of Public Health; Assistant Professor of Child Psychiatry, School of Medicine, and Adjunct-Member of the Staff of Western Psychiatric Institute and Clinic, University of Pittsburgh) and **Miriam Sergay Sturgeon Hartner**, M.D. (Adjunct Assistant Professor of the Community Mental Health Program, Graduate School of Public Health, and Clinical Instructor of Child Psychiatry, School of Medicine, University of Pittsburgh)

鈴 木 克 明 （秀明大学教授）

19. Environmental Factors in the Development of Institutionalized Children, By **Nancy Bayley**, Ph.D. (Institute of Human Development, University of California at Berkeley and Sonoma State Hospital), **Leanne Rhodes**, M.A. (Research Assistant, Sonoma State Hospital), **Bill Gooch** (Research Analyst, Sonoma State Hospital) and **Marilyn Marcus**, Ph.D. (Research Psychologist, Sonoma State Hospital)

小 川 克 正 （中部学院大学教授）

20. Contributions of Developmental Research to a Theory of Schizophrenia, By **Barbara Fish**, M.D. (Professor of Child Psychiatry and Director, Child Psychiatry, New York University Medical Center)

中 井　 幹 （岐阜大学名誉教授）

21. Abnormal Social Behavior in Young Monkeys, By **Stephen J. Suomi** and **Harry F. Harlow** (University of Wisconsin)

祐 宗 省 三 （広島大学名誉教授）

精神医学選書⑩　障害乳幼児の発達研究

2008年10月25日　初版発行

監訳者	岩　本　　　憲	
発行者	武　馬　久仁裕	
印　刷	藤原印刷株式会社	
製　本	株式会社渋谷文泉閣	

発　行　所　　　　　株式会社　黎　明　書　房

〒460-0002　名古屋市中区丸の内3-6-27 EBSビル　☎ 052-962-3045
　　　　　　　　　FAX052-951-9065　振替・00880-1-59001
〒101-0051　東京連絡所・千代田区神田神保町1-32-2
　　　　　　　　南部ビル302号　　☎ 03-3268-3470

落丁本・乱丁本はお取替します。　　　　　　　ISBN978-4-654-00160-6
2008, Printed in Japan

E. ショプラー編著　田川元康監訳	自閉症児・者との生活の中で生じる困難な事態に対処する，親とTEACCHスタッフの連携による創意に満ちた支援法の実際をわかりやすく紹介する。
自閉症への親の支援	
TEACCH入門	
A5・251頁　3000円	

E. ショプラー他編著　田川元康監訳	「親を，子どもを治療する場合の共同治療者とする」という観点に立ち，自閉症児・障害児の生涯療育プログラムTEACCHの指導法と臨床体験を詳述する。
自閉症児と家族	
A5・509頁　12000円	

E. ショプラー他編著　田川・長尾監訳	世界の最高水準にある自閉症児・障害児の生涯療育プログラムTEACCHの報告をもとに，自閉症の診断と評価に関する諸問題について分析・解説する。
自閉症の評価	
診断とアセスメント	
A5・542頁　12000円	

M.S.マーラー他著　髙橋・織田・浜畑訳	母子共生と個体化／乳幼児が母親と別個の個体として心理的に誕生してゆく"分離―個体化"過程を，長期にわたる観察・臨床研究により克明に追究する。
乳幼児の心理的誕生	
精神医学選書③	
A5・352頁　6200円	

G.D.オスター他著　加藤孝正監訳	個人心理療法，家族治療，グループ治療の中で描画を診断と治療に役立てる方法を，多数の事例を交え臨床的視点から詳述。描画による診断過程で用いられる描画法も紹介。
描画による診断と治療	
描画心理学双書⑧	
B5・188頁　5000円	

丸山尚子編著	子どもの手の発達を言葉，足・身体，心の発達をふまえて詳述し，今の子どもの手の問題点を実験結果に基づき指摘する。40余年にわたる研究の集大成。保育・子育て等も考察。
子どもの生きる力は手で育つ	
A5・248頁　3000円	

田中和代・岩佐亜紀著	特別支援教育のためのソーシャルスキルトレーニング（SST）／生活や学習で不適応や問題行動を見せる子どもに社会性を育てる，ゲームや絵カードを使ったSST等を紹介。
高機能自閉症・アスペルガー障害・ADHD・LDの子のSSTの進め方	
B5・151頁　2600円	

表示価格はすべて本体価格です。別途消費税がかかります。